实用儿科疾病
鉴别诊断与保健康复

张洪波　　等　主编

上海科学普及出版社

图书在版编目（CIP）数据

实用儿科疾病鉴别诊断与保健康复／张洪波等主编. —上海：上海科学普及出版社，2023.9
ISBN 978-7-5427-8645-6

Ⅰ. ①实… Ⅱ. ①张… Ⅲ. ①小儿疾病–诊断②小儿疾病–康复医学 Ⅳ. ①R720.4②R720.9

中国国家版本馆CIP数据核字（2023）第254666号

统　　筹　张善涛
责任编辑　陈星星
整体设计　宗　宁

实用儿科疾病鉴别诊断与保健康复
主编　张洪波　等
上海科学普及出版社出版发行
（上海中山北路832号　邮政编码200070）
http://www.pspsh.com

各地新华书店经销　　山东麦德森文化传媒有限公司印刷
开本 787×1092 1/16　印张 21.5　插页 2　字数 550 000
2023年9月第1版　　2023年9月第1次印刷

ISBN 978-7-5427-8645-6　定价：198.00元
本书如有缺页、错装或坏损等严重质量问题
请向工厂联系调换
联系电话：0531-82601513

◆ 编委会 ◆

FOREWORD · · · · · · · · · · · · · · · 前 言

　　儿科学是一门研究小儿生长发育规律、儿童保健、小儿疾病防治和护理，以促进儿童身心健康的科学。儿科学的任务是从体格、智能、行为和社会等诸方面来研究儿童，对儿童提供综合性、广泛性的救护，增强儿童体质，降低儿童发病率和死亡率，保障和促进儿童健康。随着经济的发展和人民生活水平的大幅提高，人们对健康的认识和要求也有了很大改变，尤其是儿童，不仅要身体健康，还要心理健康。然而，儿童不是成人简单的缩小，无论是保健还是疾病的治疗和护理，都与成人有很大的不同，需要加倍呵护。科学技术的进步、基础医学及临床医学的发展，儿科疾病治疗与护理理论及技术不断更新，都让广大儿科医务人员迫切需要不断补充新知识，提高临床医疗救护水平。鉴于此，我们组织儿科方面的专家编写了《实用儿科疾病鉴别诊断与保健康复》一书。

　　本书首先介绍了儿科学的基本理论和儿童保健的内容；然后从病因、临床表现、检查、诊断、治疗等方面对儿科疾病进行了详细的阐述；最后介绍了儿科疾病的护理。本书内容丰富，重点突出，通俗易懂，论述严谨，结构合理，条理清晰，具有准确性、专业性、实用性和可读性等特点。本书对广大儿科医务工作者拓展临床思维、更新医学知识、提高专业技能有良好的指导作用，适合其在临床实际工作中进行参考使用。

　　在本书编写过程中参考和借鉴了一些学者和专家的观点及论著，在此向他们表示深深的感谢。由于编者的水平和时间所限，书中难免会出现不足之处，希望各位读者能够提出宝贵意见，以待进一步修改，使之更加完善。

《实用儿科疾病鉴别诊断与保健康复》编委会

2023 年 7 月

CONTENTS ···················· 目 录

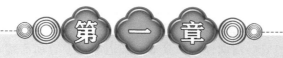

第一章

儿科系统解剖

第一节　呼　吸　系　统

一、胎儿时期肺的发育

胎儿时期肺的发育要为出生后能完成生理需要的呼吸功能做准备,这是一个极为复杂的过程。除形态学发育外,还要准备出生后肺从分泌器官到气体交换器官的转变,并建立与之相适应的肺循环。

成人从气管到肺泡逐级分支共 23 级:0～16 级为传导区,包括从气管到毛细支气管各级分支;17～19 级为移行区,由呼吸毛细管构成;20～23 级为呼吸区,由肺泡管及肺泡囊组成,为肺的呼吸部分。胎儿肺的发育分 5 期。

(一)胚胎期(4～6 周)

呼吸系统的发育始于内胚层及间胚层,于妊娠 26～28 天开始,在前原肠的内胚层出现原始气道,并很快分为左、右总支气管,为"肺芽",肺段支气管在妊娠 5～6 周建立。

(二)腺期(7～16 周)

由于本期的肺组织切片与腺泡相似,故有此名。气管分支总数的 45％～75％在妊娠 10～14 周已确定。到 16 周,呼吸道的所有传导区均已出现。此后的发育只有长度和管径的增长,而无数目的增加。移行区呼吸毛细支气管的发育于 14～16 周开始。到本期末,原始气道开始形成管腔,此期气管与前原肠分离,分离不全则形成气管食管瘘,是重要的先天畸形。

(三)成管期(17～27 周)

此期支气管分支继续延长,形成呼吸管道,细胞变为立方或扁平,开始出现有肺Ⅱ型细胞特点的细胞,并有了肺腺泡的基本结构。毛细血管和肺的呼吸部分的生长为本期特点,毛细血管首先出现于间质,逐渐向肺泡靠近。

(四)成囊期(28～35 周)

末端呼吸道在此期加宽并形成柱状结构,是为肺泡小囊。

(五)肺泡期(36 周～出生后 3 岁)

本期出现有完整的毛细血管结构的肺泡,肺泡表面扩大,这是肺泡能进行气体交换的形态学基础,肺呼吸部的主要发育是在出生后。但肺能在子宫外完成气体交换作用,尚需有肺表面活性物质的参与。只在进入本期以后,胎儿呼吸道内液体中才出现肺表面活性物质。肺泡成熟的时间和进程受内分泌控制,甲状腺素有促进肺泡分隔作用。肺泡的形成也受物理因素影响,胎儿肺液对肺的伸张和胎儿呼吸对肺周期性的扩张都是肺泡腺泡发育所必需的。膈疝、羊水过少或胎儿呼吸停止(脊髓病变)都会造成肺发育不良。

二、围产期呼吸生理

(一)肺液的作用

胎儿肺从成管期开始即充有液体,其含量为 $20\sim30$ mL/kg,大致与功能余气量相当。肺液系肺泡细胞主动分泌的产物,其中含有表面活性物质。肺液对以空腔为特点的肺泡的发育有重要影响。由于肺液的存在,胎儿的肺并非处于完全萎陷状态,因此在一定程度上减少了出生时肺膨胀的困难。若初生婴儿出现大片肺不张,必有病理原因,不可简单地认为出生后肺未能扩张所致。胎儿的肺液部分上升到咽部被咽下,部分进入羊水。

(二)生后呼吸的建立

自妊娠 11 周起,胎儿在宫内有 $55\%\sim90\%$ 的时间呈现呼吸动作。胎儿呼吸通常不受血液化学刺激控制,而与神经调节有关,但严重宫内窒息引起的血液气体改变仍可刺激胎儿呼吸。

分娩时胎儿经过产道受挤压,肺液被压出约 1/3。胎儿头、胸娩出后,胸部从被压状态复原,将空气"吸入"上呼吸道。在环境温度、光、声、重力改变和血液 pH 及氧分压下降等刺激因素综合影响下,皮肤和肺部感受器传入刺激的作用,引致第一次吸气。由于需要克服肺的表面张力,第一次吸气所需的负压是人的一生中最大的吸气负压,约 4.9 kPa(50 cmH$_2$O),最大可为 $6.9\sim9.8$ kPa($70\sim100$ cmH$_2$O)。第一次吸入气量约 50 mL,其中 $20\sim30$ mL 留在肺内组成功能残气的一部分(约占功能余气量的 30%)。几次呼吸后,肺进一步膨胀,吸气负压逐渐下降,功能残气达到正常水平。第一次吸气后,由于负压作用,肺液进入间质;在出生后数小时内被毛细血管和淋巴系统所移除。如果出生后 24 小时内肺液吸收不全,可引起呼吸困难。早产儿胸廓软,难于产生较大的负压,加以血浆蛋白低,不利于肺液的吸收。

出生后呼吸的建立与循环的建立密切相关。胎儿的肺循环以高阻力低流量为特点。出生后,由于胎盘循环停止和肺的充气,很快转变为低阻力高流量的循环,结果导致卵圆孔(出生后 2 小时)和动脉导管(出生后 $6\sim12$ 小时)的功能性关闭。当肺通气不足和缺氧时,可重新开放,引起右到左分流。

(三)肺表面活性物质的作用

肺泡的上皮细胞主要有Ⅰ型和Ⅱ型两种。Ⅰ型细胞直径 $50\sim60$ μm,它们覆盖大约 96% 的肺泡表面。Ⅱ型细胞直径 10 μm,占肺泡细胞总数的 60%,位于多面形肺泡的成角处,胞浆内的板层小体含有多数嗜酸物质,主要为磷脂,是表面活性物质的储存处。表面活性物质是由肺Ⅱ型细胞合成的。

肺表面活性物质分布于肺泡表面,是磷脂蛋白复合物。其中磷脂约占 80%,主要的二棕榈酰磷脂酰胆碱占磷脂的 $70\%\sim80\%$,是降低表面张力的重要成分。肺表面活性物质中蛋白约占 10%,分为 SP-A(Surfactant Protein A)、SP-B、SP-C、SP-D 4 种。亲水的 SP-A 有多种重要功能,对肺上皮细胞摄取表面活性物质进行再循环起作用,更可促进肺泡吞噬细胞的活性,抵抗渗出到肺泡的物质对肺表面活性物质的抑制作用,疏水的 SP-B 和 SP-C 可促进磷脂在肺泡气-液界面的吸附和扩展,并有助于单分子层的形成和稳定。SP-D 的功能不明。

表面活性物质的主要作用包括:①减低肺泡表面张力;②保持肺泡的稳定性;③减少液体自毛细血管向肺泡渗出;④防御功能。

在胎儿发育过程中,具有表面活性作用的卵磷脂的合成途径有二:一为通过磷酸胆碱移换酶合成,此途径通常在新生儿开始呼吸后才起作用;另一途径为通过甲基移换酶合成,此途径于胎儿 22~24 周开始起作用,随胎龄增加而加强。但羊水中要到妊娠 30 周才能检测到磷脂,提示表面活性物质分泌到肺泡要晚于 Ⅱ 型细胞的合成。

妊娠 34 周以前出生的早产儿,肺表面活性物质的合成可能不足。酸中毒、缺氧、低温等因素常使早产儿肺表面活性物质的合成减少,不能满足需要,导致新生儿呼吸窘迫综合征。当初生的早产儿费大力第一次吸气后将气体呼出时,由于缺少表面活性物质,不能维持肺泡稳定,肺泡将萎陷(肺不张),以致第二次、第三次吸气仍需极大的负压,而呼气后仍为肺不张。其结果是肺不张导致缺氧,又使肺表面活性物质减少,以致肺不张更为加重,形成恶性循环。此即新生儿呼吸窘迫综合征的基本病理生理变化。

20 世纪 80 年代以来,根据表面活性物质缺乏是新生儿呼吸窘迫综合征的基本病因,应用肺表面活性剂治疗该病在临床上已取得成功。

(四)新生儿初生时血气改变的特点及原因

根据中国医学科学院儿科研究所与北京医学院妇儿医院产科研究资料,143 例不同时期正常新生儿血液气体分析结果见表 1-1。①从初生时耳血的血气改变可知,出生 12 小时内的新生儿大都有不同程度的代谢性酸中毒和呼吸性酸中毒,并有低氧血症,呈现为混合性酸中毒与窒息样的血气改变。②出生 12 小时后随着肺功能的改善,血气各项指标较初生时都有所进步。新生儿初生阶段血气变化的特点与分娩过程及胎儿出生后呼吸、循环的改变密切相关。分娩时,尤其是第二产程以后,由于母亲屏气、子宫收缩、胎盘血流减少等因素,均可影响胎盘与胎儿气体交换。胎儿娩出前都有"生理性"窒息。脐静脉血反映胎儿接受母亲方面的血液氧分压水平,均值仅 3.9 kPa(29.2 mmHg),明显低于出生后动脉氧分压的数值。出生后 6 小时以内碱剩余偏低,正是产程中缺氧造成代谢性酸中毒的结果。肺内残余液体于出生后数小时内逐渐被吸收。初生后短时间肺内生理变化类似合并肺不张的肺水肿的恢复过程,这可解释初生阶段二氧化碳分压(PCO_2)偏高和氧分压偏低的特点。

表 1-1 不同时期正常新生儿动脉化耳血血气分析结果(143 例)

日龄	pH		PCO_2 kPa(mmHg)		PO_2 kPa(mmHg)		BE mmol/L	
	均值	标准差	均值	标准差	均值	标准差	均值	标准差
出生~12 小时	7.317	0.049	5.4(40.6)	0.5(3.91)	7.7(58.0)	0.8(6.22)	−5.4	3.03
12 小时~4 天	7.397	0.036	4.8(36.2)	0.4(3.62)	8.1(60.7)	0.8(5.91)	−1.9	2.29
4 天~28 天	7.385	0.042	5.0(37.4)	0.6(4.59)	8.4(62.8)	0.9(7.05)	−2.4	3.40

(五)出生前后血红蛋白的发育

妊娠 10 周以后胎儿血红蛋白占血红蛋白总量的 95%,直到妊娠 30 周。至分娩时胎儿血红蛋白约占 80%,出生后 1~2 个月时占 50%,6 个月时只占 5%。胎儿血红蛋白的氧亲和力高,氧离解曲线左移;与成人标准的氧离解曲线相比,在同样动脉氧分压时血氧饱和度(SO_2)偏高,有利于携氧。在新生儿时期,由于胎儿血红蛋白的关系,不宜用常规方法从氧分压推算 SO_2。

三、小儿呼吸系统的发育及解剖特点

（一）鼻和鼻窦

婴幼儿没有鼻毛，鼻黏膜柔弱且富有血管，故易受感染。感染时由于鼻黏膜的充血肿胀，常使狭窄的鼻腔更加狭窄，甚至闭塞，发生呼吸困难。这说明即使在普通感冒时，婴儿也可能发生呼吸困难、拒绝吃奶以及烦躁不安。此外，婴儿时期鼻黏膜下层缺乏海绵组织，此后逐渐发育，到了性成熟期最为发达，所以婴幼儿很少发生鼻衄；而接近性成熟期时鼻出血才多见。

鼻窦在新生儿时只有始基或未发育，到青春期后才发育完善，由于年幼儿鼻窦发育较差，故虽易患上呼吸道感染，但极少引起鼻窦炎。而上颌窦孔相对较大，鼻腔感染时可发生上颌窦炎。鼻泪管在年幼儿较短，开口部的瓣膜发育不全，位于眼的内眦，所以小儿上呼吸道感染往往侵及结膜。

（二）咽

咽为肌性管道，上宽下窄，形似漏斗，分鼻咽、口咽和喉咽3个部分。咽部淋巴组织丰富，有的聚集成团，有的分散成小簇，在咽部黏膜下有淋巴管互相联系，形成咽淋巴环，是咽部感染的防御屏障。严重的腺样体肥大是小儿阻塞性睡眠呼吸暂停综合征的重要原因。

1.腺样体

腺样体又称咽扁桃体或增殖体，在小儿6～12个月时开始发育，位于鼻咽顶与后壁交界，肥大时可堵塞后鼻孔，影响呼吸。

2.腭扁桃体

腭扁桃体即扁桃体，是咽部最大的淋巴组织，位于两腭弓之间，新生儿时期不发达，到1岁末，随着全身淋巴组织的发育而逐渐长大，4～10岁时发育达最高峰，14～15岁时又逐渐退化，由此可以说明咽峡炎常见于学龄儿童，而1岁以下婴儿则很少见。扁桃体具有一定的防御功能，但当细菌藏于腺窝深处时，却又成为慢性感染的病灶。

3.耳咽管

年幼儿耳咽管较宽，短且直，呈水平位，因此患感冒后易并发中耳炎。

（三）喉

新生儿喉头位置较高，声门相当于第3～4颈椎的水平（成人相当于第5～6颈椎的水平）并向前倾斜。气管插管时需将喉头向后压以利于暴露声门。6岁时声门降至第5颈椎水平，但仍较成人为高。小儿喉腔呈漏斗形，分为声门上区、声门区和声门下区。声门区包括室带和声带，声带的前3/5为发音部分，后2/5位于杓状软骨之间的为呼吸部分。声门以下至环状软骨以上为声门下区，是小儿呼吸道最狭窄处，与成人最狭部在声门不同，选择气管插管时应予注意。婴幼儿声门下区组织结构疏松，炎症时容易发生水肿，引起喉梗阻。

（四）气管、支气管

新生儿气管长度78%在3.5～5 cm。气管分叉在新生儿位于第3～4胸椎，而成人在第5胸椎下缘。右侧支气管较直，有似气管的直接延续，因此气管插管常易滑入右侧，支气管异物也以右侧多见。新生儿末梢气道相对较宽，从新生儿到成人肺重和肺总量增加20倍，气管长度增加3倍，直径增加4倍，而毛细支气管只增加2倍，但其壁厚增加3倍。毛细支气管平滑肌在出生后前5个月薄而少，3岁以后才明显发育，故小婴儿的呼吸道梗阻除因支气管痉挛外，主要是黏膜肿胀和分泌物堵塞。婴儿支气管壁缺乏弹力组织，软骨柔弱，细支气管无软骨，呼气时易被压，造

成气体滞留,影响气体交换。由于胎儿时期气道的发育先于肺泡的发育,新生儿的肺传导部分多,呼吸部分少,故无效腔/潮气量比例大(成人为0.3,新生儿为0.4,早产儿为0.5),其结果呼吸效率低。呼吸道阻力与管道半径4次方成反比,由于管径细小,婴儿呼吸道阻力绝对值明显大于成人,在呼吸道梗阻时尤为明显。

(五)肺

早产儿肺泡直径仅75 μm,新生儿为100 μm,成人为250~350 μm。足月新生儿肺泡数目仅为成人的8%。新生儿肺泡数目约2 500万,而成人肺泡数约3亿。出生后肺的发育分为2期:第1期从出生到出生后18个月,此期肺气体交换部分的面积和容积有不成比例的快速增长,毛细血管容积的增长更快于肺容积,不但有新肺泡间隔出现,更伴有肺泡结构的完善化,其结果肺泡的发育可在3岁以前完成,而不是以前的观点认为肺泡的发育完成要到8岁。第2期肺脏所有组分均匀生长,虽然还可有新肺泡生出,但主要是肺泡体积的增加。肺泡面积初生时为2.8 m²,8岁时为32 m²,到成人期为75 m²。

在成人肺泡间有肺泡孔,在气道梗阻时起侧支作用,在婴幼儿要到2岁以后才出现肺泡孔,故新生儿无侧支通气。婴儿肺泡表面积按公斤体重计与成人相似,但婴儿代谢需要按公斤体重计,远较成人为高,因此婴儿应付额外的代谢需要时,呼吸储备能力较小。小儿的肺叶以及其各肺叶的界线与成人大致相同,但2岁以内小儿肺叶之间的肺裂隙常不明显,有时仅在肺的表面呈一浅沟。在婴幼儿时期,肺上、中两叶往往尚未分开。

(六)肺门

肺门包括大支气管、血管和大量的淋巴结(支气管肺淋巴结、支气管叉部淋巴结和气管淋巴结)。肺门淋巴结与肺脏其他部位的淋巴结互相联系,因此肺部各种炎症均可引起肺门淋巴结的反应。肺间质气肿时气体可经过肺门进入纵隔,形成纵隔气肿。

(七)呼吸肌与胸廓

婴儿胸廓前后径略等于横径,出生后2年内渐变椭圆形。初生时肋骨主要为软骨,随年龄增长逐渐钙化。婴儿肋骨与脊柱几乎成直角,吸气时不能通过抬高肋骨而增加潮气量。婴儿胸部呼吸肌不发达,主要靠膈呼吸,易受腹胀等因素影响,而且婴儿的膈呈横位,倾斜度小,收缩时易将下部肋骨拉向内,胸廓内陷,使呼吸效率减低。由于婴儿胸壁柔软,用力吸气产生较大负压时,在肋间,胸骨上、下和肋下缘均可引起内陷,限制了肺的扩张。由于吸气时胸廓活动范围小,尤以肺的后下部(脊柱两旁)扩张受限。呼吸肌的肌纤维有不同类型,其中耐疲劳的肌纤维在膈肌和肋间肌于早产儿不到10%,足月儿占30%,1岁时达成人水平,占50%~60%。故小婴儿呼吸肌易于疲劳,成为导致呼吸衰竭的重要因素。

(八)胸膜及纵隔

小儿胸膜较薄,纵隔较成人相对地大,其周围组织柔软而疏松,所以胸膜腔有较大量液体时,常易引起纵隔器官移位。而且由于纵隔在胸廓内占据较大空间,限制了吸气时肺脏的扩张。

四、小儿呼吸的生理特点及功能检查

(一)小儿呼吸的生理特点

呼吸的目的是排出二氧化碳,吸进新鲜氧气,保证气体交换的正常进行。小儿呼吸的特点以婴儿时期最为明显。

小儿肺脏的容量相对地较小,潮气量的绝对值也小于成人。按体表面积计算肺容量比成人小 6 倍,潮气量也较小。而代谢水平及氧气的需要则相对地较高。按体表面积计,1 岁小儿的静息能代谢为成人的 1.6 倍,而潮气量仅为成人的 $40\%\sim50\%$,从满足机体代谢需要考虑,小儿的肺容量处于相对不利的地位。由于小儿胸廓解剖特点的限制,要满足机体代谢的需要,只有采取浅快的呼吸作为消耗能量最少的方式,故小儿呼吸频率较快。年龄越小,呼吸越快。

高度柔软的胸壁使婴儿在呼吸负担增大时难于有效地增加通气量。婴儿横膈肌纤维的化学成分和解剖特点决定了婴儿在呼吸负担增加时易于出现呼吸肌疲劳。由于婴儿功能残气相对的小,其肺内氧储备也相对地小于成人,但氧消耗量却相对地较高,因此在呼吸功能不全时易于出现氧供应不足。值得注意的是新生儿组织耐受缺氧的能力比成人强,可能与新生儿细胞在缺氧时可代谢乳酸和酮体有关。

小儿由于以上的呼吸特点,在应付额外负担时的储备能力较成人差。如婴幼儿肺炎时,其代偿缺氧的呼吸量最多增加 2.5 倍左右,故易发生呼吸衰竭。

呼吸神经调控的总目标是从能量消耗和机械角度,用最经济的方法维持血气的稳定。这项工作是通过感受器(气道、外周和中枢化学感受器)、中枢(脑桥和延髓的神经元)、呼吸肌(肋间肌、膈肌)反馈环来完成的。呼吸中枢根据生理需要,对不同刺激可有不同调控,新生儿和小婴儿与儿童又有所不同。如婴儿吃奶时,由于部分呼吸肌受抑制,可有暂时的通气下降。新生儿对输入刺激敏感,喉反射可强烈抑制呼吸,如小婴儿误吸和强烈的喉刺激可发生危险的窒息。从临床角度,反馈环的传出系统是更容易发生呼吸障碍的部分,特别是婴幼儿时期。有效的通气需要各部分呼吸肌的协同作用,新生儿时期协调能力差,小婴儿快速动眼睡眠时间长,此时肋间肌受抑制,加之极大的胸廓顺应性,导致吸气时胸廓下陷,呼吸负担加重。

(二)小儿时期呼吸动态

婴儿时胸廓活动范围小,呼吸肌发育不全,所以呼吸时肺主要向膈肌方向扩张,呈腹(膈)式呼吸。2 岁时小儿已会行走,腹腔器官下降,肋骨前端逐渐下降而形成斜位,与脊柱间形成锐角,呼吸肌也随年龄而发达,吸气时胸腔的前后径和横径显著增大,于是小儿开始出现胸腹式呼吸。7 岁以后混合式呼吸占 4/5,腹式占 1/5。

(三)儿童呼吸功能的检查

呼吸功能检查是了解呼吸系统疾病病情的重要手段,它对诊断病情、评价治疗效果都能提供重要信息。5 岁以上小儿渐能合作,可做较全面肺功能检查,主要项目如下。

1.肺容量

(1)潮气量:指安静呼吸时每次吸入或呼出的气量。

(2)肺活量:指一次深呼吸的气量,代表肺脏扩张和回缩的能力。凡使肺呼吸活动受限制的疾病(如胸膜炎、肺纤维化),均可使肺活量减少。

(3)功能余气量:指平静呼气后残留在肺内气量。肺脏体积与肺弹性回缩力的改变是影响功能残气的重要因素。肺气肿时肺弹性回缩力下降,功能残气增加。肺炎、肺水肿等肺实质病变时功能残气减少。

(4)残气量:指用力呼气后残留在肺内的气量。

(5)肺总量:指肺活量与残气容积之和。正常儿童残气/肺总量的比值小于 0.3,阻塞性肺疾病时此值增大。

肺容量的检查通常以肺量计进行,但功能余气量及残气容积的检查需以氮稀释法或体积描记法另行测定。图 1-1 示肺容量的各个组成部分。

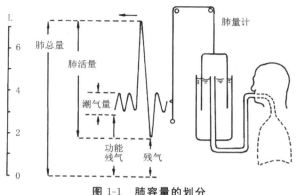

图 1-1　肺容量的划分

2.通气功能

通气功能检查大致分两方面,一方面是基于用力呼气的检查,重点在了解气道阻塞情况,另一方面是了解通气的能力和效率。

(1)用力肺活量(FVC):深吸气后用最大力量最快呼出的气量。1秒用力呼气容积(FEV_1)指深吸气后1秒内快速呼出的气量,$FEV_1/FVC\%$小于70%提示气道阻塞,如见于哮喘患者。

(2)最大呼气流速-容量曲线:检查时患者做法与深吸气后做用力肺活量相同,但将曲线描记为以流速为纵坐标、肺容量为横坐标的图形(图 1-2)。从图中的呼气曲线可知,正常的呼气流速峰值在75%以上肺活量时,此后流速渐降,为与用力无关的部分。通常以 V_{50} 和 V_{25} 表示50%和25%肺活量时的流速,它们可比 FEV_1 较敏感地反映小气道的病变。在阻塞性肺疾病早期,V_{50} 和 V_{25} 即下降。最大呼气流速峰值亦可用简易的最大呼气流速计测量,可用于筛查或疗效观察,但不够敏感。

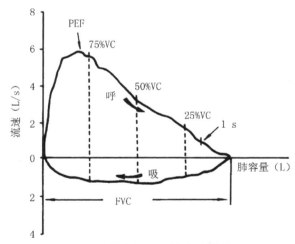

图 1-2　最大呼气流速-容量曲线

VC:肺活量;FVC:用力肺活量;PEF:最大呼气流速

(3)最大通气量:每分钟内所能呼吸的最大气量。通常根据12秒的呼吸量计算而得,它是反映总的呼吸功能及呼吸储备能力的重要指标,与肺和胸廓弹性、气道阻力及呼吸肌能力有关。由于费力较大,小儿通常不做此项检查。

(4)呼吸无效腔与肺泡通气量:无效腔是每次呼吸中未进行气体交换的部分。生理无效腔包括解剖无效腔和肺泡无效腔两部分,正常人肺泡无效腔甚小,生理无效腔与解剖无效腔几近相等。生理无效腔占潮气量比例(V_D/V_T)是表明通气效率的重要指标,有重要临床意义。肺泡通气量是每分通气量减去无效腔呼吸量后的通气量,即代表有效通气量,是反映肺脏通气功能的一项基本指标。若代谢情况不变,肺泡通气量减低,动脉PCO_2将增高。

3.肺顺应性和呼吸道阻力

呼吸系统的总顺应性包括胸廓顺应性和肺顺应性。顺应性反映弹性阻力,以单位压力改变引起的肺体积变化表示。气道阻力反映气道阻塞情况,以每秒内 1 L 气流所产生的压力差表示。二者测定技术均较复杂,临床不常用。但肺活量可在一定程度反映顺应性的改变,气道阻力的变化可从用力呼气的通气功能检查中得到了解。

由于呼吸功能检查的数值受年龄、性别、身高、体重诸因素的影响,以及受检查方法、仪器、与患儿合作程度的限制,正常波动范围较大,其评价要结合临床考虑。通常以实测值占预计值80%以下为呼吸功能减损,50%以下为严重减损。由于应用仪器不同,根据其结果所计算预计值公式可有很大不同。通常可根据自家实验室肺功能仪测量结果得出的预计值公式来评价患者的肺功能改变。常规肺功能检查的一项重要作用是区别阻塞性与限制性通气功能障碍。

4.换气功能

换气功能是反映气体在肺泡和血液间的交换。临床实用的有下列 3 项,这些检查方法不需患儿合作,婴幼儿亦可应用。

(1)肺内分流量:吸纯氧半小时后取动脉血测定 PaO_2 及 $PaCO_2$,计算公式如下。

$$吸纯氧后肺泡氧分压(P_AO_2)=当日大气压-(47+PaCO_2)$$

$$肺内分流量(\%)(Q_S/Q_T)=\frac{0.0\,031(P_AO_2-PaO_2)}{5+0.0\,031(P_AO_2-PaO_2)}$$

(注意:当心排血量有明显变化时,此公式误差增大。)

为简便计算,临床上可根据不同吸入氧浓度及动脉氧分压从图中查出肺内分流量的大概数值(图 1-3)。

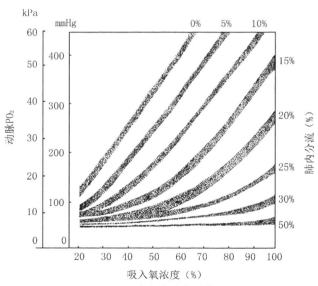

图 1-3　肺内分流量计算图

肺内分流增加是肺病变引起严重血氧下降的主要原因。肺炎、肺不张、肺水肿等凡能使肺泡通气功能丧失,肺泡毛细血管血流不能与肺泡气接触者均可使肺内分流增加。在重症婴儿肺炎,肺内分流可占心排血量30%～50%之多。

　　(2)肺泡动脉氧分压差($P_{(A-a)}O_2$):可根据下列公式计算。

$$吸入气 PO_2 = (大气压 - 47) \times 吸入氧浓度\%$$

$$肺泡气 PO_2(P_AO_2) = 吸入气 PO_2 - \frac{PaCO_2}{呼吸商}$$

（为简便计算呼吸商可以 0.8 代入）

$$肺泡动脉氧分压差(P_{(A-a)}O_2 = P_AO_2 - PaO_2$$

　　将"为简便计算呼吸商可以 0.8 代入"的结果代入肺泡动脉氧分压差($P_{(A-a)}O_2$)＝P_AO_2－PaO_2中即可得出 $P_{(A-a)}O_2$。

　　依以上方法,若已知吸入氧浓度及动脉血气(PaO_2及$PaCO_2$)数值,即可计算 $P_{(A-a)}O_2$。应该指出,在病理情况下,由于呼吸商的改变,可有较大误差,但正常小儿上限不超过 4.0 kPa(30 mmHg)。$P_{(A-a)}O_2$增加提示换气功能障碍,但在循环不良、混合静脉血氧下降时,此值亦可增大。因此,在评价它对诊断上的意义时要有分析。根据检查可知,婴幼儿肺炎时 $P_{(A-a)}O_2$ 在 4.0 kPa(30 mmHg)以上者占 90%以上,可见其普遍性。

　　(3)生理无效腔:比较有意义的是测定 V_D/V_T。假定肺泡气 PCO_2 可用动脉血的 $PaCO_2$ 代表,收集全部呼出气,用血气分析仪测定其 CO_2 分压(P_ECO_2),则可根据下列公式计算 V_D/V_T。

$$V_D/V_T = PaCO_2 - P_ECO_2/PaCO_2$$

　　正常婴儿 V_D/V_T 值约 30%。危重肺炎时呼吸表浅,呼吸无效腔可占潮气量 90%以上,使大部气体徒然在气道内流动,不能进行有效的气体交换。

　　临床上可用下列简便方法推测是否有换气功能障碍:计算 $PaCO_2$ 与 PaO_2 之和,此值通常在 14.7～18.7 kPa(110～140 mmHg);此值小于 14.7 kPa(110 mmHg),包括吸氧患者,提示有换气功能障碍;此值大于 18.7 kPa(140 mmHg),不包括吸氧患者,可能有技术误差。

　　5.血液气体分析

　　呼吸功能的最终目的是维持血液气体的正常组成,因此血液气体分析是了解患儿呼吸功能是否可满足基本生理需要的可靠方法。在呼吸、循环和肾衰竭时,血液气体分析对诊断和治疗都有重要作用。在婴幼儿时期因其他呼吸功能检查方法较难进行,微量血液气体分析更显重要。一般均以动脉或热敷后动脉化毛细血管血为标准。

　　血液气体分析与酸碱平衡密切相关,二者常同时进行,各项检查的意义分述如下。

　　(1)血氧分压(PO_2):代表物理溶解于血液内的氧。在呼吸系统疾病,它是反映肺脏换气功能的重要指标,常可提示肺实质病变的程度。正常成人动脉 PO_2 为 10.7～13.3 kPa(80～100 mmHg),7 岁以下小儿由于肺泡弹性尚未发育,闭合容量相对地较大,PO_2偏低,婴幼儿 PO_2 平均仅约 9.3 kPa(70 mmHg),7 岁后逐渐达成人水平。由于血氧解离曲线的特点,通常 PO_2 在 8.0 kPa(60 mmHg)以下才会对患儿有不利的临床影响。

　　(2)PCO_2:代表物理溶解于血液内的二氧化碳,是衡量肺泡通气量的重要指标。小儿 PCO_2 偏低,婴幼儿更低,这是因为婴幼儿肾功能较差,酸性代谢产物的排出需消耗体内较多的碱储备,使血液 HCO_3^- 处于较低的水平,机体为了维持 pH 在正常范围,PCO_2 代偿地处于较低的水平。婴儿 PCO_2 平均 4.7 kPa(35 mmHg),此后逐渐增高,至 18 岁后达到 5.3 kPa(40 mmHg),即正常成人的水平。PCO_2增高表示肺泡通气量不足,可为原发的呼吸性酸中毒或为代谢性碱中毒的代偿。PCO_2减低表示通气过度,可为原发的呼吸性碱中毒,或为代谢性酸中毒的代偿。

(3)pH:血液 pH 由 PCO_2 及 HCO_3^- 所决定,正常范围在 7.35～7.45。血液气体分析中最应受重视的是 pH 的改变,因其他指标只反映某一项原发或继发改变的程度,而 pH 所反映的则是包括机体调节作用在内的最终结果。不论 PO_2 或 PCO_2 的改变,都可通过代谢或循环途径进行一定的代偿,而 pH 下降则是机体代偿能力不足或丧失的反映。由二氧化碳潴留和缺氧所致的严重酸中毒,pH 可降至 7.20 以下,严重干扰细胞代谢及心、脑等重要脏器的功能,应紧急处理。

此三项为常规血液气体分析直接测定的指标,其他项目为间接计算所得结果。

(4)SO_2:即血红蛋白含氧的百分数。SO_2 的多少与 PO_2 和氧血红蛋白氧解离曲线有关,它不但反映肺脏情况,还反映血液运输氧的能力,成人动脉 SO_2 约为 96%,婴幼儿为 93%～95%。

(四)婴幼儿的呼吸功能检查

婴幼儿不能合作,多数在儿童可用的检查方法难于在婴幼儿进行,由于医学检测仪器和微电脑技术的发展,使一些基本的肺功能检查项目(通气功能、呼吸力学)亦可应用于婴幼儿。目前婴幼儿呼吸功能的检查多只应用于科研工作。

1.婴幼儿通气功能

根据中国医学科学院儿科研究所对婴幼儿的检查结果,其主要通气功能的数值见表 1-2。1 岁以内小儿的潮气量平均为 42 mL,约为成人的 1/12,按体表面积计算亦仅为 40% 左右;而每分通气量及二氧化碳排出量按体表面积计算婴幼儿则与成人相近。对小儿潮气量和每分通气量的了解,有助于在小儿进行人工呼吸时正确掌握其呼吸量。

表 1-2　正常婴幼儿通气功能

项目(平均值)	2 个月～1 岁	1～3 岁	成人
潮气量(mL)	42	70	500
潮气量(mL/m² 体表)	120	145	294
每分通气量(mL)	1 309	1 777	6 000
每分通气量(mL/m² 体表)	3 744	3 671	3 530
每分钟二氧化碳排出量(mL)	41	56	200
每分钟二氧化碳排出量(mL/m² 体表)	117	116	118

2.肺容量

新生儿功能残气相对成人为小,成人功能残气在其肺总量 30% 处,而新生儿功能残气在肺总量 10% 处,其呼吸道梗阻时易于引起气道关闭。

3.顺应性

新生儿胸壁柔软,弹性阻力甚小,胸廓的顺应性近于无限大。由于胸廓过于柔顺,肺弹性回缩力作用结果使功能残气停留在较低肺容量水平,而且在肺变"硬"时难于产生足够的负压使肺扩张。由于技术的原因,临床上较多采用总顺应性测定,根据首都儿科研究所资料,不同年龄婴幼儿总顺应性测定结果见表 1-3,婴幼儿肺容量小于成人,顺应性的绝对值也明显小于成人,但按功能余气量计算的比顺应性不同年龄差别不大。婴幼儿肺炎时顺应性下降,且与病情的轻重有关(表 1-4)。

表 1-3 不同年龄婴幼儿总顺应性

年龄	人数	有效动态顺应性 [mL/(kPa)]	静态顺应性 [mL/(kPa)]	动态比顺应性 [mL/(kPa·L)]	静态比顺应性 [mL/(kPa·L)]
新生儿	4	26.3±6.6	31.6±9.2	340±100	420±130
1～12 个月	24	54.4±16.7	67.0±22.2	390±90	490±130
13～24 个月	10	94.7±29.3	116.9±43.0	330±50	400±80
25～41 个月	4	128.9±20.4	181.4±43.0	310±40	430±70

注：mL/kPa÷10＝mL/cmH$_2$O。

表 1-4 婴儿肺炎比顺应性改变

组别	例数	动态比顺应性[mL/(cmH$_2$O·L)]			静态比顺应性[mL/(cmH$_2$O·L)]		
		均值	标准差	P	均值	标准差	P
轻	14	33.1	5.5	>0.05	42	4.8	>0.05
中	12	24.4	4.3	<0.001	30.7	3.5	<0.001
重	10	17.3	3.2	<0.001	19.7	5.9	<0.001
正常	42	36	9		45	12	

4.气道阻力

成人气道阻力的一半以上在上呼吸道,而新生儿气道阻力在上呼吸道所占不到 1/2。由于管径细小,新生儿气道阻力绝对值明显大于成人,其绝对值约为成人的 10 倍。但成人肺容量约为新生儿 50 倍,故以单位肺容量计新生儿的气道阻力较成人为小,这与新生儿气道传导部分发育早于呼吸部分有关。

五、小儿呼吸的病理生理特点

维持正常呼吸的条件是要有足够的通气量,使空气能进入肺内并呼出(通气功能),同时吸入肺泡内的气体能与血液内气体进行有效交换(换气功能)。在此全过程中任何一环节的异常均将影响正常的呼吸。通常动脉 PCO$_2$ 主要反映通气功能,氧分压主要反映换气功能,但二者也互有影响。

通气障碍包括阻塞性与限制性两类。凡气道阻塞引起的通气障碍属于前者,由于肺扩张受限制引起的通气障碍属于后者。

通气量不足的情况见于:①中枢神经系统疾病如感染、中毒、外伤及肿物等引起的脑水肿和脑疝影响呼吸中枢者。②脊髓灰质炎、多发性神经根炎等所致的呼吸肌麻痹;破伤风及其他抽搐状态所致的呼吸肌痉挛;胸部外伤所致的肋骨骨折等。③呼吸道阻塞如喉痉挛、哮喘、痰液堵塞、异物的压迫等。④肺部疾病如肺炎、肺不张等。⑤肺脏活动受限制如气胸、胸腔积液等。各种原因引起的通气量不足都能造成二氧化碳潴留和一定程度的缺氧。

肺泡内气体与血液内气体的交换发生障碍,包括气体分布不均、肺弥散功能异常(通透性减低和换气面积减少)、肺泡通气和血流比例失调、肺内分流(静、动脉混合)增加等项。换气障碍的结果是动脉氧分压下降,CO$_2$ 分压则可低可高。小儿呼吸系统疾病时可有不同的换气障碍,如支气管哮喘以气体分布不均为主,急性呼吸窘迫综合征以肺内分流增加较著;通气与血流比例失调,则是一般肺病变时较普遍存在的情况。

（一）呼吸功能障碍在临床可分三个阶段

1.潜在性呼吸功能不全

在安静状态下无呼吸困难,血液气体大致正常,只是在负荷增加时出现异常。若进行通气功能检查,已有减损。

2.呼吸功能不全

血氧分压在 10.7 kPa(80 mmHg)以下为轻度低氧血症。开始时由于代偿缺氧而过度通气,动脉 PCO_2 可偏低。病情进一步发展时,患儿代偿能力逐渐下降,通气量由增高转为降低,低氧血症加重、二氧化碳潴留亦由轻变重,为呼吸衰竭的开始。

3.呼吸衰竭

由于呼吸功能异常,使肺脏不能完成机体代谢所需的气体交换,导致动脉血氧下降和 CO_2 潴留即发生呼吸衰竭。危重呼吸衰竭的最严重后果是血液 pH 下降,这是 CO_2 潴留和低氧血症的共同结果。体内各种蛋白质与酶的活动、器官正常功能的维持,均有赖于体液内环境 pH 的稳定。危重呼吸衰竭引起的严重酸中毒是导致死亡的重要原因。

（二）呼吸神经调节障碍

呼吸中枢是位于延髓和脑桥网状结构内的一些细胞群和神经束。延髓中枢可直接受 PCO_2 的影响,同时还接受由肺、大血管等周围感受器受物理和化学刺激后向中枢发回的冲动调节呼吸。此外,高级中枢脑桥、大脑皮质等也参与调节呼吸。在神经-体液协同作用基础上,呼吸得以有节律地进行。

在正常情况下,血氧对呼吸调节无重要性。但在缺氧情况下,血氧降低对颈动脉窦和主动脉体化学感受器的刺激能增加通气量。因此,在一般情况下,PCO_2 增加和缺氧均有增强呼吸的作用,但若程度严重、时间过长,则对呼吸中枢有抑制作用,在小婴儿尤为明显,易产生中枢性呼吸衰竭。

呼吸神经调节障碍可发生在神经调控系统的不同水平,可有呼吸暂停、通气不足、通气过度和呼吸节律异常等不同表现,其原因有下列几方面:①代谢性或遗传性疾病;②脑干的结构异常或损伤;③外周神经的异常;④胸廓的异常;⑤其他,如肥胖低通气综合征、阻塞性睡眠呼吸暂停综合征等。此外,精神因素亦可引起呼吸异常,如过度通气、习惯性咳嗽等,这些表现的特点是其发作多有精神因素影响,且睡眠时症状完全消失,呼吸节律的异常还可因反射性因素引起,如屏息发作可以是自主神经功能不全所致。

呼吸神经调节障碍的主要临床表现如下。

1.呼吸暂停

呼吸暂停有三种类型:中枢型、阻塞型与混合型。中枢型呼吸暂停胸廓运动和上呼吸道气体流动均消失,阻塞型呼吸暂停有胸廓运动,但无气体流动,混合型则可兼有以上二型特点。确切的诊断要进行多导睡眠图检查。

诊断小儿呼吸暂停的时间标准随年龄而不同,超过同年龄小儿平均呼吸间隔时间的三个标准差可视为呼吸暂停,也有人认为重要的是根据呼吸暂停对患儿的临床影响,即有无心血管和神经系统异常来判断呼吸暂停是否为病理性的。由于婴儿氧消耗比成人高,但肺容量和氧储备相对较小,故呼吸暂停在婴儿更易引起严重后果。

中枢性呼吸暂停多因脑部病变或缺氧、药物中毒引起。睡眠呼吸暂停在小儿以阻塞性多见,反复上呼吸道感染引起的扁桃体和腺样体肥大是主要原因。与成人不同,小儿阻塞性呼吸暂停多表现为部分气道阻塞和通气不足,呼吸暂停发作的次数较少,持续时间亦较短。

早产儿呼吸暂停很常见。早产儿呼吸停止 20 秒以上诊断为呼吸暂停,若暂停时间不足 20 秒,但伴有发绀、苍白、心动过缓、低张力等亦诊断为病理的呼吸暂停。早产儿呼吸暂停可以是某些严重疾病的伴随症状(如败血症、脑膜炎),但大多与呼吸中枢不成熟有关。由于呼吸暂停的早产儿化学感受器敏感性降低,对高碳酸血症和低氧血症表现为通气不足,若不及时处理,可导致严重后果。

2.呼吸节律异常

呼吸节律异常多见于中枢神经系统疾病影响呼吸中枢时,但也见于呼吸系统或其他系统疾病。呼吸节律异常往往是中枢性呼吸衰竭的先兆,但有时也可能长时间存在,而对患儿无重要影响。临床上常见的呼吸节律异常有两类。

(1)呼吸过速:常见于呼吸道感染或中枢神经系统疾病,也见于心、肝、血液系统疾病。有时呼吸可达每分钟 100 次,以婴幼儿较为多见,多为呼吸中枢直接或间接受刺激所致。某些病例与精神因素有关,不一定与病情的严重程度相平行。呼吸幅度一般都较浅,也有较深者。代谢性酸中毒时所见的为深长的呼吸。

(2)周期性呼吸:呼吸的深度和次数呈不规则的周期性改变,最常见的为潮式呼吸。其发生可能与脑缺血有关,多为严重疾病的征兆。较少见的尚有间歇呼吸,特点为呼吸的间歇延长,因此呼吸的次数明显减少,每分钟在 10 次以下,常是中枢神经严重受损的表现。周期性呼吸偶亦见于正常小儿,尤以睡眠时多见。

(三)临床表现的生理意义

1.呼吸的望诊

这是呼吸系统疾病患儿最重要的检查,包括呼吸的快慢、深浅、节律以及呼吸是否费力,胸廓是否对称,起伏是否一致等,结合面部神态和面色观察,常能在开始接触患儿就可对病情轻重做出初步判断。

2.呼吸次数

这是呼吸系统疾病最基本的检查项目。呼吸功能不全首先表现为呼吸增快,对此临诊工作中要予以重视。

3.呼吸音

听诊时要注意呼吸音的强弱和性质,不能只注意心音。有经验的医师能从呼吸音的听诊大致估计进气量的多少。新生儿由于组织薄弱,呼吸音可自健侧传向病侧,影响对病变部位的判断。

4.发绀

末梢性发绀指血流较慢,动、静脉氧差较大的部位(如肢端)的发绀,中心性发绀指血流较快,动、静脉氧差较小的部位(如舌、黏膜)的发绀。中心性发绀的发生常较末梢性发绀为晚,但更有意义。毛细血管内还原血红蛋白的量为 40～60 g/L 时可出现发绀(相当动脉内还原血红蛋白 30 g/L 时)。发绀是血氧下降的重要表现,由于发绀与还原血红蛋白的量有关,严重贫血时虽然 SO_2 明显下降也不一定出现发绀。

5.吸气时胸廓凹陷

在婴幼儿上呼吸道梗阻或肺实变时,由于胸廓软弱,用力吸气时由于胸腔内负压增加,可引起胸骨上、下及肋间凹陷,即所谓的"三凹征",其结果吸气时胸廓不但不能扩张反而下陷,形成矛盾呼吸,增加呼吸肌能量消耗的同时,并未能增加通气量。

6.吸气喘鸣

吸气喘鸣是上呼吸道梗阻表现,由喉和大气管吸气时变狭窄所致。

7.呼气呻吟

呼气呻吟是小婴儿下呼吸道梗阻和肺扩张不良的表现,特别见于新生儿呼吸窘迫综合征时。其作用是在声门半关闭情况下,声门远端呼气时压力增加,有利于已萎陷的肺泡扩张。

8.杵状指

杵状指是指(趾)骨末端背侧组织增生,使甲床抬高所致,机制不明,可能与神经反射性血管扩张或与某种血管扩张物质增多有关。常见于支气管扩张,亦可见于迁延性肺炎、长期哮喘等慢性肺疾病,此外,尚可见于青紫型先天性心脏病、慢性消化道疾病等肺外疾病。在除肺外原因后,杵状指可反映肺病变的进展情况。在晚期病例,杵状指的认识不成问题,但早期病例不易识别,可根据指厚比、甲床角和 Schamroth 氏征辨认。指厚比为远端指节直径与远端指节间直径之比,此值正常时小于1,杵状指时大于1。甲床角为指甲与指节背面所形成的角度,正常时小于180°,杵状指时大于195°。Schamroth 氏征:两指节对靠如图 1-4 所示,正常时二指间有一菱形小孔,杵状指时此孔消失,两指甲基底部向远端形成明显夹角。

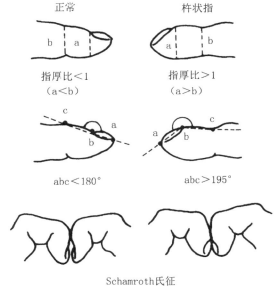

图 1-4　杵状指的诊断

（池书彦）

第二节　消 化 系 统

一、口腔

足月新生儿出生时已具有较好的吸吮吞咽功能,颊部有坚厚的脂肪垫,有助于吸吮活动,早产儿则较差。新生儿及婴幼儿口腔黏膜薄嫩,血管丰富,唾液腺发育不够完善,唾液分泌少,口腔黏膜干燥,易受损伤和细菌感染;婴幼儿口底浅,不会及时吞咽所分泌的全部唾液,常有生理性流涎。

二、食管

食管有两个主要功能:一是推进食物和液体由口入胃;二是防止吞下胃内容物反流。新生儿和婴儿的食管呈漏斗状,黏膜纤弱、腺体缺乏、弹力组织及肌肉尚不发达,食管下段贲门括约肌发育不成熟,控制能力差,常发生胃食管反流,绝大多数在 8～10 个月时症状消失。婴儿吸奶时常吞咽过多空气,易发生溢奶。

三、胃

新生儿胃容量为 30～60 mL,后随年龄而增大,1～3 个月时 90～150 mL,1 岁时 250～300 mL。婴儿胃呈水平位,当开始行走时其位置变为垂直;胃平滑肌发育不完善,在充满液体食物后易使胃扩张;由于贲门括约肌张力低,幽门括约肌发育较好且自主神经调节差,故易引起幽门痉挛出现呕吐。胃黏膜有丰富的血管,但腺体和杯状细胞较少,盐酸和各种酶的分泌均较成人少且酶活力低,消化功能差。胃排空时间随食物种类不同而异,含凝乳块的乳汁排空慢;水的排空时间为 1.5～2 小时,母乳 2～3 小时,牛乳 3～4 小时;早产儿胃排空更慢,易发生胃潴留。

四、肠

小儿肠管相对比成人长,一般为身长的 5～7 倍,或为坐高的 10 倍,有利于消化吸收。肠黏膜细嫩,富有血管和淋巴管,小肠绒毛发育良好,肌层发育差。肠系膜柔软而长,黏膜下组织松弛,尤其结肠带与脂肪垂,升结肠与后壁固定差,易发生肠扭转和肠套叠。肠壁薄,通透性高,屏障功能差,肠内毒素、消化不全产物和变应原等可经肠黏膜进入体内,引起全身感染和变态反应性疾病。

五、肝

年龄越小,肝脏相对越大。婴儿肝脏结缔组织发育较差,肝细胞再生能力强,不易发生肝硬化,但易受各种不利因素的影响,如缺氧、感染、药物中毒等均可使肝细胞发生肿胀、脂肪浸润、变性坏死、纤维增生而肿大,影响其正常生理功能。婴儿时期胆汁分泌较少,故对脂肪的消化、吸收功能较差。

六、胰腺

胰腺分为内分泌和外分泌两部分,前者分泌胰岛素控制糖代谢;后者分泌胰腺液,内含各种消化酶,与胆汁及小肠的分泌物相互作用,共同参与对蛋白质、脂肪及碳水化合物的消化。婴幼儿时期胰腺液及其消化酶的分泌极易受炎热天气和各种疾病影响而被抑制,容易发生消化不良。

七、肠道细菌

在母体内,胎儿的肠道无细菌,出生后数小时细菌即从空气、母亲乳头、用具等经口、鼻、肛门入侵至肠道;一般情况下胃内几乎无菌,十二指肠和上部小肠也较少,结肠和直肠细菌最多。肠道菌群受食物成分影响,单纯母乳喂养儿以双歧杆菌占绝对优势;人工喂养和混合喂养儿肠内的大肠埃希菌、嗜酸杆菌、双歧杆菌及肠球菌所占比例几乎相等。正常肠道菌群对侵入肠道的致病菌有一定的拮抗作用。消化功能紊乱时,肠道细菌大量繁殖可进入小肠甚至胃内而致病。

（毕芳芳）

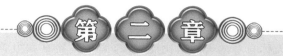

儿科疾病常用检查方法

第一节 X 线 检 查

一、概述

X线是临床常用的检查方法,自1895年伦琴发现X线不久后便用于人体疾病的检查,产生了X线诊断学。经过一百多年的发展,影像设备、检查方法、造影剂等有了飞速的发展,传统的模拟X线成像发展为数字成像。

X线广泛运用于临床的疾病诊断,但是X线有一定的局限性,而某些X线征象缺乏特征性,可出现同病异影和同影异病等情况。因此,临床医师应正确掌握X线检查的应用范围及适应证;放射科医师也应结合病史和其他临床资料,加以全面分析,才能充分发挥X线的作用,得到准确的诊断。

二、检查技术

(一)荧光透视

荧光透视即透视,荧光透视在荧光屏上所显示的图像亮度很弱,已基本不用,现多采用影像增强电视系统(TV)透视,可将很弱的荧光增强几千倍,可在电视屏上看到高亮度、高分辨力和反差适中的X线图像。

透视是一种简便而常用的方法,但不能留下记录,曝光时间长,射线量较大,对较厚和没有密度对比的部位不易透过而显影不清。所以现在一般不单独应用,常作为摄片的补充的检查,主要是用于需要观察动态的部位,如需观察心脏大血管搏动、膈肌运动、纵隔摆动的胸部和胃肠钡餐等。对骨骼系统、头颅、腹部等组织一般不做透视。

(二)摄片

摄片可用于人体任何部位,是目前临床最常用的影像检查方法。常用的投照位置为正位,其次为侧位,不少部位需同时正侧位,有时需左右侧摄片以便进行比较。X线摄片可得到对比度和清晰度均较透视好的影像,并可留下客观记录,便于随访比较。但X线摄片是X线束穿透人体组织结构后的投影总和,因此某些组织结构和病灶的投影因叠加而得到很好的显示,而一些组织和病灶的投影被掩盖而显示不清,但 X 线图像可覆盖较大范围,其空间分辨率高,可对于某一组织结构进行整体观察。

(三)造影检查

摄片和透视是利用人体自身的天然对比而成像,而某些器官和组织的密度与邻近组织相差较小,摄片不能显示。这时需人为地引入一种与它们密度差别比较大的物质,称对比剂,可借明显的对比而获得较为清晰的影像。

常用的密度较低的对比剂有空气、CO_2 和 O_2,密度高的有钡剂和碘剂。利用气体的造影有空气灌肠、胃肠双重对比、气腹造影、腹膜后充气造影、关节腔造影、气脑和脑室造影等。钡剂主要用于胃肠道检查,碘剂可用于心脏、血管、支气管、胆道系统、泌尿系统、生殖系统等的造影。

(四)数字 X 线成像

将光学和计算机技术运用在 X 线摄片中,使普通的胶片数字化,从而适应了图像处理、存档、传输以及远程放射学和信息放射学的发展。包括计算机 X 线摄影(computed radiography,CR)或数字化摄影(digital radiography,DR)。

CR 是将透过人体的 X 线影像信息记录于影像板(image plate,IP)上,记录在 IP 上的影像信息经过计算机读取、处理和显示等步骤,显示出数字化图像。

DR 是用平板探测器将 X 线信息直接或间接转换成数字化,成像时间短,图像质量好。

数字化图像质量优于传统 X 线成像,能达到最佳的视觉效果,投照条件的宽容范围较大,患者接受的 X 线量较少,图像信息可由磁盘或光盘储存并进行传输。

(五)数字减影血管造影(DSA)

在血管中注入对比剂使血管显影,通过计算机处理数字影像信息,消除骨骼和软组织影,使血管清晰显影的成像技术。DSA 可用于心脏血管的检查、血管内介入等。

(六)图像存档与传输系统(PACS)

PACS 是以计算机为中心,由图像信息的获取、传输与存档和处理等部分组成。PACS 系统可减少患者等候时间,避免多次重复检查;免去烦琐的借、还片手续,还可以进行远程会诊,方便与以前的片子和其他检查的对比,有利于提高诊断;可减少 X 线和各类影像资料的保管、借与还片的业务;随时得到医院各影像设备运行情况的数据;是现代医院发展的必然趋势。

三、检查前准备

(一)荧光透视前准备

简单向患者说明检查的目的和需要配合的姿势,应尽量除去透视部位的厚层衣物及影响 X 线穿透的物品,如发夹、金属饰物、膏药、敷料等,以免干扰检查结果,影响诊断治疗。

(二)摄片前准备

了解会诊单摄片目的,向患者解释摄影的目的、方法、注意事项,应尽量除去透视部位的厚层衣物及影响 X 线穿透的物品,如发夹、金属饰物、膏药、敷料等。对不配合的儿童,应有 2 个大人固定其位置。对儿童特殊部位和家属应采取必要的射线防护措施。外伤患者摄片时,应尽量少搬动,危重患者摄片必须有临床医护人员监护。

(三)特殊检查前准备

(1)首先从会诊单上了解检查的目的,如病史不清的地方应与临床医师或患者及患者家属了解病史,做到检查前影像医师心中有数。

（2）医患沟通：造影前，必须了解患者有无严重肝功能、肾功能损害或过敏体质等禁忌证。还应做好必要的准备工作。应向患者做必要的解释，以取得合作。

（3）皮试：静脉肾盂造影前应做清洁灌肠等，使用碘剂造影时，必须先做碘过敏试验，并做好处理变态反应的一切抢救准备工作。

（4）空腹：胃肠钡餐造影前检查前 3 天禁服影响胃肠道功能的药物和含钾、镁、钙等重金属药物；一般大儿童禁食 10 小时以上；小婴儿一般禁食 4～6 小时；有幽门梗阻者检查前应先抽出胃内滞留物。

（5）清洁灌肠：肠息肉做钡剂灌肠前应严格地清洁灌肠，以清除结肠内容物。

四、在儿科各系统的临床应用

（一）头颅

1.适应证

常规摄头颅正侧位片，主要了解头颅骨情况，其适应证主要包括：①头颅外伤骨折；②颅骨畸形；③颅骨包块；④颅骨破坏。

2.常见颅脑疾病的 X 线图像特征

（1）头颅外伤：摄片可了解头颅骨折情况，一般摄正侧位，有时可加照切线位或汤氏位。头颅骨折表现为边缘锐利的透亮线。凹陷骨折可加照切线位。颅内出血等情况需做 CT 检查。

（2）颅缝早闭：头颅外形改变和颅缝早闭的部位，呈舟状头、短头型、尖头型。

（3）嗜酸性肉芽肿：颅骨多发破坏，边缘清楚，呈地图样。

3.临床价值

头颅包块、颅骨缺损、颅内压增高、先天性畸形等需了解颅骨或钙化等情况可用 X 线。对骨折、骨髓炎、骨结核、颅内压增高、颅骨发育异常、骨纤维异常增生症、嗜酸性肉芽肿等有诊断价值。但 X 线由于图像重叠，密度分辨率差，许多器官和病变的解剖关系无法清楚显示，所以头颅 X 线可作为疾病的筛查手段，在 X 线无阳性发现或不能作出肯定诊断时，还需进一步 CT 或 MRI 检查。

脑血管造影可了解颅内占位病变、肿瘤循环的诊断、血管畸形、动静脉瘘、动脉瘤、烟雾病等血管病变，是诊断脑血管病变的金标准。但脑血管造影作为一种有创检查，对新生儿神经系统的检查不适合，现在多层螺旋 CT 重建技术和 MRA 可较好显示血管病变。

（二）颈部

1.适应证

适应证包括：①颈部偏斜；②颈部外伤；③咽后壁脓肿；④颈椎病变。

2.常见颈部疾病的 X 线图像特征

（1）咽后壁脓肿：常摄颈部侧位片，X 线表现为椎前间隙软组织增厚，颈椎生理曲度变直。

（2）颈椎半脱位：常颈椎张口位、侧位，X 线表现为寰椎侧块到齿状突的距离不相等，C_1 前结节到齿状突的距离增大。

（3）儿童钙化性椎间盘病：①椎间隙见钙化影；②相邻椎体变扁，稍凹形成嵌合征。

3.临床价值

常摄颈部正侧位片，有时加照张口位片；由于 X 线密度分辨率较低，难以显示细微结构，对观察腔内、腔壁及邻近软组织的情况，目前 CT、MRI 逐渐成为最重要的检查方法。

(三)胸部

1.适应证

胸部是 X 线运用最多的部位,适应证如下。①肺部疾病:肺炎、结核、肺实变、肺不张、先天性肺囊肿等;②胸腔积液;③纵隔疾病:纵隔肿瘤、脓肿;④横膈及膈下疾病:先天性膈疝、膈下脓肿;⑤新生儿胸部病变:肺透明膜病、吸入性肺炎、湿肺病。

2.常见胸部疾病的 X 线图像特征

(1)肺透明膜病:常发生在早产儿,X 线表现为肺野透光度减低,呈磨玻璃样改变,双肺充气差,可见支气管充气征。出生时胸部 X 线片可基本正常,随着临床症状的加重,胸部表现加重,常在 24 小时病变迅速进展,3 天后临床症状和影像表现逐渐吸收,因此这类疾病常需 6～12 小时随访胸部 X 线,以观察胸部疾病演变情况。

(2)吸入性肺炎:双肺较多密度较高的斑点或小斑片影,伴间质性肺气肿,可见肺实变或肺不张改变,严重时常并发纵隔气肿、气胸等。

(3)湿肺病:双肺分布广泛的小斑片、颗粒状和小结节影,下肺较多,可呈磨玻璃样改变,常有叶间积液、间质积液、肺气肿、无或有少量支气管充气征;需与肺透明膜病相鉴别。24 小时可迅速吸收,一般在 2～3 天吸收消失。

(4)支气管肺炎:双中下肺中内带为主的沿支气管分布的片、条絮影,支气管增多、模糊,肺气肿征。

(5)金黄色葡萄球菌肺炎:双肺广泛渗出性病变,多发小脓肿形成;形态多变的肺气囊;易出现脓胸和脓气胸。

(6)肺结核:儿童以原发型肺结核多见。①原发复合征:原发病灶;淋巴管炎;淋巴结肿大。②淋巴结结核:淋巴结肿大,分成浸润型和结节型。③血行播散型肺结核:病灶大小均匀一致、密度均匀、分布均匀的粟粒状影,正常肺纹理不易辨认。

(7)先天性肺囊肿:肺内单个或多个囊肿,壁较薄,可有气液平面,随访可见体积、大小、其内的液体变化比较大。

(8)支气管异物:阻塞性肺气肿,有时可见阻塞性肺炎或肺不张,透视见纵隔摆动。

3.临床价值

(1)凡是有发热、咳嗽、气急、发绀等呼吸症状的患者均需做胸部 X 线。

(2)如 X 线怀疑结核患者可做 CT 检查,以明确纵隔、肺门有无肿大的淋巴结影以及与周围大血管的关系,气管受压的情况。

(3)如临床症状重而胸部 X 线片表现轻或正常,应进一步 CT 或纤维支气管镜检查,以了解气管和支气管发育情况、纵隔内情况、小气道病变等,为临床诊断提供帮助。

(四)循环系统

1.适应证

适应证包括:①先天性心脏病;②风湿性心脏病;③心包积液。

2.常见循环系统的 X 线图像特征

(1)先天性心脏病:常摄胸正位、左前斜位、左侧位三位片,了解肺多血或肺少血及心脏的轮廓、大小、形态。

(2)风湿性心脏病:常摄胸正位、右前斜位、左侧位的三位片,可以了解肺淤血及心脏各房室增大情况。

(3)心包积液:心影增大,心脏呈普大型或烧瓶状,搏动减弱消失。

3.临床价值

(1)胸部 X 线主要观察心脏大血管的轮廓、形态及肺血改变情况。

(2)胸部 X 线对循环系统的显示是非常有限的,常首选 B 超,可以清楚了解心内情况,如需了解大血管情况可进一步多层螺旋 CT 检查,如有情况还需明确可做心血管造影。

(3)心血管造影是目前诊断心脏大血管疾病的金标准,它能为心脏、大血管疾病(尤其是先天性心脏病)的诊断和治疗提供重要资料,部分先天性心脏病可在心血管造影的指导下进行缺损的堵塞治疗。

(五)消化系统

1.适应证

(1)急腹症:肠梗阻、胃肠穿孔、坏死性小肠结肠炎、急性出血性肠炎。

(2)高密度病变:泌尿系统结石、肠系膜淋巴结钙化、胃肠道不透 X 线异物。

(3)先天性畸形:先天性无肛、胎粪性腹膜炎、先天性食管裂孔疝。

2.常见消化疾病的 X 图像特征

(1)小肠机械性肠梗阻:①梗阻点以上肠曲明显扩张;②充气扩张的肠曲内高低不等、长短不一的液气平面,呈弓形;③远端肠曲无明显充气。

(2)气腹:最常在肠梗阻、坏死性小肠结肠炎、先天性胃壁肌层发育缺陷时发生。①腹部立位片:膈下见新月形或大量游离气体影;②在仰卧位水平投照腹部侧位上,极少量的气体也能在肝与右腹壁之间清楚显示为短而细的线状透亮影;③右侧卧位水平投照正位:腹壁下肝上见游离气体影;④肠壁内、外壁显示。

(3)坏死性小肠结肠炎:①早期充气肠曲增多、连续,呈动力性改变;②充气肠曲部分变窄,形态僵硬;③肠壁积气征;④门脉积气征;⑤腹水;⑥扩张肠袢固定;⑦气腹。

(4)先天性食管闭锁:①导管插入 10～12 cm 受阻,卷曲,返回口腔;②患儿注入 1～2 mL 稀钡或碘剂观察食管盲端情况;③注意观察腹部消化道有无充气,以推断食管闭锁的类型。

(5)食管狭窄:最好卧位时吞服稠钡。注意食管狭窄的鉴别诊断,如食管壁内气管软骨异位症,除食管下段狭窄外尚有钟摆征,壁内细小分支特异征象,贲门失弛缓症的食管下端的管腔呈漏斗状狭窄,边缘光滑,黏膜皱襞正常。

(6)先天性肠旋转不良:①十二指肠屈氏韧带和空肠的位置异常;②回盲部位置可固定在从左上象限到右下象限范围内的相应位置;③可出现部分上消化道梗阻征象。

(7)先天性巨结肠:常规行钡剂灌肠检查,表现如下。①痉挛段:结肠的神经节缺乏段呈痉挛段改变;②根据痉挛段的长短分成短段型、常见型、长段型、全结肠神经节细胞缺乏型;③痉挛段以近结肠扩张;④痉挛段和扩张段之间为移行段。

(8)急性肠套叠:X 线呈肠梗阻表现,但不能明确诊断,空气灌肠可明确诊断和治疗。①注气后见肠套叠的套头在气柱的顶端形成杯口状;②逐渐加压后套头影渐退至回盲部;③套头影逐渐变小、消失;④小肠进入大量气体,压力突然变小消失。

3.临床价值

(1)钡餐和钡剂灌肠是消化系统最主要的检查方法,主要了解消化道腔内情况。

(2)腹部 X 线是常用的方法,主要用于急腹症、高密度病变。

(3)钡剂检查前一般应禁食 6 小时以上,婴幼儿一般应禁食 4 小时。

(4)钡剂灌肠是检查结肠器质性病变的主要方法,检查前一般需做清洁灌肠,排去肠内积粪;而6个月以下的便秘的小儿不必作清洁灌肠。怀疑肠息肉的小儿,应作彻底的清洁灌肠,再注入钡剂,观察其充盈后排除钡剂再注入空气,仔细观察结肠情况。

(六)泌尿系统

1.适应证

适应证包括如下几种疾病。①泌尿系统结石:肾结石、输尿管结石、膀胱结石;②肿瘤:肾母细胞瘤、神经母细胞瘤、畸胎瘤;③肾积水;④先天性畸形:重复畸形、巨输尿管、输尿管囊肿;⑤血管性病变。

2.常见泌尿疾病的X图像特征

(1)肾结石:X线可发现阳性结石,静脉肾盂造影可了解肾脏功能以及肾积水情况,还可发现阴性结石。①肾结石:肾区见高密度致密影;②输尿管结石:呈梭形,其长轴方向与输尿管走行方向一致;③膀胱结石:单发或多发,呈类圆形或椭圆形,移动度大;④尿道结石:尿道走行方向见高密度影。

(2)肾积水:静脉肾盂造影是常用的方法,表现如下。①肾盂肾盏变平、外突、明显扩大,重度可呈球形;②寻找肾积水的原因,显示狭窄段;③全程输尿管扩张,可显示输尿管开口情况。

(3)肾盂、输尿管重复畸形:①重复肾可见双肾盂肾盏;②如上位肾或下位肾不显影,须进一步检查;③双输尿管或单输尿管;④显示输尿管开口情况,有无开口异位。

3.临床价值

(1)X线检查是诊断泌尿系统结石、肿瘤、先天性畸形和血管性疾病的主要手段之一。

(2)尿路结石大多含有钙盐,因此一般X线即可发现。但欲了解有无梗阻、肾盂积水或肾功能损害,则需进行造影检查。

(3)其他泌尿系统疾病,如肿瘤和先天性畸形等病变均需作肾盂造影检查才能显示。

(七)骨骼系统

1.适应证

适应证包括:①外伤骨折;②急性化脓性骨髓炎、慢性化脓性骨髓炎、骨结核等感染性疾病;③骨肿瘤;④关节脱位;⑤先天性发育畸形;⑥全身体质性疾病等。

2.常见骨骼系统疾病的X线图像特征

(1)骨折:①骨的连续性中断,骨折断端有无移位和成角;②青枝骨折为儿童特有骨折,骨折而不断,皮质皱褶或骨小梁致密、紊乱;③骺离骨折的骨折线通过骺板,分成五型。

(2)脊柱分节畸形:①椎体融合;②寰枕融合;③脊椎裂;④侧向半椎体及矢状椎体裂;⑤移行椎。

(3)软骨发育不全:①四肢长骨及关节,管状骨短粗,干骺端膨大、倾斜,甚至可呈"喇叭"状。②脊柱,椎体如弹头,腰椎椎弓根间距逐渐变小,且前后径小;③骨盆,髂骨底小翼大,坐骨大切迹呈"鱼口"状,髋臼宽、平;④肢端骨,短粗,三叉指;⑤颅骨,颅底小,颅盖大。

(4)成骨不全:①多发骨折、骨皮质菲薄和骨密度减低,骨折处常有过量骨痂形成;②早发型。胎儿、婴儿期起病,常管状骨短粗,甚至呈多发囊样形,伴多发骨折和弯曲畸形;③迟发型。发病较迟而轻,长骨骨干明显变细,干骺端相对较宽,伴多发骨折和弯曲畸形;④颅骨改变。头颅呈短头畸形,两侧颞骨突出,颅板变薄,颅缝增宽,囟门增大,闭合延迟,常有缝间骨;⑤椎体改变。密度减低,伴双凹变形,亦可普遍性变扁或呈楔形。肋骨变细,皮质变薄,密度减低,常有多发骨折。

（5）颅锁发育不全：①膜内成骨和软骨内成骨的骨骼均受累，表现为骨化不全、生长迟滞和变形；②颅骨。短头，额骨和顶骨膨突，颅板薄，囟门、颅缝宽大，较多缝间骨；③锁骨。部分、完全缺如；④骨盆。小，坐、耻骨和髋臼发育不良或缺如。

（6）急性骨髓炎：①软组织肿胀；②骨质破坏。早期骨质稀疏改变，起病10～14天后，出现局限性骨质吸收，骨小梁结构模糊，骨松质内出现小片状骨质破坏区，逐渐融合、增大，儿童因骺板阻止大多不侵及骨骺；③骨膜反应；④死骨。密度高于周围骨的阴影，大小不定，可为小碎骨片或大块骨。

（7）骨结核：①脊柱结核，椎体破坏，椎间隙变窄，脊柱后突畸形，椎旁脓肿。②骨骺干骺端结核，骨质破坏，内见泥沙样死骨，骨质稀疏明显，常累及骺板到骨化中心；肢体萎缩，骨膜反应少。③短管状骨骨结核，早期软组织肿胀，指、趾梭形增粗，进而骨质破坏，骨干膨大、皮质变薄，称为骨气臌；骨膜反应明显，骨髓腔内见死骨形成。

3.临床价值

（1）X线检查是首选的方法。

（2）X线检查常规正、侧位，应包括骨的两端关节或至少一端关节，必要时加照斜位或切线位。有时可加照对侧比较如怀疑正常变异。

（3）透视由于X线量较大且图像不清晰已少用，仅在骨折复位或关节脱位整复、异物定位等用。

（4）CT成像对骨骺、复杂关节、细小病变以及周围软组织内病变的显示率较X线高，但它不能单独确定病变的性质，不能也不应代替骨骼系统常规X线摄片，只能是常规X线的补充。

（张　洁）

第二节　CT　检　查

一、概述

计算机X线体层摄影（computed tomography，CT）是用X线对人体进行扫描，X线透过人体后通过探测器采集数据取得信息，经计算机处理获得重建图像。CT的密度分辨率高，目前广泛应用于临床，扩大了对人体的检查范围，提高了对病变的检出率和诊断的准确率。

第一代、第二代CT只能用做头颅扫描，要一个层面一个层面地扫描，扫描时间长，图像分辨率低。1989年，成功设计的螺旋CT可以连续扫描，不仅扩大了检查的范围，而且扫描时间大大缩短，图像质量明显提高。此后，CT设备不断改进，扫描技术也不断进展。短短30多年间，CT机由第一代单一笔形束扫描发展到第二代扇形束扫描、第三代和第四代宽扇形束扫描以及近来的螺旋扫描、多层螺旋CT、双源CT等。扫描时间缩短、图像清晰，容积扫描，可多层面重建，容易完成难于合作或难以制动的患儿扫描，对心脏、小血管均能显示，大大提高了诊断的准确率。

二、检查技术

(一)普通扫描

普通扫描又称平扫或非增强扫描,是指不用对比增强或造影的扫描。常规 CT 检查一般均先作平扫,平扫可发现钙化或出血等成分,并可作为增强扫描的基础。

(二)增强扫描

增强扫描是指静脉注射有机碘对比剂的扫描。注射对比剂后血液内碘浓度增高,血管或血供丰富的器官或病变组织碘含量较高,而血供少的病变组织则碘含量较低,使正常组织和病变组织之间碘的浓度产生差别,形成密度差,有利于发现平扫时未显示或显示不清的病变,同时可根据病变的强化特点对病变定性诊断。

儿童增强 CT 扫描,对比剂用量为每千克体重 1.5～2.0 mL,注射速度以 0.5～1.5 mL/min 为宜。根据注射对比剂后扫描方法的不同,有以下多种增强扫描的方式。

1.常规增强扫描

注射碘对比剂后按普通扫描方法进行扫描。注射方法有快速静脉滴注法、静脉团注法、静脉注射-滴注法。

2.动态增强扫描

动态增强扫描是指静脉注射对比剂后在短时间内对兴趣区进行快速连续扫描,包括进床式动态扫描和同层动态扫描。前者有利于发现病灶,后者可获得时间-密度曲线,观察扫描层面病变的血供变化特点,有利于病变的定性。

3.两快一长增强扫描

两快是指注射对比剂速度快和起始扫描的时间快,一长是指扫描持续时间要足够长。此种增强扫描方式主要用于肝海绵状血管瘤、肝内胆管细胞型肝癌以及肺内孤立结节的诊断和鉴别诊断。

4.延迟增强扫描

延迟增强扫描是指一次注射大剂量对比剂 4～6 小时后的增强扫描,有利于肝脏小病灶的发现。双期或多期增强扫描主要用于肝、胰以及肾脏病变的发现和定性。

(三)特殊检查方法

1.薄层扫描

薄层扫描是指小于或等于 5 mm 的扫描。其优点是减少部分容积效应,真实反映病灶及组织器官内部的结构,常用于脑垂体、肾上腺、胰腺、眼眶及内耳的检查。

2.靶扫描

靶扫描是指对兴趣区进行局部放大后扫描。可增加单位面积的像素数目,提高空间分辨率,常用于内耳、鞍区、脊柱、肾上腺和胰头等小器官和小病灶的显示。

3.高分辨率扫描(high resolution CT,HRCT)

高分辨率扫描是指通过采用薄层厚、高电压、高电流、靶扫描以及高空间分辨率算法,在较短的时间内获得良好空间分辨率图像的扫描技术。HRCT 具有极好的空间分辨率,对显示小病灶和病灶的细微结构明显优于常规 CT,常用于肺部弥漫性与结节性病灶、垂体微腺瘤、内耳和肾上腺等的检查。

(四)三维重建技术

三维重建技术是指在特定的工作站上应用计算机软件将螺旋扫描所获取的容积数据进行后处理,重建出直观的立体图像。目前常用的后处理技术有 4 种,即多层面重建(MPR)、多层面容积重建(MPVR)、表面遮盖显示(SSD)和 CT 仿真内镜成像术(CTVE)。其中多层面容积重建又包括最大密度投影(MIP)、最小密度投影(MinIP)和平均密度投影。

三、检查前准备

(一)工作人员准备

仔细阅读会诊单,了解患儿的既往史、现病史、主要症状和体征以及其他的有关检查资料;了解有无严重的心脏病、肝、肾功能情况、循环呼吸障碍、发热、皮疹等;了解本次检查的目的,必要时与家属和临床医师联系,充分掌握病情。

(二)扫描前准备

取下检查部位的各种饰物以免产生伪影而影响诊断。对 5 岁以上的儿童进行心理护理,检查前向患儿耐心解释,消除其恐惧心理,必要时让家长陪同。

(三)镇静

检查时要求患儿保持固定体位,正常情况下,学龄前期或智力低下儿童很难配合完成检查,为保证图像质量和检查成功率,需要采用药物镇静。一般镇静剂用 10% 水合氯醛,口服或保留灌肠,或用苯巴比妥肌内注射。

(四)放射防护

患者及家属穿戴或覆盖防护服,患儿被检部位处于静止状态。

(五)增强扫描的准备

家属了解增强过程及可能出现的风险,表示理解并在增强同意书上签字。造影剂一般采用非离子型碘剂,增强前做过敏试验,开放静脉,预防性用药,做好急救准备工作,确保检查安全进行。

四、在儿科各系统的临床应用

(一)头颅中枢系统

1.适应证

适应证如下:①急性颅内出血,硬膜外出血、硬膜下出血、蛛网膜下腔出血、脑内血肿、脑挫伤;②肿瘤,室管膜瘤、胶质瘤、脑膜瘤、颅咽管瘤、髓母细胞瘤、生殖细胞肿瘤;③颅脑外伤;④脑先天性畸形,胼胝体发育畸形、脑膨出、神经元移行障碍、前脑无裂畸形、Amold-Chiari 畸形、小脑发育不全;⑤神经皮肤综合征,神经纤维瘤病、结节硬化、Sturge-Weber 病;⑥脑血管畸形,脑内血管畸形、脑内动脉瘤、Galen 静脉畸形、烟雾病;⑦颅内感染性疾病;⑧遗传代谢性疾病。

2.常见头颅疾病的 CT 图像特征

(1)颅脑外伤:X 线仅能显示颅骨骨折,但儿童颅缝太多可干扰细微骨折的显示,同时无法显示颅内情况。因此,大部分患儿需行 CT 检查,可了解颅内有无出血以及程度,特别是多排螺旋CT 三维重建可了解少量出血、细微骨折、颅底骨折、凹陷骨折等。因此,颅脑外伤首选的检查方法是 CT。

(2)颅内出血:①硬膜外血肿,颅板下梭形高密度影,内缘多光滑锐利,占位效应较轻,常伴有颅骨骨折。②硬膜下血肿,颅板下新月形或半月形高密度影,范围较广泛,常跨颅缝,多有占位效应,可合并脑挫裂伤。③蛛网膜下腔出血,出血部位的蛛网膜下腔密度增高并增宽,常见于纵裂池、侧裂池、小脑上池和环池等。④脑内血肿和挫裂伤,出血块>2 cm时称脑内血肿;<2 cm且多发时称脑挫裂伤。血肿周围常伴有低密度水肿带,脑挫裂伤表现为多发小的点状或斑片状出血,并混杂以斑片状低密度水肿。⑤脑室内出血多见于侧脑室,也可见于第三脑室或第四脑室,表现为脑室内高密度影,多位于侧脑室后脚,出血较多时,可形成脑室铸形,第三脑室或第四脑室出血还可导致阻塞性脑积水。

(3)头皮血肿:根据发生部位可分为浅筋膜血肿、帽状腱膜下血肿以及骨膜下血肿。浅筋膜血肿多较局限,呈丘状突起,吸收较快。帽状腱膜下血肿一般范围较广,出血量较多,常跨颅缝。骨膜下血肿表现为紧贴颅骨外的新月形软组织块影,范围小,多不跨颅缝,常合并相应部位骨折。头皮血肿长期不吸收可发生钙化或骨化。

(4)颅骨损伤:包括骨折和颅缝分离,一般分为线性骨折、颅缝分离、凹陷骨折,CT对骨折的显示率较X线低,这是由于当CT轴位扫描时骨折线与之平行,由于容积效应而不能显示。但多层螺旋CT三维重建可清楚显示骨折情况,特别是一些特殊骨折(如颅缝分离、颅底骨折)可清楚显示,对凹陷骨折不但可以显示凹陷情况,并可测量凹陷程度、骨片大小以及对脑组织的压迫情况。

(5)化脓性脑脓肿:早期CT平扫显示中央由坏死组织和脓液组成,呈略低密度,其外为纤维包膜层,呈等密度,最外层为反应性水肿带,呈低密度。增强扫描显示包膜呈环形强化。脓肿形成期,中央坏死组织完全液化,纤维包膜增厚,周围水肿减轻。CT平扫显示中央密度更低,包膜完整,密度增高,水肿范围缩小。增强扫描示环形强化,壁厚增加,邻近脑膜强化。

(6)结核性脑膜炎:①脑池、脑沟和脑裂,特别是脑底部脑脊液间隙(如鞍上池、环池、侧裂池和四叠体池等)变窄、消失或密度增高,增强扫描显示脑膜呈斑片样或脑回样强化,有些脑池、脑沟密度增高呈铸形或造影样表现;②交通性脑积水较为常见;③晚期脑膜可发生斑片样或斑点样钙化。

(7)结核瘤:多呈弥漫性,平扫早期为低或等密度,晚期呈等或高密度,少数出现钙化,灶周有水肿。增强后多有明显强化,呈结节状或环形。本病应与细菌性脑脓肿或脑转移瘤鉴别。根据其病灶较小、多发、钙化、灶周水肿较轻以及临床结核中毒症状等特征一般鉴别不难。

(8)颅内肿瘤:可作CT平扫、增强扫描、CTA,CT多可发现病变,如有钙化和出血可以清楚显示,骨窗能够发现病变对邻近颅板骨质的改变,增强和血管重建可以显示肿瘤的血供和供血血管、引流血管等情况。如颅咽管瘤、少枝胶质细胞瘤、脑膜瘤、脉络丛乳头状瘤及松果体细胞瘤较易发生钙化,且钙化多有一定特征。黑色素瘤以及部分转移瘤易发生出血。

3.临床价值

(1)CT检查是头颅中枢系统最常用的检查,由于方法简便,其适用证范围相对较广,患儿及家属容易接受。

(2)多层螺旋CT低剂量扫描、扫描速度快,特别是三维重建技术可多方位观察病变,适于不合作的婴儿、急诊危重患者的快速检查,降低了风险,提高了图像质量。

(3)增强扫描使病变增强后更清楚,进一步明确病变的性质。CT血管造影(CTA)能从任意角度观察血管细微改变等优点,同时可提供血管内外情况的影像信息以及相邻组织的关系,在临床得到广泛运用。CTA能更好、更直接地诊断各种血管疾病,显示肿瘤病变的供血动脉、引流静脉及肿块和邻近血管的关系,了解肿瘤与邻近结构(尤其颅骨)的关系,为临床手术提供参考和定位。

(二)胸部疾病

1.适应证

(1)凡是怀疑有胸部疾病、胸部X线片发现疾病或未发现病变,不能解释临床症状时可采用胸部CT检查,因此胸部CT是胸部X线最好的补充和重要的检查方法。

(2)多层螺旋CT三维重建能显示心脏大血管、肿瘤血管、血管畸形等情况,对复杂性先天性心脏病,特别是大血管病变、胸部肿瘤、先天性病变的显示有重要诊断价值。

2.常见胸部疾病的CT图像特征

(1)气管病变:多层螺旋CT重建技术可清楚显示气管有无狭窄,根据气管狭窄情况分析是管内病变或是管外的压迫,如是管外压迫,通过血管重建可显示是否为先天性异常血管(如血管环)压迫所致。管内狭窄可是先天性气管支气管发育异常或气管、支气管异物,可显示气管支气管发育畸形的情况,气管支气管异物的大小、形态、位置,对气管支气管病变有重要价值。

(2)新生儿肺部疾病:肺炎、湿肺、急性呼吸窘迫综合征等可首先做胸部X线检查,但如需要发现细微病变或X线不能解释时可做CT检查,CT可发现早期是否有支气管肺发育不良、早期肺出现纤维化的表现。患者突然出现呼吸困难,X线怀疑胸内并发症时,CT可以发现气胸、纵隔气肿、胸腔积液的位置、体积以及心脏大血管受压情况。

(3)肺炎:①准确定位病变的位置;②病变内有无坏死、有无空洞形成,病变血管情况等;③大叶性肺炎可表现为一叶或节段的大片实变,特点是体积不变或轻微缩小,增强后均匀强化,无坏死,淋巴结可轻微增大。

(4)急性粟粒性肺结核:①HRCT可以显示早期、细小的病变,表现为全肺或部分肺叶分布的细小点状高密度影,具有终末细支气管形态呈树枝状,称为树芽征改变;②部分患者可伴淋巴结肿大,增强后可有不规则的环形强化的低密度坏死影。

(5)支气管扩张:常做HRCT,表现支气管扩张呈囊状或柱状,合并感染可有气液平面,可清楚显示病变的部位、形态、大小、分类,支气管壁早期的增厚、轻度的扩大即可显示,是目前最好的检查方法;而支气管造影由于有创、复杂、需要麻醉已基本不用。

(6)纵隔肿瘤:①CT可清楚显示肿块的部位、大小、体积等;②明确肿块内有无钙化、脂肪以及出血等改变;③明确肿瘤是囊性或是实质性;④增强扫描、三维重建技术可了解肿块的血供情况以及与心脏大血管之间的关系,判断是良性或是恶性,从而对肿块作出定性诊断。

(7)胸膜病变:CT对发现胸膜病变非常敏感,不仅能显示较轻微的胸膜反应,还可发现X线不易发现的肺底或纵隔胸膜积液,对包裹性胸腔积液和胸壁肿块的鉴别也较有价值。此外,还可根据CT值的大小判断胸腔积液的性质。

3.临床价值

(1)CT的横断位扫描能显示X胸片上重叠的、隐形的不能显示的部分,对纵隔内的解剖结构也能清晰显示出来,CT值还能测量肿块内有无钙化、空洞、脂肪及囊变等;能清楚显示肺部细小结构,对早期诊断肺部疾病提供重要价值;对肺内大片病变、较小的淋巴结肿大以及淋巴结肿大内情况,血供是否均匀,有无坏死,从而对病变的定性诊断有帮助。

(2)CT在肺病病变的转归和并发症的出现方面有重要作用,如肺部感染控制之后,仍出现气促、肺功能受损的患儿,HRCT可显示小气道有无改变,如出现小气道壁增厚、扩张、马赛克征象、局限性充气不均匀等小气道阻塞改变,应警惕早期肺纤维化、闭塞性毛细支气管炎产生。

（3）CT可清楚显示肺内的先天性病变、球形病变，根据病灶的大小、形态、边缘以及增强后有无强化等，可鉴别是良性或是恶性、是先天性或是后天性病变。

（三）腹部疾病

1.适应证

（1）肝胆疾病：①肝脏弥漫性病变；②肝脏或胆道占位性病变；③肝及肝周脓肿；④肝血管疾病；⑤肝胆寄生虫病；⑥右上腹部疼痛，可疑胆结石或胆道炎症等；⑦肝移植监测；⑧黄疸等。

（2）脾脏疾病：①脾脏呈弥漫性肿大；②脾脏含液性病变；③脾实质性占位病变；④脾血管病变等。

（3）胰腺疾病：①急性、慢性胰腺炎症；②胰腺囊性病变；③胰腺肿瘤；④先天性胰腺异常。

（4）腹部外伤。

（5）腹水。

2.常见腹部疾病的CT图像特征

（1）肝脏损伤：①表现为肝影的增大，密度不均匀，增强后明显显示损伤的部位、范围；②包膜下血肿在增强时包膜与强化的肝实质之间的半圆形低密度影，如有活动性出血，增强后对比剂渗透到血肿内或腹腔内；③CTA显示肝裂伤或肝实质血肿有无肝静脉和下腔静脉的损伤；④还可显示外伤后假性动脉瘤。

（2）肝脏脓肿：①平扫时呈边缘较清楚的圆形或类圆形均匀低密度影；②增强后脓肿壁呈环形增强，高于周围肝组织，脓腔不增强，增强外可有水肿带，呈双环征；③部分病例脓腔内可出现液气平面。

（3）肝脏肿瘤：常规平扫＋增强检查。①可以显示肿瘤的大小、形态特点、血供，有的具有特征性表现，如肝脏血管瘤平扫呈低密度影，增强后呈典型的周围开始逐渐向中央部位强化；②肝母细胞瘤平扫呈低密度，有时为等密度而难以发现，增强时肿瘤组织与正常肝组织强化不一致，可呈不均匀强化；还能发现异常的肿瘤血管，清楚显示与周围组织的关系，根据肿瘤的影像特点，可以对肿瘤进行定位和定性诊断。

（4）脾脏疾病：①CT平扫时密度略低于肝脏，脾脏增强后强化明显，能显示脾脏大体病理解剖变化的病变，所以常被采用；②副脾常见于脾门附近，有时可误为腹膜后肿物或其他脏器，CT增强扫描时副脾与脾脏同样增强即可诊断；③门静脉高压引起的脾大，CT可以清楚显示其大小、异常增粗的血管以及侧支血管的情况。

（5）消化道疾病：①急腹症病情急、变化快，消化道有气体对比，首选的检查方法是X线检查。但X线表现不能解释的症状和体征或无法显示的病变可以用CT检查。②急性腹膜炎X线主要表现为腹水和麻痹性肠梗阻，但对其腹水的量和位置、是否有脓肿形成CT较敏感，可准确显示腹水的量和位置，还能显示脓肿的部位，可导向引流。③腹部囊肿X线一般难以发现，或囊肿较大时，根据充气消化道推移情况进行判断可能有占位病变，而CT可以清楚显示囊肿情况，呈圆形或椭圆形低密度影，其内呈均匀的水样密度，不强化，诊断较为容易。

（6）腹膜后肿瘤：①CT可以横断面、冠状面显示腹膜后间隙的解剖关系，从而诊断腹膜后间隙的病变。②CT可以清楚显示肿瘤的大小、密度，与周围组织的关系，血供的情况。③与肾脏关系密切，从而判断是来源于肾脏的肾母细胞瘤。④跨中线，对肾脏主要是推移关系，可能是神经来源的神经母细胞瘤。⑤肿瘤内有钙化、脂肪组织，可能是畸胎瘤。⑥沿淋巴走行范围的肿块，增强后均匀强化可能是淋巴瘤或淋巴结病变。CT尿路成像显示肾脏、输尿管、膀胱的情况，还可显示肾脏的动脉、静脉,对泌尿系统疾病的诊断非常重要。

3.临床价值

(1)由于 CT 是横断位扫描,密度分辨率高,在腹部广泛应用。

(2)一般是平扫和增强,平扫可以发现腹部的钙化、结石、肿瘤内钙化、外伤后出血等;增强一般是在平扫的基础上进行,可以提高病变的检出率,了解病变局部的血供情况。

(3)多层螺旋 CT 可以清楚显示周围组织和血管结构,帮助定位和定性诊断。

(四)骨骼肌肉系统疾病

1.适应证

适应证包括:①特殊位置的骨折;②骨肿瘤;③感染性疾病。

2.常见骨骼肌肉疾病的 CT 图像特征

(1)骨骺损伤:X 线是首选的影像学检查方法,CT 薄层平扫结合三维重建有助于诊断,同时对损伤后骺板早闭、骨桥形成有一定帮助。

(2)骨肉瘤:X 线是首选的影像学检查,CT 对明确肿瘤向外扩展的范围极有价值,尤其是复杂部位如头颅、脊柱、肋骨、骨盆等,增强后可更显示病变的范围、血供等。对放疗计划的制订和估计肿瘤对放、化疗反应方面有帮助。

(3)血管瘤:CT 平扫见软组织块影,有时可观察到血管瘤对骨质的侵犯、骨过度生长和关节的异常改变,增强后可见特征性改变,非常显著地强化,延迟仍有强化。

3.临床价值

(1)X 线是首选的检查方法,CT 可显示骨骼复杂的解剖部位,如颅底、面颅骨及脊柱的病变以及病变的细微结构。

(2)CT 具有良好的软组织分辨力,对显示软组织病变、关节腔积液等较 X 线优越。

(3)多层螺旋 CT 的三维重建技术加深了对病变的空间方面的认识。

(4)骨骼系统的 CT 扫描一般是平扫加三维重建,在四肢扫描时尽可能双侧对称扫描,这样可以提供正常解剖的对照,在诊断畸形和外伤时尤为重要。

(5)如是否为血管性病变或软组织病变,应该增强检查,以了解血管、血供情况。

(6)一般需要用骨窗和软组织窗观察,对螺旋数据可进行多平面重建和三维重建。因此,CT 是 X 线的良好补充。

(齐晓倩)

第三节　MRI　检　查

一、概述

磁共振是一种核物理现象。1973 年,Lauterbur 开发了磁共振成像(MRI)技术,并应用于医学领域。MRI 检查以多参数、多序列、多方位成像、组织分辨率高、无射线辐射损伤等特点,目前已广泛用于人体各系统和各部位的疾病检查和诊断。MRI 能够行水成像、血管成像、功能成像和波谱成像等独特优势,能够较早地发现病变,对病变的诊断更为准确。

二、检查技术

(一)脉冲序列

最常用的脉冲序列为 SE 序列、梯度回波序列、回波平面成像等。

(二)脂肪抑制

将图像上脂肪成分形成的高信号抑制掉,而非脂肪成分信号不变,用以验证高信号区是否为脂肪组织。

(三)MRI 对比增强检查

常用 Gd-DTPA 做对比剂,有利于鉴别病变性质。

(四)MR 血管造影(MR angiography,MRA)

无须或仅用少量对比剂,常用技术有时间飞跃(time of flight,TOF)和相位对比(phase contrast,PC)方法。

(五)水成像

水成像又称液体成像,是采用长 TE 技术获得重 T_2WI,突出水的信号,使含水器官清晰显示,主要有 MR 胰胆管成像(MR cholangiopancreatography,MRCP)、MR 尿路造影(MR urography,MRU)、MR 脊髓造影(MR myelography,MRM)、MR 内耳成像及 MR 涎腺成像等。

(六)功能性 MR 成像(functional MRI,fMRI)

fMRI 是在病变尚未出现形态变化之前,利用功能变化来形成图像,以达到早期诊断的目的,包括弥散成像(diffusion imaging,DI)、灌注成像(perfusion imaging,PI)和皮质激发功能定位成像等。

三、检查前准备

(一)预约

由于检查时间长、检查患者多、噪声大、对运动敏感、大部分儿童需要镇静,预约可以合理地统筹安排患者检查,节约时间,提高工作效率。

(二)扫描前准备

工作人员应仔细阅读会诊单,了解患儿的既往史、现病史、主要症状和体征以及其他的有关检查资料;了解患者体内有无金属物质等 MRI 检查禁忌证,了解本次检查的目的,必要时与家属和临床医师联系,充分掌握病情。取下检查部位的各种饰物以免产生伪影,影响诊断。

(三)心理护理

对年长的儿童进行心理护理,检查前向患儿耐心解释,说明此次检查的目的,消除其恐惧心理,必要时让家长陪同。

(四)镇静

检查时要求患儿保持固定体位,正常情况下,学龄前期或智力低下儿童很难配合完成检查,为保证图像质量和检查成功率,检查前数小时限制睡眠,检查时用镇静剂,一般用 10% 水合氯醛口服或保留灌肠,或用苯巴比妥肌内注射。

(五)特殊准备

增强扫描前家属需了解增强过程及可能出现的风险,表示理解,并在增强同意书上签字,做好急救准备工作。胆道检查患者需禁食数小时。

(六)隔音措施

检查时患者双耳塞隔音棉球,再戴耳塞,以减少噪声对儿童的干扰。

四、在儿科各系统的临床应用

(一)中枢神经系统疾病

1.适应证

(1)肿瘤:室管膜瘤、胶质瘤、脑膜瘤、颅咽管瘤、髓母细胞肿瘤、生殖细胞肿瘤。

(2)脑先天性畸形:胼胝体发育畸形、脑膨出、神经元移行障碍、前脑无裂畸形、Amold-Chiari 畸形、小脑发育不全。

(3)神经皮肤综合征:神经纤维瘤病、结节硬化、Sturge-Weber 病。

(4)脑血管畸形:脑内血管畸形、脑内动脉瘤、Galen 静脉畸形、烟雾病。

(5)颅内感染性疾病:化脓性脑膜炎、结核性脑膜炎、寄生虫脑病。

(6)遗传代谢性疾病:脑白质病变、肝豆状核变形、溶酶体储积病、线粒体脑肌病。

2.常见中枢神经系统疾病的MRI图像特征

(1)新生儿缺氧缺血性脑病:MRI 是最好的检查方法,能准确反映脑内病变的部位、范围性质及其与周围组织的关系,同时弥散成像对评估病情轻重程度、判断预后有很大帮助。如足月新生儿缺氧缺血性脑病时出现皮质和皮质下沿脑回有迂曲点条状高信号,幕上、蛛网膜下腔有少量出血为轻度。除上述改变外,额叶深部白质出现对称性点状高信号影、沿侧室壁条状高信号,伴局限性脑水肿为中度。

除上述外,有下列之一:弥漫性脑水肿、脑梗死,基底节区、丘脑高信号、内囊后肢低信号;脑室内出血、病侧脑室扩大;皮质下囊状坏死,为重度。

(2)胼胝体发育不良:MRI 可从多个方位成像,很好显示胼胝体的嘴部、膝部、体部及压部各部的畸形,是首选的检查方法。

(3)脑血管畸形时 MRI 可不需增强,利用 MRI 的流空效应,MRA 成像,可显示畸形血管、静脉血窦、动静脉畸形、血管瘤等病变。MRI 能早期发现缺血性脑梗死,对出血性脑血管疾病也有较高的诊断价值,不仅可以发现小灶性或 CT 不能显示的等密度血肿,还可根据血肿的信号判断出血的时间。在神经皮肤综合征的一组疾病中,MRI 对神经纤维瘤病、结节性硬化、Sturge-Weber 综合征、毛细血管扩张性运动失调等疾病脑皮质和脑白质有特征性表现。

(4)脑肿瘤:由于 MRI 避免了骨伪影的干扰,对后颅凹部位的肿瘤的显示明显优于 CT,在空间定位方面有明显优势,特别是 MRI 的新技术(如白质纤维束成像)可以对轴突纤维束进行辨别和 3D 成像,可以描绘出脑干纤维束、联合纤维束、投射纤维束、边缘系的纤维束,明显脑肿瘤和这些纤维束的关系;MRI 灌注成像对肿瘤早期诊断,判断肿瘤有无复发以及指导穿刺活检部位有帮助;MRI 波谱能通过测定代谢产物,在肿瘤的诊断和治疗有重要意义。

(5)颅脑损伤:MRI 对脑挫伤引起的缺氧、水肿等较为敏感,尤其对颅底的脑挫伤、弥漫性轴索损伤、脑水肿以及 CT 扫描呈等密度的颅内血肿有独特的价值。

(6)颅内感染:MRI 可以发现炎症病灶较敏感,增强扫描可显示脑膜有无病变、静脉窦血栓形成、静脉性脑梗死等 CT 上难以显示的病变,可准确判断炎症波及的范围和程度。

(7)脊髓肿瘤:MRI 是评价脊髓肿瘤的首选方法,不仅能够清晰地显示肿瘤及其毗邻结构,而且还可对肿瘤作出髓内或髓外的定位诊断,对瘤内的实质性或囊性成分也可作出正确的区分。

髓内肿瘤常见的有星形细胞瘤、室管膜瘤、神经胶质瘤等;髓外硬膜下肿瘤主要有神经鞘瘤、脊膜瘤、神经根肿瘤、硬膜外肿瘤转移瘤、神经母细胞瘤多见。

(8)脊柱神经管闭合不全:MRI是评价椎管内结构的首选方法,可显示是脊髓脊膜膨出还是脊膜膨出,腰部包块内的情况,有无延髓的下降、小脑蚓部下疝、脊髓积水、脊髓纵裂等情况均可显示。

(9)椎间盘病变:MRI能发现椎间盘突出的程度以及对神经根和硬膜囊压迫、移位等情况。但MRI对椎间盘变性时的钙化不如CT敏感。

3.临床价值

MRI对软组织有极好的分辨率高,对脑灰白质的分辨异常清楚,而且是无创性、无X线辐射的危害,可一次性完成轴位、矢状位及冠状位成像;特别是近年MRI功能成像技术的应用,不但能从形态上显示病变,还能从功能上对病变进行研究,是唯一能在活体上观察脑髓鞘化进程的方法,是目前应用最广泛和深入的系统。

(二)胸部疾病

1.适应证

(1)大血管疾病:①主动脉缩窄;②肺静脉异位引流;③主动脉中断;④肺静脉起源异常。

(2)心脏疾病:①心脏肿瘤;②心肌病变;③心包积液。

(3)纵隔病变:①胸腺增生;②胸腺瘤;③淋巴瘤;④淋巴管瘤;⑤畸胎瘤;⑥气管囊肿;⑦神经源性肿瘤。

2.常见胸部疾病的MRI图像特征

(1)纵隔病变:MRI可清楚显示病变的形态、位置与周围组织的关系,可明确病变是囊性或是实质性,增强扫描可见血供情况以及周围血管的关系,对病变的定位和定性有重要意义。

(2)大血管病变:①MRI对这些病变常能提供比心脏超声更多的信息;②可显示心脏外如肝脏、脾脏、气管、支气管形态、下腔静脉、腹主动脉的相互关系,是确定心房位置的最可靠依据,在心脏病的诊断上有重要价值。

3.临床价值

(1)由于肺部以空气为主,MRI在胸部主要用于纵隔、心脏和大血管疾病,尤其是大血管的先天性发育异常或后天性病变。

(2)只要未装有起搏器的所有心脏疾病均可做MRI,但由于MRI价格比较贵,实际工作中心脏超声已明确诊断,MRI不能提供更多信息的心脏病可不做MRI检查。

(三)腹部疾病

1.适应证

(1)肝脏肿瘤:肝母细胞瘤、血管瘤、血管内皮细胞瘤、间充质错构瘤、未分化性胚胎肉瘤。

(2)胆道系统疾病:胆总管囊肿、先天性胆道闭锁、胆石症、胆道横纹肌肉瘤。

(3)胰腺疾病:胰腺肿瘤、胰腺变异、胰管畸形、急性胰腺炎、胰腺囊肿。

(4)腹膜后肿瘤:淋巴瘤、神经母细胞瘤、神经源性良性肿瘤、脂肪瘤、畸胎瘤。

(5)腹腔肿瘤。

2.常见腹部疾病的MRI图像特征

(1)先天性胆道闭锁:MRI和MRCP是首选的检查方法,表现如下。①胆总管闭锁不显影;②在T_2WI上肝门部有类似三角形的高信号;③胆囊小或不显影;④肝大、脾大。

(2)胆总管囊肿:MRCP能准确显示病变,表现如下。①胆总管扩张,可进行准确分型;②显示胰、胆管畸形汇合情况;③并发症:胆囊结石、胆总管结石、脓肿、胰腺炎及肝硬化等。

(3)肝脓肿:①在 T_1WI 上呈圆形或椭圆形低信号,信号强度可以稍不均匀,呈"双环征";②在 T_2WI 上急性肝脓肿可为大片高信号区,慢性肝脓肿脓腔信号较均匀,脓肿壁的边界较清楚;增强后脓肿壁明显强化。

(4)肝囊肿:①边缘锐利,信号均匀,在 T_1WI 上呈极低信号,在 T_2WI 上呈高信号;②在强化一般无强化。

(5)肝血管瘤:①在 T_1WI 上肿瘤组织较相邻肝组织信号低;②在 T_2WI 上信号较高;③增强后在 T_1WI 上呈均匀强化或边缘部分强化,随时间延长强化逐渐向中央扩展,最后与肝脏信号相等。

(6)肝母细胞瘤:MRI是检查此病最佳方法。① T_1WI 上肿瘤与周围肝实质对比多为低信号或等信号,内如有出血为斑片状高信号;②在 T_2WI 上肿瘤为不均匀高信号,部分病例呈等信号;③增强后肿瘤明显强化。

(7)胰母细胞瘤:在 T_1WI 上表现为低信号,在 T_2WI 上表现为不均匀高信号,肿瘤内有出血时, T_1WI 出现高信号,肿瘤有囊变时 T_1WI 呈低信号, T_2WI 呈高信号。

3.临床价值

(1)对胆道闭锁和新生儿肝炎鉴别诊断最好的检查方法是磁共振胆管胰管造影术(MRCP),可通过肝内外导管、胆囊等征象的显示来诊断和鉴别诊断。MRI是诊断胆总管囊肿较准确和直接的方法,利用水成像技术进行 MRCP,多方位显示胆总管的全貌,准确提供病变特点及病变。

(2)MRI 对肝内小病灶检出率较高,敏感性高于 CT 和 B 超,能明确病变的大小、位置及其与肝门和肝内血管的关系。容易鉴别囊肿和实质性病变,根据病变在 T_2W_1、T_2W_2 的信号的差别对疾病的诊断和鉴别诊断有意义。

(3)MRI 能区分肾脏的髓质和皮质,能显示肾脏肿瘤的大小、位置、信号变化及其与肾血管、下腔静脉的关系,能明确有无瘤栓以及淋巴结转移等情况,借以判断肿瘤的分期,对术前评估较有意义。对肾囊肿、多囊肾、肾错构瘤等良性肿瘤可凭借病变内特殊的组织成分作出诊断,确诊率极高。另外,MRI 可做冠状位、矢状位等大范围成像,有利于发现马蹄肾、异位肾等先天性畸形。MRI 较 CT 的优越性在于可通过对信号的分析判断肿瘤的良性、恶性,对肾上腺腺瘤和肾上腺增生的检出效果与高分辨率 CT 相当。

(四)骨骼肌肉系统病变

1.适应证

(1)外伤:①骨挫伤;②骨骺损伤;③关节软骨损伤。

(2)感染性疾病:①急性化脓性骨髓炎;②骨结核。

(3)肿瘤性疾病:①骨肉瘤;②软骨肉瘤;③骨软骨瘤。

2.常见骨骼肌肉系统疾病的 MRI 图像特征

(1)股骨头无菌性坏死:可早期发现,表现为股骨头信号异常,而形态可未改变。

(2)发育性髋关节脱位:X 线是首选方法,MRI 显示关节囊、圆韧带、头臼间异常填充物方面有较高的敏感性。

(3)急性化脓性骨髓炎:MRI 具有更高的组织分辨率,可早期显示髓腔的炎症,也适用于对骨髓间隙较小的结构进行检查。表现为骨髓组织 T_1、T_2 明显延长,软组织肿胀。

3.临床价值

MRI 对软组织的分辨率比 CT 高,最能反映组织的成分和变化,特别是肌肉系统表现最为明显,MRI 能确定软组织肿块的界限,显示邻近血管、神经的受侵信息,根据信号特点判断肿块的组织成分,有助于评价或确定肿瘤的性质和恶性程度。MRI 能清晰地显示髓腔、软骨、肌肉和肌腱,但在显示骨皮质的改变和钙化方面逊于 CT。总的来说对骨关节损伤、肿瘤、无菌坏死以及骨关节炎症的早期诊断、分期、术前评估、治疗后的随访有较高的价值,现已成为 X 线重要的补充检查手段。

(毕芳芳)

第四节 超 声 检 查

一、检查技术

超声检查是一种安全无创、便捷快速的成像技术,近年来已被广泛应用于临床,成为儿科疾病诊断的重要工具。

超声是振动频率在 20 000 Hz 以上,超过人耳听觉阈值上限的声波。医用超声是利用超声波的物理特性和人体器官组织声学特性互相作用后产生的信息进行疾病诊断的影像检查方法。超声检查方法有不同的类型,用于显示组织结构的 B 超和显示血流的彩色多普勒超声是目前儿科超声诊断的主要技术。

儿科超声检查适用于全身各部位软组织及实质性脏器疾病的诊断,并能在超声监测下行穿刺活检、介入治疗或外科术中监测。因其物理学特性所限,超声成像也具有一定局限性,如图像易受气体和皮下脂肪干扰、显示组织结构范围相对局限、伪像干扰等。

二、检查前准备

(1)仔细了解病史、临床体征、申请检查的目的和要求,严格掌握检查的适应证,介入性超声等特殊检查应向患儿家属简要说明目的、方法、操作中可能出现的不适感觉和危险等。

(2)探头定期清洁消毒,检查新生儿前操作者应洗手。

(3)患儿准备:①空腹,胆道系统、胃肠道及胰腺等超声检查需空腹,禁食时间:新生儿及婴儿 2～3 小时,幼儿 3～4 小时,年长儿 6～8 小时。空腹的糖尿病患儿应尽快安排检查,并提醒家长随身携带食物。②膀胱充盈,泌尿道、盆腔检查等应充盈膀胱,婴儿饮奶或水后约 30 分钟,年长儿以自觉尿胀为准。③镇静,不合作的患儿需自然睡眠或给予药物催眠后检查,可口服 10% 水合氯醛(0.5 mL/kg)或肌内注射苯巴比妥。④介入性超声检查前需常规检测出、凝血时间和血型等,并严格把握指征,确定有无禁忌证,年幼儿需在基础麻醉下进行超声引导操作。

三、在儿科各系统临床的应用

(一)中枢神经系统

1.适应证

(1)颅脑 B 超适用于新生儿或前囟未闭的婴幼儿,适应证主要包括:①脑积水;②惊厥;③颅内出血;④前囟膨隆;⑤缺氧损伤;⑥脑脊膜膨出等先天畸形;⑦宫内感染;⑧小头畸形;⑨颅内感染；⑩外伤。

（2）经颅彩色多普勒超声可显示颅内血管结构，适应证主要包括：①脑动静脉畸形；②颅内动脉瘤；③偏头痛；④烟雾病；⑤颈动脉海绵窦瘘；⑥脑动脉狭窄和闭塞。

2.常见颅脑疾病超声图像特征

（1）颅内出血：①室管膜下出血，病变早期于侧脑室前角外下方探及一个或多个强回声团，病变可为双侧或单侧，血肿较大时压迫侧脑室；②脑室内出血，侧脑室内探及团块状强回声，足月儿可表现为脉络膜丛增宽或不规则，可伴有不同程度脑室扩张。

（2）新生儿缺氧缺血性脑病：①脑水肿，脑室周围实质回声广泛均匀的增强，常伴脑室及脑沟变窄；②脑室周围白质软化，在侧脑室的外上方及颞、后侧可见沿侧脑室的边缘上方分布的回声增强区，形态可不规则，晚期于侧脑室周围出现多发性囊腔改变。

（3）脑积水：侧脑室前角变圆钝，侧脑室体部增宽，大脑皮质不同程度变薄。

（4）脊膜膨出：后正中线或略偏向一侧探及囊状结构，脊神经由椎管内经椎弓缺损处膨出，脊神经呈线状强回声。

（5）烟雾病：受累血管由于管腔狭窄或闭塞表现为血流信号消失，彩色及频谱多普勒均无法测及血流信号或仅探及极微弱的血流信号，颅底烟雾血管血流信号呈星点状，血流频谱显示低速、低搏动血流特征。

3.临床价值

（1）超声无放射线辐射，可在新生儿监护室进行床旁检查，宜作为常规筛查新生儿（尤其早产儿）早期有无颅内病变的首选方法。

（2）超声对颅内中央部位病变及囊性病变分辨力高。

（3）可方便易行地随访颅内病变转归。

（4）经颅彩色多普勒超声是无创评价颅底血管血流动力学改变的影像检测方法，若颅骨较厚、透声窗有限可影响检测结果的准确性。

（二）颈部和胸部

1.适应证

（1）颈部：①甲状腺疾病，先天性甲状腺畸形、甲状腺弥漫性或局限性疾病；②甲状旁腺增生或肿瘤；③颈部肿块，甲状舌管囊肿、鳃裂囊肿、颈静脉扩张症、颈淋巴结炎、淋巴管瘤、血管瘤等。

（2）胸部。①胸腔积液；②肺部疾病：肺实变、肺不张、先天性肺囊肿等；③纵隔疾病：纵隔肿瘤、脓肿；④横膈及膈下疾病：先天性膈疝、膈下脓肿。

2.常见颈、胸部疾病超声图像特征

（1）先天性甲状腺畸形：甲状腺缺如患儿颈前无甲状腺显示；部分缺如或发育不全时，甲状腺体积明显缩小、边缘不光滑；异位甲状腺则在异位区探及一中等均质实质性团块，边界清晰，大小不一，可随吞咽上下移动。

（2）甲状腺功能亢进：双侧甲状腺对称弥漫肿大，实质回声增强，分布不均，血流增多呈"火海状"，血流速度增快。

（3）甲状舌管囊肿：颈前正中探及一圆形或椭圆形无回声区，边界清，有包膜，后方回声增强，合并感染时无回声区内混杂细密点状强回声。

（4）颈静脉扩张症：患儿屏气时颈静脉异常扩张，常呈梭形，血管前后径测值2倍于平静呼吸时即可诊断。

（5）甲状旁腺增生：甲状旁腺有不同程度增大，呈梭形、椭圆形或分叶状，无明显包膜，内多为低回声。

（6）胸腔积液：经肋间扫查，胸腔内探及无回声区，积液量少时无回声区呈条、带状，积液量多则呈三角形或大片无回声区；包裹性积液局限于叶间或肺底等处，壁厚，内部见点条状分隔。脓胸在无回声区内见密集点状或条带状低回声漂浮。

（7）先天性膈疝：于病变膈肌相应部位的胸腔内可见疝入脏器的轮廓与形态，禁食后再饮水能实时显示食管下段及胃的结构移至膈上。

3.临床价值

（1）小儿颈部相对较短，触诊较困难，超声能较清晰地分辨甲状腺、肌肉、血管及淋巴结等结构，有利于协助临床鉴别颈部肿块性质和来源。

（2）超声是甲状旁腺增生或腺瘤的常用检查方法，但正常甲状旁腺因其体积很小且回声与甲状腺相似或略低，超声难以显示；甲状旁腺存在数目和部位的变异，超声有时不能扫查到全部病变。

（3）超声诊断胸腔积液简便迅速，尤其对少量积液、包裹性积液诊断准确性优于 X 线，但对叶间积液及观察胸部全貌不如 X 线且超声能协助临床定位穿刺。

（4）肺组织内充满气体，影响超声观察肺部疾病，但小儿胸壁薄，胸骨及肋骨骨化程度低，便于超声检查。超声仅限于对实变的肺及肺内液化病变进行观察。

（5）婴幼儿胸腺常较发达，应注意勿误诊为纵隔肿瘤。

（6）先天性膈疝传统均采用放射检查诊断，但超声诊断为无创性且能实时观察疝入胸腔脏器的活动情况，有助于本病的筛查。

（三）心血管系统

1.适应证

（1）先天性心脏病。

（2）小儿获得性心血管疾病：①风湿热；②川崎病；③感染性心内膜炎；④扩张型心肌病；⑤肥厚型心肌病；⑥与人类免疫缺陷病毒（HIV）或其他病毒感染相关的心脏疾病；⑦结缔组织病的相关心血管疾病。

（3）心律失常的病因鉴别。

（4）心脏肿瘤。

（5）心包疾病：①心包积液；②缩窄性心包炎；③心脏压塞。

（6）介入筛查及术中监护。

（7）术后随访。

（8）肺动脉高压的诊断及疗效评估。

2.常见心血管疾病超声图像特征

（1）室间隔缺损：①室间隔缺损相应部位的室间隔回声连续中断，断端粗糙；②左心容量负荷增加，左心室径增大，室壁运动增加；③彩色多普勒显示以红色为主的多彩过隔分流束，该处可记录到心室水平左向右分流的高速射流血流。

（2）房间隔缺损：①正常房间隔回声带中出现不连续即局部回声失落；②右心容量负荷增加，右心室、右心房增大，室间隔与左心室后壁呈同向运动；③彩色多普勒显示过隔分流，脉冲多普勒记录到以舒张期为主的分流频谱。

（3）动脉导管未闭：①探及肺动脉分叉或左肺动脉根部与降主动脉之间相连通的未闭动脉导管腔；②主肺动脉及左、右肺动脉扩大；③左心容量负荷增加；④彩色多普勒显示分流束呈以红色为主的五彩血流，起自降主动脉，经动脉导管进入肺动脉，该处可记录到双期正向高速湍流。

（4）法洛四联症：①右心室流出道狭窄，右心室流出道长轴切面，膜性狭窄可见附着于右心室前壁和室间隔条索状回声，中间可见交通口，彩色多普勒可见血流通过交通口时细束的五彩镶嵌血流信号，此切面因取样线与血流夹角最小近似平行，因此是频谱多普勒测量流速压差的最佳切面。由于法洛四联症右心室流出道和肺动脉狭窄，主肺动脉细长，在正常心底大动脉短轴位置不易显示肺动脉及分叉，将探头下移一个肋间，声速向右肩方向倾斜能够清晰显示细长的主肺动脉及分叉，在正常心底大动脉短轴切面将探头上移一个肋间（左高位切面）在圆形的主动脉左侧可显示左、右肺动脉分支，在此切面测量左、右肺动脉内径较准确。②主动脉骑跨，于标准的左心室长轴切面可见主动脉增宽前移，骑跨于室间隔上，在此切面可计算主动脉骑跨率，骑跨率＝（主动脉前壁与室间隔距离主动脉根部口径）×100％，骑跨率＜75％，诊断为法洛四联症，骑跨率＞75％，诊断为右心室双出口（图 2-1）。③室间隔缺损，在左心室长轴切面，室间隔与主动脉前壁回声中断，室间隔与主动脉前壁对位不良，室间隔缺损大小一般与主动脉瓣口相当，法洛四联症室间隔缺损 95％以上位于嵴下膜周部。彩色多普勒可见室间隔缺损处颜色暗淡的红蓝双向分流血流信号。④右心扩大，右心室壁厚，心尖四腔切面见右心房腔大，右心室腔可大也可正常或缩小，右心室壁增厚。两心室短轴切面，正常时右心室呈月牙形，位于左心室右上方，室间隔凸向右心室侧；右心室扩大时，两心室呈两个椭圆形，室间隔弯向左心室侧。

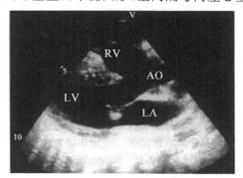

图 2-1 法洛四联症（主动脉骑跨）

左心室长轴切面主动脉（AO）增宽前移，骑跨于室间隔上

（5）完全型大动脉转位：①正常大血管交叉关系消失，呈平行排列；②大血管与心室连接关系异常，主动脉发自右心室，肺动脉发自左心室；③合并其他畸形时可显示相应超声征象，如室间隔缺损、动脉导管未闭、肺动脉狭窄等。

（6）川崎病：①冠状动脉异常，冠状动脉内径增宽，管壁回声毛糙，可呈瘤样、梭状或串珠样改变；②心脏改变，病情较重者可出现心腔扩大、心肌收缩力减低、室壁节段性运动异常、心包积液、二尖瓣关闭不全等瓣膜病变；③外周血管改变，腋动脉、髂动脉或肾动脉瘤样增宽，管腔内可探及血栓。

（7）心内膜弹力纤维增生症：①左心房、左心室扩大，左心室或左、右心室心肌普遍收缩功能减弱；②心内膜弥漫性或不规则增厚，回声增强，可累及二尖瓣乳头肌、腱索及瓣叶；③多合并二尖瓣反流。

（8）原发性心脏肿瘤：①横纹肌瘤，局限于心室壁内圆形或椭圆形的强回声团块，单发或多发，边界清楚，突入心腔内可致流出道梗阻；②黏液瘤，心腔内分叶或菜花状回声团块，边界不规则，借蒂附着于心内间隔或室壁上，随心动周期活动于心房及心室之间。

（9）心包积液：①心包腔内出现无回声区，依据无回声区宽度可大致判断积液量；②壁层心包运动减弱或消失；③大量心包积液时出现心脏摆动征。

3.临床价值

（1）超声心动图能协助临床诊断多种类型的先天性心脏病，能提供有关心内分流、梗阻性病变、瓣膜先天性发育异常和动脉或静脉异常连接等疾病的诊断依据，尤其可对心脏复杂畸形进行分段诊断，有助于临床选择合适的治疗方式及恰当的治疗时机，评估预后。

（2）超声心动图是诊断和连续长期随访儿科获得性心血管疾病的首选影像检查方法。

（3）超声心动图是目前最可靠的心包疾病无创性检查方法，对心包积液患者怀疑有心脏压塞时可行急诊超声检查并引导心包穿刺引流。

（4）有结节性硬化症家族史或临床表现的小儿，应常规行超声心动图筛查有无心脏肿瘤；较大儿童有外周血管栓塞迹象时应使用超声筛查有无黏液瘤存在。

（四）肝脏、胆囊、脾脏及胰腺

1.适应证

（1）肝胆疾病：①肝脏弥漫性病变；②肝脏或胆道占位性病变；③肝及肝周脓肿；④肝血管疾病；⑤肝胆寄生虫病；⑥右上腹部疼痛，可疑胆结石或胆道炎症等；⑦肝移植监测；⑧黄疸。

（2）脾脏疾病：①脾脏弥漫性肿大；②脾脏含液性病变；③脾实质性占位病变；④脾血管病变等。

（3）胰腺疾病：①急性、慢性胰腺炎症；②胰腺囊性病变；③胰腺肿瘤；④先天性胰腺异常。

（4）腹部外伤。

（5）腹水。

2.常见疾病超声图像特征

（1）肝脓肿：肝内显示单发或多发的病变区，脓肿壁为厚薄不均的强回声，坏死液化期脓腔内多为无回声区，后壁回声增强，混杂有点状回声漂浮。

（2）肝硬化：早期肝大，晚期肝脏萎缩变小；被膜欠光滑，肝内非均匀性回声增强；门静脉内径可能增宽，血流速度减慢或正常；亦可见脾大及腹水。

（3）肝母细胞瘤：肝大，包膜局限性隆起；肝内圆形或椭圆形边界清楚的团块回声，单个或多个融合成团，内部回声强弱不等，瘤体含有钙化可见强回声团伴声影；门静脉内可见癌栓。

（4）先天性胆总管囊肿：肝门处门静脉前方探及囊性包块，椭圆形或纺锤形，壁薄光滑，近端与肝管相连通；胆囊形态正常。

（5）胆囊结石：胆囊内探及强回声团，伴有后方声影，强回声团位置随体位改变而移动；合并胆囊炎时胆囊可增大，胆囊壁增厚，边缘毛糙，回声增强。

（6）急性胰腺炎：胰腺增大，轮廓欠清晰，实质回声杂乱，多为弥漫性或局限性回声减低；出血坏死型胰腺炎可于胰腺周围探及异常无回声区。

（7）脾外伤破裂：脾大，脾被膜连续性中断，脾实质内液性无回声区与脾周相连，可于脾脏周围及腹腔内探及无回声区混杂点状回声。

3.临床价值

（1）肝脏结构复杂,超声可观察肝脏形态、包膜、实质及肝内管道,有助于临床寻找肝大原因,证实或排除肝内占位性病变,彩色多普勒有助于诊断门静脉海绵样病变或巴德-吉（基）亚利综合征等血管病变。

（2）胆道梗阻常见病因有结石、炎症、肿瘤和胆道蛔虫等,超声能较为准确地进行鉴别。

（3）超声可作为临床诊断胰腺疾病的首选影像检查方法,因其解剖位置较深,多体位或饮水后观察有助于提高超声诊断准确率。

（4）脾脏是腹部钝性外伤时最易受损伤的腹腔内器官,超声可对脾血肿、脾破裂准确诊断,还可同时观察其他脏器损伤及腹腔积血情况,有助于临床及时救治。

（5）肝脏或脾脏实质内肿块性质难以确定时,可经超声引导活检。

（五）胃肠道

1.适应证

（1）胃病变:①先天性肥厚性幽门狭窄;②急性胃扩张;③胃黏膜脱垂;④胃肿瘤。

（2）肠道病变:①先天性肠旋转不良;②胎粪性腹膜炎;③梅克尔憩室;④肠套叠;⑤阑尾炎;⑥肠梗阻;⑦克罗恩病;⑧肠蛔虫;⑨肠重复畸形;⑩先天性肛直肠畸形。

（3）消化道穿孔。

2.常见疾病超声图像特征

（1）先天性肥厚性幽门狭窄:①幽门部胃壁呈环状增厚,中心为高回声;②幽门短轴呈均匀性中等或低回声环,长轴呈梭形或橄榄形;③幽门管长≥2.0 cm,厚度≥0.4 cm,管径≥1.4 cm;④胃内容物通过幽门受阻。

（2）先天性肠旋转不良:①胃内容物潴留,十二指肠扩张;②合并肠扭转时,肠系膜根部血管异常环绕,彩色多普勒显示红蓝相间的螺旋状血流信号。

（3）坏死性小肠结肠炎:①肠壁均匀增厚;②肠壁积气时在增厚的肠壁内可见星点状气体强回声;③病变后期亦可见到门静脉内气体回声。

（4）肠套叠:①套叠肠管短轴切面呈靶环征,长轴切面呈假肾征;②套入部有淋巴结时呈偏心性环状低回声,中央可见团状低回声;③缺血坏死时,彩色多普勒显示局部肠壁血流信号消失。

（5）阑尾炎:①单纯性,阑尾轻度肿大,壁增厚;②化脓性,阑尾明显肿大,膨胀呈囊状,腔内有大量点、斑或团块回声区;③坏疽性,阑尾壁明显增厚,轮廓不清,呈不规则低回声区;④阑尾穿孔,阑尾周围及局部肠间隙可见不规则低回声混杂无回声,盆、腹腔探及积液。

（6）先天性肛直肠畸形:①直肠管腔较正常扩大,直肠盲端呈圆弧状,与肛门表皮无沟通;②有瘘管时,直肠前壁连续中断,与膀胱、尿道前列腺部或阴道上部呈管状沟通。

3.临床价值

（1）超声能显示胃肠管腔的充盈和排空,显示管壁厚度、层次结构和蠕动。

（2）能发现胃肠壁增厚性病变或肿瘤,了解肿瘤的周围关系及浸润情况,明确有无周围淋巴结和其他器官的转移。

（3）能诊断管腔扩张性疾病,有助于鉴别胃肠梗阻的部分病因。

（4）胃肠道气体对超声成像干扰明显,尤其对小肠疾病显示困难,需结合放射检查鉴别确诊。

(六)泌尿系统及腹膜后

1.适应证

(1)肾脏疾病:①肾脏囊性病变;②肾脏实质性占位病变;③肾脏先天性异常;④肾积水;⑤肾结石;⑥弥漫性肾脏疾病;⑦尿路感染;⑧肾血管性疾病;⑨肾外伤;⑩超声引导肾活检。

(2)输尿管疾病:①输尿管先天性异常;②输尿管结石;③尿路梗阻;④肿瘤。

(3)膀胱疾病:①膀胱肿瘤;②膀胱结石;③膀胱异物;④膀胱憩室;⑤膀胱炎;⑥膀胱容量、残余尿量测定。

(4)血尿。

(5)肾上腺疾病:①肾上腺出血;②肾上腺皮质增生;③嗜铬细胞瘤。

(6)腹主动脉瘤。

(7)腹膜后肿瘤:①畸胎瘤;②卵黄囊瘤;③神经母细胞瘤;④横纹肌肉瘤。

2.常见疾病超声图像特征

(1)肾母细胞瘤:①患肾形态失常,仅见呈杯口状的残肾;②肾内肿块形态较规则,多为均匀实质性回声,坏死可见不规则无回声,瘤内血供较丰富;③下腔静脉内可探及瘤栓。

(2)多囊肾:双肾布满多个大小不等囊性结构,部分囊肿呈出血性点状回声;残存的肾实质较少且难以辨认;可合并多囊肝的表现。

(3)尿路梗阻:①上尿路梗阻表现为肾积水,声像图显示肾盂扩张,肾盂和肾盏内出现液性无回声区,肾实质受压变薄;②下尿路梗阻可见膀胱增大,双侧输尿管积水扩张。

(4)泌尿道结石:①肾结石超声表现为肾窦区的点状或团状强回声伴后方声影;②输尿管结石多为肾结石下移所致,声像图显示患侧肾盂分离,输尿管内径扩张,其内可见强回声团伴声影;③膀胱结石超声显示膀胱内强回声团块伴声影,团块可随体位的改变而移动。

(5)肾盂、输尿管重复畸形:①重复肾无积水时,肾外形轮廓常无明显异常,肾长径大于正常,肾窦回声分离为不相连接的上下两部分;②伴积水者常显示上肾段肾盂扩张呈无回声区,与之相连的输尿管扩张,下肾段回声结构无明显异常。

(6)神经母细胞瘤:①腹膜后或脊柱旁探及肿块,常越过中线,包膜多不完整,内为基本均质中等偏强回声,混杂分散的强回声钙化成分;②瘤内血管增粗增多,血供丰富;③腹部大血管移位或被包绕,肾脏被推移;④可探及肝脏转移病灶。

(7)畸胎瘤:①肿块圆形、分叶状或不规则,被膜完整,瘤内可见多房状分隔、脂液分层现象及块状强回声伴后方声影等;②可压迫直肠或膀胱致粪块或尿液潴留。

(8)肾上腺出血:①单侧或双侧肾上腺形态失常,边界扩大形成肿块;②血凝块早期为无回声区或低回声区,以后回声逐渐增强,血肿吸收时病变区范围缩小;③病变区内无血供显示。

3.临床价值

(1)能检出泌尿道、肾上腺及腹膜后的占位性病变,初步判别其性质,了解肿瘤对周围组织侵犯、淋巴结转移及血管内瘤栓情况。

(2)对多种泌尿道先天性异常作出诊断和鉴别诊断。

(3)能协助判断尿路梗阻部位、程度及部分病例的梗阻原因。

(4)能检出≥0.3 cm的肾和膀胱结石及部分输尿管结石。

(5)可在超声引导下行肾脏或腹膜后肿块穿刺活检,协助明确诊断。

(七)生殖系统

1.适应证

(1)女性生殖系统:①子宫阴道积液;②性早熟;③多囊卵巢;④卵巢肿瘤;⑤卵巢囊肿;⑥早期妊娠。

(2)男性生殖系统:①隐睾;②鞘膜积液;③睾丸或附睾炎;④睾丸或睾丸附件扭转;⑤睾丸损伤;⑥精索静脉曲张。

(3)真性或假性两性畸形。

(4)性腺发育不全。

2.常见疾病超声图像特征

(1)子宫阴道积液:①积液量不同,子宫及阴道扩张程度不同;②阴道积液量多时呈膀胱后方梨形囊性肿块,上方与子宫相连,伴有子宫积液时纵切面呈葫芦形;③压迫输尿管时致一侧或双侧肾积水。

(2)卵巢囊肿:①盆腔一侧类圆形囊性肿块,壁薄,单房或多房,合并出血时囊内有细密点状回声;②囊肿扭转时瘤内无血流信号;③囊壁或囊内显示实质性回声时提示恶变可能。

(3)女性性早熟:①子宫卵巢较正常同龄儿增大,出现子宫内膜增厚,卵泡增多增大;②盆腔少量积液;③乳腺增大,呈青春期乳腺声像图改变。

(4)隐睾:①患侧阴囊内未显示睾丸;②可在腹股沟管、腹腔内、腹膜后探及睾丸,呈椭圆形,均匀低回声,可较健侧小,其内血供多较健侧减少。

(5)睾丸扭转:①患侧睾丸明显肿大,轴向位置异常,回声不均匀;②患侧睾丸内血供减少或消失。

(6)精索静脉曲张:精索静脉迂曲扩张,呈"蚯蚓状",曲张静脉内径≥0.2 cm。

3.临床价值

(1)超声诊断方法简便安全,是生殖器病变的首选影像检查方法。

(2)隐睾或睾丸发育不全时,超声未显示睾丸者需经手术进一步确诊。

(3)生殖器肿块需仔细探查其来源,了解与周围组织的关系并随访监测其变化,必要时可超声引导穿刺活检。

(4)两性畸形其生殖器病变状况复杂多变,需仔细探查睾丸、子宫或卵巢是否存在及其发育情况,协助临床为患儿作出合理的性别决定。

(八)骨骼肌肉系统

1.适应证

适应证包括:①先天性肌性斜颈;②先天性髋关节发育不良;③急性髋关节一过性滑膜炎;④股骨头缺血性坏死;⑤急性化脓性关节炎;⑥髂腰肌脓肿;⑦骨髓炎;⑧腘窝囊肿;⑨腱鞘囊肿;⑩骨肿瘤;⑪臀肌挛缩。

2.常见疾病超声图像特征

(1)先天性肌性斜颈:胸锁乳突肌局灶性或弥漫性增粗,内为中等或略低回声,伴有纤维化时内部出现不均质强回声。

(2)急性髋关节一过性滑膜炎:关节滑膜增厚,关节腔轻度增宽,内为无回声区,病程超过一周后关节腔积液减少或消失。

(3)腘窝囊肿:腘窝处皮下椭圆形无回声区,壁薄光滑,膝关节屈伸时囊肿大小无明显变化,多数患者膝关节腔不增宽。

（4）髂腰肌脓肿：髂腰肌肿胀，其内探及欠规则低回声区或无回声区混杂细小点状回声，病变内可见分隔或多个脓腔。

3.临床价值

（1）超声检查对肌肉组织及其病变有较高的分辨率。

（2）新生儿及 6 个月龄以内的小婴儿，股骨头组织成分以透明软骨为主，透声性良好，适合选用超声对婴幼儿发育性髋关节异常进行监测和随访。

（3）骨的病变具备能使超声束穿透的条件，如骨皮质变薄或被破坏、病变向骨外生长、骨组织断裂等，超声也能得到较为可靠的图像协助诊断。

（董伟伟）

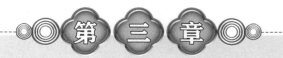

第三章

儿科疾病常用治疗方法

第一节 液体疗法

一、液体疗法常用溶液及其配制

张力一般指溶液中电解质所产生的渗透压,与正常血浆渗透压相等为 1 个张力,即等张,高于血浆渗透压为高张,低于血浆渗透压为低张。常用的溶液包括非电解质和电解质溶液。

(一)非电解质溶液

常用的 5％葡萄糖溶液为等渗液,10％葡萄糖溶液为高渗溶液。但葡萄糖输入体内后,逐渐被氧化成二氧化碳和水,或转变成糖原而储存在肝内,失去其渗透压的作用,因此在液体疗法时视各种浓度的葡萄糖为无张力溶液。5％或 10％葡萄糖溶液主要用以补充水分和部分热量,不能起到维持血浆渗透压的作用。

(二)电解质溶液

电解质溶液主要用以补充所丢失的体液、所需的电解质,纠正体液的渗透压和酸碱平衡失调。

1.等张液

0.9％氯化钠溶液(生理盐水)和复方氯化钠溶液(Ringer 溶液)均为等张液。在生理盐水中含 Na^+ 和 Cl^- 均为 154 mmol/L,其产生的渗透压与血浆相近,为等渗液。但与血浆中的 Na^+ (142 mmol/L)和 Cl^-(103 mmol/L)相比 Cl^- 含量相对较多,故大量输入体内可致血氯升高,血浆 HCO_3^- 被稀释,造成高氯性及稀释性酸中毒(尤其在肾功能不佳时)。复方氯化钠溶液除氯化钠外尚含与血浆含量相同的 K^+ 和 Ca^{2+},其作用及缺点与生理盐水基本相同,但大量输入不会发生稀释性低血钾和低血钙。

2.碱性溶液

主要用于纠正酸中毒。常用的有以下几种。

(1)碳酸氢钠溶液:可直接增加缓冲碱,纠正酸中毒的作用迅速。市售的 5％碳酸氢钠为高渗溶液,可用 5％或 10％葡萄糖溶液稀释 3.5 倍,配制成 1.4％的碳酸氢钠溶液,即为等渗溶液。在抢救重度酸中毒时,可不稀释直接静脉注射,但不宜多用。

（2）乳酸钠溶液：须在有氧条件下，经肝脏代谢产生 HCO_3^- 而起作用，显效较缓慢。在肝功能不全、缺氧、休克、新生儿期及乳酸潴留性酸中毒时，不宜使用。市售的 11.2％乳酸钠溶液稀释 6 倍配制成 1.87％的乳酸钠溶液，即为等渗液。

3.氯化钾溶液

用于纠正低钾血症。制剂为 10％的溶液，静脉滴注稀释成 0.2％～0.3％浓度。不可静脉直接推注，以免发生心肌抑制而死亡。

4.氯化铵

制剂为 0.9％的等张液。NH_4^+ 在肝内与二氧化碳结合成尿素，释出 H^+ 及 Cl^-，使 pH 下降。心、肺、肝、肾功能障碍者禁用，可用于纠正低氯性碱中毒。

（三）混合溶液

将各种不同渗透压的溶液按不同比例配成混合溶液，目的是减少或避免各自的缺点，而更适合于不同情况液体疗法所需要。几种常用混合溶液简便配制方法（表 3-1）。

表 3-1　几种常用混合溶液简便配制方法

混合溶液种类	张力	加入溶液（mL）			
		5％或 10％的葡萄糖	10％的氯化钠	5％的碳酸氢钠	或 11.2％的乳酸钠
等张糖盐溶液	1	500	45	—	—
1：1 糖盐溶液	1/2	500	22.5	—	—
1：2 糖盐溶液	1/3	500	15	—	—
1：3 糖盐溶液	1/4	500	11	—	—
1：4 糖盐溶液	1/5	500	9	—	—
2：1 液	1	500	30	47	30
3：4：2 液	2/3	500	20	33	20
3：2：1 液	1/2	500	15	24	15
6：2：1 液	1/3	500	10	17	10

（四）口服补液盐（ORS）

口服补液盐是世界卫生组织（WHO）推荐用来治疗急性腹泻合并脱水的一种溶液，经临床应用取得了良好效果。其理论基础是基于小肠的 Na^+-葡萄糖偶联转运吸收机制，小肠上皮细胞刷状缘的膜上存在着 Na^+-葡萄糖共同载体，此载体上有 Na^+-葡萄糖两个结合位点，当 Na^+-葡萄糖同时与结合位点相结合时即能运转并显著增加钠和水的吸收。

ORS 配方为氯化钠 3.5 g，碳酸氢钠 2.5 g，枸橼酸钾 1.5 g，葡萄糖 20.0 g，加水 1 000 mL 溶解之。此溶液为 2/3 张。总渗透压为 310。其中葡萄糖浓度为 2％，有利于 Na^+ 和水的吸收，Na^+ 的浓度为 90 mmol/L，适用于纠正累积损失量和粪便中的电解质丢失量，亦可补充钾和纠正酸中毒。

二、液体疗法的方式

液体疗法是儿科医学的重要组成部分，目的是通过补充不同种类的液体来纠正电解质和酸碱平衡紊乱，经恢复机体的正常的生理功能。具体实施时要充分考虑机体的调节功能，不宜过于繁杂,根据病情变化及时调整治疗方案。制订体液疗法的原则应简单化、个体化。补充体液的方法包括口服补液法和静脉输液法两种。

(一)口服补液法

口服补液法适用于轻度或中度脱水无严重呕吐的患儿。有明显休克、心肾功能不全或其他严重并发症以及新生儿不宜口服补液。口服补液主要用于补充累积损失量和继续损失量。补充累积损失量轻度脱水 50~80 mL/kg,中度脱水 80~100 mL/kg,每 5~10 分钟喂 1 次,每次 10~20 mL,在 8~12 小时喂完。继续损失量按实际损失补给。口服补液盐含电解质较多,脱水纠正后宜加入等量水稀释使用,一旦脱水纠正即停服。口服补液过程中要密切观察病情变化,如病情加重则随时改用静脉补液。

(二)静脉补液

静脉补液适用于中、重度脱水伴严重呕吐的患儿,主要用于快速纠正水、电解质平衡紊乱。以小儿腹泻为例,入院后第一天补液量包括累计损失量、继续损失量、生理需要量 3 个部分,具体实施时应做到"三定"(定量、定性、定速)、"三先"(先盐后糖、先浓后淡、先快后慢)及"两补"(见尿补钾、惊跳补钙)。

1.积累损失量

积累损失量即发病后水和电解质总的损失量。

(1)补液量:根据脱水程度决定,轻度脱水为 30~50 mL/kg,中度脱水为 50~100 mL/kg,重度脱水 100~120 mL/kg,先按 2/3 量给予,学龄前及学龄小儿补液量应酌减 1/4~1/3。

(2)输液种类:根据脱水的性质决定,低渗性脱水补给 2/3 张含钠液,等渗性脱水补给 1/2 张含钠液,高渗性脱水补给 1/5~1/3 张含钠液。若临床上判断脱水性质有困难时,可先按等渗性脱水处理。

(3)补液速度:累计损失量应于 8~12 小时补足,每小时 8~10 mL/kg。伴有明显周围循环障碍者开始应快速输入等渗含钠液(生理盐水或 2∶1 液),按 20 mL/kg(总量不超过 300 mL)于 30 分钟至 1 小时内静脉输入。低渗性脱水输液速度可稍快,高渗性脱水输液速度宜稍慢,否则易引起脑细胞水肿,发生惊厥。

2.继续损失量

在液体疗法实施过程中,腹泻和呕吐可继续存在,使机体继续丢失体液,此部分按实际损失量及性质予以补充,腹泻患儿一般按 10~40 mL/(kg·d)计算,用 1/3~1/2 张含钠液于 24 小时内均匀静脉输液,同时应注意钾的补充。

3.生理需要量

要满足基础代谢的能量需要,婴幼儿按 230.12~251.04 kJ/(kg·d)计算。液体量按每代谢 418 kJ(100 kcal)热量需要 120~150 mL 水计算,禁食情况下为满足基础代谢需要,供应液量 60~80 mL/(kg·d)。可用生理维持补液补充(1∶4 液加 0.15% 的氯化钾)。

液体总量包括以上 3 个方面,即累积损失量、生理需要量和继续损失量,也是第一天补液量。根据脱水程度确定补液量(表 3-2),根据脱水性质确定液体的成分和张力(表 3-3)。

第 2 天及以后的补液主要是补充继续损失量和生理需要量,继续补钾,供给热量。一般能够口服者尽量口服补液。若仍需静脉补液者将这两部分量相加于 12~24 小时均匀输入。

表 3-2 不同程度脱水的补液量（单位 mL）

脱水程度	累积损失 2/3 的量	继续损失量	生理需要量	总量
轻度脱水	30	10	60～80	90～120
中度脱水	50	20	60～80	120～150
重度脱水	70	30	60～80	150～180

表 3-3 不同性质脱水所补液体的张力

脱水性质	累积损失量	继续损失量	生理需要量
低渗性脱水	2/3	1/2	1/5～1/4
等渗性脱水	1/2	1/3～1/2	1/5～1/4
高渗性脱水	1/3	1/4～1/3	1/5～1/4

三、几种特殊情况的液体疗法原则

（一）婴幼儿肺炎液体疗法

1.体液、代谢特点

婴幼儿重症肺炎常有不同程度水、电解质和酸碱平衡紊乱。①高热、退热后大量出汗、呼吸增快或伴有吐泻均可引起脱水，一般为高渗性或等渗性脱水；②通气换气障碍，CO_2 排出减少可引起呼吸性酸中毒，呼吸增快、过度通气可引起呼吸性碱中毒，组织缺氧，酸性代谢产物增加有可引起代谢酸中毒，故常表现为混合性酸碱平衡紊乱；③肺炎常伴有心力衰竭、水钠潴留。

2.补液的方法

（1）一般情况下，尽量口服补液，适当勤给水，可起湿润口腔、咽喉黏膜作用，对稀释呼吸道分泌物有利。

（2）静脉补液：①婴幼儿肺炎如无明显体液紊乱表现，只需要静脉滴注给药时，可用 10% 的葡萄糖溶液，20～30 mL/（kg·d）；②如不能进食或进食不足者总量应按生理需要量补给，为 60～80 mL/（kg·d），有发热呼吸增快者适当增加，用生理维持液于 12～24 小时均匀静脉滴注；③呼吸性酸中毒或碱中毒重点是原发病的治疗，改善肺的通气与换气功能，病情严重发生失代偿性呼吸性酸中毒或合并代谢性酸中毒时，可酌情使用碳酸氢钠，一般先给总量的 1/2，再根据病情变化、化验结果调整使用；④肺炎合并腹泻、脱水时补液量按总量的 3/4 给予，速度稍慢；⑤有心力衰竭者，除强心利尿外，应适当减少液体量和含钠量。

（二）新生儿液体疗法

1.体液、代谢特点

新生儿肾脏发育尚不完全成熟，调节水、电解质和酸碱平衡能力较差，容易发生水、电解质平衡紊乱，而脱水、代谢性酸中毒临床表现却不明显，故应密切观察病情变化。新生儿体液代谢的特点：①体液总量高，占体重的 70%～80%；②新生儿出生后头 2 天内水的需要量较少，第 3～5 天为 60～80 mL/（kg·d），1 周时达约 100 mL/（kg·d），1 周后 120～150 mL/（kg·d）；③出生后头几天血钾、氯、乳酸、有机物均稍高，血钠偏低，且波动范围大；④新生儿所需能量出生后第一周 251 kJ/（kg·d）[60 kcal/（kg·d）]，第 2 周后逐渐增至 418～502 kJ/（kg·d）[100～120 kcal/（kg·d）]。

2.补液的方法

(1)尽量不静脉补液。

(2)新生儿补液时可按体温每升高 1 ℃,不显性失水增加 10 mL/kg,光疗时水的需要量每天增加14～20 mL/kg计算。

(3)新生儿腹泻脱水时,输入液量按婴儿腹泻量的 2/3,给予 1/3～2/3 张液体,一般全天量宜在 24 小时内匀速滴注以免引起心力衰竭。

(4)有明显代谢性酸中毒时宜选用 1.4％的碳酸氢钠。

(5)出生后 10 天内新生儿由于红细胞破坏多通常不必补钾。新生儿宜发生低钙血症、低镁血症,应及时补充。

(三)营养不良液体疗法

1.体液、代谢的特点

营养不良时患儿皮下脂肪少,脱水估计程度易于偏高;腹泻脱水时多为低渗性脱水;大多有低钾、低钙、低镁、肝糖原贮存不足,易致低血糖;细胞外液相对较多,心肾功能差。输液量不宜过多,输液速度不宜过快。

2.补液的方法

(1)营养不良多有血糖、血浆蛋白偏低,故补液时应注意补充热量和蛋白质。

(2)合并腹泻脱水时补液总量比一般腹泻减少 1/3,以等张或 2/3 张含钠液为宜,以 24 小时内均匀输入为妥,一般为 3～5 mL/(kg·h)。

(3)扩充血容量后宜及时补钾,给钾时间约持续 1 周,同时早期补钙,尤其是合并佝偻病的患儿。

(4)缺镁时,可给 25％的硫酸镁每次 0.2 mL/kg,每天 2 次,深部肌内注射 1～3 天。还可用维生素 B_1 50～100 mg 肌内注射,每天 1 次。

(董伟伟)

第二节　退热疗法

一、发热

(一)原因

(1)发热物质作用于体温中枢引起,如感染、恶性肿瘤、变态反应等。

(2)不适当的保育环境,如室温过高、衣着过多等影响热的散发。

(3)热散发障碍,如无汗症、热射病等。

(4)体温中枢异常,如中枢神经系统疾病等。

在这些发热原因中,婴幼儿以感染、恶性肿瘤、不适当的保育环境为主。

(二)热型

在儿科,大多数发热为短期内容易治愈的感染性疾病所致(以上呼吸道感染为甚),少数患儿发热可持续较长时间,发热持续达 2 周称为长期发热。对原因不明的发热应明确热型,必要时可暂时停止某些治疗以观察热型。一天中体温差在 1 ℃ 以上,最低体温在 37 ℃ 以上的发热叫弛张热,多见于败血症、心内膜炎、尿道感染等;日体温差在 1 ℃ 以下的持续性高热叫稽留热,多见于川崎病、恶性肿瘤等;体温下降后热度又升高称双峰热,多见于麻疹、脊髓灰质炎、病毒性脑膜炎等。

(三)发热的病理生理

发热通常作为机体对感染微生物、免疫复合物或其他炎症因子反应的结果,急性呼吸道感染(ARI)患儿发热常见于病毒或细菌感染时。机体对入侵的病毒或细菌的反应,是通过微循环血液中的单核细胞、淋巴细胞和组织中的巨噬细胞释放的化学物质细胞因子来完成的,这些细胞因子具有"内源性致热原"的作用,包括白细胞介素-1(IL-1)、白细胞介素-6(IL-6)、肿瘤坏死因子、(TNF-α)及干扰素。在这些致热原刺激下,丘脑前区产生前列腺素 E_2,通过各种生理机制使体温调控点升高。

(四)发热对机体的影响

发热是机体的适应性反应,是机体的抗感染机制之一。许多研究显示,发热时机体各种特异和非特异的免疫成分均增加,活性增强,如中性粒细胞的移行增加并产生抗菌物质,干扰素的抗病毒及抗肿瘤活性增加,T 细胞繁殖旺盛。

发热也存在有害的一面,如发热可产生头痛、肌肉疼痛、厌食及全身不适等;在一些难以控制的炎症反应中(如内毒素休克),发热还可加剧炎症反应;身体衰弱或有重症肺炎或心力衰竭的患儿,发热可增加氧耗量和心排血量,并可加重病情;5 岁以下小儿有引起高热惊厥的危险,体温高于 42 ℃ 能导致神经系统永久损害。

二、退热疗法

(一)退热治疗的指征

退热治疗的主要功用是改善患儿身体舒适度,原则上对于极度不适的患儿使用退热治疗会对病情改善大有帮助。是否给予退热治疗,需要在权衡其可能的利、弊而决定。一般在 38.5～39 ℃ 可给予中成药退热,39 ℃ 以上患儿应用解热抗炎药,有多次高热惊厥史者,应控制体温并应用镇静剂。同一种解热剂反复应用时,原则上应间隔 4～6 小时,在 4～6 小时需再度使用解热剂时应改用其他的解热剂;解热剂起效时间为 20～40 分钟。

(二)物理降温

物理降温是指采用物理方法如冷敷、温水浴或酒精浴等方法使体表温度降低的一种手段。世界卫生组织曾专门对 ARI 伴发热的患儿做了专门研究,证明这些传统的物理降温方法不仅无效,反而可导致全身发抖,且酒精还可经儿童皮肤吸收产生中毒症状。显然,这样做违反了热调定的生理机制。只有用药来降低下丘脑的调定点,才能使体温下降。但在某些特定条件下,如体温高于 41 ℃ 时,急需迅速降低体温,此时温水浴可作为退热治疗的辅助措施。

(三)药物退热

退热药物即应用非甾体抗炎药(NSAID)退热。NSAID 是一类非同质且具有不同药理作用机制的化合物。其临床药理学特征为:起效迅速,可减轻炎症反应,缓解疼痛和改善机体功能,但无病因性治疗作用,也不能防止疾病的再发展及并发症的发生。NSAID 主要药理作用为抑制环氧化酶活性,阻断前列腺素类物质(PGs)的生物合成,某些 NSAID 对中性粒细胞的聚集、激活、趋化及氧自由基的产生有抑制作用,这亦为其发挥抗炎作用机制之一。根据化学特点 NSAID

分为水杨酸类(阿司匹林、阿司匹林精氨酸等)、丙酸类(萘普生、布洛芬等)、乙酸类(双氯芬酸、托美丁等)、氯芬那酸(氯芬那酸、氟芬那酸等)、喜康类(吡罗昔康、湿痛喜康等)、吡唑酮类(保泰松、对乙酰氨基酚等)。下面将儿科常用的几种解热抗炎药介绍如下。

1.乙酰水杨酸

乙酰水杨酸又名阿司匹林。它可抑制前列腺素合成酶,减少PGs的生成,因而具有抗炎作用。此外尚可通过抑制白细胞凝聚、减少激肽形成,抑制透明质酸酶、抑制血小板聚集及钙的移动而发挥抗炎作用。生理剂量的PGs可抑制绝大部分与T细胞有关联的细胞免疫功能。NSAID抑制PGs的产生,故可促进淋巴细胞的转化与增殖,刺激淋巴因子的产生,激活NK细胞和K细胞的活性,增加迟发型变态反应。内热原可使中枢合成和释放PGs增多,PGs再作用于体温调节中枢而引起发热。阿司匹林由于抑制中枢PGs合成而发挥解热作用;PGs具有痛觉增敏作用,增加痛觉感受器对缓激肽等致痛物质的敏感性,且PGE、PGE_2等也有致敏作用,阿司匹林由于减少炎症部位PGs的生成,故有明显镇痛作用。

阿司匹林口服后小部分在胃、大部分在小肠迅速吸收,服后30分钟血药浓度明显上升,2小时达高峰。剂量在解热时每次5～10 mg/kg,发热时服1次,必要时每天3～4次;抗风湿时用80～100 mg/(kg·d);川崎病急性期时用30～50 mg/(kg·d),退热后用10～30 mg/(kg·d),每1个疗程2～3个月,有冠状动脉瘤应持续服至冠状动脉瘤消失,剂量为5 mg/(kg·d)。

短期应用不良反应较少,用量较大时可致消化道出血;流感和水痘患儿应用阿司匹林可发生Reye综合征,故WHO对急性呼吸道感染引起发热患儿不主张应用此药。此药尚有赖氨酸阿司匹林可供肌内或静脉注射,剂量每次10～15 mg/kg。

2.对乙酰氨基酚

对乙酰氨基酚又名扑热息痛,为非那西丁的代谢产物,解热作用与阿司匹林相似,但很安全,因此,WHO推荐作为儿童急性呼吸道感染所致发热的首选药。临床上一般剂量无抗炎作用,因它只可抑制PGs在脑中合成,而很难抑制其在外周血中的合成。口服后30～60分钟血中浓度在高峰,作用快而安全。剂量为每次10～15 mg/kg。

3.萘普生

此药可抑制花生四烯酸中的环氧酶,减少PGs的形成,具有抗炎、解热、镇痛作用,并影响血小板的功能,其抗炎作用是阿司匹林的5.5倍,镇痛作用为阿司匹林的5倍,解热作用为阿司匹林的22倍,是一种高效低毒的消炎、镇痛及解热药物。口服后2～4小时血药浓度达高峰,半衰期为3～14小时,对各种疾病引起的发热和疼痛均有较好的解热镇痛作用,用于类风湿关节炎其有效率可达86%。尤其适用于贫血、胃肠疾病或其他原因不能耐受阿司匹林、布洛芬等疾病患儿,剂量为每次5～10 mg/kg,每天2次;学龄儿童每天最大剂量不得超过1 000 mg。

4.布洛芬

布洛芬是目前唯一能安全用于临床的抗炎症介质药物。布洛芬为环氧化酶抑制剂,既抑制前列腺素合成,又可抑制肿瘤细胞因子的释放;既可解热、镇痛,又有明显抗炎作用。可防治急性肺损伤,减少急性呼吸窘迫综合征产生,可用于急性感染及感染性休克的治疗;同时影响免疫功能。口服后1～2小时血浆浓度达高峰,血浆半衰期2小时;常用剂量每次5～10 mg/kg。长期应用亦可致胃溃疡、胃出血等。

5.双氯芬酸

双氯芬酸为强效消炎、镇痛、解热药,其消炎、镇痛、解热作用较阿司匹林强20～50倍。口服后 1～2 小时血中浓度达高峰,口服每次 0.5～1.0 mg/kg,儿童一次剂量不超过 25 mg,每天 3 次;肌内注射同口服剂量,每天 1 次。

6.尼美舒利

化学名为 4-硝基-2-苯氧基甲烷磺酰苯胺,具有明显的抗炎、解热和镇痛作用。其机制为:①选择性抑制环氧化酶的活性;②抑制白三烯产生;③抑制蛋白酶活性;④抑制炎症细胞因子介导的组织损伤;⑤抑制自由基产生。该药对发热、呼吸道感染、类风湿关节炎等具有明显的治疗作用,不良反应发生率低。剂量为每次 2～5 mg/kg,每天 2 次,儿童最大剂量 1 次不超过 100 mg。

7.氨基比林

20 世纪 80 年代以来国内外已将其淘汰,但其复方制剂如复方氨基比林、阿尼利定在我国仍在应用。氨基比林注射的解热镇痛作用甚为显著,但过量易致虚脱,甚至休克,且应用后有可能导致颗粒白细胞减少,有致命危险,其发生率远远高于氯霉素。安替比林除过量引起休克外,易产生皮疹、发绀,故两者在儿童不宜应用。

(齐晓倩)

第三节 氧 气 疗 法

氧气疗法(简称氧疗)是儿科临床的重要治疗措施,正确的应用可有效地提高血氧分压改善机体的缺氧,而应用不当不仅影响其效果,还可能带来各种危害。现将小儿氧疗的有关问题介绍如下。

一、适应证

凡可引起低氧血症或有组织缺氧者均为氧疗的适应证。如:①各种原因所致的呼吸功能不全,包括呼吸系统疾病所引起的和其他系统疾病影响呼吸中枢者;②循环功能不全,包括各种原因所致的心力衰竭及休克;③严重贫血;④循环血量不足,由于急性失血或脱水所致。

(一)临床指征

(1)发绀。

(2)烦躁不安:是严重缺氧的重要表现,常伴有心率加快。

(3)呼吸异常:包括呼吸过快、过缓、费力或新生儿期出现的呼吸暂停。

(4)休克、心力衰竭、颅高压综合征。

(5)严重高热或伴有意识障碍。

(6)严重贫血。

(二)血气指标

(1)动脉血氧分压(PaO_2)<8.0 kPa(60 mmHg)。

(2)动脉血氧饱和度(SaO_2)$<90\%$。

(三)作用

氧疗的作用是提高氧分压,改善人体的氧气供应,减轻因代偿缺氧所增加的呼吸和循环的负担。缺氧改善的指标为发绀消失,面色好转,患儿由烦躁转为安静、心率减慢,呼吸情况改善;血气指标为 PaO_2 维持在 $8.0\sim11.3$ kPa,$SaO_2 > 90\%$。新生儿、早产儿易有中毒倾向,PaO_2 以不超过 10.6 kPa(80 mmHg)为宜,而循环不良患儿组织缺氧明显,应尽量维持在 10.6 kPa 以上。

二、常用氧疗方法

(一)鼻导管给氧

多用于中度缺氧的患儿。一般将鼻导管放入鼻内约 1 cm,氧流量一般按婴儿每分钟0.5 L,学龄前儿童每分钟 1.0 L,学龄儿童每分钟 1.5 L,可使吸入氧浓度达 30%。

(1)优点:简便、易行、舒适。

(2)缺点:吸入氧浓度不高($\leqslant30\%$),双侧鼻导管或双侧鼻塞,可使吸入氧浓度明显升高,但缺点是鼻腔堵塞,不易让患儿接受,而且患儿张口呼吸,使吸氧效果受影响。

(二)面罩给氧

分开放式面罩和闭式面罩两种,小儿一般用开放式面罩,使用时将面罩置于口鼻前略加固定,不密闭,口罩距口鼻位置一般 $0.5\sim1$ cm,氧流量宜大于 5 L/min,以免造成罩内 CO_2 潴留,吸氧浓度(FIO_2)可为 $40\%\sim50\%$。此法优点是简单、方便,可获较大吸氧浓度;缺点是面罩位置不易固定,影响吸氧浓度且耗氧量大。

(三)头罩给氧

用有机玻璃制成,整个头部放在匣内。用于婴幼儿或不合作的患儿,应注意防止患儿皮肤受损。氧流量为 $4\sim6$ L/min,FIO_2 可为 $50\%\sim60\%$。

(1)优点:舒适、氧浓度可依病情调节,并可保持一定湿度。

(2)缺点:不适应发热或炎热季节使用,耗氧量大。

(四)持续呼吸道正压给氧(CPAP)

CPAP 是在自主呼吸的前提下给予呼吸末正压,目的是防止肺内分流(动静脉短路),纠正严重的低氧血症。应用指征是当严重的低氧血症用普通吸氧方式且 $FIO_2 > 60\%$ 而仍不能达到氧疗目标时。临床用于 RDS、ARDS、肺出血、肺水肿以及机械呼吸停机前的过渡。

三、注意事项

(一)解决小儿的缺氧不能只靠供氧

除原发病的治疗外,在给氧的同时,还应特别注意改善循环功能和纠正贫血。

(二)氧气需湿化

不论何种方式给氧,氧气均需湿化,即吸入前必须经过湿化水瓶。

(三)慢性呼吸功能不全患儿

长期的二氧化碳潴留已不能刺激呼吸,缺氧是刺激呼吸的主要因素。要防止给氧后由于缺氧刺激的解除而引起呼吸抑制,故一般只给小流量、低浓度氧气吸入,必要时检查血液 $PaCO_2$,以防二氧化碳潴留加重引起的昏迷。

(四)预防氧疗的不良反应发生

当患儿缺氧情况好转后,应及时停止吸氧。不恰当的过高浓度(60%以上)、过长时间(24 小时以上)吸氧,特别是应用呼吸机时,要注意氧中毒。

(五)氧气治疗应特别注意安全

治疗环境内要防火、防油,平时要检查氧气开关,勿使漏气。

四、不良反应

(一)氧中毒肺损害

长期高浓度吸氧($FiO_2 > 60\%$)可造成中毒性肺损害。临床表现为呼吸困难、胸闷、咳嗽、咯血、呼吸窘迫等。病理改变为肺泡壁增厚、肺间质水肿、炎性细胞浸润,肺泡上皮增生,黏膜纤毛功能抑制,肺透明膜形成等。此种损害在大儿童是一种可逆性的,降低 FiO_2 可恢复;但在新生儿和早产儿则是不可逆的肺损害,导致"支气管肺发育不良"。故一般主张吸氧浓度:轻、中度缺氧为 $30\% \sim 40\%$,严重缺氧为 $50\% \sim 60\%$,$FiO_2 > 60\%$ 的高浓度吸氧不超过 24 小时,纯氧吸氧不超过 6 小时,病情好转后及时减低吸氧浓度。

(二)晶状体后纤维增生

动脉血氧分压持续高于正常($PaO_2 > 13.33$ kPa)致视网膜动脉 PO_2 持续增高,对体重小于 2 000 g的早产儿可造成晶体后纤维增生症。

(齐晓倩)

第四节　雾化吸入疗法

雾化吸入疗法是通过特定方式将药物溶液或粉末分散成微小的雾滴微粒,使其悬浮于气体中,然后吸入呼吸道以达到治疗的目的。近年来,雾化吸入疗法进展很快,特别是对呼吸道感染、哮喘的治疗,疗效明显。

一、影响雾化吸入效果的主要因素

雾化吸入的理想效果是药物雾化微粒能沉着在需治疗的各级支气管而产生药理作用,而药物雾化微粒的沉着与以下因素有关。

(一)药物雾化微粒的大小

药物微粒的气体动力学直径(即微粒的物理直径与密度平方根的乘积)是影响其沉着部位的重要因素。直径在 $1 \sim 5$ μm 的气雾微粒最容易在下呼吸道沉着。直径小于 1 μm 时,易随呼吸运动呼出,而直径大于 5 μm 时,则易沉着在上呼吸道。

(二)患者呼吸的模式

快而浅的呼吸,气体吸入速度快(如哮喘急性发作时),药物雾化微粒沉着在上呼吸道的数量增多,沉着在下呼吸道的数量减少,故治疗效果不佳。相反,缓慢而深的呼吸能使沉着肺泡和终末细支气管的药物雾化微粒数量增多,在吸气末做短暂屏气 $1 \sim 2$ 秒后,可使沉着量增多,从而提高雾化吸入治疗效果。因此,理想的呼吸模式应该是在功能残气位(即平静呼气后)缓慢深吸气,并在吸气末做屏气,以增加药物微粒由于自身重力沉着于下呼吸道的量。在做雾化吸入时,特别是使用定量雾化吸入时,应教会患者这种呼吸形式。

(三)雾化药物的理化性状

气管和支气管黏膜表面覆盖着假复层柱状纤毛上皮细胞,纤毛运动可将气道内的异物或分泌物运动至气道管口咳出,使呼吸道始终保持清洁通畅,对肺起着积极的防御作用。因此,用作雾化的药物除无刺激性外,还必须要有适合的温度和 pH,如果药液的 pH 小于 6.5,纤毛运动会停止。

二、雾化吸入的优点

(一)起效快、疗效好

药物随气体直接进入呼吸道,很快作用于气管内的各种神经受体,解除呼吸道痉挛;同时由于是局部用药,使局部药物浓度大,疗效迅速,缩短治疗时间。

(二)用药量小,不良反应少

雾化吸入疗法的药物剂量,仅是全身用药量的 $1/5\sim1/2$,有利于节省药物减少对全身的毒副作用。

(三)湿化、清洁呼吸道

使用药物溶液经雾化后吸入,可保持呼吸道应有的湿度和湿化的程度,解除支气管痉挛,减少气道阻力,清洁呼吸道分泌物,有利于分泌物的排出。

三、雾化吸入器的类型及使用方法

(一)超声雾化吸入器

由振荡器和雾化装置两部分组成,振荡器产生电磁振荡,经电缆接到雾化装置中的压电晶片上,在高频电压作用下,产生同频率的轴向振动,使电磁能转变为机械能,产生超声波。由于超声波在液体表面的空化作用,破坏液体表面的张力和惯性而产生雾滴,其雾滴大小与振荡频率成反比,频率越高,雾滴越小。频率在 1.5 Hz 时,超声雾化器产生雾滴的直径约 25% 在 2.5 μm 以下,65% 在 2.5~5 μm,即 90% 左右的雾滴直径在 5 μm 以下,能直接吸入到终末细支气管和肺泡,因此该频率最适合临床雾化吸入治疗的要求。

(二)气动雾化器

利用压缩空气作为动力,当气体向一个方向高速运动时,在其后方或四周形成负压,在其前方由于空气阻力而产生正压,使药液在通过喷射器的细管成雾状喷出,雾粒运动的速度行程与气源压力成正比,雾粒的粗细、雾量的大小与气源压力、喷射器细管的直径、前方受阻物质的表面形态、粗细的过滤程度、液体的黏稠度等因素有关。一般气体需 3~5 kg,若用氧气作气源则氧流量需每分钟 8~10 L。此类雾化器的优点是仅要求患者用潮气量呼吸,不需特殊的训练,对儿童较适合,对 3 岁以下的婴幼儿可辅以面罩吸入。缺点为耗氧量大,且雾滴的大小受气源量的影响较大。

(三)手压式定量雾化器(metered-dose inhaler,MDI)

药物溶解或悬浮在液体混合推进剂内,放在密封的气筒内,内腔高压,当按压雾化器顶部时,利用其氯氟碳引发正压力,药物即由喷嘴喷出。一般雾滴直径为 2.8~4.3 μm。目前临床上主要用于哮喘患儿,常用的有必可酮、喘乐宁等。但此雾化需用手操作且需熟练掌握使用技巧,故婴幼儿使用时,往往达不到理想的效果,现特设计了一种贮雾器,可弥补这一不足。

(四)碟式吸纳器

这是一种用以装有干粉末吸入药物,帮助其被吸入呼吸道的干粉雾化吸入器,临床常用的产品为"旋达碟"常用于治疗哮喘,常用药物为必酮碟、喘宁碟等,适用于儿童。

(五)呼吸激动定量干粉吸入器

此为 Astra 公司最近推出的新吸入器,商品名为"都保"。将药物放在有一特殊开口的药瓶中,药物通过开口在患儿吸气时进入呼吸道。3 岁以下儿童使用较困难。

四、雾化治疗的常用药物

(一)平喘药

目前世界上哮喘治疗方案都采用吸入治疗。比较常用的药物有必可酮、喘乐宁气雾剂和特布他林气雾剂等。

(二)抗微生物药物

1.抗生素

目前普遍认为,多数抗生素制剂本身对气道有刺激作用,可导致气管痉挛;而且,其抗菌效果不佳并容易产生耐药性等。临床上普遍认同的抗生素有庆大霉素、卡那霉素、新霉素等。亦可用青霉素、苯唑西林、异烟肼等,其雾化剂量以常用肌内或静脉注射剂量的 $1/4 \sim 1/2$ 计算。

2.抗真菌药

这是雾化吸入治疗呼吸道真菌感染值得研究的一个方面,可减少全身应用抗真菌药所致的不良反应,如心、肝、肾的损害等。常用抗真菌药有两性霉素 B(0.25 ~ 0.5 mg/d,浓度为 0.025% ~ 0.1%)、制霉菌素(5 万单位/次)等。

3.抗病毒药

临床上常用的抗病毒药有利巴韦林和干扰素等。剂量为利巴韦林,每天 10 ~ 20 mg/kg,分 2 ~ 4 次,共 5 天;干扰素,2 万单位/次,每天 2 次。

(三)祛痰药

祛痰药经雾化吸入有局部刺激作用,且长期吸入可溶解肺组织,故应尽量少用。对一般黏稠痰液,可用生理盐水或 2% ~ 4% 碳酸氢钠雾化,利用其高渗性吸收水分,使痰液变稀,利于咳出或吸收。如果无效,可试用糜蛋白酶,1 次 1 ~ 2 mg。

(四)其他药物

除上述药物外,临床上还应用了许多药物治疗疾病均有一定的疗效。如酚妥拉明、硝普钠、呋塞米等吸入治疗哮喘;雾化吸入维生素 K_3、肝素、利多卡因等治疗毛细支气管炎;板蓝根、鱼腥草治疗上呼吸道感染;雾化吸入初乳分泌型蛋白 A 可治疗病毒性肺炎等。总之,雾化吸入药物的选择应根据病情加以选择。

五、雾化吸入的不良反应

(1)支气管痉挛引起的低氧血症。

(2)雾化器的污染和交叉感染:雾化吸入时的过度增湿和体温调节障碍。其他如口腔干燥、咽痛、声嘶及真菌感染等,一般不影响治疗。

(温晓敏)

第五节 光照疗法

光照疗法简称光疗,是在光作用下,将脂溶性未结合胆红素转化为一种水溶性的异构体,从而降低血清未结合胆红素的方法。此法简便易行,不良反应少,效果明显,自 20 世纪 80 年代初国内已普遍开展。

一、光疗原理

胆红素能吸收光线,在光的作用下,未结合胆红素由 IX_{a2} 型转化为水溶性的同分异构体 $IXaE$ 型和光红素,该异构体能经胆汁排泄至肠腔或从尿中排出,从而使血清胆红素浓度降低。胆红素吸收光线的波长在 $450\sim460$ nm 作用最强,由于蓝光的波长主峰在 $425\sim475$ nm,故认为是最好的光源,一般均采用蓝光照射。Vecch 等认为波长超过 500 nm 时仍有效,且光穿入皮肤深度增长,对人体更为有利。绿光波长主峰在 $510\sim530$ nm,经临床试用,胆红素平均下降值及下降幅度大于蓝光,不良反应较蓝光小。无蓝光或绿光灯管时,白光也有一定效果,因白光含有一定比例各种色彩的光谱,包括蓝光和绿光。但波峰较低,疗效略差。

二、光疗指征及适应证

(一)光疗指征

(1)凡患儿总胆红素为 $204\sim255$ μmol/L,早产儿 170 μmol/L 以上者,在检查病因的同时开始光疗。

(2)出生后 24 小时内出现黄疸且进展较快者,不必等胆红素为 $204\sim255$ μmol/L 便可进行光疗。

(3)产前已确诊为新生儿溶血病者,出生后一旦出现黄疸即可开始光疗。

(4)早产儿合并其他高危因素者胆红素达 102.6 μmol/L 开始光疗。

(5)胆红素达 342 μmol 的需换血者,在做换血准备工作时应争取光疗,换血后应继续光疗,以减少换血后胆红素的回升以致再次换血。光疗不能代替换血,因不能去除抗体、致敏红细胞,也不能纠正贫血,早期预防和治疗可减少换血的机会。

(二)光疗适应证

用于各种原因所致的高未结合胆红素血症。如同族免疫性溶血病(母婴 Rh、ABO 血型不合)G-6-PD 缺乏,感染,血肿,Crigler-Najjar 综合征等。但当血未结合胆红素大于 342 μmol/L 时可影响肝脏排结合胆红素的功能,发生瘀胆,当结合胆红素达 68.4 μmol/L 时可引起青铜症,应禁用光疗。

三、光疗方法的方式

光疗方法分单光治疗、双光治疗及毯式光纤黄疸治疗仪三种。

(一)单光治疗

单光治疗适用于预防性治疗。用 20 W 或 40 W 蓝光或绿光荧光屏光灯 $6\sim8$ 只,呈弧形排列于上方,形成如地灯,灯管间距 2.5 cm,灯管距患儿 35～40 cm。患儿需裸体,每隔 2～4 小时翻身一次,天冷可睡于暖箱内照光,但应去掉有机玻璃箱盖,以增加蓝光(绿光)照射强度。天热可置于开放暖箱内,周围环境温度维持在 30 ℃ 左右。目前一般开放或闭式暖箱上方已配备有蓝光装置。

(二)双光治疗

双光治疗适用于胆红素已达高胆红素血症的诊断标准的治疗。常选用蓝光箱治疗,箱内上下均有 6 只荧光管,排列呈弧形,灯管间距 2.5 cm,上方距患儿 35 cm,下方距患儿 25 cm,患儿睡在箱中央有机玻璃板上。疗效优于单光治疗。

(三)毯式光纤黄疸治疗仪

毯式光纤黄疸治疗仪适用于母婴同室母乳喂养的早期新生儿或家庭治疗。治疗仪包括一个主机(体积 24 cm×10 cm×21 cm)和一个由一条 1.2 m 长的纤维光缆连接的光垫。光垫直接贴于婴儿的胸部或背部,其外包裹衣被,不妨碍喂奶、输液和护理。光垫虽直接与皮肤接触,但几乎不产生热,也不直接照射脸部,不良反应很小。缺点是照射面积较小。

四、照射时间

光疗照射时间分连续照射和间歇照射两种。间歇照射方法各异,有的照 6～12 小时停 2～4 小时,有时照 8 小时停 16 小时,有时照 12 小时停 12 小时,间歇照射与连续照射效果并无差别,但前者可减少不良反应,临床一般选用间歇照射。疗程一般 2～3 天,发病早,程度重,病因未消除者需适当延长,待胆红素降至 220.5 μmol/L 以下可停止光疗。

五、注意事项

(1)充分暴露小儿皮肤,使之有较大接触面积。一般需裸体,用黑布遮住双眼,防止损伤视网膜;用尿布遮盖生殖器,防止损伤生殖器功能,尿布只垫在肛门至耻骨上方,不宜过厚;小儿洗浴后不要扑粉,以免影响疗效。

(2)光疗时不显性失水增加,每天液体入量应增加 25% 并应监测尿量。

(3)光疗时加速核黄素破坏,应适当补充之,每天 3 次,每次 5 mg,光疗结束后改为每天一次,连服 3 天。

(4)光疗时需细心护理,因患儿裸体光疗箱的温度要求在 30 ℃ 左右,湿度 50%,夏季防止过热,冬季注意保暖,每 2～4 小时测体温及箱温一次,以便随时调整。

(5)光疗的作用部位在皮肤的浅层组织,光疗可降低皮肤黄疸的可见度,不代表血胆红素相应下降,需每 12～24 小时监测血胆红素一次。

(6)灯管使用后其照射强度会减退,蓝色荧光灯照射强度的衰减比白色荧光灯快,20 W 比 40 W 衰减更快,使用 2 000 小时后,能量减弱 45%,因此,每次照射后要做记录,超过 2 000 小时应更换灯管,也可用蓝光辐射计测功率＜200 μW/cm^2 时必须换管,以免影响疗效。

(7)密切观察全身情况,有无呕吐、发绀、皮疹及大便性状,并详记生命体征。

(8)光疗时哭闹不安者,可给予苯巴比妥,防止皮肤擦伤。

六、不良反应

目前认为光疗相当安全,虽有不良反应,但并无危害性,停光疗后即消失。

（一）发热

发热为常见的表现,约占 47%。体温常为 38～39 ℃,亦有 39 ℃以上者,这是由于荧光灯的热能所致。天热更易发生,适当降低箱温,体温可下降,以此与继发性感染相区别。

（二）腹泻

腹泻也较常见,约占 55%,大便稀薄呈绿色,每天 4～5 次,最早于光疗 3～4 小时即可出现。但光疗结束不久即停止,其主要原因是光疗分解产物经肠道排出时刺激肠壁引起。应注意补充水分。

（三）皮疹

皮疹较少见,约占 7%。在面部、躯干及下肢可见斑丘疹、色素沉着或瘀点,停光后很快消退,不留痕迹。原因尚不明,可能与光照射和血小板减少有关。

（四）核黄素缺乏或溶血

光疗超过 24 小时可以造成机体内核黄素缺乏。核黄素吸收高峰在 450 nm,这正是蓝光对胆红素起作用的最大光谱,因此胆红素与核黄素同时分解,由于核黄素水平降低,影响核黄素腺嘌呤二核苷酸的合成,导致红细胞谷胱甘肽还原酶活性降低,使溶血加重。绿光治疗核黄素缺乏症发生率较蓝光低,因绿光的波长主峰位置在 510 nm 左右。

（五）贫血

光疗可使有的 G-6-PD 缺陷患儿溶血加重导致贫血,由于光疗时核黄素被氧化,使红细胞内核黄素水平降低,从而使辅酶Ⅱ的产生受抑制,导致 G-6-PD 及谷胱甘肽还原酶活性减低加重溶血和贫血,需及时停止照射。

（六）低血钙

光疗中可引起低血钙的发生,机制尚不明确。大多无临床症状,严重者可引起呼吸暂停、抽搐、青紫,甚至危及生命。补充钙剂或停止光疗后,低钙可恢复。

（七）青铜症

血清结合胆红素高于 68.41 $\mu mol/L$ 且血清谷-丙转氨酶、碱性磷酸酶升高时,光疗后可使皮肤呈青铜色,血及尿呈暗灰棕色,应停止光疗,以后可逐渐消退。机制不清,可能是由于胆汁瘀积,照光后阻止了胆管对胆红素光氧化产物的排泄,也有认为与铜卟啉有关。

（八）其他

光疗可损伤视网膜,用眼罩可防止;光疗还可影响垂体-生殖腺功能,因此要用尿布遮盖生殖器;有报道光疗可使体细胞受损、DNA 被破坏,有潜在发生癌变和细胞突变可能,但经过 30 分钟可基本恢复;也有报道连续较长时间光照过程中的化学反应产生过氧化物质,对机体有损害,提示应同时应用自由基清除剂。

光疗是一种简单易行、安全、快速的降低未结合胆红素的首选治疗方法。一般光疗后胆红素浓度每天可下降 51.3～85.5 $\mu mol/L$,平均 3 天可降至 220.5 $\mu mol/L$ 以下。疗效与胆红素浓度、日龄、病因有关,胆红素浓度越高,降低越小,因此,光疗开始第一天疗效较好;日龄越大,下降也越快;围产因素所致者下降快;感染因素及时得到控制下降也快。另外,新生儿溶血病光疗中,胆红素尚可继续上升,因光疗不能阻止溶血,切勿认为无效,若血总胆红素上升不快,未超过换血指标,仍应继续光疗。

（苏慧阁）

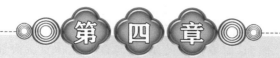

各年龄期儿童的生长发育

第一节　新生儿期的生长发育

新生儿是胎儿的延续,是儿科医师的重点研究对象。根据世界卫生组织的建议和我国有关新生儿会议的规定,新生儿期的标准为自出生脐带结扎开始到出生后28天内。

一、新生儿分类

根据新生儿的成熟度和胎龄及出生体重的关系,新生儿分类如下。

(一)按胎龄分类

胎龄自母亲末次月经第1天算起,到分娩为止,一般为40周。胎龄满37周(259天)到不满42周(293天)出生者称足月新生儿,亦称成熟儿,其出生体重绝大多数大于2 500 g。胎龄未满37周者,不论体重超过或不足2 500 g,均称早产儿,亦称未成熟儿。满42周或以上出生者,不论体重多少,均称过期产儿。

(二)按出生体重分类

不论胎龄如何,凡出生体重(出生后1小时内测量)在2 500 g以下者,均称低出生体重儿。凡出生体重低于1 500 g者称极低出生体重儿,出生体重小于该胎龄正常体重第10百分位数者,称小于胎龄儿(SGA)。出生体重在同龄体重第10百分位至第90百分位之间者称适于胎龄儿(AGA)。出生体重在第90百分位以上者称大于胎龄儿(LGA)。这种分类法将新生儿体重与胎龄联合反映出来,提示了其内在的含义。

二、新生儿的体格生长

新生儿的生长主要反映在体格方面,其衡量指标包括体重、身长、头围、胸围等指标。在一个相当大的人群中测量这些指标,所得数值从最低到最高是连续性的,呈中间多、两头少的常态分布。

(一)体重

体重是机体各部重量的总和,这是体格生长的重要指标之一。我国城市婴儿出生体重男婴为(3.32±0.39)kg,女婴为(3.21±0.36)kg。世界卫生组织(WHO)的参考值男、女婴分别为

3.3 kg和3.2 kg。

出生后体重曲线本应是胎儿曲线的延续,但因初生数天内,新生儿摄入不足,胎粪及水分等的丢失,致使体重有下降趋势,大都在出生后3～4天降至最低点,可达出生体重的6％～9％,此称为"生理性体重下降"。然而,需要注意的是,一旦新生儿体重丢失超过出生体重的10％,或10天仍未恢复至出生时的体重,则应考虑为病理性或喂养不足所致。应仔细询问病史和体格检查,以便及时纠正。一般来说,在7～10天,新生儿恢复到出生时体重,早产儿体重恢复较迟。以后新生儿体重就不断增加,年龄越小,体重增长越快,新生儿每天体重的增加为25～30 g,但也有增加更快的报道,如男孩每天可增加40 g,女孩增加33 g。

新生儿称体重要求用婴儿磅秤或特别的杠杆秤,最大载量为10 kg。称体重时应卧位,迅速调整游锤至杠杆正中水平,所示读数记录以千克(kg)为单位,至小数点后两位。

(二)身长

身长代表着头、脊柱、下肢长度的总和。身长在出生时平均约50 cm。我国新生儿出生身长男婴为(50.4±1.8)cm,女婴为(49.7±1.7)cm。新生儿测量身长用标准的量床或携带式量板,读刻度,记录到0.1 cm。

1.坐高

坐高是由头顶到坐骨结节的长度。测量时取仰卧位,测量从头顶至臀部的距离,读刻度至0.1 cm。新生儿坐高约占身长的66％。

2.上部量和下部量

人体的全部长度以耻骨联合上缘为界可分为上、下两部分,上部分即从头顶至耻骨联合上缘的长度,称为上部量;下部分即从耻骨联合上缘至足底的长度,为下部量。上部量主要表示脊柱的生长,下部量代表下肢长骨的生长。两者长度随年龄而变化。出生时上部量约为身长的60％(30 cm),下部量为40％(19.5 cm),身长的中点位于脐上,外表显示下肢短。出生时,上、下部量的比例男婴为1.64,女婴为1.62。

(三)头围

头围是指眉弓上方最突出处经枕后结节绕头一周的长度。新生儿头围平均为34 cm,测量头围可知颅骨及脑的生长发育情况,读数至0.1 cm。

前囟及骨缝的变化也是颅骨生长的指标。前囟由两额骨与两顶骨相交接的骨缝的构成,出生时斜径约2.5 cm。如有先天性佝偻病,前囟可增大,前面的骨缝可延至额部。后囟由两顶骨与两枕骨的骨缝构成,呈三角形,在出生时或出生后2～3个月闭合。如果出生时摸不到前囟,要区别是否为颅骨畸形。前囟饱满见于颅内压增加,囟门凹陷见于严重脱水及营养不良。

(四)胸围

胸围是指胸前乳头下缘向后绕经后背的两肩胛骨下角下缘,取平静呼气、吸气时的中间读数至0.1 cm。新生儿出生时胸廓呈圆筒状,胸围较头围小1～2 cm。

三、新生儿的神经心理发育

儿童发育的基础与神经系统,尤其是脑的发育有密切的关系。新生儿脑重约390 g,占出生体重的8％,为成人脑重的1/3。大脑皮质细胞的分化从胎儿第5个月开始,出生时已具备了成人脑所具备的沟和回,但脑沟比成人的浅,在组织学上也具备了大脑皮质层的6层基本结构。新生儿大脑的皮质下中枢,如苍白球、纹状体系统发育较成熟,而皮质的发育尚未成熟,所以新生儿出现肌张力增高及不自主的动作,兴奋及抑制过程容易扩散。随着大脑皮质的发育,对皮质下起的抑制作用也逐渐明显。

(一)感知觉的发育

1.视感知

(1)眼的生长发育:正常足月新生儿出生时眼的大小为成人的3/4,在出生后第1年内发育最快,以后发育速度降低。一般来说,在出生时眼的前部结构相对较大,而较后部结构发育慢。这种发育特征使小儿眼球形状处在不断变化之中,最后眼球近似球形。新生儿角膜相对较大,角膜弯曲度随年龄的增加而趋于平坦,因此眼的屈光度也在不断变化之中。正常角膜无色透明,未成熟儿可呈暂时性的乳白色迷雾状。新生儿前房较浅并有角形结构,这对正常眼内压的维持是重要的。新生儿瞳孔小,扩张往往困难,眼底色泽较成人的浅,脉络膜血管高度清晰可见,黄斑特别是中央凹的光反射界限不够清楚,不易进行眼底镜检查。

(2)视感知的发育:新生儿大部分时间闭着眼睛,但正常新生儿对灯光的变化有反应。有瞳孔对光反应,但感觉敏锐度较差,出生后1天的视力为20/150。由于眼肌调节不良,对远处的物体视物不清,仅能在20 cm的距离处视物最清晰。视物最早的刺激是母亲的脸,特别是在哺乳时,在安静觉醒时,能注视人脸。出生2周时对存在的物体比较感兴趣,出生后4~6周可在水平方向用目光慢慢地跟随移动的物体。新生儿喜欢轮廓鲜明和深浅颜色对比强烈的图形,可能这种图形对视网膜刺激更大。因此,黑白相间的棋盘比一块单纯白布更能吸引新生儿的注意力。新生儿不但能看,而且能记住所看的东西,如床头挂一个玩具,开始时看的时间长,以后看的时间逐渐缩短,这一现象称为"习惯化形成"的能力。

总之,新生儿有活跃的视觉能力。尽管他们的聚集和视觉敏感度较差,但他们能自然地看周围世界的形状和追随物体,并有视觉记忆力。

2.听感知发育

很多研究证明胎儿在宫内即有听力,已能区别声音的强弱、声调的高低、熟悉或不熟悉的声音,甚至已能辨别声音来源的方向。

新生儿从一出生即有声音的定向力,在新生儿觉醒状态,头向前方,在距小儿耳旁10~15 cm发出柔和的格格声和铃声,新生儿会眨眼或转动头向声音发出的方向。实际上,新生儿的听感知比视感知发育得更好,研究显示新生儿对音调、声响甚至节奏均有反应,并且对人的说话比起外界的声音更易有应答。他们也对高调的声音敏感,有研究表明,新生儿能辨别母亲和陌生人的声音。但辨别父亲和别人的声音要晚些,这是因为父亲的声音频率较低的缘故。此外,有节律的声音似乎对新生儿具有抚慰的作用。

3.皮肤感觉的发育

触觉器官最大,全身皮肤都有灵敏的触觉,出生后的新生儿身体喜欢紧贴着温暖的环境,因此在怀抱新生儿时,他们会紧贴在怀抱者的怀里。当他们哭闹时,成人通过触觉刺激,将手放在新生儿的腹部,并按住他们两个手臂,就能使他们安静下来。新生儿的触觉有高度的灵敏性,尤其是在眼、前额、口周、手掌、足底等部位,而大腿、前臂、躯干却比较迟钝,这可以解释新生儿吸吮手指的现象。躯干的有些反射出现与触觉的敏感性有关。新生儿的温度觉也比较敏锐,如能区分牛奶温度太高或太低。对冷的刺激比热的刺激更能引起明显的反应。新生儿痛觉不甚敏感,尤其在躯干、眼、腋下部位的痛刺激出现泛化现象。

4.嗅觉和味觉的发育

新生儿在出生时嗅觉中枢及末梢已发育成熟。哺乳时,当闻到乳汁的香味时就会积极地寻找乳头,而当闻到不愉快的气味时则转过头去。有研究表明,出生后 7 天的新生儿已能辨别母乳和其他人乳的气味。

新生儿有良好的味觉,从出生后就能精细地辨别溶液的味道。出生后仅 1 天的新生儿对于浓度不同的糖水吸吮的强度和量是不同的。他们喜欢较甜的糖水,吸吮浓度较高的糖水比浓度较低的糖水量多,吸吮力强。对于咸的、酸的或苦的液体有不愉快的表情。

(二)睡眠-觉醒周期

新生儿一昼夜睡眠时间为 16～17 小时。其睡眠生理与年长儿不同,每天的快速眼动睡眠为 8～9 小时。入睡的模式是从觉醒至快速眼动睡眠,新生儿的快速眼动睡眠周期短,50～60 分钟出现 1 次快速眼动,而成人则为 90～100 分钟。此外,新生儿上半夜的快速眼动与下半夜的一样多。在非快速眼动睡眠中,按睡眠程度分为浅睡眠期、轻度睡眠期、中度睡眠期、深度睡眠期,对新生儿来说,界限不清。

新生儿在睡眠-觉醒结构的变化上无明显的昼夜节律,通常睡眠3～4 小时,醒 1～2 小时,以后由于受外界环境的影响及生理、心理功能的逐步发育成熟,这些短的睡眠逐渐连成一体,成为夜间睡眠。出生 2 周的新生儿可不间断地睡眠 4 小时,5 个月达 7 小时。

新生儿的觉醒和睡眠按不同程度分为 6 种表现状态,即两种睡眠状态,安静睡眠(深睡眠)和活动睡眠(浅睡眠);三种觉醒状态,安静觉醒、活动觉醒和哭;另一种是介于睡眠和觉醒之间的过渡形式,即瞌睡状态。

1.安静觉醒状态

新生儿在这种状态下很机敏,喜欢看东西,特别是圆形和色彩鲜艳的东西,如红球或颜色鲜艳、对比明显的条纹图片。还喜欢注视父母的脸,专心地听他们说话。这种安静觉醒的时间很短,刚生下的新生儿约有 40 分钟的安静觉醒时间。出生后第 1 周内约占 1 天时间的 10%。

2.活动觉醒状态

吃奶前或烦躁时,活动增加,眼和脸部活动也增加并发出声音。有时运动很剧烈,甚至出现自发的惊跳。有时运动呈阵发性,伴有特殊的节律,其手臂、腿、全身和脸部每 1～2 分钟出现 1 次节律的活动。在这种状态下,如新生儿受到不愉快的刺激,则可使其活动增强或惊跳。这种状态也是新生儿和父母之间交往和联系的时机。

3.哭的状态

新生儿哭时四肢有力地活动,眼可张开或紧闭,脸颊有时变得很红。哭是新生儿表示意愿的一种方式,如饿了、尿布湿了或身体不适时哭,求助于父母能满足他们的要求。还有一种是没有任何原因的哭闹,一般在睡前哭一阵就睡着了。也可在刚醒时,哭一会儿进入安静觉醒状态。

4.瞌睡状态

通常发生在刚醒后或入睡前。眼半睁半闭,眼睑出现闪动,前眼球可能向上滚动。有时微笑、皱眉或噘嘴唇,目光呆滞,反应迟钝。对声音或图形表现茫然。常伴有轻度惊跳,这是觉醒和睡眠之间的过渡阶段,持续时间较短。

5.活动睡眠状态

新生儿在活动睡眠时,眼睛通常是闭合的,但偶然短暂地睁一下,眼睑有时颤动,经常可见到眼球在眼睑下快速运动。在这种状态下,小儿呼吸不规则,比安静睡眠时稍快。手臂、腿和整个身体偶尔有些活动,脸上常显出可笑的表情如做出怪相、微笑和皱眉。有时出现吸吮动作或咀嚼状态。在睡醒前新生儿通常是处于活动睡眠状态。新生儿活动睡眠和安静睡眠时间各占一半,从安静睡眠到活动睡眠作为一个睡眠周期,一般持续 0.5～1 小时。所以,新生儿每天有 18～20 个睡眠周期。

(三)运动发育

实际上,运动从胎内就开始,而且有规律地进行。出生后,新生儿的生活规律为 1 个月之内 90% 的时间睡眠,觉醒时间总共 2～3 小时,以每 30～60 分钟循环 1 次。

新生儿除了前述的视觉和听觉定向各能力外,能在帮助下竖起头,还有反射性的运动能力,如身体站立,在牵拉新生儿时,新生儿会像拉单杠似的腾空而起。在给新生儿进行视知觉或行为检查时,如果新生儿处于良好的安静觉醒状态下,当你发出轻柔语声时,新生儿会对你的说话感兴趣,向你凝视,面露笑容,嘴唇嗫嚅犹如与你说话一样,表现十分轻松、惬意。而此时,向新生儿做连续的张嘴动作,张嘴幅度自小而大,新生儿会模仿而张开嘴。新生儿由于自主肌张力的存在,靠自身颈屈肌和颈伸肌的主动收缩,在帮助下可将头竖立。例如,用双手在新生儿两乳间连线水平固定其身体,自仰卧位慢慢将新生儿扶起,在刚扶起时,新生儿头向后垂;当将躯体与床位成垂直时,因颈屈肌的主动收缩头,会竖立。头竖立是新生儿主动肌张力测定的一个较好的指标,正常新生儿均能把头竖立 1～2 秒甚至几十秒。主动肌张力的另一个运动是牵拉反射,即当你取得新生儿的握持反射后,在新生儿紧紧握住你的手指时的刹那立即将双手举起,新生儿靠上肢肌肉的主动收缩会使自己的躯体腾空而起。

(四)智能发育

儿童智能发育的研究以皮亚杰的《认知发展论》最富影响力。他把智能发育分为 4 个期,即:感觉-运动期(0～2 岁)、运筹前期(2～7 岁)、具体运筹期(7～12 岁)和形式运筹期(12 岁到成人)。在感觉-运动期中,又分为 6 个小阶段,0～1 个月为第一阶段,即反射阶段。在这阶段中,儿童接受各种感觉刺激,并作出反射性应答,如吸吮、抓握等,在逐渐修正反射的过程中进入第二阶段。此时以触觉为主导接触外界,会短暂地追视物体,这一阶段亦称习惯动作阶段(1～4.5 个月)。第三阶段(4.5～9 个月)称为有目的动作逐步形成阶段,此时期儿童的活动不再囿于主体自身,出现了为了达到某一目的而行使的动作,智慧动作开始萌芽。第四阶段(9～11、12 个月)称为手段与目的分化并协调阶段,真正的智慧动作出现,一些动作格式被当作目的,而另一些动作格式则被当作手段使用。到了第五阶段(11、12 个月～18 个月),儿童在偶然发现某个感兴趣的结果时,并不只是单单重复以往的动作,而是在重复中作出一些改变,通过尝试错误,第一次有目的地通过调节来解决新问题。第六阶段(18 个月～2 岁)是感知动作结束、运筹前期开始的时期,其显著特征是儿童除了用身体和外部动作来寻找新方法外,开始在头脑里用内化了的动作模仿外界事物来解决问题。新生儿处于感觉-运动期的第一阶段,即反射阶段。

(郭红霞)

第二节　婴儿期的生长发育

一、婴儿的体格生长

从出生至不满 1 岁为婴儿期,婴儿期的体格生长极快,为人生的第一个生长高峰期。

(一)体重和身长

体重在 3～4 个月达到出生体重的 2 倍,在 12 个月时达到出生体重的 3 倍。1 岁以内小儿的体重可用以下公式推算。

$$3～12 个月:体重(kg)=[年龄(月)+9]/2。$$
$$1～6 岁:体重(kg)=年龄(岁)×2+8。$$
$$7～12 岁:体重(kg)=年龄(岁)×3+2。$$

身长在第一年增加 25 cm,达到出生身长的 1.5 倍。

我国婴儿身长的增长速率和国外报道的数值很接近,体重的增值在 0～3 个月比国外报道高(0.9 kg),6～9 个月及 9～12 个月的体重增值则分别低于国外报道(0.45 kg 和 0.36 kg)。

婴儿在出生时的体重、身长主要受母亲宫内环境的影响,出生后小儿的身材受遗传的影响逐渐移动到和父母相关的生长轨道上,如出生体重较大,而父母身材矮小的孩子,在出生后生长逐渐减慢,移动到生长标准较低百分位数线上。同样,出生体重低,而有高大父母的孩子,在出生后生长逐渐加重,移动到生长标准较高的百分位数线上;此种变化一般都发生在婴儿期,尤其是出生后的 6～12 个月。

(二)头围和胸围

头围的生长在婴儿期也极快,尤其在前半年,头围增长 8 cm,后半年增加 4 cm,在婴儿 12 个月时头围达到 46 cm。胸围在出生时比头围小 1～2 cm,在 1 岁时胸围和头围相等,此后胸围大于头围,如头、胸围交叉延迟,提示胸廓的发育落后或营养状况不良。

(三)骨骼生长

颅骨发育较面部早,前囟在出生后前 2～3 个月可随头围的迅速增大略有增大,以后则逐渐骨化缩小,在 9 个月至 1 岁半之间闭合,后囟一般在 6～8 周关闭,骨缝在 3～4 个月闭合。脊柱的增长快于四肢,新生儿期脊柱呈较轻微的后凸,3 个月当孩子会抬头时出现颈椎前凸。6 个月左右能独坐时出现胸椎后凹。在 1 岁左右开始行走时出现腰椎前凸。因此在婴儿期末脊柱的 3 个弯曲已形成。

正常小儿的骨化中心随年龄增长按一定时间和顺序先后出现。婴儿在出生后 4～6 个月时出现头骨和钩骨 2 个骨化中心,桡骨远端的成骨中心于 6～12 个月出现。6～8 岁前腕部骨化中心数约为年龄(岁)+1。

(四)乳牙的生长

乳牙一般在出生后 4～10 个月萌出,通常以下颌中央切牙首先萌出,但乳牙萌出的时间和次序受遗传的影响较大,个体差异明显。乳牙萌出的数目为月龄减去 4～6,因此在 1 岁时可有乳牙 6～8 个。乳牙如果在 13 个月时还没有萌出,应考虑出牙延迟,常见的原因是甲状腺功能低下、甲状旁腺功能低下、家族因素和(最常见的)特发性的。

(五)脂肪组织的发育

脂肪组织的发育表现在脂肪细胞数目的增加和细胞体积的增大,在胎儿中期起脂肪细胞数目开始较快增加,到1岁末达到最高峰,出生时脂肪组织占体重的16%,到1岁末达到22%,以后逐渐下降。

二、婴儿的神经心理发育

(一)感知觉发育

1.视感知

眼的生长发育在出生后第1年内最快。婴儿时巩膜较薄,半透明状,为淡蓝色。出生1个月的婴儿出现头眼协调,眼在水平位置上可随移动物体转动90°;3个月时头眼协调好,眼的调节范围扩大,能看见8 mm大小的物体;6个月时目光跟随水平或垂直方向移动的物体转动180°,并能改变体位以协调视觉;9个月时能较长时间地看300～350 cm的人物活动,12个月时对展示的图片有兴趣。

2.听感知

婴儿时期,听感知在不断地精细化。2个月时能辨别不同人说话的声音及同一人不同情绪的语调;3个月时在听到声音后,把头转向声源;4个月时不但头转向声源,而且眼睛也朝着发声方向看;6个月时喜欢玩具发出的声音,对母亲的语音有反应,能模仿声音;8个月时能把头转向一侧上方或下方发出的声音,能区别语音的意义;9～12个月时能听懂几个字,如自己的名字或物品名称等。

3.嗅觉和味觉

3～4个月的婴儿能区别愉快和不愉快的气味。7～8个月开始分辨出芳香的刺激,这样灵敏的嗅觉可保护婴儿免受有害物质的伤害。在味觉方面,婴儿的发育也比较好,4～5个月时对食物的任何改变都会出现非常敏锐的反应,因此,在添加辅食时要保持相对的一致性,不要每天改变辅食品种,以致婴儿因害怕而拒食。

(二)运动发育

1.大运动

大运动包括头部控制、床上活动、坐的活动、站立与步行四个部分。

(1)头部控制:出生1个月的婴儿,因受觅食反射和不对称颈紧张反射的影响,头部只能向两边转动。2个月时,俯卧位,婴儿开始用前臂支撑,把头抬高离床水平面45°。从仰卧位拉起婴儿坐起时,其头部往后仰。3个月时,婴儿头部控制能力开始成熟,仰卧时能转动头部,寻找声源。4个月时,头部控制渐趋成熟,抬头稳并与身体成一直线,坐位时能稳定地平视和灵活地向两边转动,观察四周。

(2)床上活动:这是指在床上婴儿运用四肢及身体的活动。转动身体位置包括转身、俯卧撑起、枢轴旋转、匍匐爬行。转动姿势包括由卧位至坐位,由坐位至四点跪(跪在地上,以双手和双膝为支点,腰部挺直,头部抬高与身体成90°)。

(3)坐的活动:即身体挺直,髋关节弯曲,臀部受力支撑身体的姿势,其发育涉及婴儿用双手支撑的能力、躯干控制和保持正确的坐姿。

4个月的婴儿能保持头部挺立,尝试伸直腰部,6个月时能靠双手支撑,稳坐片刻;7个月时可以举起双手做一些活动,如伸手向前取物,也开始发展向前伸手保护性反应。8~9个月时能坐稳,自由地运用双手,并向不同方向伸展,当身体向侧面倾斜失去平衡时,手会向旁伸出,保护自己不倒下。9~12个月在坐位时能自由伸直和弯曲双脚,灵活地转成侧坐、盘膝坐或伸直腿坐等位置。

(4)站立与步行:婴儿5个月被扶抱站立时已能用双脚受力,支撑部分身体的重量,背部及腹部肌肉的发育使他能保持直立姿势。6~9个月时,双脚能支撑大部分的身体重量。9~10个月时,尝试用手扶着家具站起来,但只能维持短时间。10个月之后,渐渐学会扶持家具横向行走。

2.细运动

细运动又称为小肌肉控制,是指有效地和准确地协调或调节手眼运用的能力。手部功能的发育分为以下4个方向:①婴儿从整个手掌触弄或抓握物品到使用手指的指尖做精细灵活的物品摆弄。②手指运用从尺侧小指的部位逐渐转移到近桡侧拇指的部位。③拇指从最初藏在握拳的手掌中逐渐伸展出来,最后,拇指可微微弯曲配合其他手指的活动。④手腕从下垂逐渐挺起至水平位,然后可向上挺起到45°的位置活动。

婴儿细动作的发育进程如下:1~3个月时看眼前或手中的物体。在3个月时,手经常呈张开姿势,但不能随意放下手中的玩具。3~4个月时婴儿在胸前玩弄并观看两手,看见物体时全身乱动,试图抓住,但判断不准,手常常伸过了物体。4~5个月时能缓慢地将手伸向物体,主动握物,有时能将物体放入口中。6~7个月时能独自摇摆或玩弄小物体,握物时用手掌部位,并将物体从一手转移到另一手。8个月时用拇指、示指或中指抓握物体。9~10个月时用拇指、示指取物。10个月时能将手中的物体放掉。1岁时从盛器中拿取和放进玩具,双手同时拿着2件物品,并会互相敲打。

(三)语言发育

婴儿时期是早期语言的发展阶段,这阶段的婴儿只对语言的整体行为有所理解,如面部表情、手势、动作、环境等,而且婴儿的口语能力也是整体性的,依靠语调和非口语行为如指物进行表达。精确的语言理解则开始于出生10个月后,而表达能力一般较理解能力迟3~4个月出现。因此,在婴儿时期的语言发育包括语言前技能、语言理解和语言表达3个方面。

1.语言前技能

语言前技能是学习说话的基础,也是日后与他人说话时所必备的技能。这项技能包括对声音的反应和辨别、模仿能力,发声能力,注意、轮流和等待,概念建立,以及对说话声调、节奏、情境的理解和正确的反应。其发育进程如下。

(1)0~2个月:发出与生理需求有关的声音,如哭、打呵欠、咳嗽等,辨别人声。

(2)2~3个月:发出与生理需求无关的声音,如咕咕声、高兴的声音,辨别成人说话的语调。

(3)3~4个月:无意中能发出一些语音,先是元音(如a、o、e),然后有辅音(如n、g)。

(4)4~8个月:对成人的逗乐声有愉快的反应,能发出一些重复的音节如da-da,也可以重复自己能发出的声音或能做的动作。

(5)8~10个月:开始有物体永恒的概念,能寻找消失在眼前的物品。能模仿动作,也能以相似的声音模仿他人的发声,自己会喃喃自语并且有一些声调。这时期的婴儿在环境提示下(如手势、声调等)开始明白成人的说话,而且能留意他人所做、所说,而后轮到他自己做和说。

(6)1岁:可以模仿新的语音,开始说第一个词汇。

2.语言理解

语言理解是指婴儿凭着经验和对事物的印象,将语言符号(口语、手语、姿势)与物品或活动联系的能力。婴儿时期,到6～10个月,才能理解词汇,这时候开始对熟悉的人的称呼(如爸爸、妈妈等)有理解,听到时会做出反应。当婴儿在玩玩具或看电视时,成人叫他的名字,他会停止活动或看电视,转过头来望着成人。在游戏中当成人要求他"给妈妈",他会把物品交给妈妈。对"不"的指示有应答,如婴儿拿起地上的脏东西放入口中时,成人说"不可以",他会立即放下。

3.语言表达

婴儿时期的语言表达十分有限,9个月至1岁时能使用一些十分简单的早期词汇。例如看见狗说"汪汪",通常是单音节或双音节,而词汇的内容是婴儿经常接触的人、事、物,这个时期词汇的数量非常有限。

(四)社会交往发育

儿童社会发育的第一步是对成人态度和反应的认识。婴儿已能够分辨人的声音和容貌,对他人的高兴或发怒表现出适当的反应。6个月的婴儿开始对熟悉的人产生依恋,这是一种兼有爱慕与依赖的心理倾向,最初依恋的多为母亲,以后逐渐扩展到父亲和其他家人。婴儿随着认识能力的增加,会对陌生人产生焦虑和害怕情绪。至1岁左右,与人相处的兴趣增加,喜欢模仿他人的简单动作和游戏活动。

出生至6个月婴儿的社会交往发育如下:当成人对其生理需求如饥饿时喂奶做出反应时,会立即停止哭叫。当不安或哭泣时,成人与他说话或抱起他,他会安静下来。当环境中出现声音或视觉的刺激时,他会对此加以注意,感兴趣,甚至微笑。

婴儿时期有以下一些基本的情绪反应。

1.欢愉

初生至1～2个月的婴儿,在身体感到舒适,生理需求得到满足的情况下会展现开心的样子。3个月左右,开始对照顾者的笑容和亲切的声音做出微笑的反应。1岁的婴儿已能在玩物品和探索环境中获得快乐。

2.依恋

6～7个月的婴儿,开始与特定的成人(即照顾者)建立依恋的关系。只要照顾者出现,婴儿显得很兴奋和感到安全。若见不到这个人,婴儿便会不安。

3.焦虑

7～8个月的婴儿看到陌生人的出现或趋前,会保持戒备和不安,尤其当陌生人主动的接触他时,他更会害怕得大哭起来。此外,另一种相关的焦虑是分离焦虑,由于婴儿需要强烈依附照顾者,又对陌生人感到非常害怕,故7～8个月的婴儿在看到照顾者离开时会大哭大叫。

(五)智能发育

根据皮亚杰智能发育分期,婴儿仍在感觉-运动期,继新生儿第1阶段即反射阶段之后,依次经历下述3个小阶段。

(1)1～4个月:是最初习惯形成阶段,此阶段的婴儿听觉和视觉开始合作,如听到声音会转头注视发声来源,眼睛也开始注视移动的东西,喜欢反复做一种偶然做出的动作,该动作出于内部的动机,与外界无关,故该阶段又称最初的循环反应。

(2)4～8个月:是重复和有意向的适应行为阶段,此阶段的婴儿能分辨自己身体以外的事物,在爬行中会伸手抓东西,能注视有明显图样和颜色、会活动的物品,这种及物的重复动作称为二级循环反应。

(3)8～12 个月:是方法的初步联系运用阶段,此阶段的婴儿知道不在眼前的东西并非消失。客体永存观念开始形成,也开始知道因果关系,如看见母亲倒水入盆就等待洗澡,喜欢反复扔东西让成人拾起。

(郭红霞)

第三节　幼儿期的生长发育

一、幼儿的体格生长

幼儿期的年龄范围为 1 岁至不满 3 岁。体格生长较婴儿期有所减慢,家长会发现小儿的食欲缺乏。体重在 1～2 岁期间增加 3 kg,到 2 岁时达到出生体重的 4 倍(12 kg),身长增长 10～12 cm,为 85～87 cm,约为成人身长的一半。头围增加 2 cm,为 48 cm。2 岁后体重和身长的增长趋于稳定,直到青春前期的突发生长开始。此段时间的体重、身高可按公式计算:体重(kg)=年龄×2＋8 kg;身长(cm)=年龄×7＋75 cm(2～6 岁)。乳牙一般在 2～2 岁半出齐,共 20 个。

由于运动的增加,消耗了“婴儿期的脂肪”和加剧的腰椎前凸使腹部突出,小儿的体型由肥胖的婴儿型逐渐转变成腹部凸出、头略大的独立行走的孩子。

二、幼儿的神经心理发育

(一)感知觉发育

在视感知方面,12～18 个月的幼儿能区别各种形状,对展示的图片有兴趣。至 18～24 个月时两眼调节作用好,视力为 0.5。2 岁后的幼儿,两眼辐辏调节较好,能够注视小物体及图画达50 秒钟,并能区别垂直线与水平线,目光跟随落地物体而转移。在听感知方面,18 个月的幼儿开始粗略地区别响度不同的声音如犬吠与汽车喇叭声,至 2 岁时,对声音的区别更为精细,这是语言发展的基本条件之一。

(二)运动发育

1.大运动

在步行方面,13 个月至 1 岁半的幼儿开始独立步行,由于这个阶段的幼儿平衡能力尚未完全成熟,步行时双手会紧张地向两旁张开,并且很容易跌倒。大约到 15 个月后,幼儿能稳妥地转换身体姿势,因此他不仅能站稳,蹲下捡物品并站起身,而且能比较安全地四处行走,跌倒的机会也在减少。

平衡是指在活动中维持身体重心控制的能力,它是用来适应环境的改变。1 岁的幼儿在基本站立平衡技能上是使用身躯摆动和踏步维持前后左右的平衡,2 岁幼儿在双足合拢站立平衡时,往往是一足在前,一足在后,躯干挺直,不左右摇摆,而在单足站立平衡时,需用手轻扶墙壁或家具,提起一脚,用单脚站立。

技能是指通过身体不同部分的协调,组织成有意向性及目的性的整体动作,例如踢球、向前跑、上下楼梯等。在踢球技能上,1 岁半的幼儿能踢静止中的皮球。在跑步技能上,2 岁幼儿在扶持双手下,可快速地向前踏步,而且能控制方向,避过障碍物,快步地向目标方向跑过去。在上下楼梯技能上,幼儿通常先掌握上楼梯的技能,后掌握下楼梯的技能。2岁幼儿在单手被成人扶持的情况下,两步一级上下楼梯,并能上下矮凳,此时能坐在三轮车上,把双脚放在三轮车脚踏上,在成人推动下,双脚能保持在脚踏板上。在抛球技能上,2岁幼儿站立时,弯腰向前,双手将有弹性的球放在胸前掷出。在攀爬技能上,1岁半幼儿会协调上下肢体,爬上及滑落高至胸部的凳子、床等家具。

2.细运动

幼儿的细运动主要通过一系列的手部活动反映出来,在日常生活中可以从幼儿对玩具的操作、插棍游戏、拼图板、搭积木、穿珠子、用笔等游戏活动中进行观察。

在玩具操作上,1～2岁的幼儿能连续把6件小玩具放进一个盛器内,并懂得把玩具的盛器倒转后取得玩具。这个年龄的幼儿懂得物品的敲击,例如,一手拿着摇鼓,另一手敲打,使它发声;还会玩泥胶,印手指模及手掌模。玩琴时,一手按着琴身,另一手用手指或手掌按琴键。2～3岁的幼儿会玩"过家家",例如,用小匙盛水,用小壶把沙或水倒出来,会用玩具槌子敲打小木桩,拧开瓶盖等。

柱棍游戏是幼儿喜欢的活动,随着幼儿肩和腕部稳定性的增加,手腕和手指可以较稳固地抓握和摆放柱棍,1～2岁的幼儿用拇指、示指、中指或拇指、示指抓握较小的插棍及珠粒,2～3岁的幼儿能插放小珠子于小孔板上,这样促进了幼儿的视感知和眼手协调能力。

拼图板分为形状和以实物照片作图案的组合板块。1～2岁幼儿能把图板块放入较大面积的形状相似的盛器内,把圆形和四方形形状板块放入相同形状的板孔内。2～3岁的幼儿可把三角形形状板块放入相同形状的板孔内,还会把简单图形如苹果、香蕉、橘子等放入图形板内。

搭积木反映幼儿手指灵活性、协调性,同时也是视觉认知、记忆的活动,幼儿在搭积木中表达自己的意向,满足好奇心和获得成就感。1岁至1岁半的幼儿叠2～3块大小相同的方形积木,1岁半～2岁的幼儿会在平面上把3块积木排列起来,叠4～6块大小相同的方形积木。2～2岁半的幼儿用4块同样大小的方形积木模仿"小火车"的排列方式,会叠高7～8块方形积木,并开始用两种形状的积木进行组合。

穿珠子既利于小肌肉运动和视觉记忆、空间概念的发展,也为生活技能的培养打基础。1岁至1岁半的幼儿能准确地用指尖拿起、放下小珠子。1岁半至2岁的幼儿会用拇指、示指拿着绳子,穿起一颗直径为2.5 cm的大珠子,2～3岁时可以用绳子穿3颗这样大小的珠子。

捏笔和用笔是一项重要的精细运动,也是学习所必须具备的技能。1岁至1岁半的幼儿用掌心握粗的蜡笔,用肩和肘的活动控制笔,幼儿表现为前臂在中线位置上,手腕略微弯曲,手指成拳头状握笔,模仿成人在纸上涂画或自发地在纸上乱涂。1岁半至2岁幼儿会一手按着纸张,另一只手握笔,模仿画直线、水平线和圆圈。2～3岁的幼儿已会用手指执笔,以前臂及手腕活动控制笔,模仿画"十"、正方形等形状,还能在空格内涂色。

文具使用方面,如剪刀、翻书、折线等在幼儿也逐渐在发展。1～2岁的幼儿在用剪刀时,能把手指插入剪刀的握孔内,但用拇指的控制不佳,所以剪刀的开合幅度不大,不能真正剪纸。2～3岁的幼儿可将剪刀张开较大幅度,也可以比较顺利地合起剪刀,但只能做一次开合动作,尝试剪断1 cm左右宽的纸条。在其他学习文具使用上,1岁至1岁半的幼儿会用手掌或手指取出书包内的书本或笔盒,从笔盒内用手指取出笔、橡皮、尺子等,会翻书;用拇指、示指、中指拿着书的内页,一页一页地翻开;还会粗略地模仿把纸张对边折叠。2～3岁的幼儿可以撕开有针孔虚线的纸张。

(三)日常生活技能发育

在进食技能上,1岁至1岁半的幼儿能闭住嘴唇,固定吸管啜饮,能将匙中的食物送进口中,会吃香蕉、面包、瓜果和肉类。1岁半至2岁的幼儿自己拿着杯子,在喝水时下唇紧贴杯子边,舌头保持在口中,颌部只有轻微动作,因此喝水时不会弄洒在外面。这个年龄的幼儿会用手指或拇指、示指、中指3个手指握匙自行舀饭,会剥去一些包装简单的糖纸;能咀嚼软的固体食物,进食时用门牙或磨牙咬食物,颌部上、下、左、右回旋转动咀嚼食物。2~3岁的幼儿会双手捧碗,能自己揭开水壶盖,双唇紧贴吸管饮水,还会用筷子扒食物送入口中;所吃的食物质地已比较硬,会吃菜茎、鸡肉等。

在如厕技能上,1岁半至2岁的幼儿尿道与直肠的神经及肌肉发育较健全,可以感到有便意,排尿及排便的时间开始有规律。同时随着语言能力的发展,幼儿能表示尿湿及用表情、声音、语言来表达便意。2岁以后,大多数幼儿已有坐厕的习惯,并会自己拉上裤子,男孩懂得站着小便。

在穿衣技能上,2岁的幼儿能拉脱袜子和手套,会脱掉短裤和长裤,也能在鞋子或鞋扣已解开的情况下用手推鞋跟将鞋子脱掉。3岁的幼儿能穿袜子,能穿上已解松的鞋子、解开鞋带、穿上短裤和长裤,脱下外套和衬衫,解开和扣上大的纽扣,能戴上帽子。

在梳洗技能上,2岁幼儿会粗略地用毛巾抹手,2~3岁的会用牙刷粗略地刷牙,粗略地用毛巾抹脸,会自己开、关水龙头,粗略地互搓双手做洗手动作。

在家务方面,1~2岁的幼儿能将垃圾放进垃圾桶内,模仿成人做简单家务如用扫帚扫地,用布擦地和桌子。2~3岁幼儿会把玩具放回玩具箱里,将鞋子放在鞋架上等一些简单地收拾和整理活动。当家里电话铃响时,幼儿会拿起听筒,但不能回答和交谈。这个年龄的幼儿还会自己搬椅子攀高,自行开关电灯。

(四)社会交往发育

1.人际关系

1岁至1岁半的幼儿会在成人的要求下,把物品给予他人。在吃食物时,有时会递给成人吃一口,然后马上放回自己口中,过一会儿再递给成人,表示主动与成人在游戏形式下分享。这时的幼儿在意愿表示方面,反映在对熟悉的成人有亲热,如拥抱、亲吻等,特别是对父母亲。在成人提示下会做基本的社交动作,如飞吻、再见等。此外,在与他人相互交往中,能遵从成人简单的提示。

1岁半至2岁的幼儿在相互交往能力上有进一步的发展。在亲戚家或同伴的游戏中,年龄相仿的幼儿同在一个地方玩耍,各自玩手上的玩具,互不干扰,有时会观察一下别人。在成人的提示下,用动作去安慰"受伤"或不高兴的同伴,如伸手拍拍或亲吻同伴。对别人的情绪有回答,例如,看见成人高兴,尽管不明白原因,但会跟成人一起笑,甚至笑得更厉害;当发现成人忧愁时,幼儿会注视成人的脸,静静坐在一旁不作声;当成人发怒时,幼儿会停止活动,远离成人,甚至大哭。

2岁至2岁半的幼儿在成人的口头指示下,懂得轮流的规则。例如在公园里,看见其他幼儿在玩秋千,他吵着也要玩,成人教他排队等候,幼儿会乖乖地在旁轮候。此外,在成人提示下,幼儿知道不拿别人的物品。当一群幼儿在一起做手工或画图时,在成人提示下,幼儿会一起共用文具,如蜡笔或胶水等。

2岁半至3岁的幼儿在群体中会观察和模仿对方,虽然这个年龄的幼儿大部分时间自言自语,或自娱自乐,但偶尔会与同伴交换玩具,有一两句对话。当看到其他幼儿跌倒,会帮助扶起他或告诉成人,见到其他同伴不开心,会递给他玩具或坐在他身边不作声。

2.游戏技能

1岁至1岁半的幼儿能根据玩具的特性来玩,如弹玩具琴、按电话铃、拍打小鼓或拉小车,自己独自玩约10分钟的时间。当听到音乐时,会摆动小身体,学作跳舞的样子;会推小车子在家中到处走动;能按两种玩具的特性而组合起来玩,如把茶壶水倒入茶杯,把积木放在盒里,把娃娃放在小推车上。此时的幼儿很好动,喜欢在沙发上蹦跳,又爱到处爬高。

1岁半至2岁的幼儿还是独自玩耍,但能与成人玩简单的轮流游戏,如与成人推球玩。自己还随意握着笔在墙上、桌上或纸上画线画圈。会模仿成人扫地、抹桌子或丢垃圾。会把玩具、杂物放在手推车上,到处推动。还会产生一些想象,把布娃娃放在身上,带娃娃去街上并与娃娃对话。

2岁至2岁半的幼儿将一件物品想象为其他物品,例如,把小椅子比作车、木棒当作枪。这时的幼儿还会用衣物把自己扮演成妈妈、警察或其他角色。在玩水、泥、黏土游戏中,用揉、拍打等动作。

2岁半至3岁的幼儿会用剪刀做小手工,骑着玩具车到处走,扮演父母、家人、老师、医师、司机等多种角色。

3.自我概念

这是儿童对自己的一种主观看法。自我概念有两大基本成分:一是自我认识,包括身体形象如五官的认识;自我意识如知道自己的名字、性别和喜好;自主行为如表达自己的意愿做选择和决定。二是自我评价,即衡量自己是个什么样的人。

1～2岁的幼儿已能对自己的名字做出适当的反应,理解一些身体部位的名称,如手、鼻子、头、耳朵等。1岁多的幼儿能认识镜子中或照片中的自己,也能分辨几样属于自己的物品,如鞋子、小被子、小杯子等。1岁半以后,幼儿走得较好,又有了语言的发展,对环境中的事物会支配,自我意识也增强。

2～3岁的幼儿,自我意识更加强烈,最突出的表现是意识到自己能拥有的东西,当别人侵占或拿走其东西时,幼儿会大声说"我的"。这时期的幼儿最爱自我做主,经常把"不"字挂在口,爱唱"反调",这表示幼儿在寻求独立,而且常常给自己正面的评价。

4.社会适应

幼儿在自我概念建立的基础上,逐渐与身边的人有良好的关系,喜欢与人建立感情,并能了解行为上简单的因果关系,具备模仿学习的能力。

1岁半至2岁的幼儿初步建立自我照顾的能力,例如进食、排泄的训练,这是幼儿最好的学习自我控制的体验。在这些体验中,如他能与成人合作,会享受到成功的骄傲;反之,他又会因失败而感到沮丧。

2～3岁的幼儿在饮食起居上已建立了规则和程序,如知道进食或上厕所的地方。会有一定的礼仪行为,如主动与熟悉的成人打招呼或告别,接受他人的物品时,在成人提示下,会说"谢谢"。会警觉危险的活动,例如在街上行走时拉紧成人的手;看到车子走近时,会马上停步。对成人提出的警告能做短暂的自我控制。

(五)情绪发育

随着年龄的增长,此时的幼儿渐渐变为主动的幼儿,但由于能力的发展还没有完全成熟,因此在成长中尝到很多挫败,于是在基本的情绪反应中产生沮丧和愤怒。2岁的幼儿常把沮丧的感觉和愤怒的感觉混在一起,然后不能自我控制地发泄出来,经常表现为发脾气和攻击人。很多时候,这种发脾气的目的是为了得到别人的注意和重新对环境的控制。另外,2岁左右的幼儿不再只是流于高兴、伤心、愤怒的感觉,开始在意其他人的反应和判断,这种警觉使幼儿出现自觉和自省的情绪,如洋洋得意、内疚、羞愧和自豪等感觉。

(六)语言发育

1.语言前技能

在注意力方面,12~14个月的幼儿能专注于自己选择的玩具进行玩乐,但不能接受成人的介入,当成人在此时说把玩具给我时,幼儿不予理睬。2~3岁幼儿在成人帮助下能从注意一件事转向对他说话的成人,然后再继续原来的活动。

在概念建立方面,1岁半的幼儿能在任何地方寻找他想玩的玩具,直到发现为止。

2.语言理解

对单词的理解方面,1岁至1岁半的幼儿明白物品的名称,1岁半至2岁的幼儿能明白身体部位的名称,当成人询问时,会做出应答,或指点相应的部位,或有动作的表示。1岁半至3岁的幼儿能听懂不同动作的词语。在短语与短句的理解方面,1岁半至2岁的幼儿能明白名词和动词组成的短句如"妈妈吃",介词如"里"或"外",形容词如"干净""脏""冷"和"热"。2岁至2岁半的幼儿能明白主语＋谓语＋宾语的短句,如"苹果在冰箱里",介词如"上面"和"下面"。2~3岁的幼儿懂得所属代词"你的""我的"所组成的句子,知道"大""小"。

在问句的理解方面,2岁至2岁半的幼儿懂得简单的问句如"你要喝水吗?"2岁半的幼儿懂得询问物品的用途,如"笔是干什么用的?"当成人用问句问他时,幼儿也能说出一些简单物品的用途。2岁半至3岁的幼儿在与成人一起看书时,成人问他图片的内容时,他能够回答,也能够回答一些动作的内容,当成人问"这是哪里?"一类的问句时,幼儿能指出所在方向或地方。

3.语言表达

1~3岁的幼儿语言表达的发展是比较快的。1岁半的幼儿已掌握50~100个词语,这些词语包括物体名称、物体运动状态、数量、事物性质、空间关系和否定状态(不、不要)等。15~20个月的幼儿在表达上属单词句阶段,它只是一个单词,但没有语法,而且与特定情境相联系,如最初说"妈妈"可能表达各种请求,而不是单纯地称呼妈妈。

20个月左右的幼儿进入"双词句"阶段,即把两个词放在一起表达意思,如"宝宝、不洗、踢球"等,这时的词汇量增长较快,而双词句已具备主语、谓语和宾语的成分。2~3岁的幼儿开始用简单句,逐渐掌握语法,这个时期的幼儿已基本上掌握了母语语法规则,不仅会用完整的句型,而且学会使用一些介词、感叹词和强调语气的句子,句子的结构变得灵活了,这标志着幼儿运用语言组织和表达他们的思维。

(七)智能发育

幼儿期仍是皮亚杰认知发育的第一期,即感觉-运动期,经历了其中最后的2个阶段,通过积极的尝试和内心活动创造新的方法,此为儿童思维的萌芽期。小儿主要通过感觉运动图式和外界取得平衡,处理主客体的关系。12~18个月的小儿喜欢反复试验不同的动作模式并探索其结果,1岁以后的小儿尝试用不同的力量和不同的方式扔东西,物体永存观念进一步巩固和发展。

18～24 个月是小儿从感觉-运动性行为向智能活动过渡的时期。由于语言的发展,小儿出现与感觉刺激无关的思想。

在物体概念方面,1 岁半至 2 岁幼儿可在脑海中呈现物品的意象,正是由于这个能力,他们开始可以找回藏起来的物品,同时,这一能力又是学习语言的基础。在因果关系方面,幼儿通过动作或活动知道物品之间的作用,如开关按钮的结果,同时也渐渐明白规则,即什么行为可做,会被称赞,什么行为不可做,会被责备。

在形状概念方面,幼儿主要通过触摸和操作,粗略地认识一些与"球"相似的图形物体。

在数学概念方面,幼儿有了接触数字的体验,例如儿歌、手指游戏,大约 2 岁时,幼儿会数 1 至3,这时对数字的学习基本上是背诵式记忆。

（张洪波）

第四节　学龄前期儿童的生长发育

一、学龄前期儿童的体格生长

学龄前期是指 3～6 岁的年龄范围。这个时期的体格生长稳步增长,但较以前慢,身高的增长相对大于体重的增长,故小儿似较前消瘦。这一时期每年体重平均增长 2 kg,此时期的体重计算仍应用前述的公式,即:体重(kg)=年龄(岁)×2+8。例如,3 岁小儿的体重在 14 kg 左右。而此期每年身高平均增长 7 cm,其计算也应用幼儿时的公式,即:身高(cm)=年龄(岁)×7+75 cm。例如,3 岁小儿的身高在 96 cm 左右,到 4 岁时,小儿的身高为出生时的 2 倍。

因身高较体重增长为快的特点以及运动量的增加,学龄前儿童原来凸出的腹部逐渐扁平起来,脂肪组织也逐渐下降,在 5 岁时仅占全身体重的 12%～15%(出生时为 16%,2～12 个月为 22%),此后保持这个比例,一直到青春前期。肌肉组织随年龄的增长,占体重的百分比逐渐增高,大的肌肉和手部的细小肌肉都在生长之中,但以前者为快,因此,学龄前儿童的大运动能力(如踢、跳、掷)的发育较明显。学龄前期的腕部骨化中心继续按一定的时间和顺序出现。这个时期出现的腕部骨化中心主要为月骨、大多角骨、小多角骨和舟骨。

大脑的生长发育在这个时期仍较迅速。大脑的重量达到成人的 90%,神经纤维分支加多、加长,这有利于神经元联系的形成。神经纤维髓鞘的这个时期逐步形成,4 岁时已完成神经纤维的髓鞘化。

二、学龄前期儿童的神经心理发育

(一)感知觉发育

随着眼肌控制调节功能的发育,学龄前期儿童多数能辨别颜色、亮度及轮廓。但是在图画的整体视感知上仍不完善,当给予一张拼图或图画时,学龄前有儿童仅能感知这张拼图或图画的组成部分,而看不到其整体性。这个时期的儿童视力约 0.7(snellen 表)。

听觉的发育渐趋完善,3 岁时,小儿能区别更精细的声音如"e"和"er",4 岁时,听觉已较为成熟,会区别"f"与"th"等。

(二)运动发育

1.大运动

这一时期的小儿,大运动发育主要表现在平衡能力和运动技能两个方面。

(1)平衡能力方面,3岁的小儿会双脚合拢站立5秒,身体挺直不左右摇摆,也会单脚自行站立1秒;4岁的小儿踮起脚尖,用前脚掌站立5秒;5岁的小儿无须扶持,用单脚站立5秒钟。此外,学前儿童能在20 cm宽的平衡木稳步向前走,也可站在该平衡木上转身180°。在地面上,双脚可沿着一条直线步行。4～5岁的小儿用双手扶栏杆,使双脚跨过15～20 cm高的障碍物,可以在凹凸不平的草地、沙地和石子路上行走,会上下斜坡,也会跨过10 cm宽的间隙。

(2)在技能方面,3～5岁的小儿已能逐渐掌握更复杂的活动技能,以应付环境中不断变化的要求和挑战。这些技能主要有以下几个方面。①协调身体各部分动作的能力:这一能力反映在跳跃和踢球等活动上。例如,小儿刚学习跳跃时,双手垂在身体两旁或紧张地缩起,然后发展到以双手配合跳跃;同样,最初踢球时,小儿只能站在原地踢,后来能配合跑步的动作,追截滚动的球。②控制动作力度的能力:这一阶段的儿童肌肉日益强壮,不但肌肉力度增加,而且在不断地练习和尝试下,在抛接球、踢球、骑自行车等活动中,渐渐掌握运用适合的力度。③控制动作方向的能力:在上述踢球、抛掷、骑自行车的活动中,小儿能准确地控制方向,达到该活动的目的。④控制动作时间的能力:小儿在掌握活动中某些技能的同时,其反应便越来越敏捷,例如,在最初学习跳跃时,小儿需全神贯注1～2秒才能完成,在练习后跳跃动作逐渐熟练起来,可以连续不断地跳。⑤对环境因素的估计及调节能力:小儿在运用某一运动技能的同时,必须估计外在的环境,随时做出调节的反应,例如,在上下楼梯时,楼梯梯级的高度是不尽相同的,而小儿能够自行调节抬高下肢的高度。又如在接球时,球可以从不同的方向传过来,小儿既要注意到这个环境的变化,而且要在相当有限的时间调节自己的应答,只有达到这两个能力的协调,才可以说小儿在该运动中完全掌握了技能。学龄前期小儿的大运动技能从骑三轮车、携带物品、推拉物件、抛接球和攀爬的活动中进行观察和评价。

2.细运动

这个年龄阶段的小儿在细运动的发育方面表现出动作更协调,小肌肉的控制更熟练。

玩具操作上,物品的握、放动作更协调,例如,3～4岁的小儿能把小毛巾挂在小钩上,4～5岁的小儿双手配合,用绳子穿入小孔,另一手拉出绳头,会扣合皮带扣、鞋扣。敲击动作更有方向,3～4岁的小儿能正确的敲击小槌,4～6岁的小儿会按照简单节拍敲打三角铃、琴之类的乐器。在按的动作上,3～4岁的小儿会使用塑料的刀切泥塑,在泥塑上戳小孔,4～6岁的小儿会用夹子夹起海绵、棉花类物品,还会打开夹子。在旋拧动作上,3～4岁的小儿能给玩具上弦,用拇指、示指玩泥塑把笔插入笔套,4～6岁的小儿会绕线或绳子,玩开锁玩具,按不同图案把小珠钉插入孔板。

拼图、搭积木、穿珠子的游戏能力较幼儿有进一步的发展。3～4岁的小儿拼3～8块连扣式拼图板,搭起9～10块方形积木,穿起直径较大的珠子;4～5岁的小儿可拼8～20块连扣式拼图板,会用积木搭综合性的模型,用绳子穿洞洞板,将鞋带穿过鞋带孔等。

在用笔、剪刀和其他文具上,学龄前儿童具备一定的能力。3～4岁的小儿用拇指、示指、中指握笔,开始能固定手腕,控制笔的活动。能临摹"十"和四方形;剪断约5 cm宽的纸张,沿着规定的粗线范围(约1.3 cm宽)剪纸;会打开铅笔盒;使用橡皮而不擦破纸张,会把图形粘贴在对应的图案上。4～5岁的小儿可用笔把虚线连接起来成为图形;熟练地拿剪刀剪纸,沿正方形、三角形或圆形剪出相应的图形;会把纸沿边或对角折叠,会用笔刀削铅笔,用一手按住尺子、一手握笔沿尺子画横线或直线。

(三)日常生活技能发育

1.进食技能方面

3～4岁的小儿用匙喝汤不弄洒,能将饮料从小水壶中倒出来,会自己喝纸盒装的饮料(把吸管插好),能剥香蕉或柑橘的外皮,打开或合上食物盒;4～5岁的小儿能用筷子夹菜,会拧开或拉开瓶盖喝饮料,可进食硬而韧的固体食物,如猪排、牛肉干、鸡腿等。

2.如厕技能方面

3～4岁的儿童白天一般不遗尿,会使用成人的厕所,便后能用厕纸清洁(女孩)和洗手;4～5岁的儿童在用厕所后会拉动冲水闸,能分辨男、女厕所符号。

3.穿衣技能方面

3～4岁的小儿能正确穿上有脚后跟的袜子,能解开和扣合鞋子上的黏合扣或鞋扣,拉上或拉下裤子上的拉链,穿上外套和衬衫,戴上简单的手套,扣上纽扣,解开皮带等;4～5岁的小儿能辨认袜子和鞋子的左右,认出裤子的前后,解开和扣合小的纽扣,能穿、脱T恤,能把围巾围在脖子上,戴上有手指的手套,扣上和解开皮带扣等。

4.梳洗技能方面

3～4岁的小儿会用肥皂洗手,懂得用清水漱口;4～5岁的小儿用小毛巾擦脸,自己会拧干毛巾,会自己刷牙漱口。

5.居家技能方面

3～4岁的小儿会把毛巾等物品挂在指定的钩子上,喝水后将水壶盖盖好,能扭动不同类型的门闸;4～5岁的小儿会协助父母在餐前摆好碗筷,餐后收拾餐具,用布抹桌子,有意识地使用电视机、风扇和冰箱等。

(四)社会交往发育

1.人际关系方面

3岁到3岁半的小儿在一群熟悉的朋友中,会特别喜欢与其中几位儿童玩,对熟悉的成人会有合适的社交回应,例如当叔叔摸着小儿的头,小儿会对叔叔微笑,在与同伴的接触中,会主动与他人说话;3岁半到4岁的小儿发现同伴哭或受罚时,会用言语或行动安慰同伴,在无成人监督下,与2～3个儿童一起玩耍;4～5岁半的小儿能主动与同伴分享玩具或私人物品,有一个特别要好的朋友,爱和熟悉的人说话,会从成人的眼神和表情中知道喜怒哀乐,从成人对自己的行为中知道同意或不同意,看见成人拿着许多东西时,会帮忙拿一两件;4岁半到5岁的小儿学会主动轮流和分享,如排队等候,与同伴合用文具等,还与同伴玩集体的游戏,在陌生地方,只有在成人许可下才拿取物品,在群众活动时会服从大伙儿的意愿。

2.游戏技能方面

3岁到3岁半的小儿往往1～2个在一起玩耍,交流或交换玩物,在游戏中有3～4个合理的想象情节,能参加由成人带领的简单的群众游戏;3岁半至4岁的小儿可以利用现有的物件如积木、小盒子等去制作房子、桥、车子等,在想象性游戏中对不同角色安排对话(小儿代替不同的角色说话);4岁到4岁半的小儿会与一位伙伴合作游戏,如合拼一张图或共同铲沙砌堡垒,会主动向成人描述正在进行的想象性游戏,会在成人带领下的集体游戏中遵守规则,会画食物、车子、房子等看到或想象中的简单物品;4岁半到5岁的小儿与同伴彼此商量和分配角色,能与3～4位同伴一起玩合作性游戏或活动,画自己喜欢和熟悉的人物,扮演一些故事或节目中的想象性人物。

3.自我概念方面

3～4 岁的小儿能分辨自己的性别,说出自己的岁数,对别人的评价非常敏感,热情地参与游戏,能说出身体的主要部位,如口、眼、手、脚;4～5 岁的小儿会画人,喜欢与同伴比较,在乎竞赛中的胜负,会清楚说出自己的生日、家庭成员等。

4.社会适应方面

3～4 岁的小儿在成人提示下在公共场合下不到处乱跑,不随便拿东西,对婴幼儿有爱护的表现,在群体活动中会自己遵守规则,如排队洗手、玩滑梯、挂毛巾、放回进食后的餐具等,听成人的指示做简单事情或游戏、静心听故事,并会照顾自己的清洁,如:看到自己的手脏了,自己去洗手;衣服弄湿了,要求妈妈帮助更换。4～5 岁的小儿在没有成人照管下,也能在指定范围内活动,遵从购物的规则,如不随便拿、玩物品,取物知道要付钱,在进食时懂得规则,不乱跑,不用手抓,知道不同职业人的作用,留意自己的穿戴,当要求别人帮忙时,会礼貌用语。

(五)情绪发育

学龄前儿童能够有正确的情绪表达,并且正确地认识自己和别人的情绪,3～4 岁的小儿快乐时会微笑,也会说"很开心";生气时会不作声或大声说"我不喜欢";伤心时会流泪,依傍在父母身旁;惊吓时会躲在照顾者的身后,或说"怕怕,走"。4～5 岁的小儿会用适当的语言或动作表示自己的意愿,对遇到厌烦的事,会说"我不想做""妈妈,我们什么时候离开?"或坐在一旁不参与,或独自走开,当小儿认识情绪后,逐渐要学习如何处理情绪,在成人的行为引导下,小儿懂得控制自己的情绪,从哭闹中恢复平静。

(六)语言发育

1.语言理解

3～4 岁的小儿能明白介词"前""后""旁边",明白不同颜色的名称和高、矮、长、短,懂得比较的词语如"最大""最小"等,还知道 3 个或 3 个以上的词语组成的句子,例如,当成人与小儿游戏时,成人说:"娃娃吃苹果。"小儿会将玩具苹果送到娃娃的嘴边。这个年龄的小儿能理解主语＋谓语＋宾语或状语的句子,表示时态的句子。还能理解表示活动正在进行的词汇或活动即将发生的词语。此外,3～4 岁的小儿能明白疑问句中的"谁的?""为什么?""怎样?"以及较为复杂的问句。5 岁的小儿理解含有时间的词语如"昨天""上星期""明年"及其他的时间问候词语,而且理解有条件的复合句。

2.语言表达

这个年龄的小儿构音能力渐趋成熟,至 5 岁时已能正确发出大部分辅音,只有 z、s、c 和翘舌音 zh、ch、sh 尚可有偏差。不仅如此,随着以不同类别词汇的掌握,表达日渐清楚,聆听者较容易明白儿童的意思,减少了猜测和解释。仔细观察不难发现儿童说话的内容日见丰富,逐渐有了抽象词汇的句子,能看图说小故事,语言成为小儿传情达意的工具。

3～4 岁的小儿说话句子逐渐延长,在情境下自发地用语言叙述所见所闻,5 岁的儿童会根据物品的用途下定义,在叙述图画中的内容或一件事情时,有一定的顺序性和连贯性,句子完整,而且会有声有色,注重了表情和语调。因此这一时期的小儿语言发展较迅速。

(七)智能发育

学龄前期儿童喜欢探索身体部分和外界的物体,汲取丰富的信息,作为思维的基本素材。由于反复的匹配、分析、比较、分类等过程,小儿逐渐获得不同事物的名称和性质,建立概念,懂得物品与背景的关系,如所占空间位置、物品与另外一些物品间的因果关系,并能运用大小、长短、多少的概念,通过排列、比较、数数等形式,进行简单的运算,促使其更主动地适应环境。

按照皮亚杰的儿童认知发育理论,学龄前期是儿童表象和形象思维阶段。在前一阶段基础上,各种感觉运动图式开始内化,成为表象或形象图式,特别是由于语言的迅速发育,促使小儿日益频繁地用表象符号来代替外界事物,重视外部活动,这就是表象性思维。小儿凭借这种表象思维从事各种想象性活动或游戏、模仿过去曾经历的事情及绘画等。由于表象和语言的发展、运动能力的增强,大大扩展了小儿空间和时间的范围,他可以理解童话故事中关于过去的事和远在别处的事。

1.物品概念方面

2~3岁的小儿可从照片、图画中辨认常见的人或物,3~4岁的小儿可以根据物体表面的相同点,建立肤浅的概念,4岁以后的小儿较深入地了解人或物的基本特性及彼此间的联系,例如能回答男孩和女孩相同和不相同的地方,可说出与医师有关的工具。

2.空间概念方面

2岁的小儿知道自己睡在哪里,坐在哪个位置;2岁半小儿知道路途,如从哪条路走到附近的公园,发现物品的部分与整体的关系,如将洋娃娃的头安放在正确的位置、应用平面空间的认知进行涂色和模仿画线条。

3.因果关系方面

3岁以后的小儿渐渐增加提问和回答问题的能力,常常在"为什么?"的问答中体现了小儿的好奇性;4岁以后的小儿喜欢谈论事情的因与果,甚至会假设或预测将会发生的事,但这时的推理能力很有限,有时以自己的需要解释各种外在事件,如"我希望天气好,我们可以去动物园玩了"。

4.颜色概念方面

3~4岁的小儿已能掌握大部分颜色的名称,也能回答"苹果是什么颜色的?"或"什么水果是红色的?"这样的一些问题;开始明白颜色细微的变化,如深、浅色。4~5岁的小儿对颜色的识别能力已很好,能认识十余种颜色,对2~3种颜色混合特别感兴趣,例如红+黄=橙、红+蓝=紫;还能理解色泽的明暗,学习颜色的搭配和运用。

5.形状概念方面

3~4岁的儿童熟悉圆形、三角形、正方形和长方形图形,也能辨识其他2~3个形状如半月形、椭圆形、星形等,说出它们的名称。4岁的小儿对形状产生好奇,会将不常见的形状对照自己熟悉的物品,如指出"田"中有4个正方形,又会用手势或绘画方式表达自己对形状的了解。5岁的小儿对形状的改变和组成感兴趣,会拼图或将七巧板活动,这是视觉认知和空间组织能力渐趋成熟的阶段。

6.数学概念方面

3~4岁的小儿指着物品数数,他们已能正确地数3~4件物品,问及数量时,他们一般从头开始再数1次,约4岁的小儿在重复数数后能报出物品的总数,5岁的小儿能正确数数1~20。在次序排列上,4~5岁的小儿可以指出排列的位置,如"第一""第二""起初""后来""最后"等,5岁时能将5个或以上的物品按大小次序排列起来。运算上,到4岁左右,一般小儿可用自己的手指进行5以下的两数相加,他们以一手的手指代表其中1个相加的数目,以另一手的手指代表另一个数目,将两者放在一起,然后数所有手指,得出总数。此外,小儿会利用记忆很快得出答案,如1+1、2+2等。

(张洪波)

第五节　学龄期儿童的生长发育

一、学龄期儿童的体格生长

学龄期的年龄范围为 6～12 岁,小儿仍稳定地持续生长,每年平均体重增长 2 kg,身高增长 5～7 cm。此时期的体重计算公式:7～12 岁儿童的体重(kg)＝年龄(岁)×3＋2。身高的计算公式:7～10 岁儿童的身高(cm)＝年龄(岁)×6＋80。在 6～7 岁,脊柱的 3 个弯曲已为韧带所固定。髓鞘的形成在 4 岁已完成,头围在整个学龄期仅增加2～3 cm,反映此阶段大脑的生长已减慢,面中部和下部的生长逐渐出现。在六龄齿萌出后,开始按照乳牙萌出的次序换牙,每年约更换 4 颗乳牙,代之以恒牙。

学龄期是肥胖的好发时期,尤其在不好运动的孩子中更为多见,在此期应预防肥胖的发生,可预防成人期发生心血管疾病、糖尿病等危险。

二、学龄期儿童的神经心理发育

(一)运动发育

学龄儿童的奔、跑、跳、扔等动作较幼儿园时更为容易,此时的儿童发展了多种运动技能。刚入学的 6 岁儿童正在学习掌握跳跃的技能,但扔、接、踢等动作比较好,入学 1 年后,这些运动技能都进一步精确。到了学龄中期时,儿童奔跑的速度、跳远的能力进一步增加,扔东西的准确性和距离较前提高,平衡能力有了改善,这些技能的发展体现了儿童成熟和锻炼的结果。

这一时期男女儿童的运动技能发展有差异,男孩在奔跑、扔的速度上有优势,而女孩在需要花费时间、但有节律的运动及单足跳跃方面较好。尽管这个时期的男孩较女孩强壮,但女孩显示出较灵活的肌肉运动。在平衡能力方面,显然男孩和女孩均发展得较好,但7～9 岁的女孩,其平衡能力比同龄男孩更好。这种性别差异还与训练和兴趣有关,男孩对体格运动较感兴趣,喜欢大肌肉的运动,如扔、跑等。如果在这个时期鼓励女孩参与较多的运动,则她们的运动技能会有很明显的改善,并且与男孩的差距会缩小。在 11～12 岁时,运动技能上的性别差异变得小了起来。

(二)智力发育

学龄期儿童处于皮亚杰认知发育的第三阶段,即具体运筹期。这个时期有 2 个特点:一是儿童仍需具体的物体学习,或看见,或能够想象这些物体;二是儿童能发展内化的逆向方法处理问题,例如"＋A"是"－A"的逆向或否定。

在这个时期,儿童的"自我为中心"逐渐减少,他们理解其他人的不同观点,开始知道对于同一事物其他人会有不同的看法。在社会交往中,儿童能与他人分享和证实自己的观点,较全面地了解他人,同时也开始以简单的方式了解别人对自己的想法,能够较敏感地体会他人的情绪,想象各种情境下他人的感觉,而且在语言交流上也体现了较少的自我中心,使用较多的礼貌用语。

在学龄中期,儿童有了逆向的运算能力,例如,他明白可以用黏土把圆球搓成长棍后,也可以逆转搓成圆球。他们不只是单一地思考问题,而是从多维的角度理解物体发生改变的本质,反映了儿童从一个概念的各种具体变化中抓住实质的东西,达到了守恒性。学龄儿童出现数字、物质、重量和体积的守恒,他们并不会因为距离的远近、形状或位置的改变而产生错觉。6～7岁的儿童知道数的守恒、7～8岁的儿童知道物体实质的守恒、9～10岁的儿童知道重量的守恒,而11～12岁的儿童则有了体积的守恒。

学龄儿童的分类能力有很大的改善,并且对一件事物可从不同的特性进行分类。这个时期的儿童能从不同角度判断问题,有了逻辑思维,在学习上,会应用逻辑思维解题,得出正确的、数量化的答案。

(三)心理发育

1.记忆

学龄期儿童是在小学学习,学习的成功需要良好的记忆。记忆包含回忆和认知,要有一定的策略。学龄中期的儿童,记忆开始增强,5～10岁儿童的短时记忆逐步改善,例如,5岁儿童能在单个呈现一系列数字后,记住4～5个数字,10岁儿童能记住6～7个数字。儿童在保持回忆和认知方面也很好。至学龄中期,儿童开始使用语言进行记忆。儿童逐渐使用更多的策略加强记忆,例如用记笔记、集中注意力、背诵等方法,体现了更多的计划性和灵活性。

学龄儿童在记忆中了解自己的记忆过程,并能觉察自己的认知过程。首先,他们对各种指令有了一定的敏感性;其次,懂得自己所具备的记忆能力,不会过高地估计自己。而9～10岁的儿童在记忆中会应用分类技术,11岁的儿童甚至应用更多的策略加强记忆。总之,随着儿童的成熟,他们清楚地知道在特定情况下使用更为有效的记忆方式。

2.注意

学龄儿童的注意力有了很明显的改善,6～13岁的儿童表现了选择性地专注于某一活动,并且在从事一项活动中,体现智能方面的努力,因此,所完成的任务有较高水平的目的性。一年级儿童的注意力仅表现在听教师讲课,不东张西望,而高年级儿童能在阅读中知道重点。这一时期的儿童还逐渐开动脑筋,在学习新知识时能联系以往所学过或经历的以加深对信息的处理,而且注意力能维持适当的时间。随着注意力的发展,它对儿童学习有着非常重要的影响。

3.知觉及认识环境

学龄儿童不断增加对环境的认识,能察觉在日常生活中与自己有关的事物,这是因为他们有了自己身体的知觉、空间关系的判断和时间关系的意识。儿童在日常活动和学习过程中增强了这三种能力。学龄儿童对身体多部位的解剖很感兴趣,能够熟练地运用肢体做多种活动,对身体的需求有适当的应答,并对自己的外貌有自我欣赏。

学龄儿童的身体位置觉和大运动功能均发育较好,这使他们能够在体格活动中获得运用肢体的感觉,从而更乐意参与体育活动、艺术、书画或手工艺活动。7岁儿童的左右辨认很好,不但能区分自身的左右,而且能区分他人的左右,这意味着儿童从自身的知觉过渡至外界的环境。

学龄儿童的空间知觉包括视觉、触觉、本体觉和运动觉也在日益增强。他们能在环境中觉察较复杂、较仔细的形状,在知觉测试中能模仿各种图形,至12岁,他们能在三维空间感知复杂的图形,这一能力的发展有助于儿童学习阅读和书写。

学龄儿童时间知觉的发展有助于一系列信息的理解和储存,例如,词的排列组成句子,回忆词语拼音中字母的顺序,完成解题的步骤等。时间和顺序知觉使儿童产生组织能力。

(四)学习技能发育

学习技能主要包括3项,即读、写、算。

1.阅读方面

这是一个非常复杂的过程。首先儿童在150～300毫秒的时间内,眼睛要接受一定量的信息,然后移动位置,而视觉所感受到的字母或词语已是记忆储存的信息,在这个基础上产生对词语和短语的理解。因此阅读是一个高级的认知技能,它涉及知觉、注意、记忆和思维。儿童在适当的时候学会阅读对学习的成功与否至关重要。

2.书写方面

它无疑是学习的一项基本技能。在低年级儿童中,书写技能显示某些改善,但是在高年级中,书写仍然会有严重的问题。初入学儿童,书写从数学、字母及词语开始,更多地侧重于手眼协调功能,因此,强调儿童书写时的姿势,如坐、握笔及笔画的临摹或抄写;年长儿童则强调书写的意义,它所反映的是思维的不同侧面,例如,写一个故事与写一封信不同,它有各自的目的,这时的书写受其内容、时间、理解、语法等的约束。对于学龄儿童来说,书写是学习必备的一项技能,也是在学习过程中所获得的。

3.算术方面

数量概念是学龄儿童学习的内容,他们要学会加、减、乘、除的运算。儿童在初学算术时,运用的是计算,其中虽然涉及背诵(如背乘法口诀表),但更重要的是强调儿童的思维和解题的方法。因此,初学算术的儿童应凭借实物懂得算术过程,当他们理解后才会逐渐减少对实物的依赖,不再用手指或实物计算。另外,思维、探索和理解在计算中是很重要的。从皮亚杰对算术概念发育的观点来看,它以儿童的守恒、分类、可逆及序列等知识为基础。例如,儿童知道$3+5=8$,他便也知道逆向性,即$8-5=3$。当他懂得加法的逆向性后,他才能更好地掌握算术的推理。而序列如第一、第二、第三也是很重要的,皮亚杰认为对数字的理解,加减乘除的运算一般是在7岁后,为了掌握这些运算,先要看数字序列(1、2、3、4)和顺序(第一、第二、第三、第四)的概念,然后通过积极的学习经验,使儿童掌握算术技能。

(五)个性发育

学龄儿童在学业上面临很大的挑战,当学习获得成功,他们会产生勤奋的感觉,体验努力学习的结果,但当他们失败时,他们往往自卑起来,认为自己无能,不能与同伴相比。学龄儿童有强烈的攀比性,在环境中如果有不适当的攀比,儿童很易放弃努力,产生不良的心理感觉或行为问题。

这个时期的儿童从他人处获得较多的反馈,更积极地评价自己的体验,进一步产生了自我的概念,他们赋予自我以不同的价值,心理学家称此为自尊心。儿童的自我概念决定了其对环境的理解和在环境中的行为表现与态度;而且,自我的不同方面又是彼此影响的,例如,儿童在体格上的自卑感使自己拒绝参与群体的体育活动,这使得他与同伴们的交往更疏远,而运动技能也更落后,由此进入恶性循环。另外,不良的自我概念还会使儿童对外界的信息产生误解,影响自我实现。

大约8岁的儿童,开始将自我从生理的概念转向心理的概念。这时候,由于儿童从情绪上把自己与外界区分开来,因此,性格发育处于一个突出自己的中心阶段,他们常把自己与他人比较,这也是自我概念的一个体现。7～14岁的儿童常常与他人比兴趣、爱好、信念、态度、价值等。

(六)社会交往发育

学龄期儿童在社会交往方面,与同伴在一起的时间较前增多。2岁儿童的社会交往中,与同伴交往仅占10%,11岁儿童可增加到50%,他们主要是与同年龄的儿童交往。同伴交往使儿童更好地理解社会,学习自我控制。社会交往能力较好的儿童往往给他人好的社会应答,为人热情,容易接受他人,帮助他人,并会与他人分享。学龄初期儿童(一年级儿童)往往以分享和帮助他人的方式与同伴建立友谊,2年级儿童懂得朋友与熟人之间的差别,友谊关系渐趋稳定。随着儿童的成熟,他们将交朋友看作为能分享好时光、帮助解决问题的途径,并赋予友谊更深层的意义。

(七)道德的发育

学龄期儿童所面临的另一个挑战是不同情境下的行为规范。这个时期的儿童出现了不顾自己的困难或危险,帮助他人或弱者的美德,而且出现这种良好行为的频度比学龄前期儿童要多,因为此时的儿童能更多地了解到成人对他们的期望及应采取的行为。这个时期的儿童也出现了自我控制,表现为延迟快乐的能力,即抵制即刻的需求,如饥饿时的进食、成功后的表扬、喜欢一样物品等。儿童在成熟过程中逐渐学会了忍耐,然而,道德发育不仅仅取决于儿童本人,更重要的还取决于环境与教育,因为这个年龄的儿童容易将父母、教师和亲近的人作为模仿的榜样。因此,在重视儿童学习的同时,素质教育与良好的社会风范能培养学龄期儿童建立规范的行为。

(八)性别角色发育

学龄儿童,无论是男孩或女孩,均对自己的性别有一个很好的认识,他们接受环境的影响,认为男孩是强壮、有进攻性和独立的;女孩是情绪化、温柔的。这种想法往往在小学2年级的学生中便已经产生。在整个小学阶段,儿童关于"男性性格"和"女性性格"的认识不断发展,到11岁左右基本接近成人水平。此外,小学生常常以同性交往为主。

(张洪波)

第六节 青春期儿童的生长发育

青春期开始于生长突增,终止于骨骺完全愈合、躯体停止生长、性发育成熟。在这个时期,生长突增,性腺、生殖器官及第二性征迅速发育,内分泌及心理发生明显的变化,它是人体生长发育的最后阶段。

一、青春期的体格生长

青春期在女孩从11~12岁开始,到17~18岁结束,男孩从13~14岁开始,到18~20岁结束,一般男性比女性晚2年。由于受到遗传和环境的影响,青春期开始的年龄、持续时间和变化的前后顺序有很大的个体差异,可相差2~4年。

(一)体格生长

青春早期出现身高的突增,突增的幅度女孩为每年增加8~10 cm,整个青春期可增加25 cm,男孩每年增加9~12 cm,整个青春期可增加28 cm。男孩的身高突增比女孩晚2年,骨骼停止时间亦晚2年且突增的幅度较大,因此在青春期结束时男性的平均身高比女性高10 cm。生长加速从远端开始,最早是手和足增大,随后是臂和腿增长,最后才是躯干。这一现象被称作青春期生长的向心性。四肢长度增长快于躯干,使坐高与身高之比缩小,当长骨的生长速度减慢时脊柱的生长相对较快,使坐高与身高的比例达到成人正常比例。

体重的变化规律与身高相似,但生长突增不如身高显著,增长持续的时间较长,在青春期后仍可继续增长。青春期男、女儿童的各种身体成分总量都在增加,但各种成分的比例有所不同。男性的瘦体重增加迅速,尤其是骨骼肌的增加明显;而女性的体脂量在整个青春期持续增长,尤以青春后期更为明显。各种围长和宽度如胸围、大腿围、小腿围、臀围、骨盆宽都有增长,但有性别差异,男孩的肩宽、胸围增幅大,女孩则骨盆宽增加明显,最终形成男性身材高大、肌肉发达、上体宽的体格特征,而女性显示身材较矮、体脂丰满、下体宽的体型。

(二)骨骼发育

青春期各骨化中心相继钙化,并与骨干的骨骺端愈合。长骨骨干与骨骺约15、16岁(女性)、17、18岁(男性)愈合,椎骨体与骨骺到20岁以后才能完全愈合。判断骨骼发育程度可应用骨骼年龄(骨龄)。测定骨龄的理想部位为手腕部,通过骨骼X线摄片观察儿童手腕部骨骼钙化程度并与骨龄标准比较,从而确定儿童的骨龄,反映儿童体格生长情况。

(三)性发育

性发育包括两个方面:性器官和性功能的发育及第二性征的发育。

1.性器官和性功能

卵巢一般在8~10岁开始发育增快,重量增加,外形由纺锤形变为扁圆形,功能也逐渐完善,出现周期性排卵和分泌雌激素。月经初潮是女性青春期发育过程中的重要标志和评定指标。睾丸增大是男性青春期发育的第一个信号,睾丸开始增大的年龄最早为9.5岁,阴茎增大迟于睾丸增大的半年至1年后。睾丸的作用是产生精子和分泌雄激素,男性遗精的年龄平均为15~16岁。

2.第二性征

乳房在8~13岁开始发育,阴毛在乳房开始发育后的6个月到1年出现,腋毛则在阴毛出现后的半年至1年后出现。身高生长突增的开始是青春期最早的征象,多数女孩乳房增大和身高突增同时出现。男性的第二性征表现在阴毛、腋毛、胡须、变声、喉结等方面。阴毛出现的年龄个体差异很大,在阴毛出现后1~2年出现腋毛,在腋毛出现后1年才出现胡须。喉结从12岁开始出现,13岁开始声音变粗,18岁时喉结发育和变声完成。

(四)功能发育

青春期的功能发育常用心功能、肺功能、肌肉力量及运动能力来反映。

1.心肺功能

肺活量及最大氧耗量随年龄而增长,但女性的增长量低于男性。

(1)肺活量:男性在青春期可增长2 000~3 000 mL,年增长200~500 mL,女性只增长1 000~2 000 mL,年增长100~300 mL,而且随着年龄增长(约14岁),肺活量的性别差异更大。

(2)心率:随年龄增长而下降,故出现负增长。自7~18岁,约每分钟下降10次。女性心率略高于男性,每分钟高1.5~2.5次;而在呼吸频率上,男性和女性大致相同。

(3)血压:在青春期也有性别的差异。在青春期前女性的血压(收缩压和舒张压)高于男性;而当男性青春期来到时,男性的血压高于女性。

2.肌肉力量

青春期时男性的握力(表示手及臂部肌肉力量)可增长25~35 kg,女性增长15~20 kg,年增长值男性4~10 kg,女性2~5 kg,男性握力始终高于女性,随年龄增长,这种性别差异增大。背肌力量有相同的趋势。

3.运动能力

青春期的运动能力有较明显的增强,肌肉活动中所表现出一定的力量、速度、灵敏及柔韧性。例如,反映力量的指标为引体向上;反映耐力的为中、长距离跑;爆发力的指标为立定跳远;速度的指标为短距离跑。一般在速度和力量的发展方面,男性优于女性,女性在这一时期因心理因素及社会环境因素的影响,身体素质可出现停滞或下降的现象。

二、青春期的神经心理发育

青少年是介于儿童和成人之间的一个独特的时期,其在认知、情感、道德、社会适应能力等方面均发生明显的变化。近年来,随着青春医学的发展,这一领域已日渐引起儿科医师更多的关注。

(一)智力发育

青春期进入了皮亚杰认知发展的最后阶段,即形式运筹期,其认知的成熟水平从简单到复杂,从具体到抽象,具有一定的灵活性,有了复杂的推理等思维方式。因此,这一时期的智力发育是十分快的,也是其学习、理解和感知外部世界的大好时期。

在形式运筹期中,其认知有以下的特征。

1.组合性逻辑

学龄期儿童对问题的解答缺乏灵活性,青少年则不同,一个特定的问题可以有多种解答方法。如果问他们为什么某事会发生,他们会给予各种可解的答案,这一点也反映了青少年能将实际的事物与可能的假设区分开来。

2.区分真实和假设

青少年会提出假设、论证假设,他们往往以语言的形式反映出来,在论证时,其内容未必是实际生活中存在的。这一能力也影响他们的行为表现,父母对他们不切实际的各种建议常感到难以接受。对青少年来说,懂得将能够做的事和可能做的事区分开来时,他们开始做更多的思考,他们提出许多"为什么"的问题往往是假设性的,而且他们能够有其他各种建议。但是,因为缺乏实际生活经验,其回答问题的能力受到限制。

3.使用抽象概念

青少年产生并使用抽象概念,他们能解释抽象概念,这是他们发展内化的智力活动机制,学习和掌握原则。此时他们会谈论理想和价值,自由、自主和公正,根据这些原则,他们开始形成自己的价值观。这一能力同样也应用在数学学习中,在这一时期,随着年龄的增长,抽象推理能力也在不断地增强。

4.假设-演绎性推理

这是一种形成假设的能力,并由此产生一定的逻辑性演绎。在学习科学中,这类推理必须具备。

青少年正是由于具备上述4项认知能力才使他们具备较高水平的解题能力,能够接受并提出各种假设、评价假设,而且思维更灵活,并且在学习和生活中应用和发挥出这些能力。

(二)性格发育

青少年逐渐发展自我的同一性。由于社会的发展,如今的青少年较以前有更多的选择性和自立性,因此自我同一性的形成较困难。青少年经常思索"我是谁""我是一个什么样的人"等问题,这说明同一性的人格化是青少年成长的主题。所谓自我同一性是指他们把需求、理想、情感、能力、目标、价值等特质整合成一种人格框架,形成相对稳定的人格。同一性的内容包括积极的因素和消极的因素。具有自我同一性的青少年如能得到成人的肯定,他们的理想和愿望的实现将比较顺利,其能力随目标逐渐得到发展,逐步走向独立处世。在这过程中,他们增加乐观和自信,有理智和热情,善于进取,敢于冒险,虽然他们经常遇到困难,但能积极应对,解决问题,并从挫折中成熟起来。相反,不能建立起统一的自我同一性的青少年,容易发生"角色混乱",他们在变化的环境中时没有固定的观念和处理方式,从而表现为自我的混乱。他们难以确立自己的目标,需求和愿望很容易更改,经常草率行动而不顾后果,他们不知道自己将会成为一个什么样的人。大多数有行为问题的青少年具有混乱的自我同一性。

(三)社会性发育

1.自我意识

自我意识是社会性发展的核心,青少年对自我的理解处于社会性联系阶段。他们主要根据自己在人际关系中的地位和角色理解自我,对自我主体性的理解很强调他人对自己的帮助,认为自己的成长是在与他人相互作用的过程中实现的。自我概念在青年中、后期形成稳定的自我信念和自我调控系统。

2.交友

青少年从成年人的权威中独立出来,他们与同龄人的交往越来越密切,交友常不局限于自己所处的班级或学校。他们注重与伙伴之间的友情而暂时减少了对学习的兴趣,但这只是一过性的。这个时期的交友可以是知心朋友、亲密朋友、好友、相识合作伙伴、非合作伙伴、旁观者。青少年对朋友的选择往往根据兴趣爱好、性格、年龄等因素。在交友过程中,起初他们希望在比较多的朋友中学习和生活,并为有很多朋友感到自豪,产生自信;之后他们发现减少朋友人数和密友保持关系更有意义。

青少年交往的形式:①同伴,即两个相互信赖的朋友。②派别,即 3 个以上的少数人组成的排他性集团。③群体,即由 20 人左右构成的。无论哪一种形式,必然是志趣相投,有特定的行动准则的。

3.行为表现

青少年不见了幼稚式的行为,也见不到儿童期的顺从,代之以对自己所从属的社会价值体系的反抗。他们开始强烈地意识到自己的存在,开始脱离幼时的朋友,变得以自我为中心。这时,由于个人的欲望与实际能力有很大距离,他们容易形成与自卑感相结合的反抗。到青春中期,他们的自我意识更加强烈,对待事物更感情化和主观化,他们不太愿意与父母和教师进行心理交流,追求与同伴的交往。到青春后期时,由于认识到自己对社会的作用,自尊心增强了,也变得现实了。他们能观察他人,从内心分析他人。不仅如此,他们显示出对社会的关心,对科学和艺术更加充满了理想。

(四)情绪发育

在度过了比较平衡的儿童期后,由于内分泌腺活动的急剧变化,青少年的情绪反应强度大,时而狂喜,时而愤怒,也时而极度悲伤或恐惧,情绪来得骤然,去得也迅速。其特征如下。

1.强烈、粗暴与温和、细腻共存

青少年的情绪有时很强烈,这给他人带来了不安和忧虑,但是,如果细心观察,就会发现青少年内心是十分温和细腻的,他们并不像年幼儿童那样毫无意义地发怒、吵闹,而是基于细腻的正当性之上的发泄。

2.情绪极不稳定,是变动性的

青少年的情绪常常从一个极端向另一个极端激烈地变动着,而且这种变化并不像儿童时代那样简单地变动,往往采取一种根底很深、时间很长的形式,有时会发展成为自我封闭,与家人都不沟通的状况。

3.出现内向和外现共存

青少年身上孩子般的坦率减少了,把爱郁积在心中,所以情绪的表现方式是夸张和戏剧性的,这是一种内心和外表的分裂,也是他们精神生活的重要特征。

4.情绪的内容广泛

青少年的情绪有时以感觉为主,有时又以理性为主,这反映了儿童期未成熟的心理和成人期成熟的心理并存的现象。

青春期的主要情绪为友情、恐惧和愤怒。

(1)在爱情方面,青少年不再把与父母的关系作为中心,关系的对象集中在自己选择的特定人物上,开始追求称心如意的朋友,一般称此为友情。但这时的友情是把一个理想化的形象投射给同伴,有时这个朋友会发展成密友,但这个关系往往因为一点小事而破裂,因而常出现密友也屡次变更的矛盾现象。

(2)在恐惧方面,青少年害怕的对象变为人与人的关系,这种主观上与自我有关的个人的害怕表现在怕被别人厌恶、怕不被人爱、怕学业失败等,都是关系到自我的;也有物质的害怕,如怕以往经历过的危险情景,怕狗、蛇等动物或暴风雨等;还有社会关系的,如社会事件,困惑,和胜过自己的人交流等。

(3)在愤怒方面,青少年在自我实现受到阻碍时会引起愤怒,例如自己的主张被拒绝采纳,自己想从事的活动未得到允许等。此时愤怒表现的方式与过去有所不同,即直接的行动减少了,而变成间接的言辞上的辱骂和讽刺。还有一个明显的特征是当自己的要求因本身的原因而未能如愿或受到挫折时,愤怒就转向自己。

(五)性心理发育

随着性发育的到来,青少年的性意识逐渐觉醒。青少年开始意识到两性的差别,对异性好奇,渐渐发展到一种朦胧地对异性的好感、向往和接近,青少年表现为敏锐地注意怀有好感的异性的言行举止,用爱美、出风头、冒险行为招引异性对自己的注意,这种性意识的发展是青少年正常的心理发育。

青少年对自身的性发育也有强烈的神秘感、好奇感。他们渴望了解性知识,但又羞于向成人询问,不敢堂而皇之地阅读生理卫生教科书中有关性发育的章节,往往是同伴之间相互传播和讨论。目前学校已普遍开展了性教育,这可使青少年懂得性道德,激发他们的生活情趣,正确对待自身变化,做好心理调控,使他们顺利度过青春期。

青春期还涉及一些特殊的卫生教育,例如,教育男孩正确看待遗精现象,帮助女性掌握经期卫生。此外,教育青少年如何正确对待和处理自慰行为(即手淫)非常重要,因为这在青少年中较为普遍,是伴随性发育而产生的。对此现象,应避免夸大其对健康的危害,减轻青少年的恐惧、追悔和自责的心理压力。

(张洪波)

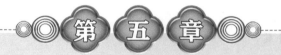

各年龄期儿童的保健

第一节 胎儿期的保健

《中国儿童发展纲要(2001—2010 年)》要求婴儿和 5 岁以下儿童死亡率以 2000 年为基数分别下降1/5。达到目标的关键在于降低新生儿死亡率,而出生 7 天内死亡者又占新生儿死亡总数的 70%～80%,显然胎儿的健康发育是非常重要的。纲要还要求农村孕产妇住院分娩率达到 65%,农村消毒接生率达到 95%。我国 80%以上的出生人口在农村,而农村的围产期死亡率又显著高于城市,所以加强胎儿期保健的重点应在农村。

胎儿由于生理功能的发育尚未成熟,具有相当程度的脆弱性,特别容易受内外环境中不利因素影响而发生病理变化。这些不利因素会使胎儿发病,严重时导致死胎、死产或早期新生儿死亡,有时也可能损害胎儿脑组织、身体的重要器官及身体各部分,引起智能发育障碍、各种功能障碍,最终形成终身残疾残障。因此,胎儿期的特点决定孕母与胎儿双方都需要特殊保健,才能保障胎儿的安全。而加强胎儿期保健就是要降低发病率和死亡率,减少致残性损伤的发生,提高健康水平和生命的质量。

一、胚胎形成与胎儿发育

胎儿期是指从受精卵发育成胚胎直到胎儿娩出的这一时期。通常将胚胎发育分为两个时期。

(一)胚胎期(1～8 周)

胚胎期为细胞和组织分化,主要器官系统雏形形成期。受精卵形成各个器官的胚芽,脐带、胎盘、羊膜囊已经形成。外胚层发育,形成最初的皮肤、感觉细胞、神经细胞、肌细胞和内脏细胞。此期是主要器官系统雏形形成时期,对环境的影响十分敏感,如受有害因素的作用,胎儿容易发生先天畸形。

(二)胎儿期(9 周至出生)

胎儿期为器官和功能分化期。胚胎外形和各器官系统已成形,组织、器官生长迅速,一些器官已表现一定的功能活动并逐渐成熟。8～10 周是胎儿神经管发育的敏感时期,也是发育危险期。胎儿身长在4～6 个月增长约 27.5 cm,占正常新生儿身长的一半以上,是一生中生长最快的阶段。胎儿体重在7~9个月增长约2.3 kg,占正常新生儿体重的2/3以上,也是一生中增长最快的阶段。

二、胚胎期危险因素

胎儿期危险因素是指在胎生期对胎儿有害的因素。

(一)遗传因素

遗传因素的作用包括主要基因、特异性基因和染色体畸变。而以遗传因素为主引起的疾病有单基因遗传病、多基因遗传病和染色体病三大类。

1.单基因遗传病

(1)常染色体显性遗传病:这类疾病已达1 700多种,如家族性多发性结肠息肉、多指等。遗传谱系特点是遗传与性别无关。患者的双亲往往一方有病。患者常为杂合型,如与正常人结婚,子女有50%的患病概率。常见连续的遗传。

(2)常染色体隐性遗传病:已确定的疾病约1 200多种,如白化病、苯丙酮尿症等。遗传谱系特点是遗传与性别无关。父母双方为无病携带者,子女有25%的发病概率。常为越代遗传。如近亲结婚时其子女的隐性遗传患病率大为增加。

(3)性连锁遗传病:已确定的疾病近200种,红绿色盲、血友病等。致病基因常是父传女、母传子,也可隔代遗传,在患者人群中男性远多于女性。

2.多基因遗传病

冠心病、高血压、糖尿病、精神分裂症及智力缺陷等都有多对基因遗传的基础,其遗传方式复杂。多基因遗传病的亲属发病率与群体发病率有关。一级亲属发病率高于二级、二级高于三级。一级亲属发病率愈高,下代的发病率愈高。

3.染色体病

由于染色体的数目和结构异常引起机体结构和功能异常的疾病,约300多种,如21-三体综合征、5p-综合征等。

(二)孕妇方面的危险因素

1.孕母年龄和身材

一般认为妇女最佳生育年龄为25~29岁。此时期妇女身体发育完全成熟,生育能力旺盛,卵细胞质量最高并有能力哺育婴儿。生育年龄低于18岁或超过35岁时,对胎儿的不利影响最常见的为早产儿、低出生体重儿等。同时,婴儿遗传病、先天性缺陷疾病发生率相对增加。早于18岁生育还易致难产和婴儿夭折,这是因为母体发育尚未成熟,也不具备哺育孩子的相应能力。若女子超过35岁才生育,由于阴道和子宫颈组织弹性减弱,使产程延长,难产率升高,妊娠和分娩的并发症增多。此外,因为此时卵细胞发生畸变的可能性增加,出生缺陷发生的可能性也增大。身高低于145 cm与骨盆狭窄变形者容易发生难产。

2.异常孕产史

曾有习惯性流产、早产、死胎、死产等,以及分娩过畸胎儿、巨大儿和低出生体重儿等异常孕产史的孕妇,发生异常儿的可能性增加。

3.孕妇患病

孕妇有心脏、肾脏、肝脏、糖尿病、结核和肝炎等慢性传染病,都可能对胎儿带来影响。若有妇科疾病如子宫肌瘤、卵巢囊肿或子宫发育不良、畸形,可使胎儿宫内生长迟缓。孕妇严重的妊娠高血压综合征可使胎儿宫内生长迟缓,严重者可遗留脑性瘫痪、智能障碍等中枢神经系统后遗症等。

4.孕妇长期用药

不少常用药物可以通过胎盘对各期胎儿造成伤害,尤其是长期使用。孕期对胎儿质量肯定有害的药物有激素类药物、抗癌药类及某些抗生素(四环素、氯霉素、链霉素等),镇静药及退烧镇静药类也应慎用。因此,在怀孕前和怀孕过程中要谨慎用药,以免影响孕妇和胎儿的安全。

5.烟酒

烟酒对生殖功能有不良影响。主动吸烟或被动吸烟都可影响精子质量,从而影响胎儿发育,造成流产、早产、死胎,还可导致低体重儿、生长发育迟缓、先天性心脏病等。酒精可导致胎儿酒精综合征,引起胎儿畸形、智力低下等。

6.有害物质

高温环境、噪声、放射线照射、铅苯等毒物都可损伤生殖功能,造成流产、死胎、死产、早产、新生儿出生缺陷等。多种农药也可致胎儿发育异常,如致畸、生长发育迟缓等。

7.病原微生物

病原微生物对胎儿的影响可以是直接或间接作用。风疹病毒、巨细胞病毒、单纯疱疹病毒、弓形虫、梅毒螺旋体等均可由母婴宫内传播使胚胎畸变、胎儿宫内生长迟缓。有的出生后不久虽无症状,但之后会出现大脑发育不全,听、视觉障碍等中枢神经系统后遗症。

8.异常分娩

孕妇如前置胎盘、羊膜早破、产前出血、难产等,都可能引起新生儿缺氧、窒息等。

9.孕妇营养

孕母营养不良主要是热量及蛋白质的不足,严重时造成新生儿出生体重低。低体重儿伴先天异常者较正常儿多8倍。新生儿死亡率上升。此外,有30%营养不良儿存在神经和智力方面的问题。

孕期缺乏叶酸可致流产、死胎或畸胎等异常。孕妇碘缺乏可导致胎儿流产、死胎、先天异常、甲状腺功能低下、神经运动损伤和新生儿死亡增加。孕母缺锌易造成习惯性流产、死胎、畸胎及胎儿宫内发育迟缓等。缺铁可影响胎儿的生长发育,常造成胎儿早产和低出生体重,严重贫血可增加母亲死亡率。

孕妇食用有害化学物质污染的食物,如黄曲霉素污染的五谷杂粮、甲基汞污染的海产品、含有硝酸盐和亚硝酸盐的腌制品等都可能使胎儿死亡、畸形或发生肿瘤。

10.情绪因素

若孕妇长期处在焦虑、恐惧、抑郁的恶劣情绪中,将影响胎儿的正常发育,甚至产生严重的发育缺陷。如果在孕3个月时遭受严重的精神打击,或经常焦虑和抑郁,就有可能增加胎儿神经畸形的发生率。

(三)胎儿方面的危险因素

多胎、先天畸形、巨大儿、羊水过多、羊水过少、宫内生长迟缓、胎位异常、脐带绕颈、宫内缺氧、窒息等都是影响胎儿发育的危险因素。

三、胚胎期保健

胎儿的发育与孕母的身心健康、营养状况、疾病、生活环境等密切相关,所以胎儿期保健即孕妇的保健。胎儿期保健就是通过对母亲孕期的系统保健,保护胎儿健康生长、安全出生,达到优生优育目的,属Ⅰ级预防保健。胎儿保健的重点在于预防先天性发育不全、先天性营养不良和低出生体重、宫内感染、畸形、脑发育不全、缺氧窒息等,以保障胎儿脑、各器官系统和身体的正常生长发育。

胎儿期的特点决定了在胚胎期和胎儿期早期的保健重点是预防先天性发育不全的发生。在胎儿中、后期保健主要是为了保证胎儿健康快速的生长。孕妇要加强营养,远离烟、酒、一些药物和毒品,安排合理的生活制度和预防感染。同时,进行自我监护(母子安全)以及注意胎教。

(一)预防遗传性疾病和先天性发育不全

1.预防遗传性疾病

有人可能携带某种遗传病的基因,但不发病,成为"隐性遗传病携带者"。但当他们与有相同血缘的、也带有遗传病基因的近亲结合,他们的子代就会将父母隐性遗传病外显出来成为显性,临床上即表现为疾病。如果他和非相同血缘的人结合,他们的后代患遗传病的概率就会减少。因此,预防遗传性疾病应避免近亲结婚。此外,对确诊或疑似遗传性疾病患者的家庭,可通过遗传咨询、预测风险、产前诊断的综合判断,决定是否要保留胎儿。同时,婚前还应对青年男女进行遗传咨询、婚前检查,尽量减少遗传病的发生。

2.预防感染

孕母在妊娠早期预防各种病毒性感染非常重要。在胚胎期和胎儿器官形成期,如果孕妇患病毒性感染(如风疹、巨细胞病毒等)以及弓形体病等都可能引起宫内感染,而引起胎儿早产、死产、生长发育迟缓、多种畸形,或围产期儿死亡率升高。

3.慎用药物

药物对胚胎、胎儿的影响和用药的孕周及药物种类有关。受精卵在着床阶段对一些药物很敏感,轻微的伤害可导致胚胎死亡(流产)。在器官形成期一些药物可使胚胎发生畸形。而3个月后除性激素类药物外,一般药物不再致畸,但可能影响胎儿的生长发育与器官功能发育。原因在于很多药物可通过胎盘进入胎儿体内,而胎儿各系统器官功能尚不成熟,排泄功能差,解毒能力弱,如抗肿瘤药物、雄激素、黄体酮、磺胺、抗甲状腺药物等可通过胎盘进入胎儿体内,导致胎儿畸变或损害胎儿器官功能。孕妇在孕早期服四环素可影响胎儿牙齿、骨骼和脑部的发育。链霉素损害胎儿第Ⅷ对脑神经。卡那霉素可致胎儿听觉障碍。孕母服过量抗甲状腺药物可致胎儿甲状腺功能低下、甲状腺肿。抗癫痫药物可致唇裂、腭裂、先天性心脏病。大量服用可的松类激素可致胎儿腭裂、无脑儿等畸形。抗代谢药物或免疫抑制剂也可导致各类畸形等。

(二)避免不良因素的影响

1.烟酒

烟草中有数以千计的有毒物质,不管主动吸烟或被动吸烟都可影响胎儿的发育。居室中燃煤炉、煤气炉产生的有害气体也影响胎儿的宫内发育。孕母慢性酒精中毒可致胎儿发生中枢神经系统障碍、畸形、生长迟缓的胎儿酒精综合征。因此,夫妇双方在计划受孕前3个月必须戒烟酒。

2.农药

多种农药可致胎儿发育异常,如致畸、生长迟缓等。

3.职业性有害因素

工作环境中的高温环境、噪声、放射线照射、铅苯等毒物都可损伤人的生殖功能,引起胎儿流产、早产、死产及新生儿出生缺陷等。因此,夫妇双方在计划受孕前、妇女受孕后直至哺乳期都应避免接触。

尤其在胎龄16周之前胎儿对放射线十分敏感,可引起神经系统、眼部及骨骼系统等畸形,甚至导致死亡。孕母应尽可能避免接触各类放射线,特别在妊娠早期。

铅、镉、汞、苯等化学毒物污染环境可引起孕妇急、慢性中毒,导致胎儿生长发育障碍或发生先天畸形。如重金属铅可能通过胎盘屏障在胎儿体内蓄积,对发育中的神经系统有很强的毒性,抑制神经细胞存活及分化,对胎儿生长发育产生危害并可能致畸。因此,妇女怀孕前后应立即离开污染环境,避免接触有毒化学物质。

(三)预防早产、积极治疗孕妇的慢性疾病

早产儿由于体内各系统和器官的生理功能尚未成熟、适应能力差,出生以后易发生窒息、呼吸窘迫综合征、感染等疾病而死亡。早产儿死亡率约占围产儿死亡率的50%,所以要降低新生儿死亡率,预防早产是十分重要的。

早产的发生常与下列情况有关:孕妇患有如子宫肌瘤、子宫畸形、胎盘功能不良等生殖器官疾病。妊娠并发症或妊娠高血压综合征。母亲患有心、肾、肝等急慢性疾病,或急性感染、高热、外伤等。孕母过度疲劳、精神紧张、营养不足等。胎儿畸形、羊膜早破、多胎等也易发生早产。因此,预防早产必须重视孕妇保健。孕前积极治疗各种疾病,孕期预防急性感染及妊娠并发症。定期进行产前检查,发现问题积极处理。孕妇注意劳逸结合、心情愉快、营养充足并搭配合理。避免不良因素的影响,防止早产现象的发生。

母亲健康对胎儿影响极大,保障孕母健康就是保障胎儿的安全。患有心肾肝疾病、糖尿病、甲状腺功能亢进、结核病等慢性疾病的孕妇必须在医师指导下进行积极的治疗,高危孕妇应定期进行产前检查,必要时终止妊娠。

(四)保证充足营养

大脑神经组织要经历增殖、增殖并增大、增大和逐渐成熟4个生长阶段。其中,前两个阶段出现在胎儿中后期到出生后6个月,是脑组织生长关键期。此时若发生严重的蛋白质营养不良或病变,脑细胞的分裂、增殖速度会减慢,患儿的智力将可能受到较严重的影响。因此,孕后期母亲要保证饮食的质和量,以满足胎儿生长发育所需营养和产后泌乳储备所需的能量。当然孕妇营养应做到膳食平衡,在食物的配制中除要满足量的需要外,特别要注意各种营养素的合理搭配,每天饮食中有动物蛋白和(或)植物蛋白、新鲜深色蔬菜和水果、奶类等食物。

同时,在此时期补充铁和钙是十分重要的。贫血可增加母体感染的机会,常常发生胎儿早产和低出生体重儿。重度贫血可引起胎儿缺氧、窘迫,甚至窒息,使胎儿脑发育障碍。胎儿过早发生贫血会降低免疫功能,今后还会出现认知、注意记忆及情绪障碍等。缺钙增加新生儿得佝偻病以及低血钙的可能。所以,在我国北部寒冷地区,如孕妇不能接受足够的日光照射,孕后期可考虑利用保健药物补充。因此,妊后期孕妇要加强铁、锌、钙和维生素 D 等重要微量营养素的补充。

(五)注意劳逸结合、保持愉快心情

孕妇要保持愉快、乐观的情绪,这对胎儿营养吸收、激素分泌和生理平衡都有很大益处。还要注意劳逸结合,减少精神负担,增强自身的抵抗力。

(六)胎教

研究发现,3个月胎儿的眼、耳、鼻等感觉器官能对声音作出反应,6个月胎儿的活动强度可随母亲的情绪改变而发生变化。因此,孕妇欣赏优美的音乐有利于平和的心境和愉悦的情绪,有利于胎儿的心理正常发育。

产时的胎儿保健中心是"安全",无论农村或城市一般均应住院分娩、科学接生。其重点包括预防并及时救治缺氧或宫内窒息的胎儿,防止产伤,预防感染,也要避免产妇用药对胎儿造成的不良影响。

（李　晶）

第二节　新生儿期的保健

从胎儿娩出结扎脐带开始至出生后28天称为新生儿期;从出生到足7天以内称为新生儿早期;从出生足7天到足28天内称为新生儿晚期。在新生儿期,小儿为了适应子宫外新的环境,需要发挥全身各器官和各系统的生理功能。但此时其身体各器官的功能发育尚不完善,对外界环境的适应能力差,抗病的能力弱,如果护理不当,易患各种疾病且病情变化快、死亡率高。新生儿早期是适应的关键期,也是生命的最脆弱时期。因此,出生后第1周的新生儿保健尤为重要。

新生儿保健是儿童保健的重要内容,保健的重点是使新生儿适应新的宫外环境,预防感染和伤害,建立健康的亲子关系。其目的是保护和促进新生儿正常的生长发育、降低发病率和死亡率。

一、新生儿分类

(一)根据胎龄分类

1.足月产儿

指胎龄满37周至不满42足周内娩出的新生儿。

2.早产儿

指胎龄满28周至不满37足周内娩出的新生儿。

3.过期产儿

指胎龄满42周及以上娩出的新生儿。

(二)根据体重分类

1.正常体重儿

指出生1小时内体重在2 500～3 999 g的新生儿。

2.低出生体重儿

指出生1小时内体重不足2 500 g的新生儿。凡体重不足1 500 g者又称极低出生体重儿。

3.巨大儿

指出生体重超过4 000 g的新生儿。

(三)根据体重与胎龄的关系分类

1.小于胎龄儿

指出生体重在同胎龄平均体重第10百分位以下的新生儿。我国将胎龄超过37周、体重在

2 500 g 以下的新生儿称为足月小样儿。

2.适于胎龄儿

指出生体重在同胎龄平均体重第 10～90 百分位的新生儿。

3.大于胎龄儿

指出生体重在同胎龄平均体重第 90 百分位以上的新生儿。

(四)其他

1.早期新生儿

指出生后 1 周以内的新生儿。

2.晚期新生儿

指出生后 2～4 周的新生儿。

3.高危新生儿

指已经发生或可能发生危重疾病的新生儿。以下情况可列为高危儿。

(1)孕妇有过死胎、死产史,吸烟、吸毒、酗酒史,孕期阴道出血史、感染史等情况。

(2)孕母有妊高征、先兆子痫、子痫、羊膜早破、各种难产等异常分娩史。

(3)孕妇出现早产、各种先天性重症畸形等出生异常情况等。

二、新生儿期的特点及特殊生理状态

(一)新生儿期的特点

1.外观特点

新生儿皮肤呈粉红色,基本上没有胎毛,全身皮肤覆盖着一层薄的白色胎脂。耳壳软骨发育良好,轮廓清楚。其头约占身长的 1/4,头围超过胸围。新生儿腹部膨隆,但摸起来柔软,肝脏较大。四肢较短,呈外展屈曲。指甲长到指端或长过指端,足底有较多的足纹。女童大阴唇完全遮盖小阴唇,男童阴囊多皱褶,睾丸已下降。

2.循环、呼吸系统

胎儿出生后血流动力学发生了重大变化,由胎儿循环向成人循环转变。新生儿心率为120～140 次/分。

胎儿 13 周时已有微弱的呼吸运动,但真正的呼吸从出生后开始。新生儿呼吸主要靠膈肌的升降,呼吸节律不规则,呼吸较表浅而频率快,30～50 次/分。

3.消化系统

新生儿吸吮及吞咽功能完善。由于消化道面积相对较大、肌层薄,可适应出生后纯乳汁的营养摄入,故娩出后即可哺乳。但新生儿胃容量较小并呈水平位,贲门括约肌尚不能完全关闭,所以容易发生溢乳。

新生儿期蛋白酶活性较好,对蛋白质的消化好。消化吸收单糖、双糖的酶发育较成熟而多糖酶活性低,消化淀粉能力差。消化吸收脂肪能力也较差。因此,新生儿能很好地消化吸收母奶中的营养物质,满足身体生长发育的需要。

新生儿绝大多数在出生后 12 小时内开始排出墨绿色胎便,随着哺乳的进行转为黄色含奶块的过渡性大便,胎粪于出生 3～4 天排尽。

4.泌尿系统

新生儿肾脏已具有成人相同数目的肾单位,虽功能还不完善,但可适应一般的正常需要。其肾稀释功能与成人相当,但肾小球滤过功能低下,肾浓缩功能和肾排泄过剩钠能力不足且排磷能力差。因此,选用蛋白质、矿物质(磷)高的牛乳喂养新生儿对肾有潜在的损害。新生儿多在出生时或出生后 6 小时内排尿。

5.神经系统

出生时新生儿脑重为 350～400 g,是成人脑重的 1/4。脑细胞数已达成人水平,中枢神经系统已具备一定功能,视、听、嗅、触、温度觉都有了一定发展并能对刺激作出相应的反应,具备了接受早期教养的可能性。但新生儿大脑皮质兴奋性低,功能易抑制,对外界刺激反应易疲劳,每天睡眠时间需 20 小时以上。

新生儿已有视觉感应功能,瞳孔有对光反应,可注视人脸,用眼追随移动着的物体。听觉和嗅觉已发育成熟,会对不同味觉产生不同的反应。痛觉反应较迟钝而温度觉较敏感。对触觉高度敏感,多抚摸有利于情感发育。

6.免疫系统

由于胎儿可从母体通过胎盘获得 IgG,所以新生儿及出生后数月的婴儿对一些传染病具有天然被动免疫力。但新生儿非特异性和特异性免疫功能发育不成熟,IgA 和 IgM 不能通过胎盘屏障,新生儿自身产生 IgA 和 IgM 能力弱,因而新生儿易患肺部和肠道细菌性感染。人乳(特别是初乳)中 IgA 含量高且耐酸,在胃中不被破坏,可提高新生儿抵抗力。

7.代谢

新生儿能量代谢较旺盛,产热能源主要来源于糖代谢。但出生时肝糖原储备不多,仅能维持 12 小时的需要,最初几天机体要动用脂肪和蛋白质产热。因此,新生儿也要及时开奶喂食,否则容易发生低血糖。新生儿血钾也较高,而血钙较低。

8.体温调节

胎儿的宫内环境温度较恒定,娩出后体表温度下降,出现生理性体温降低。而此时新生儿体温调节中枢发育尚不成熟,外界环境温度过高或过低均可影响其正常的生理活动,对低出生体重儿或早产儿的影响更大。

新生儿皮下脂肪较薄,体表面积相对较大,皮下毛细血管丰富,易散热。另外汗腺发育不全,排汗、散热功能不佳,体温不稳定。如在寒冷的冬季,若不注意保暖,小儿的体温就会下降,皮肤就可能发生冻伤或硬肿症。如在炎热的夏季,若不注意散热,小儿就可能中暑,此时体内水分不足,血液溶质过多,小儿会发生"脱水热"。所以,新生儿的保暖、散热工作是非常重要。

9.皮肤、黏膜、脐带

新生儿出生时皮肤上覆有一层胎脂,具有保护皮肤和保暖的作用,生后数小时开始逐渐吸收,但需将头皮、耳后、腋下及其他皱褶处的胎脂轻轻揩去。新生儿皮肤薄嫩,容易受损伤而导致感染,严重者可发展为败血症而危及生命。新生儿口腔上的"板牙"或"马牙"可于出生后数周至数月内自行消失。新生儿两颊部的脂肪垫有利于吸奶,不应挑割,以免发生感染。脐带经无菌结扎后可于 1～7 天自行脱落。

10.体格发育

新生儿身高、体重生长发育与新生儿的胎次、胎龄、性别以及宫内营养状况有关,也与生后的营养、疾病等因素密切相关。新生儿体重减少是由于摄取水分和食物减少、体液丧失,通常在出生后的第 2 周恢复到出生时体重。一般新生儿出生后第 1 年中身长增长 20～25 cm,为出生时的 40%～50%。体重增长 6～7 kg,约为出生时的 2 倍,是出生后生长最快的一年。

(二)新生儿几种特殊生理状态

1.生理性黄疸

新生儿每天胆红素生成较多,而肝脏摄取胆红素、形成结合胆红素和排泄胆红素功能差,仅为成人的1%～2%。约60%足月儿和80%以上的早产儿在出生后第2～5天出现黄疸,如一般情况良好,足月儿在14天内消退,早产儿可延迟至3～4周。黄疸出现过早、过深,伴临床症状(呕吐、发热、吮吸力低下等)和黄疸持续时间过长属病理性黄疸。

2.假月经(生理性阴道出血)

由于母亲雌激素在孕期进入胎儿体内,出生后突然中断,使部分女婴在出生后5～7天可见少量阴道出血,持续1～3天自止,这种情况一般不必处理。但同时伴有新生儿出血症时,要按新生儿出血症来处理。

3.生理性乳腺肿大

男女足月新生儿均可在出生后3～5天出现生理性乳腺肿大,如蚕豆或大至鸽蛋,多于2～3周消退,不需特殊处理,不可挤压。原因是母亲的孕酮和催乳素经胎盘进入胎儿体内,生后突然中断所致。

4.生理性体重下降

几乎所有新生儿由于排出胎粪,皮肤也开始排泄水分,一般吃奶又较少,使体重在生后开始下降,第3～4天达到最低限度,第7～10天则又恢复到出生时体重。下降幅度一般在3%～9%之间,不超过10%。如体重下降幅度过大,恢复超过3周则属不正常现象,一般是由于疾病或喂养不足引起的。

三、新生儿期保健要点及措施

(一)保暖

新生儿由于自身体温调节功能差,对外界环境适应能力弱,体温随外界气温的波动而波动,因此,注意保暖是非常重要的。

胎儿在母亲子宫里的体温比母亲体温略高,无须自身调节体温。出生后,由于蒸发散热,体温明显下降。以后体温逐渐回升,波动为36～37 ℃。居住环境温度对新生儿体温影响非常大,新生儿在适中温度下使产热和散热保持平衡,肛温保持在36.5 ℃左右,手足温暖,无寒冷损害发生。若体温降至32 ℃以下,则可能发生寒冷损伤,严重时可导致硬肿症。新生儿居室的温度宜保持在24～26 ℃,湿度保持在50%～60%。

新生儿居室的温度与湿度应随气候温度变化而调节,保暖的方法应根据居室环境的大气候和新生儿局部保暖情况而定。城市居室的保暖多采用暖气、空调等;农村多采用火墙、地炕和室内生炉子等办法。热水式采暖,温度波动较小,利用空调机来调节室内温度可保持恒温,但造价高。北方农村采用的火墙和地炕形式的采暖,室内温度较均匀。而火炉形式的采暖一定要注意安全,防止一氧化碳中毒和烫伤的发生并预防火灾。新生儿局部保暖是指医疗保健机构使用的恒温箱取暖。家庭中常用的有襁褓法(俗称蜡包)、新生儿睡袋、母亲怀抱、热水袋等。襁褓法保暖是我国民间传统的保暖方法。但不要包裹得过紧,限制新生儿手足活动,使产热减少,不利于保暖,也不利用神经系统和体格发育。

总之,冬季居室温度过低可使新生儿体温过低,影响代谢和血液循环,故要强调保暖。夏季居室温度过高,衣被过厚、包裹过紧又易引起发热,要强调散热。因此,要随着气温的高低及时增减衣被。同时,还要保持室内卫生,空气新鲜,经常开窗通风。

(二)喂养

新生儿娩出后应尽早吸吮母奶,医师要指导母亲正确的哺乳方法,保证良好的乳汁分泌以满足新生儿生长所需。指导母亲按需哺乳,喂奶的时间和次数以新生儿的需要为准,一昼夜不应少于 8 次。所谓按需哺乳是指新生儿期喂母乳可按新生儿需要随时哺乳。如新生儿哺乳后能安静入睡、大小便正常、体重增加正常,就是母乳充足的表现。如母乳不足应设法增加孩子吮吸次数,乳母要增加营养的摄入、保证良好的睡眠和保持愉快的心情。如母乳确实不足或无法进行母奶喂养的小儿,可混合喂养。混合喂养比母乳喂养差,但比完全人工喂养好。若由于工作关系,则可在两次母乳喂养之间加一次人工喂养。若母乳不足,小儿每次先喂母乳,再给予人工喂养。

母乳是新生儿最理想的食物,含有所有的基本营养物质,其成分和比例对于这个年龄小儿消化和吸收最为适宜。它含有许多抗体,帮助小儿抵抗疾病。小儿从母亲处摄取无菌乳汁,安全卫生。母乳喂养还有助于建立母子间感情,对小儿健康成长起到巨大的作用。用母乳喂养的小儿较混合喂养或人工喂养的小儿发育得好,不易生病,即使生病也好得快。

每次喂奶前,母亲都要洗干净手,再用清洁的淡盐水湿纱布擦乳头,然后喂新生儿吃。哺乳时母亲应取半坐姿势,用上臂托住小儿头颈,用中指和示指轻夹住乳房,将乳头放入新生儿嘴里,乳房不要触及小儿的鼻子,以免妨碍呼吸。每次喂奶,应先喂空一只乳房,再喂另一只乳房,吃不完的余奶要挤出,以防以后乳量减少。每次喂完奶后,应将小儿立起轻拍背部,使吞入的空气排出,防止溢奶。

当产妇有化脓性乳腺炎、肝炎、活动性肺结核、严重心脏病、癌症及精神病等疾病时,都应禁止喂奶。乳腺炎治愈后可喂奶。

(三)护理

1.脐带

新生儿脐带剪断后残端应立即消毒,用消毒过的线进行结扎,然后用消毒的纱布和脐带布进行包扎。脐带未脱落前要保持脐部清洁,防止沾水和污染脐带布。如脐带布沾湿,要消毒并更换新的消毒纱布。脐带脱落后,让根部痂皮自行剥离。脱落后如脐窝潮湿或有浆液状分泌物,每天可用 75% 乙醇将脐窝擦净,再盖上新的消毒干纱布,几天即好。如脐窝已有肉芽组织形成,仅需用硝酸银涂抹使其干燥,但不要碰到正常皮肤。

2.衣服和尿布

尿布用柔软、耐洗、易干、吸水性强的棉布制成,也可用商店出售的质量好的一次性尿布。尿布要勤洗勤换,日光下晒干。每次换尿布或大便后,用温开水清洗小儿臀部,预防尿布疹(红臀)的发生。

新生儿的衣服宜选用单色、淡色、不易褪色、轻软的棉布制作。不必做领子,不用纽扣。衣服要稍宽大些,易穿易脱,冬衣要能保暖。新生儿的包裹也应宽松,使新生儿手足能活动,有利于生长发育。

3.皮肤护理

新生儿出生后第 2 天即可洗澡,这样既可清洁皮肤,又可检查身体状况。在脐带未脱落前不可将小儿全身浸入水中,防止脐带沾水、受污染而引起感染。洗澡的水温不宜过冷或过热,以略高于体温为宜。洗澡时可用纱布擦脸、手和身体,可用中性的婴儿肥皂。洗后要用干布迅速轻轻擦干,尤其是腋窝、颈下、腹股沟部和手臂、大腿的皮肤皱褶处。擦干后扑些爽身粉保持皮肤干燥,预防褶烂的发生,然后用清洁而干燥的衣服包好,并在易湿烂处擦上婴儿身体乳。

新生儿特别容易呕吐或溢奶。奶汁流到衣服上、颈部、头发中易细菌繁殖。小儿容易出汗,皮肤腺分泌多,大小便的次数又多,所以小儿的皮肤是比较容易脏的。另外,新生儿皮肤薄嫩,皮下毛细血管丰富,防御功能差,若护理不当易受损伤,严重时可引起败血症。因此,新生儿应每天洗澡保持皮肤清洁,勤换内衣,经常检查皮肤有无感染,如有小脓点,要及时处理。

(四)预防感染

新生儿免疫力弱,预防感染十分重要。新生儿居室要经常通风换气,冬季也要定时开窗换气,保持空气清新。新生儿期尽量减少亲友来探望,避免亲吻,防止交叉感染。凡患有皮肤病、呼吸道和消化道感染及其他传染病者,不能接触新生儿。新生儿一切用具要经常煮沸消毒,洗脸与洗臀部的毛巾要分开。新生儿如有体温升高或不适,家长不要随便给新生儿用药,应去医院在医师的指导下治疗。此外,出生后 24 小时以内要为新生儿接种卡介苗和乙肝疫苗。

(五)新生儿疾病筛查

出生后及时筛查,尽早诊断,减少发育中的后遗症。

通过听力筛查,尽可能发现有听力障碍的新生儿,尽早进行适当的干预,使语音发育不受损害。进行遗传、代谢、内分泌疾病筛查(我国目前主要是苯丙酮尿症和先天性甲状腺功能低下),以早期发现、早期诊断,预防疾病发生带来的严重后果。

(六)感知觉刺激和早期教养

感觉是人类最简单、最低级的心理活动,也是心理活动最基本的指标。感知觉的发展对认知、语言和学习等都起着重要的促进作用。新生儿的视、听、触觉已初步发展,具备了接受早期教养的基础,可以通过反复的视觉、听觉和触觉训练,培养新生儿对周围环境的定向和反应能力,促进手眼协调动作。母亲通过哺喂、怀抱、抚摩、说话、唱歌、微笑等行为建立和培养母子依恋感情,促进婴儿智力发育,是早期教育的开始。

良好的亲子依恋关系可使新生儿得到安全感,更好地熟悉、认识和适应新的环境,为今后语言、运动和理解等能力的发展打下良好的基础。否则就可能影响儿童的身心发育,导致儿童情绪和行为障碍的发生。

因此,母亲产后尽快给孩子哺乳,在为新生儿提供了营养丰富初乳的同时,也使新生儿得到了温暖和安全感,这种身体和视觉上的接触是日后良好依恋关系建立的基础。同时要为产妇提供心理支持,帮助产妇克服遇到的困难。

(七)正常新生儿家庭访视

为了防止交叉感染,正常新生儿自医院返家后很少再到有关机构进行保健检查。而新生儿家庭访视是降低新生儿发病率、死亡率的一个重要保健措施。

新生儿自出生后或出院后 1 个月内家庭访视应为 3~4 次,即出生后 1~2 天或出院后 1~2 天的初访,出生后 5~7 天的周访,出生后 10~14 天的半月访和出生后 27~28 天的满月访。若发生异常情况,应增加访视次数。

1.初访

在新生儿出院后 1~2 天进行。访视内容主要如下。

(1)新生儿居室的室温、湿度、通风状况等情况,孩子用具是否清洁,新生儿的衣被及尿布是否合乎卫生要求等。

(2)新生儿出生时体重和身长值,顺产或难产、有无窒息,以及新生儿吸吮、睡眠、哭声、大小便性状等,是否接种乙肝疫苗和卡介苗。

(3)测量新生儿的身长和体重,进行全身检查。检查时要注意身体各部位有无畸形、皮肤有无糜烂、有无红臀、脐部有无分泌物或感染,观察新生儿面部及全身皮肤的颜色和四肢活动情况等。

(4)宣传、指导母乳喂养的好处,指导喂养方法和乳房护理及预防感染等方法。

2.周访

在出院后 5～7 天进行。观察新生儿一般健康状况,如黄疸是否消退,脐带是否脱落。测量体重。了解新生儿吮奶、哭声、大小便情况及护理中是否存在问题。初访及周访是家庭访视的重点,如发现异常问题应增加访视次数。

3.半月访

在出院后 10～14 天进行。记录新生儿在安静状态下每分钟呼吸次数。测量体重,了解体重是否恢复到出生时体重,若未恢复应分析原因,给予指导。了解喂养和护理的情况,并针对存在的问题给予指导。此外,对在北方冬季出生的新生儿要指导补充维生素 D 制剂的方法和剂量,以预防佝偻病的发生。

4.满月访

在出院后 27～28 天进行。除了解喂养、护理等情况外,对孩子测量体重和进行全面的体格检查。满月访视结束后,填写儿童健康档案,撰写访视小结,指导家长进行生长发育监测和定期体格检查,并转入婴幼儿系统保健管理。

妇幼保健机构专业工作者每次访视应有重点,根据新生儿、孕母和家庭的具体情况进行有针对性的指导。在家庭访视中若发现新生儿和孕妇有异常情况要早诊断、早治疗,并做详细记录。如发现新生儿疾病的常见表现和危重信号(发热或体温不升、喂奶量减少甚至不吃等),应及时转院。在新生儿转院过程中随时观察病情变化,以确保安全。

(李　晶)

第三节　婴儿期的保健

婴儿期指出生至未满 1 周岁的时期。这一年是出生后体格发育最快的一年,也是动作和语言的发展、智力和个性发展的关键时期。

一、婴儿期特点

(一)身长和体重

出生后增长速度开始减慢,但第一年中身长仍增长 20～25 cm,为出生时的 40%～50%。体重增长 6～7 kg,约为出生时的 2 倍,是出生后生长最快的一年。

(二)皮肤、肌肉、骨骼

婴儿皮肤层薄嫩,皮下血管丰富。而汗腺功能差,体温调节不佳易使婴儿着凉或受热,也易使皮肤遭受损伤和发生感染。

婴儿肌纤维较细,间质组织较多。出生一两个月的婴儿,屈肌紧张性较高,四肢总是蜷曲的。

随着月龄的增长,躯干和下肢的肌肉会逐渐发达起来。

婴儿骨骼水分较多,而固体物质和无机盐成分很少,富有弹性,不易折断,但压迫时较易变形。随着小儿抬头、会坐和行走时,分别形成颈曲、胸曲和腰曲。如此期母亲营养不良,婴儿户外活动的时间少又没及时地添加辅食,极容易患佝偻病。

(三)乳牙生长特点

乳牙早者4个月、晚者9~10个月,一般6~7个月萌出。最先长出的是下切牙,然后是上切牙。1周岁左右长出6~8个切牙。出牙的时候一般没有不良反应,如个别出现发热、腹泻、流口水等症状时,应当就医诊治。

(四)消化系统特点

婴儿在最初的3个月唾液分泌极少,4~5个月唾液分泌增多。因不能完全吞入胃内,出现流涎现象。6个月后逐渐添加辅食,唾液起到分解淀粉和帮助吞咽的作用。

婴儿在最初3个月时,吸饱奶后常有溢奶现象,这对婴儿的营养和生长并无影响。3个月以后,随着胃神经调节功能的加强,胃由出生时横置逐渐变为直立,溢奶现象也就自行消失。

婴儿肠的长度超过了身长6倍。由于婴儿肠神经支配尚未完善、消化力差,如辅食添加过多,很容易引起腹泻。又由于婴儿肠道黏膜层发达而肌肉层薄,易发生腹胀;加之肠肌壁的渗透性高,因而消化不完全的产物或肠毒素,易被吸收入血液,引起中毒。

婴儿肝脏占体重的4%~5%。肝脏将血液中营养物加工与合成为身体所利用,同时将带毒物质进行解毒,经肾随尿排出或随胆汁一起从粪便中排出。

婴儿期生长速度快,对能量和蛋白质的需求特别高。若能量和蛋白质供给不足,又由于消化功能尚未发育成熟,易患消化紊乱、腹泻、营养不良等疾病或发育落后。而婴儿铁贮备在出生后4~6个月常常耗竭,最易缺乏的营养素是铁。缺铁性贫血不仅影响婴儿大脑发育和认知能力,同时还会降低机体免疫功能,造成反复感染。

(五)呼吸系统特点

婴儿鼻腔短小,鼻道窄,黏膜柔嫩,富于血管。发炎时由于黏膜充血肿胀,常使鼻腔发生闭塞,出现呼吸困难。耳咽管宽而短,呈水平位,如感染后很容易从咽部侵入中耳,并发中耳炎。喉腔也较窄,富于淋巴组织和血管,当有炎症时容易引起呼吸困难。右侧支气管较易吸入异物或病原体,易发生炎症并导致呼吸困难。

婴儿由于呼吸道的管腔狭小,肺泡数目又较少,常用增加呼吸次数来补偿气体交换不充分。当小儿患有呼吸道疾病时,由于组织缺氧而呼出二氧化碳不足,常表现为呼吸困难、口周发青,在口唇及指端等末梢出现明显的青紫。

(六)免疫系统特点

6个月后从母体获得的被动免疫抗体逐渐消失,而主动免疫功能尚未成熟,易患感染性疾病。儿童计划免疫的实施使一些传染病通过预防接种得到有效预防。但许多疾病尚缺乏有效的预防措施,所以婴幼儿期的感染性疾病的发病率和死亡率仍较高。

(七)神经系统发育

婴儿神经系统的发育还不成熟,大脑皮质的功能是随着小儿的发育而逐渐完善的。随着月龄的增加,应从视、听、嗅、味、触等方面给婴儿以适当的训练,使大脑对外界刺激的反应逐渐提高,也可促进大脑的发育。

随着神经系统的发育和智力的发展,小儿清醒的时间越来越长,认识的东西越来越多,大脑的分析和综合能力也越来越完善。此期不能过长时间和小儿谈话或活动,但周围太吵闹对小儿也是有害的。

(八)感知觉的发育

婴儿6个月前视觉发展非常迅速,是视力发育的敏感期,12个月时视觉调节能力基本完成。4~12周的婴儿两眼能追随物体移动180°,3个月能主动搜寻视觉刺激物,3~4个月对明亮、鲜艳的色彩,尤其是红色感兴趣。10~12个月的婴儿可以根据成人的表情作出不同的行为反应。

婴儿对语言声音反应敏感,2个月的婴儿已能辨别不同人说话的声音。6个月龄时能区分父母的声音。8个月时眼和头能同时转向声源。而12个月时对声音的反应可以控制。

人类的味觉系统在婴幼儿期最发达,3~4个月龄时能区别愉快和不愉快的气味,4~5个月龄婴儿对食物的任何改变会表现出非常敏锐的反应,7~8个月龄时开始分辨出芳香的刺激。

(九)动作的发育

运动的发育与大脑的发育、肌肉的功能有密切的关系,并遵循一定的规律。1个月的婴儿俯卧时稍能抬头。3个月时可以控制头部和抬胸。4个月时能够翻身,并能抓住玩具。5个月时能从仰卧翻成俯卧,而6个月时能从仰卧翻到俯卧,此时能独自玩弄小玩具,并可从一只手换到另一只手。8个月时可以坐得很稳,开始用上肢向前爬。9个月时可以灵活地使用拇指和示指捡拿物品或撕纸。10个月可拉着双手向前走。12个月时可以独自站立行走。此时的婴儿在开始抓握物体之前可以对物体进行准确的定位。

(十)语言的发展

婴儿期是语言的准备期,主要是通过哭、表情变化和身体接触与大人交流。在婴儿1个月以内,哭是与人交流的主要手段。5个月左右开始出现咿呀学语,9个月时达到了高峰。8~9个月已能听懂大人的一些语言并做出反应。9~12个月能够辨别母语中的各种音素,经常模仿成人的语音。11个月才真正理解词的意义。大多数12个月的小儿开始会说第一个与特定对象相联系的词。

(十一)情绪和气质的特点

情绪是人们对事情或观念所引起的主观体现和客观表达,并通过内在或外在的活动及行动表现出来。婴幼儿良好的情绪表现为依恋、高兴、喜悦、愉快。不良的情绪主要有恐惧、焦虑、愤怒、嫉妒等。小儿7~8周出现第一次社会微笑。2~3个月对人的接近和语音产生了兴趣,2~7个月婴儿可能会出现快乐、惊奇、愤怒、悲伤和恐惧情绪,但看见熟悉的面孔会发出有意识的微笑。婴儿在6个月时,可区分母亲和陌生人,对母亲有一种特殊的亲热感,7个月左右对家庭成员亲密感也增加。但6~8个月时见陌生人可能出现焦虑的情绪。8~10个月的婴儿在不确定的情况下,能开始根据他人的情绪线索做出相应的反应。

气质是婴儿出生后最早表现出来的一种较为明显而稳定的个人特征,是人格发展的基础。一般将婴儿气质类型划分为容易型、困难型、迟缓型和混合型。易于抚养型婴儿情绪愉快,作息制度规律,能很快地接受新的事物,参加活动的愿望高。抚养困难型的婴儿表现为情绪消极,作息制度不规律,适应新环境慢,哭闹无常、烦躁易怒。迟缓型表现为情绪消极,对新环境适应较慢,活动水平低,反应强度弱。

二、婴儿期保健要点和保健措施

促进儿童早期健康发展是婴儿期保健的重点,包括婴儿的营养、体格锻炼、卫生保健、情感关爱、生活技能培养及智力早期开发。家庭是婴儿期保健的主要场所,提高家长的科学育儿知识水平和技能是婴儿期保健的主要内容之一。

(一)合理喂养

婴儿期合理喂养应根据婴儿的生长发育特点和营养需要,在足量的基础上保证质的营养供给,其中特别要满足热能和蛋白质的需要。通过宣传使家长了解婴儿喂养知识和方法,自觉地实行母乳喂养。通过生长发育监测和体格检查,早期发现营养不良、肥胖症、佝偻病等,及时进行干预和纠正。

婴儿喂养分母乳喂养、混合喂养与人工喂养3种,母乳喂养是最合理的喂养方式。

1.母乳喂养

人乳含乳蛋白多、脂肪颗粒小,易于消化吸收并含有各种必需脂肪酸,对脑和神经的发育极为重要。人乳的乳糖含量比牛乳含量高。人乳中钾、钠、镁、钙、磷等的含量比牛奶少,可减轻婴儿肾脏负担。人乳温度适宜、新鲜,污染机会少,并可增强婴儿对某些疾病的抵抗能力。哺喂可以密切母子关系,可能使母亲再次受孕有某种程度的推迟等。

一般母乳从产后15天到9个月分泌量逐渐增多,质量也不断提高。9个月以后奶汁的质和量都有所下降。当奶量不足时,婴儿常常睡眠不安,哭闹,体重减轻,皮下脂肪减少。在出现上述中任何一种症状时应查找原因,如母亲奶量不足,应用奶粉或牛奶补充,或适当地添加辅食。

1周岁左右断奶最为适宜。由于婴儿的消化功能不强,断奶太早会引起消化不良、腹泻,甚至营养不良等。断奶太晚又不添辅食或添加不合理,婴儿就会消瘦、体弱多病,也会影响母亲的健康。断奶应在春秋季逐步进行,逐渐以辅食代替母奶,一岁左右用辅食做主食。断奶后,每天仍要给牛奶和其他富于营养、容易消化的食物。

2.混合喂养和人工喂养

当母乳不足或缺乏时,用牛、羊乳或用其他代乳品喂养婴儿,称人工喂养。用部分代乳品以补充母乳不足称为混合喂养。

当母乳不足或其他原因不能纯母乳喂养时,可以根据婴儿的月龄和奶量缺少的情况,添加代乳品或辅食,但必须喂完母乳后再补充。

人工喂养是一种不得已的办法,是只有母亲确实缺奶,或有结核病、急慢性传染病或严重贫血等疾病而不能喂养时才采取的方法。最常用的食品是牛奶、羊奶、奶粉或大豆制品。

人工喂养时需注意以下问题:奶的质量;奶嘴、奶瓶等用具每天都要清洗消毒;人工奶嘴孔不宜过大。时常观察婴儿大便是否正常,这与奶的调配关系很大。如奶中脂肪过多,婴儿不仅会大便增多,而且会出现不消化的奶瓣。如蛋白质过多,糖量过少,大便容易干燥。如糖过多,大便会发酵而稀,而且有泡沫和气体。一天所需奶量,2~4个月约等于体重的1/6,6个月时约为体重的1/7,7~12个月时约为体重的1/8。

3.辅食

1周岁以内的婴儿是以奶为主食,除奶以外添加的食品都叫辅食。4个月以内的婴儿可进行纯母乳喂养,以后逐渐开始添加辅食。

1~3个月龄的婴儿主要添加含维生素类食品,喂鲜橘、橙等水果汁和菜汁;开始每天添加鱼肝油(尤其北方冬季出生的孩子)。人工喂养的婴儿最好满月后即开始补充鱼肝油、维生素C等。4~6个月,应及时添加蛋黄,以补充铁质。先将1/4煮熟的蛋黄压碎,混在米汤或牛奶中哺喂,以后再增加到半个至整个蛋黄。5~6个月后,每天可喂稀粥、米糊、营养米粉、面片、豆腐、菜泥、水果泥等。7～8 个月,可喂馒头片或饼干,促进牙的生长。8 个月后,可喂肉末、肝泥、鱼肉,1～2 次软稠的食品。10～12 个月,每天可喂软饭、馒头、面条、面包及碎菜和碎肉等食品。

辅食的添加必须与婴儿的月龄相适应。过早添加不适合婴儿消化的辅食会造成消化紊乱。添加过晚,会出现营养不佳。在添加辅食时,必须遵循由少量到多量、由细到粗、由稀到稠的原则,一种食物接受后再添加另一种食物,并注意观察婴儿的大便以了解食物的消化情况。

(二)婴儿的卫生及衣着

每天早晨,在哺喂之前先用温水给婴儿洗脸,而后用软毛巾擦干。不要涂化妆品。鼻腔、口腔一般不宜洗,耳朵防止灌水。大小便后要清洗大腿根部和臀部,最好每天洗澡,不要用肥皂,可用刺激性弱的婴儿皂。婴儿住处要清洁,阳光充足,空气新鲜。

婴儿的衣服要用浅色的棉布、法兰绒、厚绒布来缝制,衣服接缝要平展,纽扣、系带尽量少用,便于穿脱。婴儿的鞋不要紧小,也不要太大。尿布要用浅色、易吸水的棉布或一次性的尿布。衣服和尿布要经常换洗,尤其要用专用盆洗涤,不残留洗涤液,日光下晒干。

(三)婴儿的睡眠

周岁以内的小儿一定要保证有充足的睡眠,这样才能有利于婴儿大脑和身体的发育。月龄愈小,需要睡眠的时间也愈长。新生儿一昼夜要睡 20 小时。到 2 个月时,每天除饥饿、大小便后觉醒外,大部分时间也在睡觉。3～6 个月时昼夜睡眠总量 17 小时。6～10 个月时 16 小时。10 个月后时 15 小时。因此,从 2 个月开始,就要养成定时睡眠的良好习惯。

(四)体格锻炼

婴儿的体格锻炼主要是通过日常生活来进行,如晒太阳、呼吸新鲜空气、户外活动、接受一些不同温度的冷热刺激。锻炼要循序渐进,坚持经常,并同合理的生活制度、正确护理和教养相结合。这样不仅能使小儿身体健壮,减少疾病,而且能够锻炼意志。

1.婴儿体操

婴儿在出生 2 个月后就可开始做体操。婴儿体操共分 16 节,其中 8 节完全在成人的帮助下进行,称为被动操,适用于 6 个月以内的婴儿。另外 8 节需成人稍加帮助,婴儿自己就能完成,叫作主动操,适用于 6 个月以上的婴儿。体操主要是促进基本动作的发展,增强骨骼、肌肉的发育,增强心肺功能,促进新陈代谢。同时,促进婴儿的语言、意志、情绪和注意力的发展。

被动体操主要做胸部、上肢、肘关节、肩关节、下肢、膝关节、髋关节和举腿运动。主动操主要做牵双臂坐起,牵单臂坐起、脊椎后屈及顿足运动。扶腰部站立,做跳跃运动。

做操的房间室温为 18～20 ℃,空气要新鲜。高于 20 ℃可在户外进行。时间一般安排在喂奶前、后 30 分钟到 1 小时为宜,每天做 1～2 次。婴儿衣服要宽大、轻便。做操前应先和小儿说话,使之情绪愉快。做完后让小儿躺在床上休息一会。

2.户外活动

户外活动可以让小儿更早地认识外界环境。接受阳光和空气的刺激,增强身体对环境的适应力和机体的新陈代谢,并可促进生长发育、预防佝偻病的发生。

户外活动要根据小儿的月龄、身体健康状况及当地气候条件而定。一般每天 2 次,小于 6 个月的孩子每次 10～15 分钟,逐渐增加到 2 小时。6 个月以上可 3 小时。

3.开窗睡眠和户外睡眠

开窗睡眠可使孩子吸收新鲜的空气,皮肤和呼吸道受到凉气流的刺激,可以增强呼吸系统的抵抗力和新陈代谢。

开窗睡眠要从夏季开始,逐渐过渡到冬季(室温不低于 15 ℃),常年坚持。但在寒冷的北方开窗换气要在孩子不在屋时进行。遇到孩子有病、大风和大雨时不要进行。如发现孩子发抖、口唇发青时要停止。

户外睡眠是在开窗睡眠基础上的进一步锻炼,一般在午睡时进行,但要避免阳光直射,仔细观察孩子的反应。

另外,还可用冷水给小儿洗脸和洗手,增强体质,预防呼吸道疾病的发生。

(五)预防疾病和意外伤害、做好口腔保健

预防感染首先提倡母乳喂养,培养婴儿良好的卫生习惯,并按计划进行卡介苗、脊髓灰质炎、百白破、麻疹、乙型肝炎等疫苗的免疫接种。必须积极预防影响婴儿生长发育和健康的常见病、多发病,如呼吸道感染、腹泻等感染性疾病,以及贫血、佝偻病等营养性疾病。

婴儿期常见的意外伤害有从床上跌落、吞进异物、婴儿窒息等。预防主要是加强家长的安全意识教育,减少婴儿周围环境中存在的危险因素。

婴儿在长牙前就应进行口腔保健。餐后或吃甜点心后,给婴儿喝一些温开水。乳牙萌出后,每晚睡觉前要用柔软的婴儿用指套牙刷清理牙上的附着物。婴儿不要含乳头入睡,以免影响乳牙发育,避免婴儿不良吸吮习惯的形成。

(六)婴儿期的早期教育

婴儿的早期教育以感知觉和动作训练为主,及早进行语言训练,并通过生活环节提高认知能力、培养良好的亲子关系及与小朋友之间的关系。

1.建立合理的生活制度,养成良好习惯

可根据小儿自身的特点,通过有规律的作息时间,养成按时睡眠、吃饭、定时大小便,以及爱清洁、讲卫生的良好习惯。这些习惯的培养有利于小儿独立能力、控制情绪能力和适应社会能力的发展,是婴儿期最早和最重要的教育内容。

2.视听能力训练

(1)出生至 3 个月:最初的 3 个月中,主要是通过看和听从外界向大脑输入信号,发展婴儿心理。此期可以在儿童床上方悬挂颜色鲜艳的物品或能发声的鲜艳玩具,训练小儿两眼视物的习惯,并刺激脑部功能。父母要经常面对面地与小儿亲切交谈、唱歌或念儿歌。每天定时放悦耳的音乐等。

(2)4～6 个月:玩具宜挂低些,使婴儿伸手就能碰到,开始可能是偶然碰一下,以后就会有意识地去玩。还可选择体积稍大、色泽鲜艳、不同形状(如各种动物)、带声响的吹塑玩具和可以摇响的玩具,逗引小儿看、摸和倾听,继续训练视听觉能力。也可以选择手摇铃或能捏响的小玩具,放在婴儿能拿到的地方以训练手的抓握能力。

(3)7～12 个月:小儿仍为无意注意,要引导他们观察周围事物,培养注意力并逐渐认识周围的事物。随着听觉及运动能力加强,开始学爬行,此时可选择塑料、绒毛、皮球及能敲打的玩具。10～12 个月时婴儿手的动作逐渐加强并开始学走路,可选择小推车、滚动玩具及手拉玩具等,以训练小儿行走及手的活动能力。12 个月后,要注意培养小儿爱护玩具和爱好整洁的习惯。

3.促进婴儿的动作发育

动作的发育与神经系统日臻成熟有着密切关系,它可促进小儿心理发展和体格发育,也可培养小儿观察力、与人交往的能力和活泼、勇敢、坚毅等优良品质。婴儿期是动作发育的重要阶段,重点发展粗大动作和手及手指的精细动作。

（1）粗大动作：小儿满月后开始训练抬头，可在喂奶前让他俯卧，此时小儿会主动抬头。2个月开始训练翻身，可用一个鲜艳、带响的玩具，从小儿的一侧向另一侧移动，帮助小儿由仰卧转为侧卧再到俯卧，完成翻身动作。4个月开始训练拉坐，每次时间不要太长。5个月开始训练爬，可用玩具在前方吸引他向前爬，但要注意安全。8个月开始训练扶站。10个月开始练习牵走，并逐步过渡到独立行走。

（2）精细动作：3个月时，用颜色鲜艳、有响声、带柄的玩具吸引小儿伸手，或放在孩子的手里，训练用手抓物。6～10个月可训练用手指捏取小的物体，促进精细动作的发展。

4.促进婴儿的语言发育

小儿的语言能力是其智力水平的主要标志。促进小儿语言发育最简便方法是成人多与小儿说话、唱歌、讲故事，对婴儿自发的"baba""mama"之类语言，应及时给予应答或微笑。在日常生活中把语言与人物、事物、动作等联系起来，为语言发展打好基础。

5.交往能力的培养

良好的亲子关系是未来与他人进行交往的基础。家长应通过生活上细心的照顾、亲切的语言交流、愉快的共同玩耍和游戏与小儿建立良好的依恋感情，帮助他们逐渐认识周围世界。

（七）预防接种

预防接种是预防传染病的有效手段之一。我国计划免疫程序要求在1岁内接种乙型肝炎疫苗、卡介苗、脊髓灰质炎疫苗、白喉、百日咳、破伤风疫苗、麻疹疫苗、流脑疫苗和乙脑疫苗。家长要按时带孩子到所属机构进行预防免疫接种。

（八）生长监测和定期体检

定期对婴儿身高、体重等指标进行生长监测，通过评价发育曲线的走势，早期发现生长发育缓慢现象，及时分析原因，采取相应的措施干预，保证小儿健康的生长。

每3个月对儿童进行一次健康检查，包括：问诊、体格测量、全身检查及必要的实验室检查。检查小儿体格心理发育和神经精神发育状况，了解在护理、喂养、教养中存在的问题，及时进行治疗和指导。

此外，大多数的婴儿是散居在家，不仅人数众多、居住分散，而且家长的文化水平和家庭环境条件各不相同。因此，需要儿童保健工作者为他们提供必要的服务。为了使小儿从初生到7周岁都能得到连续的、系统的保健服务，在城市应完善地段儿童保健医师负责制，在农村建立完善的乡村妇幼医师负责制度，认真开展儿童保健系统管理。加强对早产和低出生体重儿的管理；对高危儿进行智力监测。采取综合措施防治常见病和传染病，及时为适龄婴儿进行各种疫苗的预防接种。对家长进行必要的健康教育。

（李　晶）

第四节　幼儿期的保健

幼儿是指1～3岁的小儿，其体格生长速度较婴儿期缓慢，但语言和动作能力快速发展。由于活动范围扩大而没有安全感，其意外伤害开始多发。又由于接触感染的机会增多，必须注意预防传染病的发生。

一、幼儿期的特点

(一)身高和体重发育特点

出生后第 2 年,身长约增 10 cm,体重增 2～3 kg,2 岁后生长速度急剧下降,并保持相对稳定,平均每年身长增加 4～5 cm,体重增加 1.5～2 kg。

(二)牙的生长和视觉发育

1 周岁时,已有 6～8 个切牙,1.5 岁已有 12 个牙,2 岁时已有 16 个牙,2.5 岁 20 个乳牙都出齐了。

由于婴幼儿时期的眼轴较短,物体成像于视网膜后,多表现为生理性的远视,随着年龄的增加而逐渐改善。6～7 岁时多数小儿从远视逐渐发展为正视,少数仍可能为远视。也有小儿不注意用眼卫生,可能形成近视。

(三)神经系统发育

幼儿期仍是脑发育的快速增长时期。2～3 岁幼儿的脑重已增加到 1 000 g 左右,相当于成人脑重的 2/3。2 岁时,主要的运动神经已经髓鞘化,3 岁时细胞分化基本完成。神经细胞突触数量增多,长度增加,向皮质各层深入。2 岁前,神经纤维的延伸呈水平方向,2 岁以后则有斜行和垂直纤维向皮质深入,3 岁时已完成 80％。此外,儿童认知能力和动作协调性不断增加,情绪反应越来越稳定等。

(四)动作和语言发育

幼儿脑功能发育已较成熟,四肢活动更加灵活,能双脚交替上下楼梯、奔跑、双脚跳,能不扶东西迈过矮的障碍物。会用勺子吃饭,并做简单的游戏。3 岁时,能独立玩耍,自己会洗脸,在大人帮助下脱穿简单的衣服等。但此时小儿要注意营养均衡、睡眠充足,既防止出现营养不良,也要预防单纯肥胖。同时,要防止意外事故的发生。

2～3 岁是口头语言发育的快速期,从简单发声到会讲完整语句,语言能力得到迅速发展。1～5 岁时,能听懂成人告诉他生活中的一些事情。2 岁时能说出自己的姓名和年龄,能用简单的语言来表达自己的意思。3 岁时已能说出较长的句子,会唱歌、会跳舞。

(五)感知觉和认知发育

幼儿期的感知觉和认知能力发育迅速,智力发展也很快,是智力开发的最佳时期。1.5 岁的幼儿能注视 3 m 远的小玩具。2～3 岁能分辨物体的大小、方向、距离和位置,能辨别各种物体的属性(如冷、热、硬等),能认识日常生活中的物品,识别几种基本颜色,分辨男女。

1 岁左右的幼儿出现随意注意的萌芽,但不稳定易被分散或转移,对感兴趣的事情注意力能集中较长时间。1 岁左右随意注意不超过 15 分钟,2～3 岁能集中注意 10～20 分钟。幼儿期的记忆多为自然记忆,不持久,容易遗忘。1 岁以内小儿只有再认而无再现,1 岁再认潜伏期是几天,2 岁可达几个星期,3 岁可保持几个月。而 2 岁时再现潜伏期只有几天,3 岁时可延至几个星期。1 岁以后小儿才出现具有一定形象性思维活动,2～3 岁时的思维具有直观性。1～2 岁是仅有想象的萌芽,3 岁后想象进一步发展,有意想象已初步形成,如喜欢做象征性游戏。

(六)情绪和社会行为发育

幼儿期的情绪是一种原始的简单感情,如喜、怒、哀、乐、悲、恐、惊。随着年龄的增长,情绪进一步分化,社会感情增多,得到表扬和称赞就高兴,受到责备就会伤心或愤怒。如 12 个月的婴儿已具备兴奋、愉快、苦恼、喜爱、得意、厌恶、愤怒等各种情绪体验,1 岁半至 2 岁左右又分化为嫉妒和喜悦。3 岁时儿童对物体、动物、黑暗等客观环境容易产生恐惧。在 2～3 岁时幼儿产生了自我意识,自主性逐渐增强,进入"第一反抗期"。

幼儿的游戏以平行性游戏为主要特征。幼儿游戏有 5 种主要形式:感觉性游戏、运动性游戏、模仿性游戏、受容性游戏和构建性游戏。他们喜欢触摸振动的物体。喜欢摇铃、丢球、推玩具车、滑滑梯、骑三轮车。玩过家家,扮演医师、护士,模仿歌星唱歌的游戏。爱看电视和电影、听故事、看图画书,以及搭积木、堆沙、玩黏土、折纸等游戏。

二、幼儿期保健要点和保健措施

幼儿良好的发育是婴儿良好发育的继续,也为学龄前期儿童的良好发育奠定了基础。其保健内容与婴儿期大体相同。

(一)合理安排膳食

幼儿的膳食要注意合理营养、膳食平衡,提供足量的热量和各种必需营养素,以满足身体发育和活动增多的需要。

安排此期膳食的原则如下:膳食必须要保证足够的热能和营养素。一般认为,蛋白质供给热能应占总热能的 12％～15％、脂肪应占 20％～30％、糖类应占 50％～60％。食品要易消化、多样化、感官性状良好,以增进孩子食欲。1～2 岁孩子采取三餐二点制,3 岁以上应三餐一点制。严格保证食品卫生,防止食物中毒。经常更换食谱,定期监测儿童生长发育水平,以便不断改进和提高小儿营养水平。

此外,小儿不要摄入过多的食盐、脂肪等,也不宜多吃糖果、巧克力、糕点等零食。吃零食习惯是造成食欲缺乏的主要原因之一。偏食同样也会对小儿的营养和健康产生不良的影响。

(二)口腔保健

目前我国乳牙龋齿十分普遍,而且充填率很低,这必须引起家长的足够重视。乳牙龋齿影响幼儿的咀嚼功能、食物的消化吸收,还易形成恒牙咬合畸形。因此,父母可以用指套牙刷或小牙刷帮助幼儿刷牙,每晚一次。父母要督促幼儿做到饭后或吃甜点心后及时漱口或刷牙。孩子要少吃过于精细且糖分高的食品,如糕点。1 岁半以后,每半年检查口腔 1 次,早期发现牙齿及口腔发育的异常情况,及时进行矫治和治疗。

(三)生长发育监测及疾病筛查

1～2 岁幼儿每 3 个月体检 1 次,2～3 岁每半年体检 1 次,体检后应对幼儿的生长发育情况进行评定,及时发现生长偏离。

每年做 1～2 次有关缺铁性贫血及佝偻病的健康检查,进行一次视力筛查,做一次尿、大便常规检查。另外,检查 2 岁后的男童外生殖器发育有无包茎、小阴茎等。

(四)预防接种及预防意外事故的发生

要根据每种菌苗或疫苗接种后的免疫持续时间,定期进行加强免疫。根据传染病流行病学、卫生资源、经济水平、家长的自我保健需求接种乙脑、流脑、风疹、腮腺炎、水痘等疫苗。

意外伤害已成为我国 1～4 岁儿童的第一位死因。由于幼儿判断能力差、缺乏识别危险能力、缺乏安全意识和生活经验,无自我保护能力,以及家长安全意识淡薄,使幼儿成为意外伤害的高危人群之一。因此,采取积极的预防措施非常重要。

父母应提供给幼儿安全的环境,注意避免幼儿活动环境与设施中有致幼儿发生危险的因素,如烫伤、跌伤、溺水、触电等。

(五)早期教育

1～2岁幼儿教育的重点是接触周围的实际生活,了解周围环境,发展认知能力、提高运动功能和语言表达能力。2岁以上的小儿与外界的交往增多,神经心理得到进一步发展,教养要进一步加强。

1.建立合理的生活制度和培养必要的生活技能

建立合理的生活制度,培养幼儿独立生活能力和养成良好的生活习惯,为适应幼儿园的生活做好准备。规律的生活一旦形成,要严格遵守,不要轻易改变。

1～3岁前是儿童各种习惯形成的重要时期,是在成人的训练和影响下,通过日常生活逐渐养成的,是保证孩子健康的关键。如每天洗脸、洗手、饭后漱口或刷牙、不随地吐痰的卫生习惯,不挑食、不偏食的饮食习惯,良好睡眠、排泄习惯的培养等。

鼓励小儿做其力所能及的事,训练穿脱衣服、鞋袜,解纽扣和系鞋带,学会自我进食等。15～18个月是学习进食的关键期,父母不要怕麻烦,要让幼儿自己吃饭。此期也是训练大小便的关键时期,通常大便训练在1岁至1岁半、小便训练约在2岁进行。要鼓励小儿树立克服困难的信心,当其遇到困难时,教育者不要马上伸手相助,应鼓励其进行尝试。小儿经尝试获得成功后,对将来智能发展和意志力的培养有积极的促进作用。

2.促进语言发展

出生后的第2～3年是口头语言形成的关键时期,及时训练小儿说话能力是此期的重要任务。1～2岁主要培养和加深其对语言的理解和简单的表达能力。多让小儿观看图片、实物,教小儿认识周围的人和物。成人多与孩子做游戏、多进行语言交流,要鼓励孩子多说话,并及时纠正错误发音,但切忌讥笑他,否则会造成小儿心理紧张,易引起口吃。随着语言理解能力的不断提高,可教小儿念儿歌,复述简单的故事等。

2～3岁的小儿生活内容逐渐丰富,与外界交流的机会也日益增多。此时一定要教小儿说普通话,发音要正确,语句要连贯完整,不断丰富小儿的词汇量等。

3.进行动作训练

1～2岁小儿,主要应加强独立行走、稳定性、运动协调性和躯体平衡能力的训练,克服怕跌跤的恐惧心理。1岁半后,在走稳的基础上,训练小儿跑、跳、跳跃和攀登的能力,促进大动作的发育。鼓励小儿用匙自己吃饭,也可通过学搭积木、用塑料绳穿有孔玩具等,训练小儿手部精细动作的灵活性和准确性。还可通过游戏、做手工等促进手的稳定性和协调性的发育。

2～3岁小儿通过活动性游戏、体育活动、自由活动,在发展基本动作的基础上,训练随意跑、跳的能力。鼓励小儿独自上、下楼梯,练习两脚交替独站、双足离地蹦跳、从台阶跳下或跳远。教小儿骑三轮童车,既培养胆大心细、集中注意力的良好习惯,又可训练小儿动作的协调性、敏捷性和良好的反应能力,并帮助小儿了解交通常识。利用玩具和教具,如串塑料珠、拣豆豆、画画、折纸等发展精细动作。通过玩球、堆积木等游戏促进小肌肉动作协调发育,也可发展幼儿的想象力、创造力、思维能力。

4.认识能力的培养

在发展感知觉的基础上,逐步培养小儿注意、记忆、观察、思维等能力。1～2岁时主动引导小儿观察动物、植物及周围的一切事物,通过实物进行记忆练习和强化训练,或教小儿念儿歌,由简到难,促进记忆力的提高。训练小儿较长时间注意于一个物体或做游戏。通过看书、看图片、手影表演等来培养其想象力。有意识、有计划地培养小儿绘画,欣赏音乐,培养鉴赏艺术美、自然美和社会生活美的能力。

2～3岁时继续培养观察能力,培养小儿注意的持久性和集中性。让小儿复述成人讲的小故事、说过的话,来强化其机械记忆能力。根据故事或童话的情节和内容,让小儿模仿表演,发展想象力和创造能力。通过绘画可以提高小儿手眼动作的协调性,通过听歌和唱歌训练听觉和欣赏音乐的能力,并激发幼儿的想象力。

5.交往能力的培养

对1～2岁小儿来说,亲子交往非常重要,父母会向小儿传授道德准则、行为规范和社会交往的技能。家为小儿提供练习有关社交行为和技能的场所。亲子交往对小儿与同伴交往有很大影响,甚至影响成年后人际交往的能力。2～3岁时可让小儿与其他伙伴一起做游戏,教育他们懂得遵守一定规则,并通过游戏建立与同龄伙伴的关系,培养小儿良好的道德品质和情感。

6.玩具和图书在早期教育中的作用

在婴幼儿的早期教育中,玩具和图书是必不可少的工具。利用适合的玩具可发展小儿的感官、动作和语言,也可以帮助小儿认识周围事物。此时期的小儿可选择球类、拖拉车、积木、木马、滑梯、球类、形象玩具(积木、娃娃等)、能拆能装的玩具、三轮车、攀登架等做各种游戏,促进动作发育,提高注意、想象、思维等能力。玩具要符合小儿心理和年龄特点并被喜爱,具有教育性及符合卫生、安全的要求。

图书可使儿童增长知识,促进其语言发育,培养高尚情操,还有利于小儿和父母的交流。选择图书一定要根据孩子的年龄特点,具有教育性和启发性,故事生动有趣、语言简短。

(六)预防心理卫生问题

断奶对儿童来说是件大事,应在断奶之前两三个月里就有计划地添加辅食,使断奶"水到渠成"。如处理不当可能会对小孩的心理造成重大的精神刺激。

此时期易出现分离焦虑,表现为幼儿在父母或养育者不在身边时出现的一种恐惧、悲伤等情绪反应。出现的原因是幼儿与父母已建立了良好的依恋关系。养育不良往往会使幼儿出现反应性依恋障碍或脱抑制性依恋障碍。此时期也易出现反抗,它是幼儿自主性和独立性的表现。此时父母既要让幼儿有自主和独立选择做事或做决定的机会,又要给予适当的限制,防止幼儿从小养成霸道行为。

(李　晶)

第五节　学龄前期儿童的保健

学龄前儿童是指3～6岁的儿童,这一时期大部分儿童进入幼儿园过集体生活,也有部分散居儿童。此期体格生长较以前缓慢,但儿童智力、语言、动作等发育较快。游戏是他们的中心活动,在游戏活动中思维能力、想象能力、观察能力等都得到了发展,并在与社会的不断适应过程中形成初步的道德意识。同时,此时期要非常重视学前教育,使他们能在学龄期很好地适应学校生活。

一、学龄前期特点

(一)身高和体重的发育

学龄前儿童的身高、体重发育速度比较平稳,每年身高平均增长 4～5 cm,体重增加1.5～2.0 kg。

(二)牙的发育

小儿到 5～6 岁时,乳牙开始松动脱落,新的恒牙开始长出,一般要到 12 岁全部乳牙更换为恒牙。先在乳牙的第二磨牙的后面长出第一恒牙,以后按乳牙先后生长的顺序脱落换牙。

孩子体内缺乏钙、磷和维生素 A、维生素 D 等,都可使牙发育不良。乳牙过早或过晚的脱落也会影响恒牙的生长。如乳牙过早脱落而恒牙又没及时长出会影响幼儿的咀嚼。乳牙过晚脱落,恒牙就从旁边长出,会影响牙的正常位置。另外,学龄前儿童乳牙患龋率较高。龋齿不仅使儿童疼痛难忍,而且影响食欲、咀嚼和消化功能。因此,学龄前儿童防治龋齿很重要。

(三)动作和语言发育

由于肌肉组织进一步发育和肌肉神经调节系统的形成,小儿能完成各种需高度协调的体育动作,学会快跑和跳跃、能自如地上下楼梯、玩乐器、能绘画、做手工及参加一些轻微的劳动。儿童参加各种体育与游戏性的活动增多,促进了社会行为的发展和思维与想象能力的发育。

1～2 岁幼儿掌握的词汇开始迅速增加,3 岁时增加更快,5～6 岁时增加速度开始减慢。3 岁时约能听懂 8 000 个单词,会使用 300～500 个词,说出 3～4 个词的句子。4 岁时能简单叙述不久前发生的事,说出许多实物的用途,读 100 以内的数。6 岁时说话已流利,句法正确。

学龄前儿童是口吃的高发年龄。父母对幼儿的口吃不要刻意矫正或批评,应分散儿童的注意力,一般绝大多数儿童的口吃可以逐渐自行消除。

(四)情绪发育

3～6 岁儿童的情绪体验已经非常丰富,如恐惧、抑郁、焦虑、愤怒、嫉妒、爱等,也会出现高级情感如信任、同情、道德等。此时儿童的冲动性行为和发脾气仍然很明显,但逐渐学会了忍耐、自制、坚持等品质。父母要为儿童提供良好的情感环境,积极引导儿童减少焦虑和抑郁等负性情绪的发生,培养积极向上的乐观情绪。

(五)性别社会化与性别认同

一个婴儿降生到世界上来,根据外生殖器官而辨认为"男孩"或"女孩",这就是"性别标识"。男女具有不同的性腺、性激素、性生殖器官和第二性征,这都属于生物学上的差异,是生物遗传所致,谁都无法选择。但性别心理、性别智力、性别行为、性别角色分工及两性能力和地位的差异,则主要是后天的性别社会化内容所致。如父母的抚养方式就已经有性别差异,给男童选择玩具时往往是汽车、手枪、刀剑,而女童是洋娃娃、炊具等。父母更是为女童选择鲜艳的服装,男童衣服要素些。对淘气的男孩持赞同的态度、对男孩优柔寡断持反对态度,对女孩要求是温柔、文静的性格,而反对女孩具有攻击性行为。社会和父母的教养方式塑造和强化了男童和女童不同的性别角色。

学龄前儿童对性别概念的理解和性角色的认同得到发展,3 岁儿童可通过衣着、发型等外部特征判定男女。3～4 岁儿童出现行为上的性别倾向,在衣着、玩具选择和游戏内容及活动特点上都明显表现出不同性别特点倾向。4～5 岁能够准确理解性别概念。6～7 岁知道性别是天生的、不可改变的,必须遵循对不同性别的要求去行事。但学龄前儿童多数喜欢与同性伙伴在一起玩耍。学龄前儿童的活动除幼儿园组织的做操、跑步等运动外就是游戏,也就是说学龄前儿童把大部分时间花在游戏上。对儿童来说游戏不仅具有娱乐功能,还有学习的功能。

学龄前儿童开始喜欢与其他人玩合作性游戏,如3～4岁儿童在一起玩过家家,玩医师与患者、警察与小偷的模仿游戏,使他们的想象力和模仿力得到很大的发挥和提高。4～5岁儿童喜欢听情节精彩的故事,也能复述并自己编故事。自己搭积木、做手工等,既促进了手部精细运动和手眼协调能力的发展,又发展了语言、思维和想象能力。这时的儿童还非常喜欢在室外骑车、玩沙、滑滑梯、奔跑、翻滚、玩水等。5～6岁儿童喜欢合作性游戏,喜欢表演、听故事、讲故事、朗诵儿歌、背唐诗、唱歌等。

二、学龄前期保健要点和保健措施

保健措施与婴儿期和幼儿期的保健措施大致相同。

(一)合理营养

学龄前儿童活动量大,要保证热能和蛋白质的摄入。做到每天"三餐一点心",主食以普通米饭、面食为主,菜肴同成人一样,但要避免过于油腻和过于酸辣的食品。膳食结构合理、多样化,荤素搭配,营养丰富。学龄前儿童的饮食行为和对食物的态度会持续终身。因此,父母要以身作则,培养小儿良好的饮食习惯,不挑食、不偏食、不贪食。减少饮用碳酸性饮料和糖分含量高的饮料,鼓励喝牛奶、果汁,尽量少摄入含糖分太高的点心、糖果等。同时,父母要为儿童创造宽松的就餐环境。

(二)体格锻炼

学龄前儿童的体格锻炼可结合户外活动、游戏和日常生活进行,充分利用自然因素,因地制宜地进行。如进行三浴锻炼、做操、跳皮筋、做游戏、玩篮球、踢足球、打乒乓球等体育活动。活动持续时间,3～5岁儿童为20～25分钟,6～7岁为30～35分钟。在温暖的季节,应发展运动技能的训练,多在户外进行。活动时所穿的服装应宽松轻便,便于动作的伸展。在冬季,条件许可的话,北方的孩子可开展冰上、雪上运动。最初孩子滑雪或滑冰的时间不得超过10分钟,以后,4～5岁儿童时间可延长至15～20分钟,6～7岁可延至30分钟,每周滑冰不宜超过3次。

三浴锻炼是利用空气、水、日光等自然因素进行锻炼的方法。进行三浴锻炼,应注意循序渐进、坚持经常、综合性地进行,并照顾儿童个体特点,同时与合理的生活制度结合起来。

1.空气浴

新鲜的、凉的空气对呼吸系统、皮肤感受器有良好的刺激作用,可以加快物质代谢,增强神经系统反应和心血管系统的活力。方法有户外活动、做游戏、练体操,一年四季开窗睡觉等。时间最好从夏季开始,过渡到冬天。一般先从室内锻炼,习惯后再到室外进行。空气浴开始时产生冷的感觉,但以反应良好、不引起"鸡皮疙瘩"发生为适宜温度,要注意结合游戏或体育活动进行,使机体产生热量,如有寒战感觉就应停止。患急性呼吸道疾病、各种急性传染病、急慢性肾炎、化脓和炎症过程以及代偿不全的心脏瓣膜病等患儿应禁止锻炼。

2.水浴

利用身体表面和水的温差刺激全身或局部皮肤,促进血液循环和新陈代谢,增强体温的调节功能。方法是用冷水擦身或冷水淋浴。先习惯冷水擦身后,再改为冷水淋浴,也可游泳。健康的孩子一年四季都可以利用冷水锻炼身体。锻炼过程中,如孩子出现皮肤苍白,同时感受寒冷为第一期。但不应出现"第二次寒战",表现为脸色苍白,出现"鸡皮疙瘩"、口唇发青、全身发冷等。冷水锻炼一般安排在午睡以后或晚上睡觉以前。患心脏病、肾脏病、贫血、神经兴奋性亢进以及风湿病等疾病的孩子,要禁止冷水锻炼。

3.日光浴

进行适当的日光照射,对儿童少年的生长发育具有促进作用,可提高基础代谢,刺激造血功能,提高皮肤的防御能力和人体的免疫功能。实施日光浴之前,应先做健康检查并进行5～7天的空气浴。日光浴场所最好选择清洁、平坦、干燥、绿化较好、空气流畅但又避开强风的地方。儿童尽量在裸露状态下进行,躺在床上或席子上,头上方应有遮阴的凉帽或设备。在日光浴现场,如儿童出现虚弱感、头晕头痛、睡眠障碍、食欲减退、神经兴奋、心跳加速等症状,应限制日光浴量或停止进行。活动性肺结核、心脏病、重症贫血、消化系统功能紊乱、体温调节功能不完善、身体特别虚弱或神经极易兴奋的儿童应禁止。

(三)生长发育监测及疾病防治

每年进行1～2次体格发育测量,以评价身高、体重的发育等级和营养状况,分析生长曲线的变化趋势。每次做定期健康检查时,托幼机构要对贫血、肠道寄生虫病进行普查普治。重点防治缺铁性贫血、龋齿、沙眼、肠道寄生虫病(蛔虫病、蛲虫病)、甲型肝炎、营养不良等。对某些传染病如腮腺炎、水痘、风疹、痢疾等要加强流行季节的防范措施,做到早发现、早隔离、早治疗。

(四)预防意外伤害的发生

学龄前儿童活泼淘气,是意外伤害的高发年龄。防止车祸、溺水、电击等意外伤害的发生,主要是加强宣传教育。家长不要将学龄前儿童单独留在家中。家庭和幼儿园要将刀剪、火柴、电器插座、药品等远离儿童的视线,不让孩子轻易拿到。教育儿童不单独上街,不在公路上骑三轮车,不在公路旁玩球。教育儿童不单独下河塘戏水、不玩火和电器、不玩尖锐物品、不吃不清洁的东西。另外,农村家庭不要将农药放在屋内,防止儿童接触农药而中毒。

(五)健康教育

学龄前儿童的健康教育对象包括儿童和家长两方面。大多数学龄前儿童教育主要在幼儿园进行,而家长的教育可通过家长学校和社会媒体宣传、专业机构的培训等方式进行。儿童教育内容主要包括个人卫生、饮食卫生和习惯的培养,预防意外伤害和意外事故的知识,道德品质、意志毅力的教育,记忆、思维等能力的培养等,尽量结合游戏和日常活动进行。家长主要了解孩子生长发育的规律,掌握良好的教养方式及教育方法,不娇纵、不溺爱,摒弃打骂粗暴的不良方法。同时,要求家长学习一些简单实用的儿童保健知识和技术,提高健康意识,做好儿童的家庭保健,促进孩子身心健康发展。

(六)入学前准备

从学龄前儿童到小学生是人生中的一个重要转折,使儿童生活的许多方面发生了变化。学龄前儿童每天游戏占了大部分时间,学习时间很少。生活主要由成人来照料,孩子的依赖性强、独立性差。成为小学生后,学习成为他们的主要活动,与幼儿园的游戏有本质的区别。他们要自己上学、回家,独自完成作业。另外,入学前儿童只学习和使用口头语言,而入学后开始学习和使用书面语言,并逐渐由具体形象思维向抽象逻辑思维过渡,并开始参加集体生活,要求他们懂得遵守学校纪律,处理好与老师、同学的关系等。因此,在学龄前期对孩子进行入学前教育是非常必要的。

为了帮助儿童在入学后能尽快适应小学生活,家长和幼儿园老师要对儿童进行入学前教育,做好各种入学前准备。

1.培养基本的生活能力和环境适应的能力

建立与学校作息制度相互协调统一的生活制度,培养儿童自己照顾自己的能力,如洗脸、刷牙、穿脱衣服鞋袜、收拾书包和文具等能力。提前领他们认识去学校的路,帮助儿童熟悉和适应学校环境。同时,学习遵守交通规则的知识。

2.学习能力的准备

培养儿童学习和阅读的习惯,激发他们的读书、写字的热情。训练儿童上课时认真听讲的能力,还要培养他们用语言表达自己思想的能力,培养儿童放学回家后自觉做作业的习惯等。

3.人际关系的培养

通过游戏、体育活动不仅可以增强体质,还可以在活动中学习遵守规则和与人交往的技能。教育儿童主动和新伙伴打招呼、鼓励他们与小朋友之间的合作,共同做游戏。教导他们尊重老师,和教师建立友好的关系,为今后建立良好人际关系打下基础。

4.学习用具的准备

各种文具要适用,不要功能太多、过于艳丽新奇,以免上课时分散注意力。书包要双背带的,有利于双肩平衡发展等。

(张洪波)

第六节　学龄期儿童的保健

6～12岁相当于小学年龄段。学龄期的儿童大脑皮质功能更加发达,儿童的认知能力有了质的变化,理解能力更强。同时,此时期沙眼、龋齿等学生常见病患病率很高,卫生保健需求大,是接受健康教育最为迫切的时期。此时期儿童的主要活动是学习,学习的成功会使儿童获得自信。而学习的失误有可能使他们自卑,因此,学校环境、老师的态度和教育方式是儿童心理健康成长的重要影响因素。

一、学龄期特点

(一)身体发育

未进入青春期的学龄期儿童体格生长稳定增长,平均每年身高增长 4～5 cm,体重增长1.5～2 kg。部分女生在学龄期的中后期、少部分男生在学龄期的后期进入了青春期,对这部分学生应给予关注,提供必要知识和帮助。

儿童骨骼含有机成分多,无机成分少,因此骨骼弹性大,不易骨折,但易变形。呼吸系统已发育成熟,肺活量不断增大。心率、脉搏随年龄增大而下降,血压随年龄增大而上升。恒牙在 6 岁左右开始萌出,13 岁左右除第三恒磨牙外,全部恒牙萌出完毕。儿童的肝脏对病毒和其他化学毒物比较敏感,解毒能力差,但再生能力强。儿童年龄越小,不成熟和不起作用的肾单位愈多,如儿童时期患肾脏病时,不仅肾功能受损且影响肾的发育。6 岁儿童脑的重量 1 200 g,为成人脑重的 80%,7～8 岁儿童的脑重已接近正常成人,9 岁后大脑皮质内部结构和功能进步复杂化。此外,儿童如不讲究用眼卫生,易发生近视。

(二)心理发育

童年期是心理发育的重要转折时期。随着儿童进入小学,学习取代游戏成为主导活动形式。小学低年龄时期,注意力、观察力、记忆力等能力全面发展。记忆也从无意识向有意识快速发展,10岁时机械记忆能力达到一生的最高峰。小学生仍然喜做集体游戏,但他们的伙伴关系不稳定,情绪易波动。低年级小学生的模仿能力很强,想象力的发展也以模仿性想象为主。因此,成人的言行及其行为有楷模作用。

高年级小学生随着口头语言向书面语言的发展,从具体思维形象向抽象逻辑思维发展。在情绪发育深化的同时,责任感、义务感、社会道德等高级情感开始落实在行为表现上。情绪的稳定性和调控能力逐渐增强,冲动行为减少。但如受到不良因素的影响,也可能同时滋长一些消极的、不健康的情绪和情感。

二、学龄期保健要点和保健措施

(一)保证营养,加强体育锻炼

学龄期学生膳食要在营养的质和量方面给予保证,每天提供足够量的各种食物、营养种类齐全、比例合适,遵守合理营养、平衡膳食的原则。此时期的学生一定要吃好高质量的早餐,重视营养午餐。要培养良好的饮食卫生习惯,纠正偏食、吃零食、暴饮暴食等不良习惯。

小学生的体育锻炼主要是依靠体育课,课外体育活动,有系统地学习体育锻炼方法和技巧,改善身体素质,增强体质。

(二)生长发育监测及疾病防治

小学生每年要进行一次体格检查,监测生长发育情况,及时发现体格生长偏离及异常,以便及早进行干预。

通过定期的、全面的体格检查,及时发现各种急、慢性疾病,并采取相应的防治措施。积极地做好传染病的预防工作。做好近视、龋齿、脊柱弯曲、扁平足等常见病的预防和矫治,同时有计划地开展视、听和口腔保健的宣传教育工作。在儿童时期积极对成年时期的常见病进行早期预防和干预工作。

(三)健康教育

要充分利用学校板报、刊物、电视、广播、电影和健康教育课等形式向儿童少年进行法制教育,增加儿童法律知识。积极宣传卫生知识,培养他们良好的卫生习惯。要适当进行性卫生知识教育,抵制不良因素的影响。同时,专业工作者要对学校卫生工作进行预防性和经常性卫生监督,保障广大学生的身体健康,也保证学校各项卫生工作的顺利进行。

(四)提供适宜的学习条件

要为学生提供适宜的学习条件和良好的学校环境。对学校网点规划,对新建、改建、扩建的普通学校的选址,建筑设计的审查和建筑用房的验收等实行预防性卫生监督。对学校内影响学生健康的学习、生活、劳动、环境、食品等方面的卫生和传染病防治工作,对学生使用的文具、娱乐器具、保健用品等实行经常性卫生监督,以适合儿童少年的学习和生长发育的需要。

要防止学习负担过重,反对只强调文化课而忽视体育锻炼的倾向,注意学习、休息、课外活动、劳动、文娱的合理安排,营造一个适合年龄特点的、科学的、有规律、有节奏的生活学习环境,以达到培养现代化人才的需要。

（五）学校适应能力

儿童从幼儿园或家庭进入学校，以游戏为主导活动转变为以学习为主导活动需要一个过渡，所以尽快让儿童适应学校生活，对儿童顺利完成学业、身心的健康发展具有重要作用。因此，此时期是儿童生活中的一个重大转折。

要让学生做好生理、心理及物质准备。首先，孩子要身体健康，调整好生活规律，尽可能与学校日程同步。提前向儿童介绍学校的环境，以及学校和幼儿园的区别。增加儿童的交通安全知识，遇到紧急情况知道如何寻求帮助。其次，要培养儿童热爱学校生活，提高他们对学习的兴趣和积极性，养成良好的学习习惯。采用正确的方法训练儿童听、说、读、写、算的能力，培养儿童的语言表达能力、注意力和思维能力等各种能力。同时，培养儿童与老师、同学的交往能力。

如果在学龄前期没有做好入学的准备，学生会在学龄期出现害怕去学校，不愿与老师和同学交往，或出现交往障碍等问题。因此，要积极引导和提供帮助，使儿童能够迅速适应学校生活。

（张洪波）

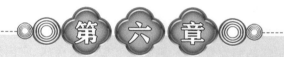

儿科神经系统疾病

第一节 癫 痫

癫痫是一种以具有持久性的产生癫痫发作的倾向为特征的慢性脑部疾病,由此可引起神经生物学、认知、心理学及社会方面后果。癫痫不是单一的疾病实体,而是一种有着不同病因、癫痫发作表现各异,但以反复癫痫发作为共同特征的慢性脑功能障碍。癫痫发作是指大脑神经元异常过度同步化放电引起的突然的、短暂的症状或体征,因累及的脑功能区不同,临床可有多种发作表现,包括意识、运动、感觉异常,精神及自主神经功能障碍。

癫痫发作和癫痫是两个不同的概念,前者是指发作性皮质功能异常所引起的一组临床症状,而后者是指临床呈长期反复发作的疾病过程。在癫痫这一大组疾病中某些类型可以确定为独立的疾病类型,即癫痫综合征(其在患病年龄、病因、发作表现、脑电图、预后等方面有其各自独特的特点,如 West 综合征、Lennox-Gastaut 综合征)。

癫痫发作可表现为惊厥性发作和非惊厥性发作,前者是指伴有骨骼肌强烈收缩的痫性发作;而后者于发作过程中不伴有骨骼肌收缩,如典型失神、感觉性发作等。

据国内多次大样本调查,我国癫痫的年发病率约为 35/10 万人口,累计患病率为 4‰～7‰。而其中 60％的患者起源于小儿时期。长期、频繁或严重的发作会导致进一步脑损伤,甚至出现持久性神经精神障碍。

一、病因

癫痫根据病因可分为三大类:①特发性癫痫是指脑内未能找到相关的结构和代谢异常,而与遗传因素密切相关的癫痫;②症状性癫痫:指与脑内器质性病变或代谢异常密切关联的癫痫;③隐源性癫痫:虽未能证实有肯定的脑内病变或代谢异常,但很可能为症状性者。

(一)遗传因素

癫痫患儿的家系调查、双生子研究、头颅影像学、脑电图分析等均已证实,遗传因素在癫痫发病中起重要作用,包括单基因遗传、多基因遗传、染色体异常、线粒体脑病等。近年来癫痫基因的研究取得了较大的进展,至少有 20 种特发性癫痫或癫痫综合征的致病基因得到了克隆确定,其中大多数为单基因遗传,系病理基因致神经细胞膜的离子通道功能异常,降低了发作阈值而患病。

(二)脑内结构异常

先天或后天性脑损伤可产生异常放电的致病灶,或降低了痫性发作阈值,如脑发育畸形、染色体病和先天性代谢病引起的脑发育障碍、脑变性和脱髓鞘疾病、宫内感染、肿瘤、颅内感染、中毒、产伤或脑外伤后遗症等。

二、分类

目前仍广泛应用于儿科临床的是国际抗癫痫联盟(ILAE)提出的癫痫发作分类和癫痫与癫痫综合征分类。随着对癫痫研究的不断深入,ILAE又分别对癫痫发作、癫痫综合征的分类提出了新的建议和补充。

对癫痫发作、癫痫综合征进行正确分类有十分重要的临床意义。因为针对不同的癫痫发作类型、癫痫综合征,通常选用不同的抗癫痫药物;而且对分析病因、估计患儿病情与预后均有重要价值。

三、临床表现

(一)癫痫发作的临床特点

1.部分性发作(局灶性发作)

神经元异常过度放电始于一侧大脑半球的网络内,临床表现仅限于放电对侧的身体或某一部位。

(1)简单部分性发作:发作中无意识和知觉损害。①运动性发作:最常见,表现为一侧躯体某部位,如面、颈或四肢某部分的抽搐;或表现为头、眼持续性同向偏斜的旋转性发作;或呈现为某种特殊的姿势发作;或杰克逊发作,即异常放电沿大脑运动区扩展,其肌肉抽动的扩展方式及顺序与运动皮质支配的区域有关,如发作先从一侧口角开始,依次波及手、臂、躯干、下肢等。有的患儿于发作后出现抽搐肢体短暂性瘫痪,持续数分钟至数小时后消失,称为Todd麻痹。②感觉性发作:包括躯体感觉异常和特殊感觉异常。躯体感觉异常表现为躯体某一部位的针刺感、麻木感或本体和空间知觉异常;特殊感觉性发作包括视觉性发作,表现为视幻觉,如颜色、闪光、暗点、黑蒙;听觉性发作表现为声幻觉,如蜂鸣声、敲鼓声或噪声感;嗅觉和味觉发作,多为令人不愉快的味道。③自主神经性发作:极少有单独的自主神经性发作,多为其他发作形式的先兆或伴发症状,如头痛、上腹不适、上升感、呕吐、苍白、潮红、竖毛、肠鸣等。④精神症状性发作:单独出现的很少,多见于复杂部分性发作过程中,表现为恐惧、暴怒、欣快、梦样状态、陌生感、似曾相识感、视物变大或变小、人格解体感等幻觉或错觉。

(2)复杂部分性发作:发作时有意识、知觉损害。发作表现形式可从简单部分性发作发展而来;或一开始即有意识部分丧失伴精神行为异常;或表现为自动症。自动症是指在意识浑浊下的不自主动作,其无目的性,不合时宜,事后不能回忆。如吞咽、咀嚼、解衣扣、摸索行为或自言自语等。

(3)局灶性发作继发全面性发作:由简单部分性或复杂部分性发作扩展为全面性发作。

2.全面性发作

神经元异常放电始于双侧半球网络中并迅速扩散,发作时常伴有意识障碍,运动症状呈双侧性。

（1）强直-阵挛发作：发作包括强直期、阵挛期及发作后状态。开始为全身骨骼肌伸肌或屈肌强直性收缩伴意识丧失、呼吸暂停与发绀，即强直期；继之全身反复、短促的猛烈屈曲性抽动，即阵挛期。发作后昏睡，逐渐醒来的过程中可有自动症、头痛、疲乏等发作后状态。发作期 EEG 为强直期全导联 10 Hz 以上的快活动，频率渐慢，波幅增高进入阵挛期的棘慢波，继之可出现电压低平及慢波。

（2）强直性发作：发作时全身肌肉强烈收缩伴意识丧失，使患儿固定于某种姿势，如头眼偏斜、双上肢屈曲或伸直、呼吸暂停、角弓反张等，持续 5～20 秒或更长，发作期 EEG 为低波幅 10 Hz 以上的快活动或棘波节律。发作间期 EEG 背景活动异常，伴多灶性棘-慢或多棘-慢波发放。

（3）阵挛性发作：仅有肢体、躯干或面部肌肉节律性抽动而无强直成分。发作期 EEG 为 10 Hz或 10 Hz 以上的快活动及慢波，有时为棘-慢波发放。

（4）失神发作：①典型失神发作，发作时突然停止正在进行的活动，意识丧失但不摔倒，两眼凝视，持续数秒钟后意识恢复，发作后不能回忆，过度换气往往可以诱发其发作。发作期 EEG 全导联同步 3 Hz 棘-慢复合波，发作间期背景活动正常。②不典型失神发作，与典型失神发作表现类似，但开始及恢复速度均较典型失神发作慢。发作期 EEG 为 1.5～2.5 Hz 的全导联慢-棘慢复合波，发作间期背景活动异常。多见于伴有广泛性脑损害的患儿。

（5）肌阵挛发作：为突发的全身或部分骨骼肌触电样短暂收缩（0.2 秒），常表现为突然点头、前倾或后仰，或两臂快速抬起，重者致跌倒，轻者感到患儿"抖"了一下。发作期 EEG 全导联棘-慢或多棘-慢波发放。

（6）失张力发作：全身或躯体某部分的肌肉张力突然短暂性丧失而引起姿势的改变，表现为头下垂、肩或肢体突然下垂、屈髋屈膝或跌倒。EEG 发作期多棘-慢波或低波幅快活动。

（二）常见儿童癫痫综合征

1.儿童失神癫痫

占儿童癫痫的 12％，起病多在 5～7 岁，与遗传有一定关系。发作频繁，每天可十余次至上百次发作，持续 10 秒左右，伴有两半球弥漫对称同步发放 3 Hz 的棘慢波或多棘慢波（图 6-1）。90％的儿童失神常于成年之前消失，可伴其他发作类型。如果失神持续存在，则会出现全面性强直阵挛性发作。

2.伴中央-颞区棘波的儿童良性癫痫

伴中央-颞区棘波的儿童良性癫痫是儿童最常见的一种癫痫综合征，占儿童时期癫痫的 15％～20％。多数认为与遗传相关，呈年龄依赖性，通常 2～14 岁发病。发作与睡眠关系密切，多在入睡后不久和睡醒前呈局灶性发作，大多起始于口面部，如唾液增多、喉头发声、口角抽动、意识清楚，但不能主动发声，部分患儿因很快继发全面性强直-阵挛发作而意识丧失。发作间期 EEG 背景正常（图 6-2），在中央区和颞区可见棘波或棘-慢复合波，睡眠期异常波增多，检出阳性率高。本病预后良好，药物易于控制，生长发育不受影响，大多在 12～16 岁前停止发作。但有少数变异型表现复杂，有认知障碍，对患儿预后有一定的不良影响。

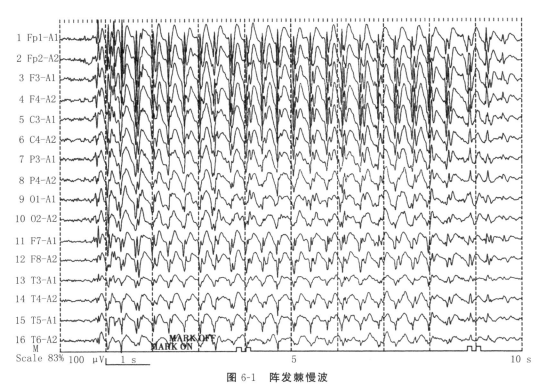

图 6-1 阵发棘慢波

患儿,男,9 岁,儿童失神,脑电图见 3 Hz 棘慢波阵发

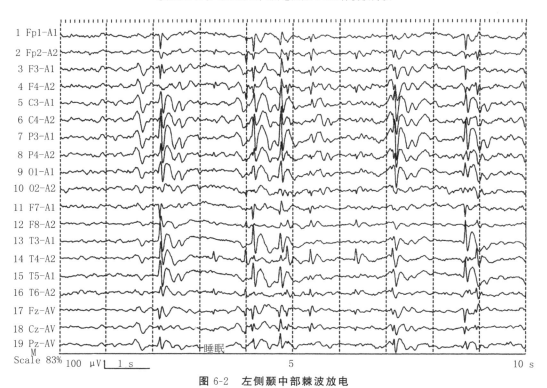

图 6-2 左侧颞中部棘波放电

患儿,女,8 岁,伴中央-颞区棘波的儿童良性癫痫,左侧颞中部见棘波放电

3.婴儿痉挛

婴儿痉挛又称 West 综合征。多在 1 岁内起病,4～8 个月为高峰。主要临床特征为频繁的痉挛发作;特异性高度失律 EEG;精神运动发育迟滞或倒退。痉挛多成串发作,每串连续数次或数十次,可伴有婴儿哭叫,多在思睡期和苏醒期出现。发作形式为屈曲型、伸展型和混合型,以屈曲型和混合型居多。屈曲型痉挛发作时,婴儿前臂前举内收,头和躯干前屈呈点头状。伸展型发作时婴儿头后仰,双臂向后伸展。发作间期 EEG 高度失律对本病诊断有价值(图 6-3)。该病属于难治性癫痫,大多预后不良,惊厥难以控制,可转变为 Lennox-Gastaut 综合征或其他类型发作,80%～90% 的患儿遗留智力和运动发育落后。

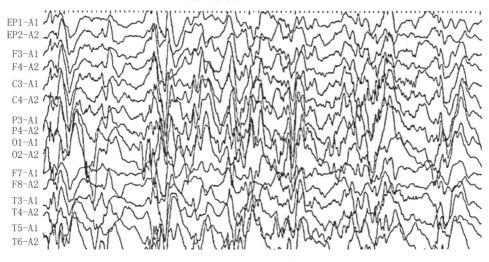

图 6-3 婴儿痉挛 EEG 高峰失律

在不同步、不对称的高波幅慢波背景活动中,混有不规则的多灶性棘波、尖波与多棘波

4.Lennox-Gastaut 综合征

占小儿癫痫的 2%～5%。1～14 岁均可发病,以 3～5 岁多见。25% 以上有婴儿痉挛病史。临床表现为频繁的、形式多样的癫痫发作,其中以强直性发作最多见,也是最难控制的发作形式;其次为不典型失神、肌阵挛发作、失张力发作,还可有强直-阵挛、局灶性发作等。多数患儿的智力和运动发育倒退。约 60% 的患儿发生癫痫持续状态。EEG 主要为 1.5～2.5 Hz 慢-棘慢复合波及不同发作形式的 EEG 特征。预后不良,治疗困难,病死率为 4%～7%,是儿童期最常见的难治性癫痫综合征之一(图 6-4)。

(三)癫痫持续状态

癫痫持续状态传统的定义包括一次癫痫发作持续 30 分钟以上或连续发作、发作间歇期意识不能完全恢复者。各种类型的癫痫只要频繁持续发作均可形成癫痫持续状态。由于惊厥发作持续超过 5 分钟没有适当的止惊治疗很难自行缓解,近来倾向于将癫痫持续状态持续时间的定义缩短至 5 分钟,其目的是强调癫痫持续状态早期处理的重要性。目前基本一致的观点是将癫痫持续状态分为 3 个阶段:第一阶段称为即将或早期癫痫持续状态,定义为一种急性癫痫状态,表现为全面性惊厥性发作持续超过 5 分钟,或者非惊厥性发作或部分性发作持续超过 15 分钟,或者 5～30 分钟 2 次发作间歇期意识未完全恢复者,此期绝大多数发作不能自行缓解,需紧急治疗以阻止其演变成完全的癫痫持续状态;第二阶段称为已建立的(完全)癫痫持续状态,定义为一种急性癫痫状态,表现为发作持续 30 分钟以上或连续发作,发作间歇期意识不能完全恢复者;第三阶段称为难治性癫痫持续状态,一般指经过一种苯二氮䓬类及一种其他一线药物充分治疗,癫痫持续状态仍无明显改善,发作持续 30~60 分钟者。

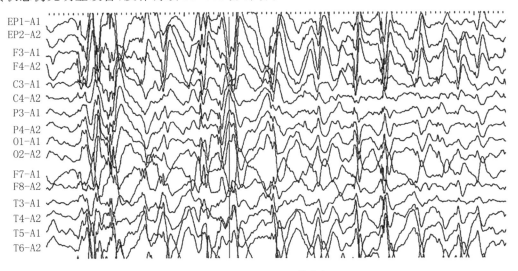

图 6-4　Lennox-Gastaut 综合征 EEG
清醒期异常慢波背景活动,广泛性 1.5~2.5 Hz 高波幅慢-棘慢复合波阵发

癫痫持续状态可分为惊厥性癫痫持续状态(全面性和部分性)、非惊厥性癫痫持续状态(失神性和精神运动性)及癫痫性电持续状态(清醒-睡眠期电持续状态和睡眠期电持续状态)。全面性惊厥性癫痫持续状态是最严重的一种癫痫持续状态,可以是局灶性发作或全面性发作起源。

癫痫持续状态是临床急症之一,严重者还有脑水肿和颅内压增高的表现,需及时处理。如果癫痫持续状态时间过长,可造成不可逆的脑损害甚至死亡,即使积极抢救病死率仍达 3.6%。突然停药、药物中毒、感染或高热等是癫痫持续状态的常见诱因。

四、诊断与鉴别诊断

(一)病史与查体

详细而准确的发作史对诊断特别重要。询问起病年龄、发作起始时的表现、整个发作过程、发作后状态、是否有先兆、持续时间、意识状态、发作次数、有无诱因及与睡眠的关系,还要询问出生史、生长发育史、既往史、家族史。可让患儿家长模仿发作或用家庭摄像机、手机拍摄发作过程。查体应仔细,尤其是头面部、皮肤和神经系统的检查。

(二)脑电图检查

脑电图是诊断癫痫最重要的实验室检查,如果发现棘波、尖波、棘-慢复合波等痫样波发放,不仅对癫痫的确认,而且对临床发作分型和转归分析均有重要价值。但应注意在 5%~8% 的健康儿童中可以出现脑电图异常,由于没有临床发作,此时不能诊断癫痫,但应密切观察,临床随访。反之,当临床有明确发作史时,发作间期的脑电图正常并不能排除癫痫诊断。可根据需要选择常规脑电图、动态脑电图、录像脑电图检查。

（三）影像学检查

癫痫患者做此项检查的主要目的是寻找病因,尤其是有局灶性症状和体征者,更应进行颅脑影像学检查,包括 CT、MRI 甚至功能影像学检查。

（四）其他实验室检查

根据需要选做遗传代谢病筛查、染色体检查、基因分析、血生化检查、脑脊液检查等。

（五）癫痫的诊断

分为以下 4 个步骤:①判断是否为癫痫发作;②若为癫痫,进一步确定其发作类型或其归属的癫痫综合征;③尽可能寻找病因;④应对患儿的全身发育、相关脏器功能及心理发育等进行检查和整体评估。

（六）鉴别诊断

小儿时期存在多种形式的发作性疾病,应注意与癫痫鉴别。

1.晕厥

晕厥是暂时性脑血流灌注不足引起的一过性意识障碍。年长儿多见,常发生在持久站立或从蹲位骤然起立,以及剧痛、劳累、阵发性心律不齐、家族性 QT 间期延长等情况。晕厥前,患儿常先有眼前发黑、头晕、苍白、出汗、无力等,继而出现短暂意识丧失,偶有肢体强直或抽动,清醒后对意识障碍不能回忆并有疲乏感。与癫痫不同,晕厥患者意识丧失和倒地均逐渐发生,发作中少有躯体损伤,EEG 正常,直立倾斜试验或运动试验呈阳性反应。

2.癔症

癔症可与多种癫痫发作类型混淆。但癔症发作并无真正的意识丧失,发作中缓慢倒下,不会有躯体受伤,无大小便失禁或舌咬伤。抽搐动作杂乱无规律,常有夸张色彩,瞳孔无扩大,深浅反射存在,发作中面色正常,无神经系统阳性体征,无发作后嗜睡。发作期与发作间期 EEG 正常,暗示治疗有效,与癫痫鉴别不难。

3.睡眠障碍

儿童期常见的睡眠障碍,如夜惊、梦魇、梦游及发作性睡病等均需和癫痫鉴别。本症动态脑电检查发作期和发作间期均无癫痫性放电。

4.偏头痛

典型偏头痛主要表现为视觉先兆、偏侧性头痛、呕吐、腹痛和嗜睡等。儿童以普通型偏头痛多见,无先兆,头痛部位也不固定。患儿常有偏头痛家族史,伴恶心、呕吐等胃肠症状。实际上临床极少有单纯的头痛性或腹痛性癫痫患者,偏头痛绝不会合并惊厥性发作或自动症,EEG 中也不会有局灶性痫性波发放。

5.抽动障碍

抽动是指突发性不规则肌群重复而间断的异常收缩。大多原因不明。情绪紧张时可致发作加剧,睡眠时消失。其临床上可表现为仅涉及一组肌肉的短暂抽动,如眨眼、头部抽动或耸肩等,或突然暴发出含糊不清的嗓音,如清喉、吭吭声等,或腹肌抽动、踢腿、跳跃等动作。

抽动障碍需与癫痫肌阵挛发作鉴别。抽动障碍的肌群抽动或伴发声性抽动,能被患者有意识地暂时控制,睡眠中消失,EEG 发作期无癫痫样放电。

6.其他

如屏气发作和儿童下肢不宁综合征、维生素 D 缺乏性手足搐搦等均需与癫痫鉴别。

五、治疗

(一)癫痫治疗的目标

完全控制发作;少或无药物不良反应;尽量提高生活质量。为实现此目标,需要医师、家长、患儿、学校、社会的共同努力,普及癫痫知识,树立抗病信心,提高治疗的依从性。癫痫的治疗为综合性治疗,包括对因治疗、药物治疗、外科治疗等。

(二)病因治疗

如癫痫患儿有明确的可治疗的病因,应积极进行病因治疗,如脑肿瘤、某些可治疗的代谢病。

(三)药物治疗

合理使用抗癫痫药物是治疗癫痫的主要手段。抗癫痫药物的使用原则如下。

(1)尽早诊断,适时开始治疗。一般首次发作开始用药的指征:①发病年龄小,婴儿期起病,伴神经系统残疾,如脑性瘫痪、精神运动发育迟滞;②患先天遗传代谢病或神经系统退行性变,如苯丙酮尿症、结节性硬化症等;③首次发作呈癫痫持续状态或成簇发作者;④某些癫痫综合征,如大田原综合征、West 综合征、Lennox-Gastaut 综合征等;⑤有癫痫家族史者;⑥伴头颅影像学 CT/MRI 异常,尤其是局灶性异常者;⑦脑电图明显异常者,如背景活动异常、频繁出现癫痫性放电。存在以上一项或多项危险因素的患儿,出现再次发作或反复发作的可能性极大,故应当尽早给予抗癫痫药物治疗。若不存在上述危险因素,首次发作且症状不重,平素健康、查体无异常者可暂不用药,但要密切观察,一旦再次发作将应用抗癫痫药物。对于发作频率低、发作间隔在 1 年以上的患儿,也不是必须用药的指征。

(2)根据发作类型癫痫综合征选择合适的抗癫痫药:见表 6-1。

(3)尽可能单药治疗。

(4)用药剂量个体化。

(5)坚持长期规则服药:每天给药次数视药物半衰期而定;发作完全控制 3 年,连续两年脑电图正常、动态脑电图正常方可考虑减量,又经 6～12 个月的逐渐减量才能停药。青春期来临易致癫痫复发或加重,故要避免在这个年龄期减量与停药。

(6)合理联合治疗:经 2～3 种单药合理治疗无效,尤其是难治性癫痫或多种发作类型的患儿,应考虑作用机制互补的药物联合治疗。

(7)如需替换药物应逐渐过渡:加用的药物和换下的药物需要有 2 周以上的重叠期。

(8)定期监测药物毒副作用:定期监测血、尿常规,肝、肾功能等;病情反复或更换新药时,应监测血药浓度。

抗癫痫药物分为广谱抗癫痫药,如丙戊酸、托吡酯、拉莫三嗪、左乙拉西坦、唑尼沙胺、氯硝西泮等,各种类型发作均可选用,多在全面性发作或分类不明时选用;窄谱抗癫痫药,如卡马西平、奥卡西平、苯妥英钠等,多用于局灶性发作或特发性全面强直-阵挛发作;特殊药物,如促肾上腺皮质释放激素、氨己烯酸等,用于婴儿痉挛或癫痫性脑病。

(四)手术治疗

经合理规范的抗癫痫药物治疗其疗效不佳者,或病因为局灶性病损或发育畸形者,可考虑手术治疗。做好术前评估,选择好手术适应证是决定术后疗效的关键。通过临床表现、视频脑电图监测、神经心理评估、高分辨率 MRI 可以对癫痫起源病灶进行定位。MRI 光谱、EEG 实时功能磁共振显像、发作期和发作间期 SPECT 检查、PET 检查可为手术方案制定提供有利依据。病灶切除术旨在切除癫痫起源病灶,其他手术方式包括非颞叶皮质区病灶切除术、病变半球切除术、胼胝体离断术、软脑膜下皮质横切术及迷走神经刺激术等。

表 6-1 不同年龄期的癫痫综合征及治疗选择

发病年龄	癫痫综合征	抗癫痫药物选择	其他
1.新生儿期	良性家族性新生儿惊厥(BFNS)	左乙拉西坦、托吡酯、苯巴比妥	—
	早期肌阵挛性脑病(EME)	苯巴比妥、苯二氮䓬类	糖皮质激素
	大田原综合征	糖皮质激素、苯巴比妥、苯二氮䓬类	—
2.婴儿期	良性婴儿惊厥	丙戊酸、卡马西平、左乙拉西坦	—
	婴儿痉挛	氨己烯酸、苯二氮䓬类、托吡酯、丙戊酸	糖皮质激素、局灶皮质发育不良者病灶切除
	婴儿严重肌阵挛癫痫(Dravet综合征)	氯巴占、司替戊醇、托吡酯、丙戊酸	不应使用拉莫三嗪、卡马西平、奥卡西平片、苯妥英钠、氨己烯酸等药物
3.儿童期	早期枕叶综合征/晚期枕叶综合征	卡马西平、奥卡西平、丙戊酸、左乙拉西坦、拉莫三嗪	—
	肌阵挛失张力癫痫(Doose综合征)	丙戊酸、托吡酯、苯二氮䓬类、拉莫三嗪、左乙拉西坦	—
	伴中央-颞区棘波的儿童良性癫痫(BCECTS)	丙戊酸、卡马西平、左乙拉西坦、拉莫三嗪、奥卡西平	—
	肌阵挛失神癫痫	丙戊酸、乙琥胺、托吡酯、拉莫三嗪、苯二氮䓬类	—
	Lennox-Gastaut综合征	丙戊酸、拉莫三嗪、托吡酯、卢非酰胺、非尔氨酯	胼胝体大部切开术对部分患者的跌倒发作有效
	慢波睡眠持续棘波癫痫(CSWS)	丙戊酸、乙琥胺、拉莫三嗪、苯二氮䓬类	糖皮质激素
	获得性癫痫失语(Landau-Kleffner综合征)	丙戊酸、乙琥胺、拉莫三嗪、苯二氮䓬类	糖皮质激素,软脑膜下多处横切
	儿童失神癫痫(CAE)	丙戊酸、乙琥胺、拉莫三嗪	不应使用卡马西平、奥卡西平片、苯妥英、氨己烯酸等药物
4.少年期	少年失神癫痫(JAE)	丙戊酸、乙琥胺、拉莫三嗪、苯二氮䓬类	不应使用卡马西平、奥卡西平片、苯妥英、氨己烯酸等药物
	少年肌阵挛癫痫(JME)	丙戊酸、拉莫三嗪、左乙拉西坦、托吡酯、苯二氮䓬类	不应使用卡马西平、奥卡西平片、苯妥英、氨己烯酸等药物

(五)生酮饮食疗法

对一些难治性癫痫有效。

(六)癫痫持续状态的急救处理

(1)尽快控制发作:首选苯二氮䓬类快速止痉药,如地西泮,每次剂量 0.3~0.5 mg/kg,每次总量不超过 10 mg(婴幼儿≤2 mg),静脉推注,速度不超过 1 mg/min(新生儿 0.2 mg/min)。大多在 1~2 分钟止惊。必要时 0.5~1 小时后可重复一次,24 小时内可用 2~4 次。静脉注射困难时用同样剂量经直肠灌入。静脉推注中要密切观察有无呼吸抑制。在不能或者难以马上建立静脉通道的情况下,咪达唑仑肌内注射具有很好的止惊效果,操作简便、快速,特别适合在儿科门诊、急诊及院前急救时作为首选止惊药之一,首剂 0.2~0.3 mg/kg,最大剂量不超过 10 mg。10%水合氯醛灌肠也是目前一种较实用的初始止惊方法,剂量为 0.5 mL/kg(50 mg/kg),最大剂量不超过 6 mL。

(2)保持呼吸道通畅,吸氧,必要时人工机械通气。

(3)保护脑和其他重要脏器的功能、防治并发症,主要包括生命体征监测,监测与纠正血气、血糖、血渗透压及血电解质异常,防治呼吸、循环衰竭或颅内压增高、脑疝。

(4)序贯治疗:当癫痫持续状态控制,停用静脉止惊药物前,加用口服抗癫痫药物以防复发。

(5)积极寻找潜在病因,有针对性地病因治疗。

(周立锐)

第二节　热 性 惊 厥

热性惊厥是儿童期最常见的惊厥性疾病,在国际抗癫痫联盟关于癫痫和癫痫综合征分类中属于"与特定情况有关的特殊综合征";在中华医学会儿科分会神经学组召开的第七届全国小儿神经病学术会议经过讨论提出的《关于小儿癫痫及癫痫综合征分类的建议》中,定为"各种诱发因素促发的癫痫及特殊综合征"的一种。由于热性惊厥患儿最终转变为癫痫者很少,因此本病未经长期追踪不能认定为癫痫,而是一种特殊综合征。

过去有关教科书曾称本病为"高热惊厥"并沿用多年,在 1999 年全国第九届小儿神经病学术会议上,代表们的共识是建议将"高热惊厥"改称"热性惊厥"并与国际接轨,全国自然科学名词审定委员会公布的医学名词也已将本病称为"热性惊厥"。

一、定义

引起小儿发热并伴惊厥的原因很多,如何界定作为一种疾病单元的热性惊厥,统一标准十分重要。美国国家卫生研究院关于热性惊厥共识研讨会提出以下定义:"热性惊厥是指年龄 3 个月至 5 岁发生的惊厥,伴有发热但无颅内感染等特定原因,凡是过去曾发生过无热惊厥者其伴有发热的惊厥应排除在热性惊厥之外。本病应与癫痫相鉴别,后者以反复发作的无热惊厥为特征。"目前国内外文献关于热性惊厥的定义与此相仿,但所定发病年龄段有不同,与发作相关的体温多数界定为 38 ℃,我国第一届小儿神经病学术会议《关于高热惊厥诊断和治疗的建议》所列诊断条件与上述原则相仿,但发病时体温定为 38.5 ℃。

二、临床表现

初次热性惊厥常发生在体温骤然升高的 12 小时以内,一般体温在 38~40 ℃,不典型病例发病时体温低于 38 ℃,发作形式一般呈全面性强直-阵挛发作,个别呈部分性发作或失张力性发作。全面性发作患者常伴短暂意识障碍但很快恢复。临床检查无神经系统感染(脑炎、脑膜炎、脑病)表现,初发年龄最早在出生后 1~2 个月,部分为 5~6 个月。国外文献称,本病绝大多数停止发作年龄为 6 岁;我国终止发作年龄偏大,可到 7~8 岁或更大,期间复发 1~3 次,个别可达 7 次或更多。本病的临床经过有多样性,分述如下。

(一)单纯热性惊厥

发病年龄 6 个月至 6 岁,体温骤升时很快出现惊厥,呈全面性强直或强直-阵挛发作,持续时间较短,一般不超过 5 分钟,发作前及发作后神经系统检查正常,无惊厥后瘫痪或其他异常,退热 1 周后脑电图检查结果正常,若无高危因素,本病愈后良好。

(二)复杂热性惊厥

发病年龄在 6 个月以下或在 6 岁以上仍发病,起病时体温可不足 38 ℃,发作形式有部分性发作表现,起病 24 小时内可复发 1 次或多次,惊厥时间较长,有的可为 20~30 分钟,发病前可能已有中枢神经系统异常(如:智力低下、脑损伤或脑发育不全等)热退后 1 周脑电图仍有异常。以上特征在一个病例不一定全都具备,其中 24 小时内多次复发,发作持续>15 分钟,发作形式呈部分性发作者,是主要诊断条件。

(三)热性惊厥的不典型表现

1.热性惊厥致惊厥持续状态

热性惊厥发作持续 30 分钟及以上,或在 30 分钟内反复惊厥期间神志不能恢复者,称为热性惊厥持续状态。有的患儿可在首次发作即持续状态。Nelson 和 Ellenberg 报告,在美国围产儿随访计划的 40 885 名 7 岁儿童中,热性惊厥有 1 706 例,其中惊厥持续超过 30 分钟者 1.4%,超过 1 小时者 0.7%,1/4 患儿的首次发作即为惊厥持续状态。此型患儿的主要发作类型符合复杂部分性发作并泛化为全面性发作。热性惊厥持续状态可能导致脑损伤和后遗症,故应积极防治。应当指出,热性惊厥状态者应注意与脑炎或脑膜炎的鉴别,以免误诊。

2.热性惊厥伴发作后短暂肢体瘫痪

热性惊厥发作后出现短暂肢体瘫痪(Todd 麻痹)者并不多见,在 Nelson 和 Ellenberg 报告的 1 760 例中只占 0.4%,多见于复杂热性惊厥,其短暂肢体瘫痪持续时间短则 1~2 分钟,长者数小时,个别可达数天,平均为 1~2 小时,有的只涉及单侧肢体,有时可为双侧肢体,部分可见面瘫。惊厥后瘫痪持续时间长者应考虑有病前未察觉的中枢神经系统结构异常。这类患儿做脑电图检查时,于瘫痪肢体对侧的相应导联可能出现棘-慢波或尖-慢波放电,放射性核素扫描可见大脑相应半球追踪物聚集增多,但 MRI、CT 或 DSA 检查结果可以正常。这类患儿临床上应注意与脑器质性疾病相鉴别,密切观察病情发展。

3.热性惊厥附加症

这是一个新提出的热性惊厥类型,其诊断标准是:在热性惊厥发展为典型癫痫之前,有 2 次以上的无热惊厥发作,或在 6 岁以后仍有热性惊厥者,称为热性惊厥附加症。

澳大利亚的 Scheffer 与 Berkovic 首先报道一个由英国移居澳大利亚的家族第 8 代 2 000 多

名成员,其第 6~8 代 67 名成员中的 25 名患有各种类型的癫痫,其中 9 名(36%)首先表现为热性惊厥,以后出现无热惊厥或在 6 岁后仍有热性惊厥,这部分患者被诊断为热性惊厥附加症,随访至平均 11 岁(范围 6~25 岁)发作停止,其余 16 名表现为热性惊厥附加症伴失神、热性惊厥附加症伴肌阵挛或失张力发作,称为"伴有热性惊厥附加症的全面癫痫"。我国也已有 4 个家系报道,其 60 名成员中受累者 20 名,有热性惊厥附加症者 7 名。据了解,Scheffer 等最近认为伴有热性惊厥附加症的全面癫痫概念仅适用于群体,而国际抗癫痫联盟官方网站也已将伴有热性惊厥附加症的全面癫痫列为"在演变中的综合征",是具有相似遗传特性的多种癫痫综合征的总称,不是某一癫痫综合征的诊断用语。目前认为热性惊厥附加症与伴有热性惊厥附加症的全面癫痫是同一基因的不同表现,其基因座位于染色体 19q13.1 或 2q21-q33,该基因与电压依赖性钠通道 β 亚单位异常有关。热性惊厥附加症的概念虽然已被一部分学者接受,但在临床工作中验证者不多,尤其是 6 岁以后仍有热性惊厥作为一个诊断热性惊厥附加症的条件尚有待商榷。我国热性惊厥复发停止的年龄偏大,在左启华等早年报告的 178 例中,病程在 5~8 年者 12 例(占 6.8%),8 年以上者 8 例(4.4%),两者合计约占 11.2%,而同期 Nelson 和 Ellenberg 报道的 528 例本病患者中,病程达 8 年者只有 10 例(占 2%)。为了初步验证此问题,有学者曾调查了诊断为热性惊厥的患儿 488 名,其中符合热性惊厥附加症诊断条件者 11 例,占同期热性惊厥患儿总数的 2.25%,经过平均 22 个月(范围 9 个月至 3 年 4 个月)的随访,其中 10 例已在 8 岁时停止发作,1 例在 11 岁时停止发作,精神、神经发育无明显异常,无 1 例出现伴有热性惊厥附加症的全面癫痫的癫痫发作类型;初步印象是:该地区热性惊厥起病年龄有的偏大,病程中复发次数较多,最终发作停止年龄偏大,这些患儿是否就是热性惊厥附加症有待进一步研究。

三、病因和发病机制

过去教科书对本病的病因和发病机制叙述较笼统,提出是幼年机体中枢神经发育不成熟,髓鞘形成不完善,兴奋容易扩散,导致惊厥。近年来全世界学者(其中包括中国学者)对本病的病因和发病机制进行了不懈的研究,积累了大量资料,在一定程度上阐明了本病的病因和发病机制,现分述如下。

(一)遗传因素

1.遗传性

流行病学调查表明,热性惊厥患儿的父、母均有阳性病史者,其子女 55.6% 发病;父、母一方有阳性病史者,其子女 21.7% 患病;父母双方均无热性惊厥病史者,其子女患病率为 5.5%,接近一般群体发病率,以上只是较保守的估计,有的作者的统计远高于此。目前多数学者的共识是本病有遗传性,但不是单一原因,具有遗传上异质性,其遗传方式可能是:①常染色体显性遗传,伴不同外显率;②多基因遗传;③多因素性致病,后者指遗传因素和环境因素等的联合作用。

2.分子遗传学研究

近年来,随着基因座神经学的兴起,研究热性惊厥易感基因和基因定位,探讨本病的发病机制已成为本病研究的热点并已获得明显进展,有关热性惊厥易感基因定位可见表 6-2。

表 6-2 已知的热性惊厥及相关疾病基因座定位和相关基因

疾病	基因在染色体的定位	基因座名称	相关基因	家系来源
热性惊厥	8q13-q21	FEB1	不明	澳大利亚
	19p13.3	FEB2	不明	美国中西部
	2q23-q24	FEB3	不明	美国犹太州
	15q14-q15	FEB4	不明	日本
伴有热性惊厥附加症的全面癫痫	19q13.1	SCNIB		澳大利亚
	2q21-q33	SCNIA		法国
	5q34	GABARG2	(GABA)A 受体 γ-亚单位	法国

表 6-2 资料表明,热性惊厥已有 4 种基因座定位,说明本病的遗传异质性,其中 FEB2 基因定位于 19p13.3,长度约 11.7CM(注:CM=厘摩,是遗传图距离单位,1CM=1 000 kb),该基因的分子生物学特性尚未阐明。关于伴有热性惊厥附加症的全面癫痫,已查明的有 3 种基因,其中两种与电压依赖性钠通道亚单位变异有关,以电压依赖性钠通道 β 亚单位变异为例,是由该基因错义突变导致细胞膜电压依赖性钠通道 β 亚单位上的胱氨酸被色氨酸取代,以致该通道亚单位上的双硫键(—S—S—)消失,通道功能发生障碍,钠离子过多流入神经元细胞内,导致细胞兴奋性增高,易引起惊厥发作,另一种与(GABA)A 受体 γ-亚单位基因突变使(GABA)A 受体跨膜区的甲硫氨酸被丝氨酸取代,导致快速抑制性 GABA 神经元功能障碍。

(二)神经生物化学异常

长期以来人们设想,中枢神经系统内神经介质或具有类似神经介质作用的化学物质作用不平衡是引起热性惊厥的原因,相关研究已获得较大进展。

1.源于氨基酸类的介质

GABA、谷氨酸、门冬氨酸、GABA$_A$ 受体、谷氨酸受体(Glu 受体)、N-甲基门冬氨酸受体(NMDA 受体)及 a-氨基-3-羟基-5-甲基异噁唑-4-丙酸受体(AMPA 受体)与中枢神经系内的兴奋和抑制有关。GABA 和 GABA 受体一般起抑制作用,兴奋性氨基酸如门冬氨酸、谷氨酸、AMPA 等是具有神经兴奋性的介质,作用于相关受体起兴奋作用。用微透析方法实验证明,惊厥时脑内谷氨酸、门冬氨酸含量升高,发作停止后 1.5 小时 GABA 含量明显升高。临床上也发现热性惊厥患儿脑脊液内 GABA 含量低于对照组,癫痫患儿脑脊液谷氨酸和门冬氨酸含量高于对照组。以上资料表明,机体脑内 GABA 类介质不足,其受体功能障碍及兴奋性氨基酸含量升高可能是热性惊厥易感的原因之一。

2.肽类介质

(1)精氨酸血管升压素:由 9 个氨基酸组成的精氨酸血管升压素(arginine-vasopressin,AVP)可作用于丘脑和边缘系统,具有体温调节和引发惊厥作用,向实验动物脑室内注射 AVP 可引起受试动物发热和致惊厥阈值升高。若用红外线照射提高动物体温后,其 AVP 含量升高。临床上也观察到热性惊厥患儿脑脊液 AVP 含量比对照组高,可以认为发热引起的 AVP 升高可能促使热性惊厥的发生。

(2)生长抑素:生长抑素(somatostatin,SST)是由 14 个氨基酸组成的寡肽,存在于大脑边缘系统,具有突触间缓慢信号传导功能,用"点燃"法诱发大鼠听源性惊厥时,其脑内 SST 含量升高,若同时给予 GABA 类抑制性介质,则 SST 含量减少,提示 SST 作为一种突触间缓慢信号传导介质,具有为发生惊厥"作准备"的作用。临床上发现热性惊厥患儿 SST 含量升高,并显著高于对照组,在惊厥发生后 3 小时开始下降,提示 SST 与热性惊厥发病有一定关系。有人提出:GABA 与 SST 可以共存于神经元突触区的囊泡内,呈神经递质共存状态,当 GABA 含量升高时 SST 含量减少,两者呈负相关。因此,突触区囊泡内 SST 增多时可伴发 GABA 减少,使机体有惊厥易感性,在发热等因素触发下,易于发生惊厥。

(3)细胞激肽:由病毒或细菌等外源性致热质作用于免疫细胞使后者产生的一系列细胞激肽如白细胞介素(IL)、转移因子(IFN)、集落刺激因子(CSF)、肿瘤坏死因子(TNF)等,中性粒细胞、单核细胞和巨噬细胞可产生白细胞介素-1(IL-1)、白细胞介素-6(IL-6)、TNF 和干扰素 γ,再在这些细胞激肽作用下形成前列腺素 E(PGE),刺激体温中枢引起发热,同时 IL-1β 可以抑制大脑皮质和海马神经元内谷氨酰胺合成酶活性,导致 GABA 形成减少,减弱抑制性神经元的作用,导致发热时的惊厥易感性。海马组织存在较多 IL-1 受体,给予实验动物 IL-1β 后,可使受试动物对红藻酸"点燃"热性惊厥的敏感性增加。能影响脑组织的细胞激肽种类很多,作用复杂,相关惊厥易感性的研究刚开始,虽有待进一步积累经验,但他们与热性惊厥的关系已初露端倪。

(三)GABA 能神经元功能减低

上文已介绍过 GABA 能神经元抑制功能不足,可能是热性惊厥发生的原因之一,动物实验表明:用热水浴提高大鼠体温后,其枕叶皮质自发放电增加,到达一定阈值后皮质脑电图可见痫样放电并发生惊厥,其痫样放电源自枕叶皮质第 2～4 层神经元。若预先给予 GABA 受体拮抗剂,受试动物的热性惊厥阈值下降,反之若先给予 GABA 受体增强剂 Muscimol,受试动物热性惊厥阈值提高。大鼠大脑皮质第 2～4 层神经元是谷氨酸受体集中区,其密度高于 GABA 能受体的密度,易在体温升高时出现脑电图上的痫样放电。以上资料表明,热性惊厥的易感性GABA 能神经元抑制功能不足有关,随着年龄增长,热性惊厥可以自愈,可能与 GABA 能神经元功能发育成熟过程有关。

(四)热性惊厥与病毒感染的关系

1.病毒感染与热性惊厥

引起热性惊厥的感染主要源自呼吸道感染,少数并发与胃肠炎、泌尿系统感染和某些发疹性疾病,涉及多种呼吸道或肠道病毒,在发疹性疾病伴热性惊厥时,曾分离出人类疱疹病毒-6 型(HHV-6)。在少数临床已诊断为热性惊厥的患儿脑脊液中,曾分离出多种病毒,具体参见表 6-3。

表 6-3　临床诊断为热性惊厥患儿脑脊液病毒分离结果[注1]

报告者	病例数	脑脊液检出病毒例数(%)	病毒名称	其他病原体分离结果	临床对发热原因的诊断
Familusi 等	105	2(1.9%)	柯萨基病毒 A15 弹状病毒[注2]	—	未明确
Quadrini 等	66	9(14%)	单纯疱疹病毒 1 型　1 例	—	未明确
			单纯疱疹病毒 2 型　4 例	—	未明确
			单纯疱疹病毒未分型　2 例	—	未明确
			埃可病毒　1 例	—	未明确
			肠道病毒(未分型)　1 例	—	未明确

续表

报告者	病例数	脑脊液检出病毒例数（%）	病毒名称	其他病原体分离结果	临床对发热原因的诊断
Lewis 等	73	4(5.4%)	腺病毒　1 型	尿大肠埃希菌培养（＋）	中耳炎
			腺病毒 1.3 型 1 例		
			腺病毒 2 型 1 例	脑脊液嗜血流感杆菌（＋）	无菌性脑膜炎
			副流感病毒 3 型　1 例	鼻咽部分离鼻病毒（＋）	咽炎
Rantala	144	9(6.2%)	腺病毒　3 例		
			副流感病毒 2 型　1 例	（－）	上呼吸道感染
			副流感病毒 3 型　1 例		
			呼吸道合胞病毒　1 例	大便分离到脊髓灰质炎病毒 3 型	发疹性疾病
			乙型流感病毒　1 例		
			埃可病毒 11 型　1 例		上呼吸道感染
			单纯疱疹病毒　1 例		

［注 1］脑脊液常规检查均正常；［注 2］弹状病毒可引起水疱性口腔炎。

表 6-3 资料显示：虽然本病患儿脑脊液常规检查正常，仍有 2%～6% 的患儿脑脊液内可分离出肠道病毒、呼吸道病毒或单纯疱疹病毒，这些病例若做回顾性诊断应考虑为无菌性脑膜炎，但在入院当时脑脊液常规检查正常，按本病诊断标准似已可"排除中枢神经系统感染"而诊断为热性惊厥。这些事实提示，一小部分本病患儿实际上可能存在中枢神经系病毒感染，而临床上热性惊厥的定义只是对复杂临床表现的一种人为界定，存在一定片面性；另一方面也提示这些患儿临床上中枢神经系统病变可能并不严重，但却表现惊厥，这种惊厥易感与机体的遗传特性有关。

2.人类疱疹病毒-6 型（HHV-6）

此病毒常导致婴幼儿发疹性疾病（如幼儿急疹），初次感染 HHV-6 时，发生热性惊厥的比例可占总病例数的 1/4～1/3，在未出疹前常诊断为上呼吸道感染合并热性惊厥，脑脊液常规检查正常，但若检测脑脊液 HHV-6 脱氧核糖核酸（HHV-6 DNA），其阳性率可为 24%～90%。因此，这些病例在修正诊断时可诊断为幼儿急疹伴热性惊厥。在一次 HHV-6 感染后，病毒可能在中枢神经系统内长期潜伏，当因其他疾病发热时可再次活化，导致惊厥。有人研究热性惊厥复发患儿的脑脊液，发现 HHV-6 DNA 阳性者很多。以上资料提示，HHV-6 感染与热性惊厥的发病和复发有一定关系。

四、病理

热性惊厥很少有当时死亡者，有关病理解剖的资料很少，热性惊厥持续状态可以引发与癫痫持续状态相类似的脑缺氧缺血性损害，表现为颞叶海马区和海马脚 CA_1 和 CA_3 区细胞群脱失，其次为杏仁核、丘脑、小脑浦肯野细胞和大脑皮质第三层的神经元脱失和胶质细胞增生。当前热性惊厥病理学研究的热点集中于两方面：①热性惊厥能否引起脑结构异常；②海马区神经细胞改变与颞叶癫痫有何因果关系。现分述如下。

（一）热性惊厥能否引起脑结构异常

此问题在人类病理解剖学上无直接记载，早年只限于对癫痫死亡病例的解剖，近年来又有对颞叶癫痫手术切除标本的研究,发现部分癫痫病例过去有热性惊厥病史,不少病理资料仅来源于急性动物实验模型。美国 Jiang 等及我国周国平等分别用 45 ℃热水浴诱导出生后 22 天龄大鼠(相当于人类 1~2 岁儿童)热性惊厥,在惊厥反复 10 次的动物中,CA_1 区神经元密度显著减少,腺粒体体积减小,基质浓缩、嵴模糊不清或消失部分出现空泡,高尔基复合体轻至中度肿胀,结论是频繁发作的热性惊厥可导致发育期大鼠海马神经元损伤。但是,动物实验结果与临床上对热性惊厥预后的流行病学调查结果不相吻合,流调结果显示本病一般不造成明显后遗症。另有动物实验显示,幼年大鼠虽然对惊厥刺激易感,但不造成严重后果,推测与幼年动物在惊厥发生后脑内迅速出现神经元凋亡抑制基因强表达,从而抑制惊厥引起的神经元凋亡过程有关。

(二)癫痫患者海马硬化是否由惊厥引起,尤其是否由热性惊厥引起

Sommer 复习 90 例生前有惊厥史的尸体解剖资料,发现其海马区有明显神经元脱失,推测其起因与惊厥有关。其后 Bratz 和 Staude 的病理学研究证实,海马病变与颞叶癫痫有关,同时推测此类改变是幼年时惊厥引起的,Margerison 和 Corsellis 进一步指出:惊厥发生于平均年龄 6 岁时其海马硬化较严重,而平均发生于 16 岁时其海马硬化程度较轻,以上就是惊厥能引起海马病变并导致癫痫的观点的起源,学界一直争论至今。但是,上述理论不能被大组流行病学调查和一部分学者所作的幼年动物惊厥脑损伤模型所证实,也即:临床上热性惊厥的预后绝大多数是良好的,幼年动物对惊厥性脑损伤的耐受性远高于成年动物。

为了证实惊厥发作与海马硬化的关系,Mathern 等分别采用儿童期由海马以外病变引起的癫痫(如婴儿痉挛、癫痫持续状态)和原发于颞叶海马的癫痫患儿手术切除的海马组织进行对比观察,结果可归纳为:①人类海马 Ammon 角区的锥状神经元数量在出生后是相对稳定的,其齿状丘脑束区颗粒细胞成熟较晚。②由海马以外病变引起的婴幼儿惊厥(如婴儿痉挛缺氧缺血性脑病、惊厥持续状态)只引起 Ammon 角轻微神经元脱失伴中等程度齿状丘脑束区颗粒细胞脱失,并出现苔藓样芽生。③只有源于海马病变的复杂部分性发作者,其海马区才出现明显的神经元脱失和苔藓样纤维芽生等符合海马硬化的病理改变。④除海马以外的其他致痫灶虽可引起反复惊厥,但并不引起进行性海马硬化改变。

儿童惊厥可以引起海马区颗粒细胞发育延缓或受损,伴有苔藓样纤维芽生,由此引起的神经回路异常可导致慢性颞叶癫痫发作。但是,儿童期全面性惊厥发作不一定引起海马硬化。

总之,目前倾向于认为,由遗传因素决定的隐匿性海马畸形,可能是热性惊厥患儿继发顽固的颞叶癫痫和海马硬化的原因而不是热性惊厥的结果,若无上述因素,一般热性惊厥是不会引发海马硬化并导致日后癫痫发作,但目前仍有不少动物实验表明热性惊厥可引起海马神经元损伤,争论还在继续。在临床上,由海马硬化导致热性惊厥和日后复杂部分性发作者,其颞叶病变可通过脑电图和影像学检查(MRI 和海马容积测定)初步加以显示。

五、脑电生理表现

(一)脑电图检查

已报道的小儿热性惊厥的脑电图异常率为 2%~86%,引起如此巨大差异的原因与患儿年龄、描记时机、描记时间长短及判断标准不同有关。一般认为,本病发作 1 周之内痫波发放的阳性率为 1.4%~3%,一般不具备特征性脑电图异常,具体改变有以下几种。

1.背景波异常

本病发作后当时脑电图可见 1~2 Hz δ 波活动,1~6 天后仍有约 1/3 患儿有类似改变,1 周

后上述慢波活动明显减少。这种慢波活动在清醒时,尤其在枕部导联表现突出。若有局灶性慢波活动或棘波发放者,则应注意排除脑炎或惊厥性脑损伤的存在。

2.异常波发放

本病在惊厥1~6天异常波暴发的比例不高,据 Frantzen 等的报告为1.4%,但麻生等的报告可达7.5%,主要见于复杂性热性惊厥患儿,主要波型为顶/颞区棘-慢波、尖波等。

3.发作间歇期脑电图

主要指发作停止后1个月描记时出现的某些异常。

(1)尖波或棘波发放:Thorn 曾报道本病惊厥停止后1个月的910例患儿,其中77例有异常(占8.5%),表现为尖波、棘波、多棘波或慢波发放,但若考虑到正常小儿脑电图也有1.9%可出现局限性尖波发放,两者相减,其异常波发放比例将在6%左右。

(2)清醒时顶部为主的4~7 Hz θ波活动:可在约50%的热性惊厥发作间歇期患儿见到,且睁眼时无抑制。

(3)入睡后顶部尖波伴高幅慢波活动:发生率约13.1%,但与日后癫痫发作等无关。

(4)局灶性棘波和中央前回棘波:发生率约4.2%,有此类改变者应重视,因其可能提示日后癫痫发作,包括日后出现伴有中央/颞区放电儿童良性癫痫。此外,顶/枕区也可出现类似的波形。

(5)双侧性同步棘-慢波:常出现于3岁左右小儿,睡眠期增多、过度换气或光刺激可诱发,发放持续长的可为2~3秒,以后转变为高幅慢波,其与本病的预后之间的关系尚不肯定,曾有人来决定长期用药预防者用药效果,减量或停药的指征之一,若棘-慢波消失,可将药物减量。

Rantala 等认为,在热性惊厥后1~6天单纯性热性惊厥与复杂性热性惊厥的脑电图改变是相同的。Mayta 等发现,临床表现为复杂性热性惊厥的患儿,若病前中枢神经系统无异常,其脑电图异常率与单纯性热性惊厥相同,异常率很低。美国儿科科学院(AAP)曾提出"发生于健康儿童的首次单纯性热性惊厥,脑电图检查可以不作为常规项目"。应当指出:临床脑电图检查对于有神经系统局部定位体征的热性惊厥患儿具有一定的鉴别诊断价值,尤其是曾有复杂性热性惊厥史后又出现无热(或低热)惊厥及有精神运动发育异常者,脑电图检查对指导临床处理是很有帮助的。

(二)诱发电位检查

已经证明,本病患儿存在大脑抑制机制不足,目前用体感诱发电位检查,发现给予刺激后大脑皮质可出现潜伏期20~100毫秒,振幅>10 μV 的巨型体感诱发电位,这种波形在部分伴有中央颞区放电的小儿良性癫痫病例也可出现,因此,推测其起源可能是中央运动前回放电的结果。目前巨型体感诱发电位检查已被认为是小儿发育期大脑兴奋性增强,易发生惊厥的重要临床检查指标。

六、诊断与鉴别诊断

当遇到一名首次惊厥并伴发热的患儿时,应考虑的问题至少有:①是否为中枢神经系统感染?②有无早已存在的中枢神经系统异常,由于发热而触发惊厥?③是否有低钙血症和低血糖症等暂时性代谢紊乱?④是否仅是热性惊厥?

现将有关诊断和鉴别分述如下。

（一）诊断

中华医学会儿科分会小儿神经学组提出的《关于高热惊厥诊断和治疗的建议》经过多年的实践表明仍具有较大参考价值。

1.典型热性惊厥诊断标准

（1）最低标准：①首次发病年龄在4个月至3岁，最后复发年龄不超过7岁；②发热在38.5℃以上（注：目前国际上多定为38℃以上），先发热后惊厥，惊厥多发于发热起始后12小时以内；③惊厥呈全身性抽搐，伴（短暂）意识丧失，持续数分钟以内，发作后很快清醒；④无中枢神经系统感染及其他脑损伤；⑤可伴有呼吸、消化系统急性感染。

（2）辅助检查：①惊厥发作2周后脑电图正常；②脑脊液常规检查正常。（注：国外学者多数主张首次热性惊厥应作脑脊液检查，但结合我国国情，并非每个病例都做，但在不能排除中枢神经系感染或其他疾病时应及时作此项检查）；③体格和智力发育史正常；④有遗传倾向。

2.不应诊断为热性惊厥的情况

（1）中枢神经系统感染伴惊厥。

（2）中枢神经系统其他疾病（颅脑外伤、颅内出血、占位病变、脑水肿、癫痫发作等）伴发热、惊厥者。

（3）严重的全身性生化代谢紊乱，如缺氧、水电解质紊乱、内分泌紊乱、低血糖、低血钙、低血镁、维生素缺乏（或依赖）症、中毒等伴惊厥者。

（4）有明显的遗传性疾病、出生缺陷或神经皮肤综合征（如结节性硬化等），先天性代谢异常（如苯丙酮尿症）和神经节苷脂病等伴发的惊厥。

（5）新生儿惊厥。应进一步详查病因。

3.热性惊厥持续状态的诊断标准

（1）符合上述热性惊厥诊断标准［不含（1）第3项］。

（2）惊厥复发或连续发作，持续30分钟以上，在此期间意识不恢复。

注：有持续状态者应特别注意排除中枢神经系统感染，如脑炎等。

（二）鉴别诊断

热性惊厥的诊断，尤其是首次发作，在一定程度上是排除性诊断，临床上在紧急处理时应及时作出鉴别诊断。

1.神经系统疾病

最重要的是与颅内感染相鉴别，婴儿脑膜炎、脑炎或脑病发生惊厥的比例比年长儿高，4岁以下儿童患脑膜炎或脑炎时，发生惊厥者可能高达45％，患儿除了有发热和惊厥外，通常伴一定程度的意识障碍、目光凝视、易激惹、拒乳、呕吐及囟门膨隆等，典型者可有颈抵抗、布鲁津斯基征（＋）、克尼格征（＋）等脑膜刺激征，惊厥有时呈部分性发作并可伴肢体运动障碍等，脑脊液常规检查、细菌学检查及病毒抗原或抗体检测有助于诊断。怀疑有脑炎、颅内出血或畸形者应在控制惊厥后作影像学检查（如CT或MRI）查找病灶。

脑病（如瑞氏综合征）、中毒性脑病（如继发于菌痢者）病程中可有发热、呕吐或反复惊厥，前者应及时检查肝功能和血氨，后者应及时作大便检验或其他相关检查。感染后脑炎或急性脱髓鞘性疾病可伴发惊厥，但惊厥后意识障碍较明显，病程较长应作脑脊液检查和影像学检查。

其他疾病如颅内出血癫痫等若就诊时有发热和惊厥，也应作鉴别。

2.传染病或发疹性疾病

急性传染病初期可以有发热,类似上呼吸道感染,若同时有惊厥应注意是否有脑炎或脑膜炎,后者可有意识障碍或反复惊厥,部分幼儿急疹患儿在病程中可有惊厥,若病程后期出现皮疹,或经血清学检查 HHV-6 感染,可以诊断为幼儿急疹,不宜诊断为"上感合并热性惊厥"。

3.神经系统慢性疾病发热时伴发惊厥

此类疾病众多,主要有神经皮肤综合征(如牛奶咖啡斑、结节硬化等)、脑发育不全、小头畸形、脑血管畸形、神经节苷脂病等,因发热诱发惊厥时,应注意检出原发病,不宜诊断为热性惊厥。

4.生化、代谢紊乱引起的惊厥

有低钙血症、低血糖或低镁血症者常可因发热而诱发惊厥,应予足够重视,对有相应病史(如手足搐搦症、DiGeorge 综合征)或体征的患儿应及时做急症生化分析,作出相应诊断。婴儿腹泻(婴幼儿急性肠胃炎)少数可伴发热和惊厥,同时可能存在低钠血症(少数为高钠血症)。抗利尿激素分泌不适当综合征(SIADH)可继发于感染或脑疾病,若同时有发热和惊厥者,不宜诊断为热性惊厥,以免延误正确诊治。

为了做好鉴别诊断,本病患儿应留院观察治疗,并做必要的检查。

(1)询问病史,包括既往热性惊厥史、亲属热性惊厥史,若有阳性可有助于诊断,但尚不足以排除中枢神经系疾病或其他疾病。

(2)仔细查体,应注意惊厥前后的神志、精神状态,有无脑功能障碍表现,有无脑膜刺激征或神经系统定位体征,以及可能引起发热和惊厥的其他系统疾病。

(3)血常规、尿常规及大便常规检查。

(4)血液生化检查。

(5)脑脊液常规检查:虽不必每人都做例行检查,但若不能排除中枢神经系统感染者必须检查,病情危重时可先经短期临床观察治疗后进行,例如脑膜炎、脑炎或脑病者可能伴有脑水肿和脑肿胀,可先经短期治疗(包括脱水剂的应用)后进行腰椎穿刺,注意避免脑疝发生引起的意外。

(6)脑电图检查:虽然有人主张单纯性热性惊厥患儿可不作为例行检查项目,但对复杂性热性惊厥或怀疑有中枢神经系统疾病者不仅应及时检查,而且应做必要的随访检查。

(7)影像学检查:头颅 CT 或 MRI 检查主要用于检出有无中枢神经系统病灶,可在必要时选用。

七、急诊处理

本病患儿的常规处理包括:①保持呼吸道通畅,反复惊厥发作伴缺氧青紫者应吸入氧气,其他护理原则与一般惊厥发作相同;②立即解除痉挛;③解除高热;④查找并治疗原发病。

(一)止痉药的选用

1.地西泮

地西泮每次 0.5 mg/kg,静脉缓慢注射,速度为 1 mg/min。此药作用迅速、疗效确切,适用于当时还有惊厥的患儿,缺点是必须开放液体通路,在基层门诊或家庭急救时不易做到;作用持续时间较短,药物原形及代谢产物去甲西泮和氧化西泮的排泄半衰期虽为 1～2 天,但其止痉作用半衰期只有 15 分钟,对于发病后 24 小时内复发或多次复发者需重复应用。

有报道在门诊或家庭内急救治疗时,可用地西泮注射液每次 0.5～0.7 mg/kg 经直肠导入,可在 5 分钟后起效。

2.苯巴比妥钠

剂量为每次 5～8 mg/kg,肌内注射,仍不失为一种安全有效的治疗方法,尤其适用于来医院时抽搐已停止者,可有预防复发之效。此药作用时间比地西泮长,并有协同退热药的作用。对于短期已用过地西泮静脉注射者,一般不宜再用苯巴比妥钠静脉注射,以免抑制呼吸,但肌内注射通常不出现上述不良反应。此药具有镇静、催眠作用,有可能影响对意识状态的观察。

3.劳拉西泮

此药起效快,药效持续时间比地西泮长,每次剂量为 0.05～0.1 mg/kg,静脉注射速度不超过 1 mg/min。此药血浆蛋白结合率为 85%～93%,清除半衰期为 8～25 小时,分布容积比地西泮小,血浆浓度较高,静脉注射后 2～3 分钟即可进入脑组织,作用峰值时间为 30 分钟。目前,此药在国外已普遍推荐应用,但国内尚未普遍开展。

(二)查找原发病及时控制高热

本病诱因主要是上呼吸道感染也可由其他病毒感染(婴儿应该注意 HHV-6 感染)、肠胃炎(如轮状病毒肠胃炎)及泌尿系统感染引起,均应作相应治疗。体温过高时可选用退热剂,如乙酰氨基酚或阿司匹林口服;静脉用药可选用赖氨酸阿司匹林,剂量每次 10～20 mg/kg,一次最大量不超过 0.2 g,可经由静脉滴注给药,此药起效快,不良反应比阿尼利定或安乃近等少,疗效可靠,必要时可在 4 小时后重复给药。应当指出,单用退热药治疗本身不可能预防热性惊厥的发生或复发。

八、长期连续用药预防

有关本病的长期连续用药预防存在以下沿革:20 世纪 60～80 年代曾有许多学者提倡用长期连续用药预防,主要用药为苯巴比妥,少数用丙戊酸钠。20 世纪 90 年代以来,由于大组随访资料证明本病的绝大多数呈良性经过,出现癫痫发作或神经精神发育异常的比例极低,反之,长期用苯巴比妥预防可导致一些患儿精神发育或行为异常、困倦、睡眠障碍、攻击行为、多动或注意力不集中等不良反应,提出应严格选择长期用药预防的病例,有的患儿可用间歇性短程用药预防代替连续用药。

(一)长期连续用药预防的指征

各家所用指征(也有称"高危因素"者)略有不同,现列表介绍以供参考(见表6-4)。

表 6-4 资料表明,本病需长期连续用药预防的指征在不同年代和不同地区是有差别的,虽未形成一致意见,但已有"信息性共识"可以参照,也有学者认为应从严掌握,不少病例应先试用间歇用药预防。

(二)药物

1.苯巴比妥

剂量 2～5 mg/(kg·d),分 1～2 次口服,参考血浓度为 15 μg/mL,连续口服两年。但近年选用者已很少。

2.丙戊酸钠

剂量 20 mg/(kg·d),分 2～3 次口服,此药有引起肝功能异常或单项转氨酶升高的潜在危险,个别也可引起造血异常,使用时应注意检查,疗程同上,但已不再推荐使用。

凡在投药期间仍有热性惊厥复发者可适当增加用量,若已经转变为癫痫发作,可以更换其他抗癫痫药物。卡马西平、苯妥英钠对预防热性惊厥无效,托吡酯能否用于预防热性惊厥尚未见报道。

表 6-4　热性惊厥长期连续用药预防指征

作者(年份)	美国：NIH《热性惊厥共识》	中华医学会儿科分会小儿神经学组《关于热性惊厥诊断治疗建议》	日本：福山幸夫等《热性惊厥座谈会》	蒋莉、蔡方成	日本：中泽友幸
指征	下述 3 项有任何一项者：①已有中枢神经系异常者（如脑性瘫痪、小头畸形、精神发育迟滞等）②惊厥持续＞15 分钟，并呈复杂部分性发作者③父母或同胞兄弟姐妹有无热惊厥史者	①反复发作，1 年内发作 5 次或以上者②发作呈持续状态③热性惊厥后转为无热惊厥或癫痫者④热性惊厥发作后 2 周，脑电图有特异性癫痫波形者[注1]	①发病前已有神经系统异常如脑性瘫痪、精神发育迟滞、小头畸形等②发作呈 15～20 分钟长程发作者③呈部分性发作或部分性发作伴泛化者④父母或同胞有无热惊厥或癫痫者⑤初发年龄＜1 岁或＞6 岁⑥24 小时内复发 2～3 次者⑦发作前体温不足 37.5 ℃者⑧单纯性热性惊厥 1 年反复发作 4～5 次⑨脑电图有特异性痫波发放者[注2]	①已有 2 次或更多次低热（＜38 ℃）发作史者②每次发作有 15～20 分钟的长程发作史或间歇投药无效或有困难者（从发热到发作出现间隔时间太短）[注1]	①发病前已有中枢神经系统异常②低热即可引起发作且反复发作者③复杂部分性发作形式且呈长程发作者④间歇投药预防失败或实施困难⑤已查出有热性惊厥有关基因者[注1]

　　[注 1]未指明须有几项才选择长期用药；[注 2]长期用药指征为：①～⑨项有任何 3 项或①～③项中有任何 2 项者为长期用药指征。

九、间歇用药预防

　　由于长期连续用药预防有一定不良反应，有人提出平时可不服药，一旦发热即用药数天，预防惊厥发作，称为间歇用药预防或地西泮间歇投药预防。

（一）用药指征

　　(1)有长程发作(15～20 分钟)史者。

　　(2)热性惊厥发作≥2 次者。

　　(3)有表 6-4 所列指征≥2 项者。

（二）药物及用法

1.地西泮溶液（或栓剂）

　　经直肠给药，剂量为每次 0.5 mg/kg，一般在体温 37.5 ℃时即应给药，初次给药后若发热持续，可于 8 小时后重复给药。若 24 小时后仍有发热（≥38 ℃）可第三次给药。也可用地西泮片剂口服，剂量每次 0.3 mg/kg，每隔 8 小时一次，总量约 1 mg/(kg·d)，一般根据热程可用 2～3 天，不良反应有嗜睡、烦躁或共济失调等。如用药方法正确，此法可防止约 2/3 患儿的热性惊厥复发。

2.氯硝西泮溶液

剂量为每次 0.05～0.1 mg/kg,经直肠给药。

3.10％水合氯醛液

(1)指征:患儿对地西泮类过敏,或有重症肌无力、先天性青光眼者可试用此药代替。

(2)用法:3 岁以内的小儿剂量为每次 250 mg,3 岁以上者剂量为每次 500 mg,做保留灌肠。

此药在体内可转化为活性代谢中间产物三氯乙醇,具有抗惊厥作用,该药作用时间比地西泮类长并有中枢镇静、催眠作用,用于本病的预防经验尚不充分,应注意临床观察。

(三)效果评价

用地西泮间歇投药预防已有多年的历史,在日本及欧洲应用较早,据丹麦对 3 万名患儿用药经验总结认为有效,且无 1 例死亡,以后又有用双盲法对照的经验总结,认为投药组与对照组并无明显差异。为此,Rantala 对有关报道作了荟萃分析,结果认为间歇给药预防是无效的,上述相互矛盾的结果可能由多种因素引起:①家长(或监护人)的依从程度,能否及时用药或重复用药;②剂量及用药方法是否正确(所谓"无效"者有不少是剂量不足);③病例的选择忽视了个体性,对照组病例属于"轻型"者再发率低,与用药组相比,不能显示显著性差异。

我国屈素等的临床观察(用地西泮栓剂直肠给药)、蒋莉和蔡方成用氯硝西泮直肠给药的动物止惊实验均提示所用方法对预防惊厥发作是有效的。总之,对间歇直肠给药预防的效果虽有待进一步作前瞻性研究,以便作出客观评价,但有一个问题已明确:应对家长或监护人作详细指导,掌握用药指征、时间、方法、剂量及必要的重复给药等知识,否则将影响预防效果。

十、日常生活指导

(一)预防接种

热性惊厥发病年龄小,在该年龄段又是法定预防接种的年龄段,而预防接种可能引起发热,因此家长或保健人员对是否由此导致热性惊厥甚为关注,预防接种引起发热的比例约为 10％,引起惊厥者约为 1％,以 1～2 岁的婴幼儿较多见。

较易引起发热的疫苗有百白破三联疫苗,腮腺炎、风疹及麻疹疫苗(关于流行性脑膜炎及乙型脑炎疫苗也应注意),随着疫苗质量的改进,其引起发热反应的比例有下降趋势。

目前对有热性惊厥史的小儿是否进行预防接种,尚无具体规定。有下列建议供参考。

(1)权衡接种疫苗的必要性和得失,若因当时该地区有相关疾病流行需接种时,应注意接种引起的不良反应,取得家长(或监护人)的同意并达成共识。

(2)指导家长如何处理可能发生的不良反应,包括如何使用退热药及抗惊厥药物的间歇短程预防。

(3)较易引起发热的疫苗有:百白破三联疫苗(接种后第 1～2 天),麻疹疫苗(接种后第 7～10 天),届时应采取防范措施。

(4)强调个体化:不能一概不接种或强迫必须接种,必要时可推迟 1～2 年后进行,但应取得家长的谅解,达成共识,并做记录。

(5)注意疫苗使用说明,若指出应禁忌者,不宜应用。

(二)日常用药时应注意的品种

本病患儿因其他疾病而需用药时,应注意该类药物有引起惊厥发作的潜在可能性。

(1)拟交感神经药:主要是用于滴鼻的血管收缩剂,如麻黄素、萘甲唑啉等应慎用。

（2）抗组胺药及相关药物：包括酮替酚、异丙嗪、氯苯那敏等，H_1受体拮抗剂可以通过血-脑屏障，影响大脑组胺能神经元功能，在复方感冒治疗药中使用较普遍，有人注意到本病患儿服用此类复方退热药后，发生惊厥者比不服此类药的对照组多。例如，横山浩之报告 22 名 1～2 岁有热性惊厥史的婴幼儿服用含 H_1 受体拮抗剂的复方退热药后有 10 例发生惊厥，占 45％；而发热后服用不含 H_1 受体拮抗剂的退热药的对照组 44 例中有 10 例发生惊厥，占 22％，两组相比有显著差异。Yasuhara 曾报道 2 名婴儿用酮替酚 8～10 天后出现 West 综合征（婴儿痉挛）。因此，有热性惊厥病史的小儿退热药宜用单药制剂（如乙酰胺基酚类）。

（3）茶碱和含咖啡因类的药物（如索米痛片、快克等）应慎用。此类药物可能抑制中枢神经系抑制性介质 GABA 的作用，导致惊厥易感性。有人报道，425 例支气管哮喘患儿服用茶碱类进行治疗，其发热时惊厥发生率为 14.5％，比普通群体热性惊厥的发病率高。最近研究显示：腺苷也是中枢神经系统中的重要调控物质，对神经元起抑制作用，咖啡因作为腺苷受体拮抗剂可刺激神经元腺苷激酶的过度表达，引起惊厥加重，因此热性惊厥儿童的退热剂中不宜含咖啡因。

（4）其他药物：包括氯丙嗪、氟哌啶醇、大剂量青霉素、亚胺培南类抗生素、三环类抗抑郁剂、利他灵等，均应慎用或不用。

十一、热性惊厥的复发问题

一般认为首次发作后复发者至少有 1/3，经过多年经验积累，本病复发的高危因素和年龄上限已较明确。

（一）热性惊厥复发的高危因素

根据 Knudsen 总结世界有关文献，最近还提出以下复发高危因素：①发病年龄＜15 个月；②一级亲属有癫痫史；③一级亲属有热性惊厥史；④已有多次发作者；⑤首次发作呈复杂性热性惊厥者。具有以上 5 个高危因素 1～2 项者 25％～50％复发，具有 3 个或 3 个以上高危因素者 50％～100％复发，后者可作为间歇用药预防的对象，以减少复发率。

（二）热性惊厥复发的年龄上限

多数学者认为本病的复发绝大多数在 6 周岁后停止，美国全国围产儿随访计划（NCPP）54 000 名活产婴，对其中有热性惊厥者随访至 7 岁，其首次发病后再发的年龄间隔最长为 49～84 个月（4～7 年），占全部病例的 2％。同期间我国左启华等随访 178 例患儿，病程超过 8 年者 8 例，占 4.4％。日本学者观察到起病年龄较早者（平均年龄1.79 岁±1.28 岁），最终发作年龄为 7.6 岁±1.5 岁，起病年龄偏大者（8.32 岁±2.54 岁）其最终发作年龄偏大（8.5 岁±2.8 岁），两组最终发作年龄有显著差异，认为少数本病患儿最终停止发作年龄为 8～10 岁。有学者观察的 488 例患儿在 6 岁后仍有发作者 11 例（占 2.2％），其中 10 例8 岁前终止发作，1 例在 11 岁时终止发作，国内报道个别有年龄更大者。应当指出：凡 6 岁后仍有热性惊厥发作者或其间夹杂有无热惊厥者要注意是否为热性惊厥附加症，并注意是否以后有伴热性惊厥附加症的全面癫痫发作。

十二、热性惊厥与日后癫痫发作

此问题有两方面研究成果：①热性惊厥日后转变为癫痫发作；②癫痫患儿既往史中伴有发热的惊厥发作，现分述如下。

（一）热性惊厥日后发生癫痫

本病日后发展为无热惊厥乃至癫痫的比例不高，一般不超过 5％，但由于病例来源、调查方法和发作类型等不同，各家报道的比例有一定差异。

一般认为，热性惊厥日后发生癫痫的高危因素主要是：①发病前已有中枢神经系统发育异常；②表现为复杂性热性惊厥；③有癫痫家族史（其中应注意是否为伴有热性惊厥附加症的全面癫痫）。

（二）癫痫患儿既往的热性惊厥史

Berg 等报道在 524 名 1 岁以后发生癫痫的患儿中，72 例（13.9％）有热性惊厥史，其癫痫病因分类依次为：隐源性、症状性、特发性，但在类型上表现为失神发作者极少见。Camfield 报道 504 名癫痫病儿童中，75 例（14.9％）既往有热性惊厥史，指出热性惊厥发作形式呈复杂部分性发作或惊厥持续状态者，易并发颞叶海马硬化而在日后转变为癫痫发作，这些海马病变可由 MRI 检查显示，有癫痫家族史的热性惊厥患儿病程较长（年龄＞7 岁）或日后出现无热惊厥者，应注意是否为伴有热性惊厥附加症的全面癫痫的临床表现。某一医院曾对儿童中央-颞区放电的良性癫痫（BECTs）26 例与热性惊厥的关系进行研究，发现 BECTs 患儿有热性惊厥家族史者明显超过对照组（0.01＜P＜0.05）。推测与 BECTs 发病有关的离子通道变异的基因位点与热性惊厥相关的基因位点相近似有关。

十三、热性惊厥的远期预后

经过多年的反复研究，可以基本肯定热性惊厥的绝大多数表现为一种良性自限性疾病，作为一个整体其发生癫痫的比例不超过 5％，但有高危因素者可能还要高些。人们十分关注本病的惊厥是否会造成其他远期后果，包括智力、行为、学习能力和学业成绩进步等，初步结论仍是乐观的，经研究表明：本病患儿在随访中的智力、心理、行为、学习能力、学业进步与正常对照组儿童相比无明显差异。Verity 等对全英国某州出生的小儿 14 676 名进行前瞻性研究（即 CHES 研究），至其 10 岁时累计有 381 名发生过热性惊厥（有 17 名在起病前已查出有神经系统异常者排除在外），其中 287 名为单纯性热性惊厥，94 名为复杂性热性惊厥，与无热惊厥史的对照组相比较，其智力发育、行为和学业进步与无病者并无差异。

在我国刘智胜、林庆对北京大学第一医院因首次热性惊厥发作住院的 106 名儿童（失访者已除外）做 5～8.5 年的远期随访中发现，5.7％转变为癫痫，有 3 例（2.8％）留有智力低下，其中发作次数多，惊厥持续时间长的易影响智力和社会适应能力。对这三名有智力缺陷的儿童做进一步分析发现：1 例发病前已有神经精神发育异常，1 例虽仅发作过 1 次，但其父母均为文盲，对患儿缺少关心和教育，另 1 例复发 7 次，每次均超过 10 分钟，考虑可能为惊厥性脑损伤所致。有学者认为，热性惊厥本身对患儿智力发育的影响较小。最近，上海学者追访 101 名热性惊厥患儿的转归，其中 2 例转为无热惊厥（1.98％），1 例有智力低下（原有脑萎缩），也证实热性惊厥本身对患儿智力发育影响较小。

总之，热性惊厥是一种与特定情况（发热）有关的发作性疾病，在小儿的发病率为 2％～5％，多数表现为单纯性热性惊厥，少数表现为复杂性热性惊厥或热性惊厥附加症。作为一种疾病单元，本病有一定自限性，预后良好，对具有复发高危因素者宜选用间歇用药预防，目前已不推荐长期连续用药预防。本病转变为无热惊厥或癫痫者约 5％，病前已有中枢神经系统异常，发作呈持续状态或部分性发作形式者日后发生癫痫的比例增多。本病（尤其是单纯性热性惊厥者）一般不影响日后的智力、心理、社会适应能力、学习能力和学业进步,但在日常生活中(如预防接种和用药)仍应注意区别对待。

(周立锐)

第三节 病毒性脑炎

病毒性脑炎是指病毒直接侵犯中枢神经系统引起的脑实质的炎症。由于病原体致病性能和宿主反应过程的差异,形成不同类型的表现。若病变主要累及脑膜,临床表现为病毒性脑膜炎;若病变主要影响大脑实质,则以病毒性脑炎为临床特征。由于解剖上两者相邻近,若脑膜和脑实质同时受累,称为病毒性脑膜脑炎。临床表现也以急性发热、惊厥、意识障碍、颅内压增高为特征,部分患者脑膜刺激征阳性。大多数患者病程呈自限性。

一、病因和发病机制

临床工作中,目前仅能在 $1/4 \sim 1/3$ 的中枢神经病毒感染病例中确定其致病病毒。其中 80% 为肠道病毒,其次为虫媒病毒、腺病毒、单纯疱疹病毒、腮腺炎病毒和其他病毒等。虽然目前在多数患者尚难确定其病原体,但从其临床和实验室资料,均能支持急性颅内病毒感染的诊断。

病毒经肠道(如肠道病毒)或呼吸道(如腺病毒和出疹性病毒)进入淋巴系统繁殖,然后经血流(虫媒病毒直接进入血流)感染颅外某些脏器,此时患者可有发热等全身症状。若病毒在定居脏器内进一步繁殖,即可能入侵脑或脑膜组织,出现中枢神经症状。因此,颅内急性病毒感染的病理改变主要是大量病毒对脑组织的直接入侵和破坏,若宿主对病毒抗原发生强烈的免疫反应,将进一步导致脱髓鞘、血管与血管周围脑组织的损害。狂犬病毒、单纯疱疹病毒、脊髓灰质炎病毒也可经神经途径侵入中枢神经系统。

二、病理

脑膜和(或)脑实质广泛性充血、水肿,伴淋巴细胞和浆细胞浸润。可见炎症细胞在小血管周围呈袖套样分布,血管周围组织神经细胞变性、坏死和髓鞘崩解。病理改变大多弥漫分布,但也可在某些脑叶突出,呈相对局限倾向。单纯疱疹病毒常引起颞叶为主的脑部病变。

有的脑炎患者见到明显脱髓鞘病理表现,但相关神经元和轴突却相对完好。此种改变是由于病毒感染激发的机体免疫应答,产生"感染后"或"过敏性"脑炎。

三、临床表现

病情轻重差异很大,取决于脑膜或脑实质受累的相对程度。一般说来,病毒性脑炎的临床经过较病毒性脑膜炎严重,重症脑炎更易发生急性期死亡或后遗症。

(一)病毒性脑膜脑炎

急性起病,一般先有上呼吸道感染或前驱传染性疾病。主要表现为发热、恶心、呕吐、软弱、嗜睡。年长儿会诉头痛,婴儿则表现为烦躁不安,易激惹。一般很少有严重意识障碍和惊厥。可有颈项强直等脑膜刺激征,但无局限性神经系统体征。病程大多在 $1 \sim 2$ 周。

(二)病毒性脑炎

起病急,但其临床表现因脑实质部位的病理改变、范围和严重程度而有所不同。主要表现包括意识障碍、颅内压增高、惊厥、精神情绪异常、肢体运动障碍等。

(1)大多数患儿因弥漫性大脑病变而主要表现为发热、反复惊厥发作、不同程度的意识障碍和颅内压增高症状。惊厥大多呈全身性,但也可有局灶性发作,严重者呈惊厥持续状态。患儿可有嗜睡、昏睡、昏迷、深度昏迷,甚至去皮质状态等不同程度的意识改变。若出现呼吸节律不规则或瞳孔不等大,要考虑颅内高压并发脑疝的可能性。部分患儿伴偏瘫或肢体瘫痪。

(2)有的患儿病变主要累及额叶皮质运动区,临床则以反复惊厥发作为主要表现,伴或不伴发热。多数为全身性或局灶性强直-阵挛或阵挛性发作,少数表现为肌阵挛或强直性发作,皆可出现癫痫持续状态。

(3)若脑部病变主要累及额叶底部、颞叶边缘系统,患者主要表现为精神情绪异常,如躁狂、幻觉、失语,以及定向力、计算力与记忆力障碍。伴发热或无热。多种病毒可引起此类表现,但由单纯疱疹病毒引起者最严重,该病毒脑炎的神经细胞内易见含病毒抗原颗粒的包涵体,此时被称为急性包涵体脑炎,常合并惊厥与昏迷,病死率高。

其他还有以偏瘫、单瘫、四肢瘫或各种不自主运动为主要表现者。不少患者可能同时兼有上述多种类型的表现。当病变累及锥体束时出现阳性病理征。

全身症状可为病原学诊断提供线索,如手、足、口特异分布的皮疹提示肠病毒感染,肝、脾及淋巴结肿大提示 EB 病毒、巨细胞感染,西尼罗河病毒感染则可能表现为腹泻和躯干皮肤红斑。

四、辅助检查

(一)脑电图检查

以弥漫性或局限性异常慢波背景活动为特征,少数伴有棘波、棘-慢复合波。慢波背景活动只能提示异常脑功能,不能证实病毒感染性质。某些患者脑电图也可正常。

(二)脑脊液检查

外观清亮,压力正常或增加。白细胞数正常或轻度增多,分类计数早期可为中性粒细胞为主,之后逐渐转为淋巴细胞为主,蛋白质大多正常或轻度增高,糖含量正常。涂片和培养无细菌发现。

(三)病毒学检查

部分患儿脑脊液病毒培养及特异性抗体检测阳性。恢复期血清特异性抗体滴度高于急性期 4 倍以上有诊断价值。可通过 PCR 检测脑脊液病毒 DNA 或 RNA,帮助明确病原。

(四)神经影像学检查

磁共振成像在显示病变方面比 CT 更有优势。可发现弥漫性脑水肿,皮质、基底节、脑桥、小脑的局灶性异常。病变部位 T_2 信号延长,弥散加权时可显示高信号的水分子弥散受限等改变。

五、诊断和鉴别诊断

大多数病毒性脑炎的诊断有赖于排除颅内其他非病毒性感染、瑞氏综合征等急性脑部疾病后确立。少数患者若明确并发于某种病毒性传染病或脑脊液检查证实特异性病毒抗体阳性,可支持颅内病毒性感染的诊断。临床上应注意和下列疾病进行鉴别。

（一）颅内其他病原感染

主要根据脑脊液外观、常规、生化和病原学检查，与细菌性、结核性、隐球菌性脑膜炎鉴别。此外，合并硬膜下积液者支持婴儿细菌性脑膜炎。发现颅外结核病灶和皮肤 PPD 阳性有助于结核性脑膜炎的诊断。

（二）瑞氏综合征

因急性脑病表现和脑脊液无明显异常使两病易混淆，但依据瑞氏综合征无黄疸而肝功能明显异常、起病后 3～5 天病情不再进展、有的患者血糖降低等特点，可与病毒性脑炎鉴别。

（三）其他

可以借助头颅磁共振检查、脑脊液检查、血液免疫学检查等，与急性播散性脑脊髓炎、脑血管病变、脑肿瘤、线粒体脑病、全身性疾病脑内表现（如系统性红斑狼疮）鉴别。

六、治疗

本病无特异性治疗。但由于病程呈自限性，急性期正确的支持与对症治疗是保证病情顺利恢复、降低病死率和致残率的关键。主要治疗原则包括以下几方面。

（1）维持水、电解质平衡与合理营养供给：对营养状况不良者给予静脉营养或清蛋白。

（2）控制脑水肿和颅内高压，可酌情采用以下方法：①严格限制液体入量；②过度通气，将 $PaCO_2$ 控制于 20～25 kPa；③静脉注射脱水剂，如甘露醇、呋塞米等。

（3）控制惊厥发作：可给予止惊剂，如地西泮、苯巴比妥、左乙拉西坦等。如止惊剂治疗无效，可在控制性机械通气下给予肌肉松弛剂。

（4）呼吸道和心血管功能的监护与支持。

（5）抗病毒药物：阿昔洛韦是治疗单纯疱疹病毒、水痘-带状疱疹病毒的首选药物，每次 5～10 mg/kg，每 8 小时一次；其衍生物更昔洛韦治疗巨细胞病毒有效，每次 5 mg/kg，每 12 小时一次。利巴韦林可能对控制 RNA 病毒感染有效，10 mg/(kg·d)，每天 1 次。3 种药物均需连用 10～14 天，静脉滴注给药。

七、预后

本病病程大多 2～3 周。多数患者完全恢复。不良预后与病变严重程度、病毒种类（单纯疱疹病毒感染）、患儿年龄（<2 岁幼儿）相关。临床病情重、全脑弥漫性病变者预后差，往往遗留惊厥及智力、运动、心理行为、视力或听力残疾。

（周立锐）

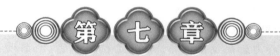

儿科循环系统疾病

第一节 病毒性心肌炎

病毒性心肌炎是病毒侵犯心脏所致的以心肌炎性病变为主要表现的疾病,可伴有心包或心内膜炎症改变。近年来国内发病有增多趋势,是小儿常见的心脏疾病。本病临床表现轻重不一,预后大多良好,少数可发生心力衰竭、心源性休克,甚至猝死。

一、病因

近年来动物试验及临床观察表明,可引起心肌炎的病毒有二十余种,其中以柯萨奇B组病毒(1～6型)最常见。另外,柯萨奇A组病毒、埃可病毒、脊髓灰质炎病毒、腺病毒、传染性肝炎病毒、流感和副流感病毒、麻疹病毒、单纯疱疹病毒及流行性腮腺炎病毒等也可引起本病。

二、发病机制

本病的发病机制尚不完全清楚。一般认为与病毒直接侵犯心脏和免疫反应有关:①疾病早期,病毒及其毒素可经血液循环直接侵犯心肌细胞,产生变性、坏死。临床上可从心肌炎患者的鼻咽分泌物或粪便中分离出病毒,并在恢复期血清中检出相应的病毒中和抗体有4倍以上升高;从心肌炎死亡病例的心肌组织中可直接分离出病毒,用荧光抗体染色技术可在心肌组织中找到特异性病毒抗原,电镜检查可发现心肌细胞有病毒颗粒。这些均强有力地支持病毒直接侵犯心脏的学说。②病毒感染后可通过免疫反应造成心肌损伤。临床观察,往往在病毒感染后经过一定潜伏期才出现心脏受累征象,符合变态反应规律;患者血清中可测到抗心肌抗体增加;部分患者表现为慢性心肌炎,部分可转成扩张性心肌病,符合自身免疫反应;尸体解剖病例免疫荧光检查在心肌组织中有免疫球蛋白(IgG)及补体沉积。以上现象说明本病的发病机制中还有变态反应或自身免疫参与。

三、临床表现

发病前1～3周常有呼吸道或消化道病毒感染史,患者多有轻重不等的前驱症状,如发热、咽痛、肌痛等。

临床表现轻重不一,轻型患儿一般无明显自觉症状,仅表现心电图异常,可见期前收缩或ST-T改变。心肌受累明显时,可有心前区不适、胸闷、气短、心悸、头晕及乏力等症状,心脏有轻度扩大,伴心动过速、心音低钝或奔马律,心电图可出现频发期前收缩、阵发性心动过速或二度以上房室传导阻滞,可导致心力衰竭及昏厥等。反复心力衰竭者,心脏明显扩大,可并发严重心律失常。重症患儿可突然发生心源性休克,表现为烦躁不安、面色苍白、皮肤发花、四肢湿冷、末梢发绀、脉搏细弱、血压下降、闻及奔马律等,可在数小时或数天内死亡。

体征主要为心尖区第一音低钝,心动过速,部分有奔马律,一般无明显器质性杂音,伴心包炎者可听到心包摩擦音,心界扩大。危重病例可有脉搏微弱、血压下降、两肺出现啰音及肝脏肿大,提示循环衰竭。

四、辅助检查

(一)心电图检查

常有以下几种改变:①ST段偏移,T波低平、双向或倒置;②QRS低电压;③房室传导阻滞或窦房传导阻滞、束支传导阻滞;④各种期前收缩,以室性期前收缩最常见,也可见阵发性心动过速、房性扑动等。

(二)X线检查

轻者心脏大小正常,重者心脏向两侧扩大,以左侧为主,搏动减弱,可有肺淤血或肺水肿。

(三)心肌酶测定

血清肌酸磷酸激酶(CK)早期多有增高,其中以来自心肌的同工酶(CK-MB)特异性强且较敏感。血清谷草转氨酶(AST)、羟丁酸脱氢酶、乳酸脱氢酶(LDH)在急性期也可升高,但恢复较快,其中乳酸脱氢酶特异性较差。

(四)病原学诊断

疾病早期可从咽拭子、咽冲洗液、粪便、血液、心包液中分离出病毒,但需结合血清抗体测定才有意义。恢复期血清抗体滴度比急性期增高4倍以上或病程早期血中特异性IgM抗体滴度在1:128以上均有诊断意义。应用聚合酶链反应(PCR)或病毒核酸探针原位杂交法自血液中查到病毒核酸可作为某一型病毒存在的依据。

五、诊断

全国小儿心肌炎心肌病学术会议对病毒性心肌炎诊断标准进行了重新修订。

(一)临床诊断依据

(1)心功能不全、心源性休克或心脑综合征。

(2)心脏扩大(X线、超声心动图检查具有表现之一)。

(3)心电图改变:以R波为主的2个或2个以上主要导联(Ⅰ、Ⅱ、aVF、V_5)ST-T改变持续4周以上伴动态变化,出现窦房、房室传导阻滞,完全性右束支或左束支传导阻滞,成联律、多形、多源、成对或并行期前收缩,非房室结及房室折返引起的异位心动过速,低电压(新生儿除外)及异常Q波。

(4)血清CK-MB升高或心肌肌钙蛋白(cTnI或cTnT)阳性。

(二)病原学诊断依据

1.确诊指标

自患儿心内膜、心肌、心包(活检、病理)或心包穿刺液中发现以下之一者可确诊为病毒性心肌炎:①分离到病毒;②用病毒核酸探针查到病毒核酸;③特异性病毒抗体阳性。

2.参考指标

有以下之一者结合临床可考虑心肌炎系病毒引起:①自患儿粪便、咽拭子或血液中分离到病毒,且恢复期血清同型抗体滴度较第 1 份血清升高或降低 4 倍以上;②病程早期患儿血清型特异性 IgM 抗体阳性;③用病毒核酸探针自患儿血中查到病毒核酸。

如具备临床诊断依据 2 项,可临床诊断。发病同时或发病前 2~3 周有病毒感染的证据支持诊断:①同时具备病原学确诊依据之一者,可确诊为病毒性心肌炎;②具备病原学参考依据之一者,可临床诊断为病毒性心肌炎;③凡不具备确诊依据,应给予必要的治疗或随诊,根据病情变化,确诊或除外心肌炎;④应除外风湿性心肌炎、中毒性心肌炎、先天性心脏病、结缔组织病,以及代谢性疾病的心肌损害、甲状腺功能亢进症、原发性心肌病、原发性心内膜弹力纤维增生症、先天性房室传导阻滞、心脏自主神经功能异常、β受体功能亢进及药物引起的心电图改变。

六、治疗

本病目前尚无特效疗法,可结合病情选择下列处理措施。

(一)休息

急性期至少应休息到热退后 3~4 周,有心功能不全及心脏扩大者应绝对卧床休息,以减轻心脏负担。

(二)营养心肌及改善心肌代谢药物

1.大剂量维生素 C 和能量合剂

维生素 C 能清除氧自由基,增加冠状动脉血流量,增加心肌对葡萄糖的利用及糖原合成,改善心肌代谢,有利于心肌炎恢复,一般每次 100~150 mg/kg 加入 10% 葡萄糖液静脉滴注,1 次/天,连用 15 天。能量合剂有加强心肌营养、改善心肌功能的作用,常用三磷酸腺苷(ATP)、辅酶 A、维生素 B_6 与维生素 C 加入 10% 葡萄糖液中一同静脉滴注。因 ATP 能抑制窦房结的自律性,抑制房室传导,故心动过缓、房室传导阻滞时禁用。

2.泛癸利酮(辅酶 Q_{10})

有保护心肌作用,每次 10 mg,3 岁以下每天 1 次,3 岁以上每天 2 次,肥胖年长儿每天 3 次,疗程 3 个月。部分患者长期服用可致皮疹,停药后可消失。

3.1,6-二磷酸果糖(FDP)

FDP 是一种有效的心肌代谢酶活性剂,有明显保护心肌代谢作用。150~250 mg/(kg·d) 静脉滴注,每天 1 次,10~15 天为 1 个疗程。

(三)维生素 E

维生素 E 为抗氧化剂,小剂量短疗程应用,每次 5 mg,3 岁以下每天 1 次,3 岁以上每天 2 次,疗程 1 个月。

(四)抗生素

急性期应用青霉素清除体内潜在细菌感染病灶,20×10^4 U/(kg·d)静脉滴注,疗程 7~10 天。

（五）肾上腺皮质激素

在病程早期（2 周内），一般病例及轻型病例不主张应用，因其可抑制体内干扰素的合成，促进病毒增殖及病变加剧。对合并心源性休克、心功能不全、心脏明显扩大、严重心律失常（高度房室传导阻滞、室性心动过速）等重症病例仍需应用，有抗炎、抗休克作用，可用地塞米松 0.2～1 mg/kg 或氢化可的松 15～20 mg/kg 静脉滴注，症状减轻后改用泼尼松口服，1～1.5 mg/(kg·d)，逐渐减量停药，疗程 3～4 周。对常规治疗后心肌酶持续不降的病例可试用小剂量泼尼松治疗，0.5～1 mg/(kg·d)，每 2 周减量 1 次，共 6 周。

（六）积极控制心力衰竭

由于心肌炎患者对洋地黄制剂极为敏感，易出现中毒现象，故多选用快速或中速制剂，如毛花苷 C 或地高辛等，剂量应偏小，饱和量一般用常规量的 1/2～2/3，洋地黄化量时间不能短于 24 小时，并需注意补充氯化钾，因低钾时易发生洋地黄中毒和心律失常。

（七）抢救心源性休克

静脉推注大剂量地塞米松 0.5～1 mg/kg 或大剂量维生素 C 200～300 mg/kg 常可获得较好效果。及时应用血管活性药物，如多巴胺[(1 mg/kg 加入葡萄糖液中用微泵 3～4 小时输完，相当于 5～8 mg/(kg·min)]、间羟胺等可加强心肌收缩力、维持血压及改善微循环。持续氧气吸入，烦躁者给予苯巴比妥、地西泮或水合氯醛等镇静剂。适当输液，维持血液循环。

（八）纠正心律失常

对严重心律失常除上述治疗外，应针对不同情况及时处理。①房性或室性期前收缩：可口服普罗帕酮每次 5～7 mg/kg，每隔 6～8 小时服用 1 次，足量用 2～4 周。无效者可选用胺碘酮，5～10 mg/(kg·d)，分 3 次口服。②室上性心动过速：普罗帕酮每次 1～1.5 mg/kg 加入葡萄糖液中缓慢静脉推注，无效者 10～15 分钟后可重复应用，总量不超过 5 mg/kg。③室性心动过速：多采用利多卡因静脉滴注或推注，每次 0.5～1.0 mg/kg，10～30 分钟后可重复使用，总量不超过 5 mg/kg。对病情危重、药物治疗无效者，可采用同步直流电击复律。④房室传导阻滞：可应用肾上腺皮质激素消除局部水肿，改善传导功能，地塞米松 0.2～0.5 mg/kg，静脉注射或静脉滴注。心率慢者口服山莨菪碱(654-2)、阿托品或静脉注射异丙肾上腺素。

（谢　娜）

第二节　感染性心内膜炎

一、病因和发病机制

（一）病因

1.心脏的原发病变

感染性心内膜炎患儿中绝大多数均有原发性心脏病，其中以先天性心脏病最为多见。室间隔缺损最易罹患心内膜炎，其他依次为法洛四联症、主动脉瓣狭窄、主动脉瓣二叶畸形，动脉导管未闭、肺动脉瓣狭窄等。后天性心脏病中，风湿性瓣膜病占 14%，通常为主动脉瓣及二尖瓣关闭不全。二尖瓣脱垂综合征也可并发感染性心内膜炎。发生心内膜炎的心脏病变常因心室或血管内有较大的压力阶差,产生高速的血液激流,而经常冲击心膜面使之遭受损伤所致。心内膜下胶原组织暴露,血小板及纤维蛋白在此凝聚、沉积,形成无菌性赘生物。当菌血症时,细菌在上述部位黏附、定居并繁殖,形成有菌赘物,受累部位多在压力低的一例,如室间隔缺损感染性赘生物在缺损的右缘,三尖瓣的隔叶与肺动脉瓣、动脉导管未闭在肺动脉侧,主动脉关闭不全在左心室等。约8%的患儿无原发性心脏病变,通常由于毒力较强的细菌或真菌感染引起,如金黄色葡萄状球菌、念珠菌等,见于2岁以下婴儿及长期应用免疫抑制剂者。

2.病原体

过去以草绿色(即溶血性)链球菌最多见,占半数以上。近年来,葡萄球菌有增多趋势;其次为肠球菌、肺炎双球菌、β溶血性链球菌,还有大肠埃希菌、绿脓杆菌及嗜血杆菌。真菌性心内膜炎的病原体以念珠菌属、曲霉菌属及组织胞浆菌属较多见。人工瓣膜及静脉注射麻醉剂的药瘾者,以金黄色葡萄球菌、绿脓杆菌及念珠菌属感染多见。

3.致病因素

在约1/3的患儿的病史中可追查到致病因素,主要为纠治牙病及扁桃体摘除术。口腔及上呼吸道手术后发生的心内膜炎多为草绿色链球菌感染;脓皮病、甲沟炎、导管检查及心脏手术之后的心内膜炎,常为金黄色或白色葡萄球菌感染;而肠道手术后的心内膜炎,则多为肠球菌或大肠埃希菌感染。

(二)发病机制

1.喷射和文丘里效应

机械和流体力学原理在发病机制中似乎很重要。试验证明,将细菌气溶胶通地文丘里管喷至气流中,可见高压源将感染性液体推向低压槽中,形成具有特征性的菌落分布。在喷出高压源小孔后的低压槽中总是出现最大的沉淀环。这一模型有助于解释发生在不同心脏瓣膜和室间隔病损分布,亦可解释二尖瓣关闭不全发生感染性心内膜炎时瓣膜心房面邻近部位的特征性改变。当血流从左心室通过关闭不全的二尖瓣膜时,可发生文丘里效应,即血流通过狭窄的瓣膜孔后,压强降低,射流两侧产生湍流,悬浮物沉积两侧,使心房壁受到损害。主动脉瓣关闭不全时赘生物易发生在主动脉小叶心室面或腱索处。小型室内隔缺损,损害常发生右心室面缺损处周围或与缺损相对的心室壁,后者为高速血流喷射冲击引起的损伤。其他如三尖瓣关闭不全、动静脉瘘、动脉导管未闭亦可根据文丘里效应预测其心内膜受损的部位。心脏先天性缺损血液分流量小或充血性心力衰竭时,因缺损两侧压力阶差不大,故不易发生心内膜炎,这可能就是为什么单纯性房间隔缺损罕见心内膜炎,而小型室间隔缺损较易发生的原因。

2.血小板-纤维素栓

喷射文丘里效应损伤心脏心内膜面。在此基础上发生血小板-纤维素栓,而形成无菌性赘生物。

3.菌血症和凝集抗体

正常人可发生一过性菌血症,多无临床意义。但当侵入细菌的侵袭力强,如有循环抗体凝集素可有大量细菌黏附于已有的血小板-纤维素血栓上定居、繁殖,即可发病。

4.免疫学因素

感染性心内膜炎的发病与免疫学因素有关。许多感染性心内膜患者血液中IgG、IgM、巨球蛋白、冷球蛋白升高,类风湿因子阳性。肾脏损害、动脉内膜炎均支持免疫发病机制。有人对该症的淤血、条纹状出血、皮下小结作镜检,发现血管用围有细胞浸润及其他血管炎的表现,认为可能为过敏性血管炎。

二、临床表现和辅助检查

(一)临床表现

1.病史

大多数患者有器质性心脏病,部分患者发病前有龋齿、扁桃体炎、静脉插管或心内手术史。

2.临床症状

可归纳为三方面:①全身感染症状;②心脏症状;③栓塞及血管症状。

(1)一般起病缓慢,开始时仅有不规则发热,患者逐渐感觉疲乏、食欲减退、体重减轻,关节痛及肤色苍白。病情进展较慢,数天或数周后出现栓塞征象,瘀点见于皮肤与黏膜,指甲下偶尔见线状出血,或偶尔在指、趾的腹面皮下组织发生小动脉血栓,可摸到隆起的紫红色小结节,略有触痛,称欧氏小结。病程较长者则见杆状指、趾,故非青紫型先天性心脏病患儿出现杵状指、趾时,应考虑本病。

(2)心脏方面若原有杂音的,其性质可因心脏瓣膜的赘生物而有所改变,变为较响较粗;原无杂音者此时可出现杂音,杂音特征为乐音性且易多变。约一半患者由于心脏瓣膜病变、中毒性心肌炎、心肌脓肿等而导致充血性心力衰竭。

(3)其他症状:视栓塞累及的器官而异,一般为脾脏增大、腹痛、便血、血尿等,脾增大有时很显著,但肝的增大则不明显。并发于先天性心脏病时容易发生肺栓塞,则有胸部剧痛、频咳与咯血,叩诊有实音或浊音,听诊时呼吸音减弱,须与肺炎鉴别。往往出现胸腔积液,可呈血色,并在短期内屡次发作上述肺部症状,约 30% 的患者发生脑动脉栓塞,出现头痛、呕吐,甚至偏瘫、失语、抽搐及昏迷等。由脑栓塞引起的脑膜炎,脑脊液细曲培养往往阴性,糖及氯化物也可正常,与结核性或病毒性脑膜炎要仔细鉴别。神经症状的出现一般表示患者垂危。

(4)毒力较强的病原体如金黄色葡萄球菌感染,起病多急骤,有寒战、高热、盗汗及虚弱等全身症状,以脓毒败血症为主;肝、肾、脾、脑及深部组织可发生脓疡,或并发肺炎、心包炎、脑膜炎、腹膜炎及骨髓炎等,累及心脏瓣膜时可出现新杂音、心脏扩大及充血性心力衰竭,栓塞现象较多见。病情进展急剧时,可在数天或数周危及生命。如早期抢救,可在数周内恢复健康。心脏瓣膜损伤严重者,恢复后可遗留慢性心脏瓣膜病。

(二)辅助检查

1.一般血液检查

常见的血常规结果为进行性贫血与白细胞增多,中性粒细胞升高。血沉增快,C 反应蛋白阳性。血清球蛋白常常增多,甚至清蛋白、球蛋白比例倒置,免疫球蛋白升高,循环免疫复合物及类风湿因子阳性。

2.血培养

血液培养是确诊的关键,对疑诊者不应急于用药,宜于早期重复地做血培养,并保留标本至 2 周之久,从而提高培养的阳性率,并做药敏试验。有人认为,在体温上升前 1～2 小时,10～15 分钟采血 1 次,连续6 次,2 天内多次血培养的阳性率较分散于数天做血培养为高。血培养阳性率可达 90%,如已用抗生素治疗,宜停用抗生素 3 天后采取血标本做培养。

3.超声心动图检查

能检出赘生物的额外回波,大于 2 mm 的赘生物可被检出。应用 M 型超声心动图仪或心脏超声切面实时显像可探查赘生物的大小及有关瓣膜的功能状态,后者显示更佳。超声检查为无害性方法,可重复检查,观察赘生物大小及瓣膜功能的动态变化,了解瓣膜损害程度,对决定是否做换瓣手术有参考价值。诊断依据以上临床表现,实验室检查栓塞现象和血培养阳性者即可确诊。

三、治疗

(一)抗生素

应争取及早应用大剂量抗生素治疗,不可因等待血培养结果而延期治疗,但在治疗之前必先做几次血培养,因培养出的病原菌及其药物敏感试验的结果,对选用抗生素及剂量有指导意义;抗生素选用杀菌力强,应两种抗生素联合使用,一般疗程为 4～6 周。对不同的病原菌感染应选用不同的抗生素,参考如下。

1.草绿色链球菌

首选青霉素 G($20～30$)$\times 10^4$ U/(kg·d),最大量 20×10^6 U/d,分 4 次静脉滴注,6 小时 1 次,疗程 4～6 周;并加用庆大霉素 4～6 mg/(kg·d),静脉滴注,8 小时 1 次,疗程 2 周。疗效不佳,可于 5 天后加大青霉素用量。对青霉素过敏者,可换用头孢菌素类或万古霉素。

2.金黄色葡萄球菌

对青霉素敏感者选用青霉素 20×10^6 U/d,加庆大霉素,用法同草绿色链球菌治疗,青霉素疗程 6～8 周。耐药者用新青霉素 B 或新青霉素 Ⅲ 200～300 mg/(kg·d),分 4 次静脉滴注,6 小时 1 次,疗程 6～8 周,加用庆大霉素静脉滴注 2 周。或再加利福平口服 15～30 mg/(kg·d),分 2 次,疗程 6 周。治疗不满意或对青霉素过敏者可用头孢菌素类,选用头孢菌素 Ⅰ(头孢噻吩)、头孢菌素 Ⅴ(头孢唑啉)或头孢菌素 Ⅳ(头孢雷定)200 mg/(kg·d),分 4 次,每 6 小时静脉滴注,疗程 6～9 周,或用万古霉素 40～60 mg/(kg·d),每天总量不超过 2 g,1 次/(8～12 小时),分 2～3 次静脉滴注,疗程 6～8 周。表皮葡萄球菌感染治疗同金黄色葡萄球菌。

3.革兰阴性杆菌或大肠埃希菌

用氨苄西林 300 mg/(kg·d)。分 4 次静脉滴注,6 小时 1 次,疗程 4～6 周;或用第 2 代头孢菌素类,选用头孢哌酮或头孢曲松 200 mg/(kg·d),分 4 次静脉滴注,6 小时 1 次;头孢曲松可分 2 次注射,疗程 4～6 周;并加用庆大霉素 2 周,绿脓杆菌感染也可加用羟苄西林 200～400 mg/(kg·d),分 4 次静脉滴注。

4.肠球菌

用青霉素 20×10^6 U/d,或氨苄西林 300 mg/(kg·d),分 4 次,6 小时 1 次静脉滴注,疗程 6～8 周并加用庆大霉素。对青霉素过敏者,可换用万古霉素或头孢菌素类。

5.真菌

用两性霉素 B,开始用量 0.1～0.25 mg/(kg·d),以后每天逐渐增加 1 mg/(kg·d),静脉滴注 1 次。可合用氟胞嘧啶 50～150 mg/(kg·d),分 3～4 次服用。

6.病菌不明或术后者

用新青霉素 Ⅲ 加氨苄西林及庆大霉素;或头孢菌素类头孢曲松或头孢哌酮;或用万古霉素。

(二)其他治疗

其他治疗包括休息、营养丰富的饮食、铁剂等,必要时可输血。并发心力衰竭时,应用洋地黄、利尿剂等。并发于动脉导管未闭的感染性动脉内膜炎病例,经抗生素治疗仍难以控制者,手术矫正畸形后,继续抗生素治疗常可迅速控制并发动脉内膜炎。

在治疗过程中,发热先退,自觉症状好转,瘀斑消退,尿中红细胞消失较慢,约需 1 个月或更久;白细胞恢复也较慢,血沉恢复需 1.5 个月左右。终止治疗的依据:体温、脉搏正常,自觉情况良好,体重增加,栓塞现象消失,血常规及血沉恢复正常等,如血培养屡得阴性,则更可靠。停止治疗后应随访 2 年,以便对复发者及时治疗。

(谢　娜)

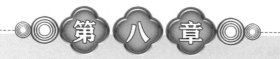

第八章

儿科呼吸系统疾病

第一节　反复呼吸道感染

一、定义和诊断标准

呼吸道感染是儿童尤其婴幼儿最常见的疾病,据统计,发展中国家每年每个儿童患 4.2～8.7 次的呼吸道感染,其中多数是上呼吸道感染,肺炎的发生率则为每年每 100 个儿童 10 次。反复呼吸道感染是指一年内发生呼吸道感染次数过于频繁,超过一定范围。根据反复感染的部位可分为反复上呼吸道感染和反复下呼吸道感染(支气管炎和肺炎),对于反复上呼吸道感染或反复支气管炎国外文献未见有明确的定义或标准,反复肺炎国内外较为一致的标准是 1 年内患 2 次或 2 次以上肺炎或在任一时间内患 3 次或 3 次以上肺炎,每次肺炎的诊断需要有胸部 X 线的证据。我国儿科学会呼吸学组于 1987 年制定了反复呼吸道感染的诊断标准,并于 2007 年进行了修订,如表 8-1。

表 8-1　反复呼吸道感染诊断标准

年龄(岁)	反复上呼吸道感染(次/年)	反复下呼吸道感染(次/年)	
		反复气管支气管炎	反复肺炎
0～2	7	3	2
3～5	6	2	2
6～14	5	2	2

注:①两次感染间隔时间至少 7 天以上。②若上呼吸道感染次数不够,可以将上、下呼吸道感染次数相加,反之则不能。但若反复感染是以下呼吸道为主,则应定义为反复下呼吸道感染。③确定次数须连续观察 1 年。④反复肺炎指 1 年内反复患肺炎≥2 次,肺炎须由肺部体征和影像学证实,两次肺炎诊断期间肺炎体征和影像学改变应完全消失。

二、病因和基础疾病

小儿反复呼吸道感染病因复杂,除了与小儿时期本身的呼吸系统解剖生理特点以及免疫功能尚不成熟有关外,微量元素和维生素缺乏、环境因素、慢性上气道病灶等是反复上呼吸道感染常见原因。对于反复下呼吸道感染尤其是反复肺炎患儿,多数存在基础疾病,有学者对北京儿童医院 106 例反复肺炎患儿回顾性分析发现其中88.7％存在基础病变,先天性或获得性呼吸系统解剖异常是最常见的原因,其次为呼吸道吸入、先天性心脏病、哮喘、免疫缺陷病和原发纤毛不动综合征等。

(一)小儿呼吸系统解剖生理特点

小儿鼻腔短,后鼻道狭窄,没有鼻毛,对空气中吸入的尘埃及微生物过滤作用差,同时鼻黏膜嫩弱又富于血管,极易受到损伤或感染,由于鼻道狭窄经常引起鼻塞而张口呼吸。鼻窦黏膜与鼻腔黏膜相连续,鼻窦口相对比较大,鼻炎常累及鼻窦。小儿鼻咽部较狭小,喉狭窄而且垂直,其周围的淋巴组织发育不完善,防御功能较弱。婴幼儿的气管、支气管较狭小,软骨柔软,缺乏弹力组织,支撑作用薄弱,黏膜血管丰富,纤毛运动较差,清除能力薄弱,易引起感染并引起充血、水肿、分泌物增加,易导致呼吸道阻塞。小儿肺的弹力纤维发育较差,血管丰富,间质发育旺盛,肺泡数量较少,造成肺含血量丰富而含气量相对较少,故易感染并易引起间质性炎症或肺不张等。同时,小儿胸廓较短,前后径相对较大呈桶状,肋骨呈水平位,膈肌位置较高,使心脏呈横位,胸腔较小而肺相对较大,呼吸肌发育不完善,呼吸时胸廓活动范围小,肺不能充分地扩张、通气和换气,易因缺氧和二氧化碳潴留而出现面色青紫。以上特点容易引起小儿呼吸道感染,分泌物容易堵塞且感染容易扩散。

(二)小儿反复呼吸道感染的基础病变

1.免疫功能低下或免疫缺陷病

小儿免疫系统在出生时发育尚未完善,随着年龄增长逐渐达到成人水平,故小儿特别是婴幼儿处于生理性免疫低下状态,是易患呼吸道感染的重要因素。新生儿外周血 T 细胞数量已达成人水平,其中 $CD4^+$ 细胞数较多,但 $CD4^+$ 细胞辅助功能较低且具有较高的抑制活性,一般 6 个月时 $CD4^+$ 细胞的辅助功能趋于正常。与细胞免疫相比,体液免疫的发育较为迟缓,新生儿 B 细胞能分化产生 IgM 的浆细胞,但不能分化为产生 IgG 和 IgA 的浆细胞,有效的 IgG 类抗体应答需在生后 3 个月后才出现,2 岁时分泌 IgG 的 B 细胞才达成人水平,而分泌 IgA 的 B 细胞 5 岁时才达成人水平。婴儿自身产生的 IgG 从 3 个月开始增多,1 岁时达成人的 60％,6～7 岁时接近成人水平。IgG 有 IgG1、IgG2、IgG3 和 IgG4 四个亚类,在正常成人血清中比率为 70％、20％、6％ 和 4％,其中 IgG1、IgG3 为针对蛋白质抗原的主要抗体,而 IgG2、IgG4 为抗多糖抗原的重要抗体成分,IgG1 在 5～6 岁,IgG3 在 10 岁左右,IgG2 和 IgG4 在 14 岁达成人水平。新生儿 IgA 量极微,1 岁时仅为成人的 20％,12 岁达成人水平。另外,婴儿期非特异免疫如吞噬细胞功能不足,铁蛋白、溶菌酶、干扰素、补体等的数量和活性不足。

除了小儿时期本身特异性和非特异性免疫功能较差外,许多研究表明反复呼吸道感染患儿(复感儿)与健康对照组相比多存在细胞免疫、体液免疫或补体某种程度的降低,尤其是细胞免疫功能异常在小儿反复呼吸道感染中起重要作用,复感儿外周血 $CD3^+$ 细胞、$CD4^+$ 细胞百分率及 $CD4^+/CD8^+$ 比值降低,这种异常标志着辅助性 T 细胞功能相对不足,不利于对病毒等细胞内微生物的清除,也不利于抗体产生,因只有在抗原和辅助性 T 细胞信号的协同作用下,B 细胞才得以进入增殖周期。在 B 细胞应答过程中,辅助性 T 细胞(Th)除提供膜接触信号外还分泌多种细胞因子,影响 B 细胞的分化和应答特征。活化的 Th_1 细胞可通过分泌白细胞介素-2(IL-2)使 B 细胞分化为以分泌 IgG 抗体为主的浆细胞;而活化的 Th_2 细胞则通过分泌白细胞介素-4 (IL-4) 使 B 细胞分化为以分泌 IgE 抗体为主的浆细胞。活化的抑制性 T 细胞(Ts)可通过分泌白细胞介素-10(IL-10)而抑制 B 细胞应答,就功能分类而言,$CD8^+$ T 细胞属于抑制性 T 细胞。反复呼吸道感染患儿 CD8$^+$细胞百分率相对升高必然会对体液免疫反应产生不利影响,有报道复感儿对肺炎链球菌多糖抗原产生抗体的能力不足。分泌型 IgA(SIgA)是呼吸道的第一道免疫屏障,能抑制细菌在气道上皮的黏附及定植,直接刺激杀伤细胞的活性,可特异性或非特异性地防御呼吸道细菌及病毒的侵袭,因此对反复呼吸道感染患儿注意 SIgA 的检测。IgM 在早期感染中发挥重要的免疫防御作用且 IgM 是通过激活补体来杀死微生物的。补体系统活化后可通过溶解细胞、细菌和病毒发挥抗感染免疫作用,补体成分降低或缺陷时,机体的吞噬和杀菌作用明显减弱。

呼吸系统是免疫缺陷病最易累及的器官,因此需要特别注意部分反复呼吸道感染患儿不是免疫功能低下或紊乱,而是存在各种类型的原发免疫缺陷病。最常见的是 B 淋巴细胞功能异常导致体液免疫缺陷病,如 X 连锁无丙种球蛋白血症(XLA),常见变异型免疫缺陷病(CVID)、IgG 亚类缺乏症和选择性 IgA 缺乏症等。106 例反复肺炎患儿发现 6 例原发免疫缺陷病,其中 5 例为体液免疫缺陷病,年龄均在 8 岁以上,反复肺炎病程在 2~9 年,均在 2 岁后发病,表现间断发热、咳嗽和咳痰,肝大、脾大 3 例,胸部 X 线合并支气管扩张 3 例,诊断根据血清免疫球蛋白的检查,2 例常见变异性免疫缺陷病反复检查血 IgG、IgM 和 IgA 测不出或明显降低。1 例 X 链锁无丙种球蛋白血症为 11 岁男孩,2 岁起每年肺炎 4~5 次,其兄 3 岁时死于多发性骨结核;查体扁桃体未发育,多次测血 IgG、IgM 和 IgA 含量极低,外周血 B 淋巴细胞明显减少,细胞免疫功能正常。1 例选择性 IgA 缺乏和 1 例 IgG 亚类缺陷年龄分别为 10 岁和 15 岁,经检测免疫球蛋白和 IgG 亚类诊断,这例 IgG 亚类缺陷患儿反复发热、咳嗽 6 年半,每年患肺炎住院 7~8 次。查体时双肺可闻及大量中等水泡音,杵状指(趾)。免疫功能检查 IgG 略低于正常低限,IgG2、IgG4 未测出。肺 CT 提示两下肺广泛支气管扩张。慢性肉芽肿病是一种原发吞噬细胞功能缺陷病,由于遗传缺陷导致吞噬细胞杀菌能力低下,临床表现婴幼儿期反复细菌或真菌感染(以肺炎为主)及感染部位肉芽肿形成,四唑氮蓝(NBT)试验可协助诊断。近年来我们发现多例反复肺炎和曲霉菌肺炎患儿存在吞噬细胞功能缺陷。

继发性免疫缺陷多考虑恶性肿瘤、免疫抑制剂治疗和营养不良,目前 HIV 感染已成为获得性免疫缺陷的常见原因,2 例艾滋病患儿年龄分别为 4 岁和 6 岁,病程分别为 3 个月和 2 年,均表现间断发热、咳嗽,1 例伴腹泻和营养不良,2 例均有输血史,X 线表现为两肺间质性肺炎,经查血清 HIV 抗体阳性确诊。

2.先天气道和肺发育畸形

气道发育异常包括喉气管支气管软化、气管性支气管、支气管狭窄和支气管扩张,其中以喉气管支气管软化症最为常见。软化可发生于局部或整个气道,气道内径正常,但由于缺乏足够的软骨支撑这些患儿在呼气时气道发生内陷,气道阻力增加,气道分泌物排出不畅,易于感染。41 例反复肺炎患儿中 16 例经纤维支气管镜诊断为气管支气管软化症,其中 1 例 2 岁男孩,1 年内患肺炎 5 次,纤支镜检查提示左总支气管软化症。气管性支气管是指气管内额外的或异常的支气管分支,通常来自气管右侧壁,这种异常损害了右上肺叶分泌物的排出或造成气管的严重狭窄。先天性支气管狭窄导致的肺部感染可发生于主干支气管或中叶支气管,而肺炎和肺不张后的支气管扩张发生于受累支气管狭窄部位的远端。

支气管扩张是先天或获得性损害。获得性支气管扩张多是由于肺的严重细菌感染后导致的局部气道损害,麻疹病毒、腺病毒、百日咳杆菌、结核分枝杆菌是最常见的病原,近年发现支原体感染也是支气管扩张的常见病原。支气管扩张分为柱状和囊状扩张,早期柱状扩张损害仅涉及弹性和气道肌肉支撑组织，积极治疗可部分或完全恢复。晚期囊状扩张损害涉及气道软骨，这时支气管形成圆形的盲囊，不再与肺泡组织交流。抗菌药物不能渗入到扩张区域的脓汁和潴留的黏液中，囊状支气管扩张属于不可逆性，易形成反复或持续的肺部感染。

肺发育异常包括左或右肺发育不良、肺隔离症、肺囊肿和先天性囊性腺瘤畸形均可引起反复肺炎。肺隔离症是一块囊实性成分组成的非功能性肺组织团块异常连接到正常肺，其血供来自主动脉而不是肺血管，通常表现为学龄儿童反复肺炎。支气管源性肺囊肿常位于气管周围或隆突下，囊肿被覆纤毛柱状上皮、平滑肌、黏液腺和软骨，感染可发生于囊肿本身或被囊肿压迫的周围肺。很多患者在婴儿期表现呼吸困难，这些患儿肺炎的发生往往是邻近正常肺蔓延而来，而一旦感染发生由于与正常的支气管树缺乏连接使感染难于清除。先天性囊性腺瘤畸形约 80% 出生前的可经超声诊断，表现为出生后不久出现的呼吸窘迫，一小部分表现为由于支气管压迫和分泌物清除障碍引起的反复肺炎。

3.原发纤毛不动综合征

本病是由于纤毛先天结构异常导致纤毛运动不良，气道黏液纤毛清除功能障碍，表现反复呼吸道感染和支气管扩张，可同时合并鼻窦炎、中耳炎。部分病例有右位心或内脏转位称为综合征。

4.囊性纤维化

囊性纤维化属遗传性疾病，遗传缺陷引起跨膜传导调节蛋白功能障碍，气道和外分泌腺液体和电解质转运失衡，呼吸道分泌稠厚的黏液并清除障碍，在儿童典型表现为反复肺炎、慢性鼻窦炎、脂肪痢和生长落后。囊性纤维化是欧洲和美洲白种人儿童反复肺炎的常见原因，在我国则很少见。

5.先天性心脏病（简称先心病）

先心病的患儿易患反复肺炎有几个原因：心脏扩大的血管或房室压迫气管，引起支气管阻塞和肺段分泌物的排出受损，导致肺不张和继发感染；左向右分流和肺血流增加了反复呼吸道感染的易感性，其机制尚不清楚；长期肺水肿伴肺静脉充血使小气道直径变小，肺泡通气减少和分泌物排出减少易于继发感染等。

（三）反复呼吸道感染的原因

1.反复呼吸道吸入

许多原因可以造成反复呼吸道吸入，可能是由于结构或功能的原因不能保护气道，或由于不能把口腔分泌物（食物、液体和口腔分泌物）传送到胃，或由于不能防止胃内容物反流。肺浸润的部位取决于吸入发生时患儿的体位，立位时多发生于中叶或肺底，而仰卧位时则易累及上叶。

吞咽功能障碍可由中枢神经系统疾病、神经肌肉疾病或环咽部的解剖异常引起。闭合性脑损伤或缺氧性脑损伤形成的完全性中枢神经系统功能障碍经常发生口咽分泌物控制不良，通常伴有严重的智能落后和脑性瘫痪。慢性反复发作的癫痫也可导致反复吸入发生。外伤、肿瘤、血管炎、神经变性等引起的脑神经损伤或功能障碍也与吞咽功能受损有关。某些婴儿吞咽反射成熟延迟可以引起环咽肌肉不协调导致反复吸入。神经肌肉疾病如肌营养不良可以有吞咽功能异常，气道保护反射如咳嗽呕吐反射减弱或缺乏，易于反复的微量吸入和感染。上气道的先天性或获得性的解剖损害如腭裂、喉裂和黏膜下裂引起吸入与吞咽反射不协调、气道清除能力下降和喂养困难有关。

食管阻塞或动力障碍也可引起呼吸道反复的微量吸入，血管环是外源性的食管阻塞最常见的原因,经肺增强 CT 和血管重建可确诊。其他较少见原因有肠源性的重复畸形、纵隔囊肿、畸胎瘤、心包囊肿、淋巴瘤和神经母细胞瘤等。食管异物是内源性食管阻塞的最常见原因,最重要的主诉是吞咽困难、吞咽痛和口腔分泌物潴留,部分患儿表现为反复喘鸣和胸部感染。食管蹼和食管狭窄也可引起食管内容物的吸入,表现为反复下呼吸道感染。

气管食管瘘与修复前和修复后的食管运动障碍有关,多数的气管食管瘘在出生后不久诊断,但小的 H 型的瘘可引起慢性吸入导致儿童期反复下呼吸道感染。许多儿童在气管食管瘘修复后仍有吸入是由于残留的问题如食管狭窄、食管动力障碍、胃食管反流和气管食管软化持续存在。胃食管反流的儿童可表现出慢性反应性气道疾病或反复肺炎。

2.支气管腔内阻塞或腔外压迫

(1)腔内阻塞:异物吸入是儿科患者腔内气道阻塞最常见的原因。常发生于 6 个月至 3 岁,窒息史或异物吸入史仅见于 40% 的患者,肺炎可发生于异物吸入数天或数周,延迟诊断或异物长期滞留于气道是肺炎反复或持续的原因。如 1 例 2 岁女孩,临床表现反复发热、咳嗽 4 个月,家长否认异物吸入史,外院反复诊断左下肺炎。查体左肺背部可闻及管状呼吸音及细湿啰音,杵状指(趾)。胸部 X 线片显示左肺广泛蜂窝肺改变,右肺大叶气肿,纤维支气管镜检查为左下异物(瓜子壳)。造成腔内阻塞的其他原因有支气管结核、支气管腺瘤和支气管内脂肪瘤等。

(2)腔外压迫:肿大的淋巴结是腔外气道压迫最常见的原因。感染发生是由于管外压迫导致局部气道狭窄引起黏液纤毛清除下降,气道分泌物在气道远端至阻塞部位的潴留,这些分泌物充当了感染的根源,同时反复抗生素治疗可引起耐药病原菌的感染。

气道压迫最常见原因是结核分枝杆菌感染引起的淋巴结肿大,肿大淋巴结可以发生在支气管旁、隆嵴下和肺门周围区域。在某些地区真菌感染如组织胞质菌病或球孢子菌病也可引起气道压迫和继发细菌性肺炎。

非感染原因引起的肺淋巴结肿大也可导致外源性气道压迫。结节病可引起淋巴组织慢性非干酪性肉芽肿样损害,往往涉及纵隔淋巴结。纵隔的恶性疾病如淋巴瘤偶然引起腔外气道压迫,但以反复肺炎为主要表现并不常见。

心脏和大血管的先天异常也可导致大气道的管外压迫,压迫导致气道狭窄或引起局部的支气管软化,感染的部位取决于血管压迫的区域。这些异常包括双主动脉弓、由右主动脉弓组成的血管环、左锁骨下动脉来源异常、动脉韧带、无名动脉压迫和肺动脉索,其中最常见的是双主动脉弓包围气管和食管,症状通常始于婴儿早期,除了感染并发症外可能包括喘息、咳嗽和吞咽困难。肺动脉索为一实体,左肺动脉缺如,供应左肺的异常血管来自右肺动脉,这一血管压迫了右支气管。

3.支气管哮喘

支气管肺炎是哮喘的一个常见并发症,同时也有部分反复肺炎患儿实际上是未诊断的哮喘,这在临床并不少见。造成哮喘误诊为肺炎原因是部分哮喘患儿急性发作时临床表现不典型,如以咳嗽为主要表现,无明显的喘息症状,由于黏液栓阻塞胸部 X 线片表现为肺不张,也有部分原因是对哮喘的认识不够。

4.营养不良、微量元素及维生素缺乏

营养不良能引起广泛免疫功能损伤,由于蛋白质合成减少,胸腺、淋巴结萎缩,各种免疫激活剂缺乏,免疫功能全面降低,尤其是细胞免疫异常,营养不良引起免疫功能低下容易导致感染;反复感染又可引起营养吸收障碍而加重营养不良,造成恶性循环。

钙剂能增强气管、支气管纤毛运动,使呼吸道清除功能增强,同时又可提高肺巨噬细胞的吞噬能力,加强呼吸道防御功能。因此血钙降低必然会影响机体免疫状态导致机体抵抗力下降以及易致呼吸道感染。当患维生素 D 缺乏性佝偻病时,患儿可出现肋骨串珠样改变、赫氏沟、肋骨外翻、鸡胸等骨骼的改变,能使胸廓的生理活动受到限制而影响小儿呼吸,并加重呼吸肌的负担。

微量元素锌、铁缺乏可影响机体的免疫功能与反复呼吸道感染有关。锌对免疫系统的发育和免疫功能的正常会产生一定的影响。锌参与体内 40 多种酶的合成,并与 200 多种酶活性有关。缺锌可引起体内相关酶的活性下降,导致核酸、蛋白、糖、脂肪等多种代谢障碍。同时缺锌可使机体的免疫器官胸腺、脾脏和全身淋巴器官重量减轻、甚至萎缩,致使 T 细胞功能下降,体液免疫功能受损而削弱机体免疫力而导致反复呼吸道感染。

铁是人体中最丰富的微量元素,婴幼儿正处在生长发育的黄金时期,对铁的需要相对增多,如体内储蓄铁减少,不及时补充,可导致铁缺乏。铁也与多种酶的活性有关,如过氧化氢酶、过氧化物酶、单氨氧化酶等。缺铁时这些酶的活性降低,影响机体的代谢过程及肝内 DNA 的合成,儿茶酚胺的代谢受抑制,并且铁能直接影响淋巴组织的发育和对感染的抵抗力。缺铁性贫血或铁缺乏症儿童的特异性免疫功能(包括细胞和体液免疫功能)和非特异性免疫功能均有一定程度的损害,故易发生反复呼吸道感染。有研究表明,反复呼吸道感染患儿急性期血清铁水平明显低于正常,感染发生频度与血清铁下降程度有关,补充铁剂后感染次数明显减少,再感染症状也明显减轻。

铅暴露对儿童及青少年健康可产生多方面危害,除了对神经系统、精神记忆功能、智商及行为能力等方面的影响外,铅暴露对幼儿免疫系统功能也有影响,且随着血铅水平的增高这种影响越显著;有研究表明,铅能抑制某些免疫细胞的生长和分化,削弱机体的抵抗力,使机体对细菌、病毒感染的易感性增加;血铅含量与血 IgA、IgG 水平存在较明显的负相关,因此血铅升高也是反复呼吸道感染的一个原因。

维生素 A 对维持呼吸道上皮细胞的分化及保持上皮细胞的完整性具有重要的作用。正常水平的维生素 A 对维持小儿的免疫功能具有重要的作用。而当维生素 A 缺乏时,呼吸道黏膜上皮细胞的生长和组织修复发生障碍,带纤毛的柱状上皮细胞的纤毛消失,上皮细胞出现角化,脱落阻塞气道管腔,而且腺体细胞功能丧失,分泌减少,呼吸道局部的防御功能下降。此时病毒和细菌等微生物易于侵入造成感染。有研究表明,反复呼吸道感染患儿血维生素 A 的水平降低,且降低水平与疾病严重程度呈正相关,回升情况与疾病的恢复水平平行,补充维生素 A 可降低呼吸道感染的发生率。

5.环境因素

环境的变化与呼吸道的防卫有密切关系,尤其是小儿对较大的气候变化的调节能力较差,在北方多见于冬春时,南方多见于夏秋两季气温波动较大时。当白天与夜间温差加大、气温多变、忽冷忽热时,小儿机体内环境不稳定,对外界适应力差,很易患呼吸道感染。此外,空气污染程度与小儿的呼吸道感染密切相关,居住在城镇比在农村儿童发病率高,与城镇内汽车尾气、工业污水、废气等对空气污染有关,家庭内化纤地毯、室内装修、油漆和被动吸烟等,有害气体吸入呼吸道,直接破坏支气管黏膜的纤毛上皮,降低呼吸道黏膜抵抗力,易患呼吸道感染。居住人口密集,人员流动多,空气流动差,也会增加发病率。

家庭中有呼吸系统病患者、入托、家里饲养宠物也是易患反复呼吸道感染的环境因素,原因是这些情况下儿童易受生活环境中病原体的传染、变应原刺激及脱离家庭进入陌生的环境(托儿所)发生心理、生理、免疫方面的改变和缺少了家里父母的悉心照顾。

6.上呼吸道慢性病灶

小儿上呼吸道感染如治疗不及时,可形成慢性病灶如慢性扁桃体炎、鼻炎和鼻窦炎,细菌长期处于隐伏状态,一旦受凉、过劳或抵抗力下降时就会引起反复发病。小儿鼻窦炎症状表现不典型,常因鼻涕倒流入咽以致流涕症状不明显,而以咳嗽为主要症状。脓性分泌物流入咽部或吸入支气管导致咽炎、腺样体炎、支气管炎等疾病。因此慢性扁桃体炎、慢性鼻-鼻窦炎和变应性鼻炎是部分患儿反复呼吸道感染的原因。

三、诊断思路

对于反复呼吸道感染患儿,首先是根据我国儿科呼吸组制订的标准确定诊断,然后区分该患儿是反复上呼吸道感染,还是反复下呼吸道感染(支气管炎、肺炎),或者是二者皆有。

对于反复上呼吸道感染患儿,多与免疫功能不成熟或低下、护理不当、入托幼机构的起始阶段、环境因素(居室污染和被动吸烟)、营养因素(微量元素缺乏,营养不良)有关,部分儿童与慢性病灶有关,如慢性扁桃体炎、慢性鼻窦炎和变应性鼻炎等,进一步检查包括血常规、微量元素和免疫功能检查,摄鼻窦片,请五官科会诊等。

对于反复支气管炎的学前儿童,多由于反复上呼吸道感染治疗不当使病情向下蔓延,少数有潜在基础疾病,如先天性喉气管支气管软化症,伴有反复喘息的患儿尤其应与婴幼儿哮喘、支气管异物相鉴别。反复支气管炎的学龄儿童,多与反复上呼吸道感染治疗不当、鼻咽部慢性病灶、咳嗽变应性哮喘和免疫功能低下引起一些病原体反复感染有关;进一步的检查包括血常规、免疫功能、变应原筛查、病原学检查(咽培养,支原体抗体等)、肺功能、五官科检查(纤维喉镜),必要时行支气管镜检查。

对于反复肺炎患儿多数存在基础疾病,应进行详细检查,首先根据胸部 X 线平片表现区分是反复或持续的单一部位肺炎还是多部位肺炎,在此基础上结合病史和体征选择必要的辅助检查。对于反复单一部位的肺炎,诊断第一步应进行支气管镜检查,对于支气管异物可达到诊断和治疗目的。也可发现其他的腔内阻塞如结核性肉芽肿、支气管腺瘤或某些支气管先天异常如支气管软化、狭窄,开口异常或变异。如果支气管镜正常或不能显示,胸部 CT 增强和气管血管重建可以明确腔外压迫造成支气管阻塞(纵隔肿物、淋巴结或血管环),支气管扩张和支气管镜不能发现的远端支气管腔阻塞及先天性肺发育异常如肺发育不良、肺隔离症、先天性肺囊肿和先天囊腺瘤样畸形等。

对于反复或持续的多部位的肺炎,如果患儿为婴幼儿,以呛奶、溢奶或呕吐为主要表现,考虑呼吸道吸入为反复肺炎的基础原因,应进行消化道造影、24 小时食管 pH 检测。心脏彩超检查可以排除有无先天性心脏病。免疫功能检查除了常规的 CD 系列和 Ig 系列外,应进行 IgG 亚类、SIgA、补体及 NBT 试验检查。年长儿自幼反复肺炎伴慢性鼻窦炎或中耳炎,应考虑免疫缺陷病、原发纤毛不动综合征或囊性纤维化,应进行免疫功能检查、纤毛活检电镜超微结构检查或汗液试验。反复肺炎伴右肺中叶不张,应考虑哮喘,应进行变应原筛查、气道可逆性试验或支气管激发试验有助于诊断。有输血史、反复间质性肺炎应考虑 HIV 感染进行血 HIV 抗体检测。反复肺炎伴贫血应怀疑特发性肺含铁血黄素沉着症,应进行胃液或支气管肺泡灌洗液含铁血黄素细胞检查。

四、鉴别诊断

(一)支气管哮喘

哮喘常因呼吸道感染诱发,因此常被误诊为反复支气管炎或肺炎。鉴别主要是哮喘往往有家族史、患儿多为特应性体质如易患湿疹、变应性鼻炎,肺部可多次闻及喘鸣音,变应原筛查阳性,肺功能检查可协助诊断。

(二)特发性肺含铁血黄素沉着症

急性出血等易误诊为反复肺炎,特点为反复发作的小量咯血,往往为痰中带血,同时伴有小细胞低色素性贫血,咯血和贫血不成比例,胸部X线片双肺浸润病灶短期内消失。慢性反复发作后胸部X线片呈网点状或粟粒状阴影,易误诊为粟粒型肺结核。

(三)闭塞性毛细支气管炎并(或)机化性肺炎

闭塞性毛细支气管炎(BO)、闭塞性毛细支气管炎并机化性肺炎(BOOP)多为特发性,感染、有毒气体或化学物质吸入等也可诱发,临床表现为反复咳嗽、喘息、肺部听诊可闻及喘鸣音和固定的中小水泡音。肺功能提示严重阻塞和限制性通气障碍。胸部X线片和高分辨CT表现为过度充气,细支气管阻塞及支气管扩张。BOOP并发肺实变,有时呈游走性。

(四)肺结核

小儿肺结核临床多以咳嗽和发热为主要表现,如纵隔淋巴结明显肿大可压迫气管、支气管出现喘息症状,易于误诊为反复肺炎和肺不张。鉴别主要通过结核接触史、卡介苗接种史和结核菌素试验,以及肺CT上有无纵隔和肺门淋巴结肿大等。

五、治疗

小儿反复呼吸道感染病因复杂,因此积极寻找病因、进行针对性的病因治疗是这类患儿的基本的治疗原则。

(一)免疫调节治疗

当免疫功能检查,发现患儿存在免疫功能低下时,可使用免疫调节剂进行免疫调节治疗。所谓免疫调节剂泛指调节、增强和恢复机体免疫功能的药物。此类药物能激活一种或多种免疫活性细胞,增强机体的非特异性和特异性免疫功能,包括增强淋巴细胞对抗原的免疫应答能力,提高机体内IgA、IgG水平,从而使患儿低下的免疫功能好转或恢复正常以达到减少呼吸道感染的次数。目前常用的免疫调节剂有以下几种,在临床中可以根据经验和患儿具体情况选用。

1.细菌提取物

(1)必思添:含有两个从克雷伯肺炎杆菌中提取的糖蛋白,能增强巨噬细胞的趋化作用和使白细胞介素-1(IL-1)分泌增加,从而提高特异性和非特异性细胞免疫及体液免疫,增加T、B淋巴细胞活性,提高NK细胞、多核细胞、单核细胞的吞噬功能。用法为每月服用8天,停22天,第1个月为1mg,每天2次;第2个月、第3个月为1mg,每天1次,空腹口服,连续3个月为1个疗程。这种疗法是通过反复刺激机体免疫系统,使淋巴细胞活化并产生免疫回忆反应,达到增强免疫功能的作用。

(2)泛福舒:自8种呼吸道常见致病菌(流感嗜血杆菌、肺炎链球菌、肺炎和臭鼻克雷伯杆菌、金黄色葡萄球菌、化脓性和绿色链球菌、脑膜炎奈瑟菌)提取,具有特异和非特异免疫刺激作用,能提高反复呼吸道感染患儿T淋巴细胞反应性及抗病毒活性,能激活黏膜源性淋巴细胞,刺激补体及细胞活素生成及促进气管黏膜分泌分泌型免疫球蛋白。试验表明,口服泛福舒后能提高 IgA 在小鼠血清中的浓度及肠、肺中的分泌。用法为每天早晨空腹口服 1 粒胶囊,连服 10 天,停 20 天,3 个月为 1 个疗程。

(3)兰菌净(lantigen B):为呼吸道常见的 6 种致病菌(肺炎链球菌、流感嗜血杆菌 b 型、卡他布兰汉姆菌、金黄色葡萄球菌、A 组化脓性链球菌和肺炎克雷伯菌)经特殊处理而制成的含有细菌溶解物和核糖体提取物的混悬液。抗原可透过口腔黏膜进入白细胞丰富的黏膜下层,通过刺激巨噬细胞释放淋巴因子,激活 T 淋巴细胞和促进 B 淋巴细胞成熟,并向浆细胞转化产生 IgA。研究证实,舌下滴入兰菌净可提高唾液分泌型 IgA(SIgA)水平,尤适用于婴幼儿 RRI。用法为将药液滴于舌下或唇与牙龈之间,小于 10 岁每次 7 滴,早晚各 1 次,直至用完 1 瓶(18 mL),大于等于 10 岁每次 15 滴,早晚各 1 次,直至用完 2 瓶(36 mL)。用完上述剂量后停药 2 周,不限年龄再用 1 瓶。

(4)卡介苗:为减毒的卡介苗及其膜成分的提取物,能调节体内细胞免疫、体液免疫、刺激单核-吞噬细胞系统,激活单核-巨噬细胞功能,增强 NK 细胞活性,诱生白细胞介素、干扰素来增强机体抗病毒能力,可用于 RRI 治疗。每周 2～3 次,每次 0.5 mL(每支 0.5 mg),肌内注射,3 个月为 1 个疗程。

2.生物制剂

(1)丙种球蛋白(IVIG):其成分 95% 为 IgG 及微量 IgA、IgM。IgG 除能防止某些细菌(金葡菌、白喉杆菌、链球菌)感染外,对呼吸道合胞病毒(RSV)、腺病毒(ADV)、埃可病毒引起的感染也有效。IVIG 的生物功能主要是识别、清除抗原和参与免疫反应的调节。用于替代治疗性连锁低丙种球蛋白血症或 IgG 亚类缺陷症,血清 IgG<2.5 g/L 者,常用剂量为每次 0.2～0.4 g/kg,每月 1 次,静脉滴注。也可短期应用于继发性免疫缺陷患儿,补充多种抗体,防治感染或控制已发生的感染。但选择性 IgA 缺乏者禁用。另外需注意掌握适应证,避免滥用。

(2)干扰素(IFN):能诱导靶器官的细胞转录出翻译抑制蛋白(TIP)-mRNA 蛋白,它能指导合成 TIP,TIP 与核蛋白体结合使病毒的 mRNA 与宿主细胞核蛋白体的结合受到抑制,因而妨碍病毒蛋白、病毒核酸以及复制病毒所需的酶合成,使病毒的繁殖受到抑制。其还具有明显的免疫调节活性及增强巨噬细胞功能。每天 1 次,每次 10 万～50 万 U,肌内注射,3～5 天为 1 个疗程。也可用干扰素雾化吸入防治呼吸道感染。

(3)转移因子:是从健康人白细胞、脾、扁桃体提取的小分子肽类物质,作用机制可能是诱导原有无活性的淋巴细胞合成细胞膜上的特异性受体,使之成为活性淋巴细胞,这种致敏淋巴细胞遇到相应抗原后能识别自己,排斥异己而引起一系列细胞反应,致敏的小淋巴细胞变为淋巴母细胞并进一步增生、分裂,释放出多种免疫活性递质以提高和触发机体的免疫防御功能,改善机体免疫状态。用法为每周 1～2 次,每次 2 mL,肌内注射或皮下注射,3 个月为 1 个疗程。转移因子口服液含有多种免疫调节因子,与注射制剂有相似作用且无明显不良反应,更易被患儿接受。

(4)胸腺素:从动物(小牛或猪)或人胚胸腺提取纯化而得。可使由骨髓产生的干细胞转变成 T 淋巴细胞,它可诱导 T 淋巴细胞分化发育,使之成为效应 T 细胞,也能调节 T 细胞各亚群的平衡并对白细胞介素、干扰素、集落刺激因子等生物合成起调节作用,从而增强人体细胞免疫功能,用于原发或继发细胞免疫缺陷病的辅助治疗。

(5)分泌型 IgA(SIgA):对侵入黏膜中的多种微生物有局部防御作用,当不足时,可补充 SIgA 制剂。临床应用的 SIgA 制剂如乳清液,为人乳初乳所制成,富含 SIgA。SIgA 可防止细菌、病毒吸附、繁殖,对侵入黏膜中的细菌、病毒、真菌、毒素等具有抗侵袭的局部防御作用。每次5 mL,每天2次口服,连服2～3周。

3.其他免疫调节剂

(1)西咪替丁:为 H_2 受体拮抗剂,近年发现其有抗病毒及免疫增强作用。15～20 mg/(kg·d),分2～3次口服,每2周连服5天,3个月为1个疗程。

(2)左旋咪唑:为小分子免疫调节剂,可激活免疫活性细胞,促进 T 细胞有丝分裂,长期服用可使IgA分泌增加,增强网状内皮系统的吞噬能力,因此能预防RRI。2～3 mg/(kg·d),分1～2次口服,每周连服2～3天,3个月为1个疗程。

(3)卡慢舒:又名羧甲基淀粉,可使胸腺增大,胸腺细胞增多,选择性刺激 T 细胞,提高细胞免疫功能,增加血清 IgG、IgA 浓度。3 岁以下每次 5 mL;3～6 岁每次 10 mL;7 岁以上每次15 mL,口服,每天 3 次,3 个月为 1 个疗程。

(4)匹多莫德:是一种人工合成的高纯度二肽,能促进非特异性和特异性免疫反应,可作用于免疫反应的不同阶段。在快反应期,它可刺激非特异性自然免疫,增强自然杀伤细胞的细胞毒作用、增强多形性中性粒细胞和巨噬细胞的趋化作用、吞噬作用及杀伤作用;在免疫反应中期,它可调节细胞免疫,促进白细胞介素-2 和干扰素 γ 的产生;诱导 T 淋巴细胞母细胞化,调节 Th/Ts的比例使之正常化;在慢反应期,可调节体液免疫,刺激 B 淋巴细胞增殖和抗体产生。该药本身不具有抗菌活性,但与抗生素治疗相结合可有效地改善感染的症状和体征,缩短住院日,因此该药不仅可用于预防感染,也可用于急性感染发作的控制。

4.中药制剂

黄芪是一种常用的扶正中药,具有增强机体和非特异免疫功能的作用,能使脾脏重量及其细胞数量增加,促进抗体生成,增加 NK 细胞活性和单核细胞吞噬功能。其他常用的中成药有玉屏风散(生黄芪、白术、防风等)、黄芪防风散(生黄芪、生牡蛎、山药、白术、陈皮、防风)、健脾粉(黄芪、党参、茯苓、白术、甘草)等。

(二)补充微量元素和各种维生素

铁、锌、钙以及维生素 A、B 族维生素、维生素 C、维生素 D 等,可促进体内各种酶及蛋白的合成,促进淋巴组织发育,维持体内正常营养状态和生理功能,增强机体的抗病能力。

(三)去除环境因素,注意加强营养

合理饮食;避免被动吸烟及异味刺激,保持室内空气新鲜,适当安排户外活动及身体锻炼;治疗慢性鼻窦炎和变应性鼻炎,手术治疗先天性肺囊性病和先心病等。

(四)合理使用抗病毒药以及抗菌药物

应严格掌握各种抗菌和抗病毒药的适应证、应用剂量和方法,防止产生耐药性或混合感染。避免滥用激素导致患儿免疫功能下降继发新的感染。

(池书彦)

第二节 急性感染性喉炎

急性感染性喉炎是喉黏膜急性弥漫性炎症。临床上以犬吠样咳嗽、声嘶、喉鸣、吸气性呼吸困难为特征。可发生于任何季节,以冬春季为多。多见于 5 岁以下,尤其是婴幼儿,新生儿罕见。

一、病因

引起上感的病毒、细菌均可引起急性喉炎。常见的病毒为副流感病毒、流感病毒和腺病毒,常见的细菌为金黄色葡萄球菌、链球菌和肺炎链球菌。患麻疹、百日咳、猩红热、流感、白喉等急性传染病时,也容易并发急性喉炎。由于小儿喉腔狭窄,喉软骨柔软,黏膜下淋巴组织丰富、组织疏松,炎症时易水肿、充血,发生喉梗阻。因此,小儿急性喉炎的病情比成人严重。

二、临床表现

起病急、症状重。患儿可有发热、头痛等上感的全身症状,但多不突出。主要表现有声嘶、咳嗽、喉鸣、吸气性呼吸困难,其特征是犬吠样咳嗽,呈"空、空"的咳声。喉镜检查可见喉黏膜充血,肿胀,尤以声门下区红肿明显,喉腔狭窄,喉黏膜表面可有脓性或黏液性分泌物附着。一般白天症状较轻,夜间入睡后由于喉部肌肉松弛,分泌物阻塞,症状加重,可出现吸气性喉鸣和吸气性呼吸困难、喘憋,甚至出现喉梗阻,严重者可窒息死亡。

喉梗阻按吸气性呼吸困难的轻重,临床上分为 4 度。①Ⅰ度:安静时无症状,仅活动后吸气性喉鸣、呼吸困难,肺呼吸音清晰,心率无改变。②Ⅱ度:安静时也有吸气性喉鸣和呼吸困难,轻度三凹征。不影响睡眠和进食,肺部听诊可闻及喉传导音或病理性呼吸音,心率增快。无明显缺氧的表现。③Ⅲ度:除上述呼吸梗阻症状进一步加重外,患儿因缺氧而出现烦躁不安、口唇、指趾发绀,头面出汗、惊恐面容。听诊呼吸音明显减低,心音低钝,心率快。④Ⅳ度:患儿渐显衰竭、昏睡状态,由于呼吸无力,三凹征可不明显,面色苍白或发灰,肺部听诊呼吸音几乎消失,仅有气管传导音,心音低钝,心律不齐,如不及时抢救可因严重缺氧和心力衰竭而死亡。

三、诊断和鉴别诊断

根据急起的犬吠样咳嗽、声嘶、吸气性喉鸣和吸气性呼吸困难、昼轻夜重等可做出诊断。但需和急性喉痉挛、白喉、呼吸道异物等其他原因引起的喉梗阻鉴别。

四、治疗

(一)保持呼吸道通畅

清除口咽部分泌物,防止缺氧,必要时可用 1% 麻黄素以及肾上腺皮质激素超声雾化吸入,有利于黏膜水肿消退。

(二)积极控制感染

由于病情进展快,难以判断感染由病毒或细菌引起,因此,宜选用足量抗生素治疗。常用者为青霉素类、头孢菌素类及大环内酯类。

(三)肾上腺皮质激素

因其非特异性的抗感染、抗过敏作用,能较快减轻喉头水肿,缓解喉梗阻。应与抗生素同时应用。常用泼尼松每天 1～2 mg/kg,分次口服。严重者可用地塞米松或氢化可的松注射。激素应用时间不宜过长,一般 2～3 天即可。

(四)对症治疗

缺氧者给予氧气吸入;烦躁不安者可应用镇静剂,异丙嗪有镇静和减轻喉头水肿的作用,而氯丙嗪可使喉头肌肉松弛,加重呼吸困难不宜使用;痰多者可止咳祛痰,严重时直接喉镜吸痰。

(五)气管切开

经上述处理,病情不见缓解,缺氧进一步加重或Ⅲ度以上的喉梗阻,应及时气管切开以挽救生命。

(齐晓倩)

第三节　急性支气管炎

急性支气管炎为儿科常见病,常继发于上呼吸道感染之后,也为肺炎的早期表现。气管常同时受累,故诊断应为急性气管、支气管炎,是某些急性传染病如麻疹、百日咳、白喉等的常见并发症。

一、病因

病原体多为病毒、细菌,临床多见为细菌和病毒混合感染。凡能引起上呼吸道感染的病原体均可引起支气管炎。

二、临床表现

起病可急可缓。发病早期常有上呼吸道症状,最常见的症状是发热、咳嗽。体温多波动在38.5 ℃左右,可持续 3~5 天。咳嗽初为干咳,以后随分泌物增多而出现咳痰,初期为白色黏痰,随着病情进展渐转成脓痰。婴幼儿晨起时或兴奋时咳嗽加剧,偶有百日咳样阵咳。全身症状表现为精神不振、食欲低下、呼吸急促、呕吐、腹泻等,年长儿全身症状较轻,但可诉有头痛、乏力、咽部不适、胸痛等。体征可有咽部充血,肺部听诊早期为呼吸音粗糙,随病情进展可闻及散在干啰音及粗湿啰音,但啰音的部位多不固定,随着咳嗽及体位改变啰音可减少或消失。

婴幼儿时期有一种特殊类型的支气管炎称为哮喘性支气管炎,是指婴幼儿时期有哮喘表现的支气管炎。多发生在 2 岁以下,体质虚胖及有湿疹或过敏史的小儿。患儿除有急性支气管炎临床表现外,往往伴有哮喘症状及体征,如呼气性呼吸困难、三凹征阳性、口唇发绀、双肺可闻哮鸣音及少量湿性啰音,以哮鸣音为主,肺部叩诊呈鼓音。本病有反复发作倾向,每次发作症状、体征类同,但一般随年龄增长而发作减少,仅有少数至年长后发展为支气管哮喘。

三、辅助检查

胸部 X 线片显示正常,或者肺纹理增强,肺门阴影增深。病毒感染者周围血白细胞总数正常或偏低,细菌感染或混合感染者周围血白细胞总数及中性粒细胞均可增高。

四、诊断和鉴别诊断

根据临床症状与体征主要为发热、咳嗽及肺部不固定的干、湿啰音,诊断不难。婴幼儿急性支气管炎病情较重时与肺炎早期不易鉴别,应按肺炎处理。哮喘性支气管炎应与支气管哮喘鉴别,后者多见于年长儿,起病急骤,反复发作,用皮质激素等气雾剂可迅速缓解或用肾上腺素皮下注射有效。

五、治疗

(一)一般治疗

同上呼吸道感染,需经常改变体位,使呼吸道分泌物易于排出。

(二)控制感染

对考虑为细菌感染或混合感染者可使用抗生素,首选青霉素类抗生素,如青霉素、氨苄西林、阿莫西林(羟氨苄青霉素),病原菌明确为百日咳杆菌或肺炎支原体、衣原体者选用大环内酯类,如红霉素、罗红霉素、阿奇霉素等。

(三)对症治疗

对频繁干咳者可给镇咳药,而呼吸道分泌物多者一般尽量不用镇咳剂或镇静剂,以免抑制咳嗽反射,影响黏痰咳出。常用止咳祛痰药有复方甘草合剂、急支糖浆、川贝枇杷露。对痰液黏稠者可行超声雾化吸入(布地奈德混悬液、乙酰半胱氨酸溶液等),亦可用 10% 氯化铵,每次 $0.1\sim0.2\ mL/kg$ 口服。对哮喘性支气管炎,可口服氨茶碱,每次 $2\sim4\ mg/kg$,每 6 小时 1 次,伴有烦躁不安者可与异丙嗪合用,每次 $1\ mg/kg$,每 6 小时 1 次;哮喘严重者可口服泼尼松,或用氢化可的松(或地塞米松)加入 10% 葡萄糖溶液中静脉滴注,疗程 $1\sim3$ 天。

六、预防

对反复发作者可用气管炎疫苗,在发作间歇期开始注射,每周 1 次,每次 $0.1\ mL$,若无不良反应,以后每次递增 $0.1\ mL$ 至每次 $0.5\ mL$ 为最大量,10 次为 1 个疗程。效果显著者可再用几个疗程。

(齐晓倩)

第四节 支气管哮喘

支气管哮喘是一种以嗜酸性粒细胞、肥大细胞、T 细胞等多种炎性细胞参与的气道慢性炎症性疾病,患者气道具有对各种激发因子刺激的高反应性。临床以反复发作性喘息、呼吸困难、胸闷或咳嗽为特点。常在夜间和(或)清晨发作或加剧,多数患者可自行缓解或治疗后缓解。

一、病因

(一)遗传因素

遗传过敏体质(特异反应性体质,Atopy-特应质)对本病的形成关系很大,多数患儿有婴儿湿疹、过敏性鼻炎和(或)食物(药物)过敏史。本病多数属于多基因遗传病,遗传度 $70\%\sim80\%$,家族成员中气道的高反应性普遍存在,双亲均有遗传基因者哮喘患病率明显增高。国内报道约 20% 的哮喘患儿家族中有哮喘患者。

(二)环境因素

1.感染

最常见的是呼吸道感染。其中主要是病毒感染,如呼吸道合胞病毒、腺病毒、副流感病毒等。此外,支原体、衣原体及细菌感染都可引起。

2.吸入变应原

如灰尘、花粉、尘螨、烟雾、真菌、宠物、蟑螂等。

3.食入变应原

主要是摄入异类蛋白质如牛奶、鸡蛋、鱼、虾等。

4.气候变化

气温突然下降或气压降低,刺激呼吸道,可激发哮喘。

5.运动

运动性哮喘多见于学龄儿童,运动后突然发病,持续时间较短。病因尚未完全明了。

6.情绪因素

情绪过于激动,如大笑、大哭引起深吸气,过度吸入冷而干燥的空气可激发哮喘。另外,情绪紧张时也可通过神经因素激发哮喘。

7.药物

如阿司匹林可诱发儿童哮喘。

二、发病机制

(一)速发型哮喘反应(IAR)

进入机体的抗原与肥大细胞膜上的特异性 IgE 抗体结合,而后激活肥大细胞内的一系列酶促反应,释放多种递质,引起支气管平滑肌痉挛而发病。患儿接触抗原后 10 分钟内产生反应,10～30分钟达高峰,1～3 小时变应原被机体清除,自行缓解,往往表现为突发突止。

(二)迟发型哮喘反应(LAR)

变应原进入机体后引起变应性炎症,嗜酸性粒细胞、中性粒细胞、巨噬细胞等浸润,炎性递质释放,一方面使支气管黏膜上皮细胞受损、脱落,神经末梢暴露,另一方面使肺部的微血管通透性增加、黏液分泌增加,阻塞气道,使呼吸道狭窄,导致哮喘发作。患儿在接触抗原后一般 3 小时发病,数小时达高峰。24 小时后变应原才能被清除。

此外,无论轻患者或是急性发作的患者,其气道反应性均高,都可有炎症存在,而且这种炎症在急性发作期和无症状的缓解期均存在。

三、临床表现

起病可急可缓。婴幼儿常有 1～2 天的上呼吸道感染表现,年长儿起病较急。发作时患儿主要表现为严重的呼气性呼吸困难,严重时端坐呼吸,患儿焦躁不安,大汗淋漓,可出现发绀。肺部检查可有肺气肿的体征,即两肺满布哮鸣音(有时不用听诊器即可听到),呼吸音减低。部分患儿可闻及不同程度的湿罗音,且多在发作好转时出现。

根据年龄及临床特点分为婴幼儿哮喘、儿童哮喘和咳嗽变异性哮喘。

哮喘持续发作超过 24 小时,经合理使用拟交感神经药物和茶碱类药物呼吸困难不能缓解者,称之为哮喘持续状态。但需要指出,小儿的哮喘持续状态不应过分强调时间的限制,而应以临床症状持续严重为主要依据。

四、辅助检查

(一)血常规检查

白细胞大多正常,若合并细菌感染可增高,嗜酸性粒细胞增高。

(二)血气分析

一般为轻度低氧血症,严重患者伴有二氧化碳潴留。

(三)肺功能检查

呼气峰流速(PEF)减低,指肺在最大充满状态下,用力呼气时所产生的最大流速;第 1 秒最大呼气量降低。

(四)变应原测定

可作为发作诱因的参考。

(五)X 线检查

在发作期间可见肺气肿及肺纹理增重。

五、诊断

支气管哮喘可通过详细询问病史作出诊断。不同类型的哮喘诊断条件如下。

(一)婴幼儿哮喘

(1)年龄小于 3 岁,喘憋发作不低于 3 次。

(2)发作时双肺闻及以呼气相为主的哮鸣音,呼气相延长。

(3)具有特异性体质,如湿疹、过敏性鼻炎等。

(4)父母有哮喘病等过敏史。

(5)除外其他疾病引起的哮喘。

符合 1、2、5 条即可诊断哮喘;如喘息发作 2 次并具有 2、5 条诊断可疑哮喘或喘息性支气管炎;若同时有 3 和(或)4 条者,给予哮喘诊断性治疗。

(二)儿童哮喘

(1)年龄不低于 3 岁,喘息反复发作。

(2)发作时双肺闻及以呼气相为主的哮鸣音,呼气相延长。

(3)支气管舒张剂有明显疗效。

(4)除外其他可致喘息、胸闷和咳嗽的疾病。

疑似病例可选用 1‰肾上腺素皮下注射,0.01 mL/kg,最大量不超过每次 0.3 mL,或用沙丁胺醇化吸入,15 分钟后观察,若肺部哮鸣音明显减少或 FEV 上升不低于 15%,即为支气管舒张试验阳性,可诊断支气管哮喘。

(三)咳嗽变异性哮喘

各年龄均可发病。临床特点:①咳嗽持续或反复发作超过 1 个月,特点为夜间(或清晨)发作性的咳嗽,痰少,运动后加重,临床无感染征象,或经较长时间的抗生素治疗无效;②支气管扩张剂可使咳嗽发作缓解(基本诊断条件);③有个人或家族过敏史,变应原皮试可阳性(辅助诊断条件);④气道呈高反应性,支气管舒张试验阳性(辅助诊断条件);⑤除外其他原因引起的慢性咳嗽。

六、鉴别诊断

(一)毛细支气管炎

此病多见于 1 岁以内的婴儿,病原体为呼吸道合胞病毒或副流感病毒,也有呼吸困难和喘鸣,但其呼吸困难发生较慢,对支气管扩张剂反应差。

(二)支气管淋巴结核

可引起顽固性咳嗽和哮喘样发作,但阵发性发作的特点不明显,结核菌素试验阳性,X 线检查有助于诊断。

(三)支气管异物

患儿会出现哮喘样呼吸困难,但患儿有异物吸入或呛咳史,肺部 X 线检查有助于诊断,纤维支气管镜检可确诊。

七、治疗

(一)治疗原则

坚持长期、持续、规范、个体化的治疗原则。

1.发作期

快速缓解症状、抗感染、平喘。

2.持续期

长期控制症状、抗炎、降低气道高反应性、避免触发因素、自我保健。

(二)发作期治疗

1.一般治疗

注意休息,去除可能的诱因及致敏物。保持室内环境清洁,适宜的空气湿度和温度,良好的通风换气和日照。

2.平喘治疗

(1)肾上腺素能 β_2 受体激动剂:松弛气道平滑肌,扩张支气管,稳定肥大细胞膜,增加气道的黏液纤毛清除力,改善呼吸肌的收缩力。①沙丁胺醇气雾剂:每撤 100 μg。每次 1~2 撤,每天 3~4 次。0.5% 水溶液每次 0.01~0.03 mL/kg,最大量 1 mL,用 2~3 mL 生理盐水稀释后雾化吸入,重症患儿每 4~6 小时 1 次。片剂每次 0.1~0.15 mg/kg,每天 2~3 次。或小于 5 岁每次 0.5~1 mg,5~14 岁每次 2 mg,每天 3 次。②特布他林:每片 2.5 mg,1~2 岁每次 1/4~1/3 片,3~5 岁每次 1/3~2/3 片,6~14 岁每次 2/3~1 片,每天 3 次。③其他 β_2 受体激动剂,如丙卡特罗等。

(2)茶碱类:氨茶碱口服每次 4~5 mg/kg,每 6~8 小时一次,严重者可静脉给药,应用时间长者,应监测血药浓度。

(3)抗胆碱类药:可抑制支气管平滑肌的 M 样受体,引起支气管扩张,也能抑制迷走神经反射所致的支气管平滑肌收缩。以 β_2 受体阻滞剂更为有效。可用溴化羟异丙托品,对心血管系统作用弱,用药后峰值出现在 30~60 分钟,其作用部位以大中气道为主,而 β_2 受体激动剂主要作用于小气道,故两种药物有协同作用。气雾剂每撤 20 μg,每次 1~2 撤,每天 3~4 次。

3.肾上腺皮质激素的应用

肾上腺皮质激素可以抑制特应性炎症反应,减低毛细血管通透性,减少渗出及黏膜水肿,降低气道的高反应性,故在哮喘治疗中的地位受到高度重视。除在严重发作或持续状态时可予短期静脉应用地塞米松或氢化可的松外,多主张吸入治疗。常用的吸入制剂:①丙酸培氯松气雾剂(BDP),每揿 200 μg。②丙酸氟替卡松气雾剂(FP),每揿 125 μg。以上药物根据病情每天 1~3 次,每次 1~2 揿。现认为每天200~400 μg是很安全的剂量,重度年长儿可为600~800 μg,病情一旦控制,可逐渐减少剂量,疗程要长。

4.抗过敏治疗

(1)色甘酸钠(SOG):能稳定肥大细胞膜,抑制释放炎性递质,阻止迟发性变态反应,抑制气道高反应性。气雾剂每揿 2 mg,每次 2 揿,每天 3~4 次。

(2)酮替芬:为碱性抗过敏药,抑制炎性递质释放和拮抗递质,改善 β 受体功能。对儿童哮喘疗效较成人好,对已发作的哮喘无即刻止喘作用。每片 1 mg。小儿每次 0.25~0.5 mg,1~5 岁0.5 mg,5~7 岁0.5~1 mg,7 岁以上 1 mg,每天 2 次。

5.哮喘持续状态的治疗

哮喘持续状态是支气管哮喘的危症,需要积极抢救治疗,否则会因呼吸衰竭导致死亡。

(1)一般治疗:保证液体入量。因机体脱水时呼吸道分泌物黏稠,阻塞呼吸道使病情加重。一般补1/5~1/4张液即可,补液的量根据病情决定,一般 24 小时液体需要量为 1 000~1 200 mL/m^2。如有代谢性酸中毒,应及时纠正,注意保持电解质平衡。如患儿烦躁不安,可适当应用镇静剂,但应避免使用抑制呼吸的镇静剂(如吗啡、哌替啶)。如合并细菌感染,应用抗生素。

(2)吸氧:保证组织细胞不发生严重缺氧。

(3)迅速解除支气管平滑肌痉挛:静脉应用氨茶碱,肾上腺皮质激素,超声雾化吸入。若经上述治疗仍无效,可用异丙肾上腺素静脉滴注,剂量为 0.5 mg 加入 10% 葡萄糖注射液 100 mL 中(5 μg/mL),开始以每分钟 0.1 μg/kg 缓慢静脉滴注,在心电图及血气监测下,每 15~20 分钟增加0.1 μg/kg,直到氧分压及通气功能改善,或达 6 μg/(kg·min),症状减轻后,逐渐减量维持用药 24 小时。如用药过程中心率达到或超过200 次/分或有心律失常应停药。

(4)机械通气:严重患者应用呼吸机辅助呼吸。

(三)缓解期治疗及预防

(1)增强抵抗力,预防呼吸道感染,可减少哮喘发病的机会。

(2)避免接触变应原。

(3)根据不同情况选用适当的免疫疗法,如转移因子、胸腺素、脱敏疗法、气管炎菌苗、死卡介苗。

(4)可用丙酸培氯松吸入,每天不超过 400 μg,长期吸入,疗程达 1 年以上;酮替芬用量同前所述,疗程 3 个月;色甘酸钠长期吸入。

总之,哮喘是一种慢性疾病,仅在发作期治疗是不够的,需进行长期的管理,提高对疾病的认识,配合防治、控制哮喘发作、维持长期稳定,提高患者生活质量,这是一个非常复杂的系统工程。

（池书彦）

第五节　支气管扩张症

支气管扩张症是以感染及支气管阻塞为根本病因的慢性支气管病，分为先天性与后天性两种。前者因支气管发育不良，后者常继发于麻疹、百日咳、毛细支气管炎、腺病毒肺炎、支气管哮喘、局部异物堵塞或肿块压迫。

一、诊断要点

(一)临床表现

慢性咳嗽，痰多，多见于清晨起床后或变换体位时，痰量或多或少，含稠厚脓液，臭味不重，痰液呈脓性，静置后可分层，反复咳血，时有发热。患儿发育差、发绀、消瘦、贫血。病久可有杵状指（趾）、胸廓畸形，最终可致肺源性心脏病。

(二)实验室检查

1.血常规

血红蛋白降低，急性感染时白细胞总数及中性粒细胞增高。可见核左移。

2.痰培养

可获致病菌，多为混合感染。

3.胸部 X 线片

早期见肺纹理增多，粗而紊乱。典型后期变化为两中下肺野蜂窝状阴影，常伴肺不张、心脏及纵隔移位。继发感染时可见支气管周围炎症改变，必要时可行肺部 CT 检查。

4.支气管造影

示支气管呈柱状、梭状、囊状扩张是确诊及决定是否手术与手术范围的重要手段，宜在感染控制后进行。

二、鉴别诊断

本病与慢性肺结核、慢性支气管炎、肺脓肿、先天性肺囊肿、肺隔离症、肺吸虫病等的鉴别主要在于X线表现不同。此外，痰液检查、结核菌素试验、肺吸虫抗原皮试等也可帮助诊断。

三、治疗

(一)一般治疗

多晒太阳，呼吸新鲜空气，注意休息，加强营养。

(二)排除支气管分泌物

(1)顺位排痰法每天进行 2 次，每次 20 分钟。

(2)痰稠者可服氯化铵，30～60 mg/(kg·d)，分 3 次口服。

(3)雾化吸入：在雾化液中加入异丙肾上腺素有利痰液排出。

(三)控制感染

急性发作期选用有效抗生素，针对肺炎链球菌及流感嗜血杆菌有效的抗生素，如阿莫西林、磺胺二甲嘧啶、新的大环内酯类药物、二代头孢菌素是合理的选择。疗程不定,至少 7 天。

（四）人免疫球蛋白

对于低丙种球蛋白血症的患儿,人免疫球蛋白替代治疗能够防止支气管扩张病变的进展。

（五）咳血的处理

一般可予止血药,如酚磺乙胺、卡巴克络等。大量咳血可用垂体后叶素 0.3 U/kg,溶于 10%葡萄糖注射液内缓慢静脉滴注。

（六）手术治疗

切除病肺为根本疗法。手术指征:病肺不超过一叶或一侧,反复咳血或反复感染用药物不易控制,体位引流不合作,小儿内科治疗 9～12 个月无效,患儿一般情况日趋恶化者。

（齐晓倩）

第六节　肺　　炎

肺炎为小儿时期的常见病。引起肺炎的病因是细菌和病毒感染,病毒以呼吸道合胞病毒、腺病毒、流感病毒、副流感病毒为常见,细菌以肺炎链球菌、金黄色葡萄球菌、溶血链球菌、B 型流感嗜血杆菌为常见。此外,真菌、肺炎支原体、原虫、误吸异物及机体变态反应也是引起肺炎的病因。

目前临床上尚无统一的肺炎分类方法,按病理分类可分为大叶性肺炎、支气管肺炎、间质性肺炎;按病原分类分为细菌性、病毒性、真菌性、肺炎支原体性肺炎等。实际应用中若病原确定,即按确诊的病原分类,不能肯定病原时按病理形态分类。对上述两种分类方法诊断的肺炎还可按病程分类,病程在 1～3 个月为迁延性肺炎,3 个月以上为慢性肺炎。

不同病因引起的肺炎,其临床表现的共同点为发热、咳嗽、呼吸急促或呼吸困难、肺部啰音,而其病程、病理特点、病变部位及体征、X 线检查表现各有特点,现分述如下。

一、支气管肺炎

支气管肺炎是婴幼儿期最常见的肺炎,全年均可发病,以冬春寒冷季节多发,华南地区夏季发病为数亦不少。先天性心脏病、营养不良、佝偻病患儿及居住条件差、缺少户外活动或空气污染较严重地区的小儿均较易发生支气管肺炎。

（一）病因

支气管肺炎的病原微生物为细菌和病毒。细菌感染中大部分为肺炎链球菌感染,其他如葡萄球菌、溶血性链球菌、流感嗜血杆菌、大肠埃希菌、绿脓杆菌亦可致病,但杆菌类较为少见;病毒感染主要为腺病毒、呼吸道合胞病毒、流感病毒、副流感病毒的感染。此外,亦可继发于麻疹、百日咳等急性传染病。

（二）病理

支气管肺炎的病理改变因病原微生物不同可表现为两种类型。

1.细菌性肺炎

以肺泡炎症为主要表现。肺泡毛细血管充血,肺泡壁水肿,炎性渗出物中含有中性粒细胞、红细胞、细菌。病变侵袭邻近的肺泡呈小点片状灶性炎症,故又称为小叶性肺炎,此时间质病变往往不明显。

2.病毒性肺炎

以支气管壁、细支气管壁及肺泡间隔的炎症和水肿为主,局部可见单核细胞浸润。细支气管上皮细胞坏死,管腔被黏液和脱落的细胞、纤维渗出物堵塞,形成病变部位的肺泡气肿或不张。

上述两类病变可同时存在,见于细菌和病毒混合感染的肺炎。

(三)病理生理

由于病原体产生的毒素为机体所吸收,因而存在全身性毒血症。

(1)肺泡间质炎症使通气和换气功能均受到影响,导致缺氧和二氧化碳潴留。若肺部炎症广泛,机体的代偿功能不能缓解缺氧和二氧化碳潴留,则病情加重,血氧分压及氧饱和度下降,二氧化碳潴留加剧,出现呼吸功能衰竭。

(2)心肌对缺氧敏感,缺氧及病原体毒素两者作用可导致心肌劳损及中毒性心肌炎,使心肌收缩力减弱,又因缺氧、二氧化碳潴留引起肺小动脉收缩、右心排出阻力增加,可导致心力衰竭。

(3)中枢神经系统对缺氧十分敏感,缺氧和二氧化碳潴留致脑血管扩张、血管通透性增高,脑组织水肿、颅内压增高,表现有神态改变和精神症状,重症者可出现中枢性呼吸衰竭。

(4)缺氧可使胃肠道血管通透性增加,病原体毒素又可影响胃肠道功能,出现消化道症状,重症者可有消化道出血。

(5)肺炎早期由于缺氧,反射性地增加通气,可出现呼吸性碱中毒。机体有氧代谢障碍,酸性代谢产物堆积,加之高热,摄入水分和食物不足,均可导致代谢性酸中毒。二氧化碳潴留、血中 H^+ 浓度不断增加,pH 降低,产生呼吸性酸中毒。在酸中毒纠正时二氧化碳潴留改善,pH 上升,钾离子进入细胞内,血清钾下降,可出现低钾血症。

(四)临床表现

肺炎为全身性疾病,各系统均有症状。病情轻重不一,病初均有急性上呼吸道感染症状。

主要表现为发热、咳嗽、气急。发热多数为不规则型,热程短者数天,长者可持续 1～2 周;咳嗽频繁,婴幼儿常咳不出痰液,每在吃乳时呛咳,易引起乳汁误吸而加重病情;气急、呼吸频率增加至每分钟40～60 次,鼻翼翕动、呻吟并有三凹征,口唇、鼻唇周围及指、趾端发绀,新生儿常口吐泡沫。肺部听诊早期仅为呼吸音粗糙,继而可闻及中、细湿啰音,哭闹时及吸气末期较为明显。病灶融合、肺实变时出现管状呼吸音。若一侧呼吸音降低伴有叩诊浊音时应考虑胸腔积液。体弱婴儿及新生儿的临床表现不典型,可无发热、咳嗽,早期肺部体征亦不明显,但常有呛乳及呼吸频率增快,鼻唇区轻度发绀。重症患儿可表现呼吸浅速,继而呼吸节律不齐,潮式呼吸或叹息样、抽泣样呼吸,呼吸暂停,发绀加剧等呼吸衰竭的症状。

1.循环系统

轻症出现心率增快,重症者心率增快可达每分钟 160 次,心音低钝,面色苍白且发灰,呼吸困难和发绀加剧。若患儿明显烦躁不安,肝脏短期内进行性增大,上述症状不能以体温升高或肺部病变进展解释,应考虑心功能不全。此外,重症肺炎尚有中毒性心肌炎、心肌损害的表现,或由于微循环障碍引起弥散性血管内凝血(DIC)的症状。

2.中枢神经系统

轻者可表现烦躁不安或精神萎靡,重者由于存在脑水肿及中毒性脑病,可发生痉挛、嗜睡、昏迷,重度缺氧和二氧化碳潴留可导致眼球结膜及视神经盘水肿、呼吸不规则、呼吸暂停等中枢性呼吸衰竭的表现。

3.消化系统

轻者胃纳减退、轻微呕吐和腹泻,重症者出现中毒性肠麻痹、腹胀,听诊肠鸣音消失,伴有消化道出血症状(呕吐咖啡样物并有黑便)。

（五）辅助检查

血白细胞总数及中性粒细胞百分比增高提示细菌性肺炎,病毒性肺炎时白细胞计数大多正常。

1.病原学检查

疑为细菌性肺炎,早期可做血培养,同时吸取鼻咽腔分泌物做细菌培养,若有胸腔积液可做穿刺液培养,这有助于细菌病原体的确定。疑病毒性肺炎可取鼻咽腔洗液做免疫荧光检查、免疫酶检测、病毒分离或双份血清抗体测定以确定病原体。

2.血气分析

对气急显著伴有轻度中毒症状的患儿,均应做血气分析。病程中还需进行监测,有助于及时给予适当处理并及早发现呼吸衰竭的患儿。肺炎患儿常见的变化为低氧血症、呼吸性酸中毒或混合性酸中毒。

3.X线检查

多见于双肺内带及心膈角区、脊柱两旁小斑片状密度增深影,其边缘模糊,中间密度较深,病灶互相融合成片,其中可见透亮、规则的支气管充气影,伴有广泛或局限性肺气肿。间质改变则表现两肺各叶纤细条状密度增深影,行径僵直,线条可互相交错或呈两条平行而中间透亮影称为双轨征;肺门区可见厚壁透亮的环状影为袖口征并有间质气肿,在病变区内可见分布不均的小圆形薄壁透亮区。

（六）诊断与鉴别诊断

根据临床表现有发热、咳嗽、气急,体格检查肺部闻及中、细水泡音即可做出诊断,还可根据病程、热程、全身症状以及有无心功能不全、呼吸衰竭、神经系统的症状来判别病情轻重,结合X线摄片结果及辅助检查资料初步做出病因诊断。免疫荧光抗体快速诊断法可及时做出腺病毒、呼吸道合胞病毒等病原学诊断。

支气管肺炎应与肺结核及支气管异物相鉴别。肺结核及肺炎临床表现有相似之处,均有发热、咳嗽,粟粒性肺结核患者尚有气促、轻微发绀,但一般起病不如肺炎急且肺部啰音不明显,X线摄片有结核的特征性表现,结核菌素试验及结核接触史亦有助于鉴别。气道异物患儿有呛咳史,有继发感染或病程迁延时亦可有发热及气促,X线摄片在异物堵塞部位出现肺不张及肺气肿,若有不透光异物影则可明确诊断。此外,尚需与较少见的肺含铁血黄素沉着症等相鉴别。

（七）并发症

以脓胸、脓气胸、心包炎及败血症(包括葡萄球菌脑膜炎、肝脓疡)为多见,常由金黄色葡萄球菌引起,肺炎链球菌、大肠埃希菌亦可引起化脓性并发症。患儿体温持续不降,呼吸急促且伴中毒症状,应摄胸部X线片及做其他相应检查以了解并发症存在情况。

（八）治疗

1.护理

患儿应置于温暖舒适的环境中,室温保持在 20 ℃左右,湿度以 60% 为佳,并保持室内空气流通。做好呼吸道护理,清除鼻腔分泌物、吸出痰液,每天 2 次做超声雾化使痰液稀释便于吸出,以防气道堵塞影响通气。配置营养适当的饮食并补充足够的维生素和液体,经常给患儿翻身、叩背、变换体位或抱起活动以利分泌物排出及炎症吸收。

2.抗生素治疗

根据临床诊断考虑引起肺炎的可能病原体,选择敏感的抗菌药物进行治疗。抗生素主要用于细菌性肺炎或疑为病毒性肺炎但难以排除细菌感染者。根据病情轻重和患儿的年龄决定给药途径,对病情较轻的肺炎链球菌性肺炎和溶血性链球菌性肺炎、病原体未明的肺炎可选用青霉素肌内注射,对年龄小而病情较重的婴幼儿应选用两种抗生素静脉用药。疑为金黄色葡萄球菌感染的患儿选用青霉素 P_{12}、头孢菌素、红霉素,革兰阴性杆菌感染选用第三代头孢菌素或庆大霉素、阿米卡星、氨苄西林,绿脓杆菌肺炎选用羧苄西林、阿米卡星或头孢类抗生素,支原体肺炎选用大环内酯类抗生素。一般宜在热降、症状好转、肺炎体征基本消失或 X 线摄片、胸透病变明显好转后 2~7 天才能停药。病毒性肺炎应用抗生素治疗无效,但合并或继发细菌感染需应用抗生素治疗。

3.对症处理

(1)氧疗:无明显气促和发绀的轻症患儿可不予氧疗,但需保持安静。烦躁不安、气促明显伴有口唇发绀的患儿应给予氧气吸入,经鼻导管或面罩、头罩给氧,一般氧浓度不宜超过 40%,氧流量 1~2 L/min。

(2)心力衰竭的治疗:对重症肺炎出现心力衰竭时,除即给吸氧、镇静剂及适当应用利尿剂外,应给快速洋地黄制剂,可选用:①地高辛口服饱和量<2 岁为 0.04~0.05 mg/kg,>2 岁为 0.03~0.04 mg/kg,新生儿、早产儿为 0.02~0.03 mg/kg;静脉注射量为口服量的 2/3~3/4。首次用饱和量的 1/3~1/2 量,余量分 2~3 次给予,每 4~8 小时 1 次。对先天性心脏病及心力衰竭严重者,在末次给药后 12 小时可使用维持量,为饱和量的 1/5~1/4,分 2 次用,每 12 小时 1 次。应用洋地黄制剂时应慎用钙剂。②毛花苷 C,剂量为每次 0.01~0.015 mg/kg,加入 10%葡萄糖液 5~10 mL 中静脉推注,必要时间隔 2~3 小时可重复使用,一般用 1~2 次后改用地高辛静脉饱和量法,24 小时饱和。此外,亦可选用毒毛花苷 K,饱和量0.007~0.01 mg/kg,加入10%葡萄糖 10~20 mL 中缓慢静脉注射。

(3)降温与镇静:对高热患儿应用物理降温,不推荐乙醇擦浴,也不推荐安乃近。对乙酰氨基酚10~15 mg/kg或布洛芬 5~10 mg/kg 口服,烦躁不安者应用镇静剂,氯丙嗪和异丙嗪各 0.5~1.0 mg/kg,或用苯巴比妥 5 mg/kg,肌内注射,亦可用地西泮每次0.2~0.3 mg/kg(呼吸衰竭者应慎用)。

(4)祛痰平喘:婴幼儿咳嗽及排痰能力较差,除及时清除鼻腔分泌物及吸出痰液外,用祛痰剂稀释痰液,用沐舒坦口服或乙酰半胱氨酸雾化吸入,也可选用中药。对咳嗽伴气喘者应用氨茶碱、复方氯喘等解除支气管痉挛。

(5)对因低钾血症引起腹胀患儿应纠正低钾,必要时可应用胃肠减压。

4.肾上腺皮质激素的应用

一般肺炎不需应用肾上腺皮质激素,尤其疑为金黄色葡萄球菌感染时不应使用,以防止感染播散。重症肺炎、有明显中毒症状或喘憋较甚者,可短期使用,选用地塞米松或氢化可的松,疗程为 3~5 天。

5.维持液体和电解质平衡

肺炎患儿应适当补液,按每天 60~80 mL/kg 计算,发热、气促或入液量少的患儿应适当增加入液量,采用生理维持液(1:4)均匀静脉滴注,适当限制钠盐。肺炎伴腹泻有重度脱水者应按纠正脱水计算量的 3/4 补液,速度宜稍慢。对电解质失衡的患儿亦应适当补充。

6.脑水肿的治疗

纠正缺氧,使用脱水剂减轻脑水肿,减低颅内压。可采用 20% 甘露醇每次 1.0～1.5 g/kg,每 4～6 小时静脉注射,或酌情短程使用地塞米松,一般疗程不超过 3 天。

7.支持治疗

对重症肺炎、营养不良、体弱患儿应用少量血或血浆做支持疗法。

8.物理疗法

病程迁延不愈者使用理疗,帮助炎症吸收。局部使用微波、超短波或红外线照射,每天 1 次,7～10 天为 1 个疗程,或根据肺部炎症部位不同采用不同的体位叩击背部亦有利于痰液引流和分泌物排出。

9.并发症的治疗

并发脓胸及脓气胸时应给予适当抗生素,供给足够的营养,加强支持治疗,胸腔穿刺排脓,脓液多或稠厚时应作闭合引流。并发气胸时应做闭合引流,发生高压气胸情况紧急时可在第二肋间乳线处直接用空针抽出气体以免危及生命。

(九)预后

轻症肺炎经治疗都能较快痊愈。重症肺炎处理及时,大部分患儿可获痊愈。体弱、营养不良、先天性心脏病、麻疹、百日咳等急性传染病合并肺炎或腺病毒及葡萄球菌肺炎者病情往往危重。肺炎病死者大部分为重症肺炎。

(十)预防

首先应加强护理和体格锻炼,增强小儿的体质,防止呼吸道感染,按时进行计划免疫接种,预防呼吸道传染病,均可减少肺炎的发病。

二、腺病毒肺炎

腺病毒肺炎是小儿发病率较高的病毒性肺炎之一,其特点为重症患者多,病程长,部分患儿可留有后遗症。腺病毒上呼吸道感染及肺炎可在集体儿童机构中流行,出生 6 个月至 2 岁易发本病,我国北方发病率高于南方,病情亦较南方为重。

(一)病因

病原体为腺病毒,我国流行的腺病毒肺炎多数由 3 型及 7 型引起,但 11、5、9、10、21 型亦有报道。临床上 7 型重于 3 型。

(二)病理

腺病毒肺炎病变广泛,表现为灶性或融合性、坏死性肺浸润和支气管炎,两肺均可有大片实变坏死,以两下叶为主,实变以外的肺组织可有明显气肿。支气管、毛细支气管及肺泡有单核细胞及淋巴细胞浸润,上皮细胞损伤,管壁有坏死、出血,肺泡上皮细胞显著增生,细胞核内有包涵体。

(三)临床表现

潜伏期为 3～8 天,起病急骤,体温在 1～2 天升高至 39～40 ℃,呈稽留不规则高热,轻症者 7～10 天退热,重者持续 2～3 周。咳嗽频繁,多为干咳;同时出现不同程度的呼吸困难及阵发性喘憋。疾病早期即可呈现面色灰白、精神萎靡、嗜睡,伴有纳呆、恶心、呕吐、腹泻等症状,疾病到第1～2周可并发心力衰竭,重症者晚期可出现昏迷及惊厥。

肺部体征常在高热4～7天后才出现,病变部位出现湿啰音,有肺实变者出现呼吸音减低,叩诊呈浊音,明显实变期闻及管状呼吸音。肺部体征一般在病程第3～4周渐渐减少或消失,重症者至第4～6周才消失,少数病例可有胸膜炎表现,出现胸膜摩擦音。

部分患儿皮肤出现淡红色斑丘疹,肝、脾大,DIC时表现皮肤、黏膜、消化道出血症状。

(四)辅助检查

早期胸部X线摄片无变化,一般在2～6天出现,轻者为肺纹理增粗或斑片状炎症影,重症可见大片状融合影,累及节段或整个肺叶,以两下肺为多见,轻者3～6周,重者4～12周病变才逐渐消失。部分患儿可留有支气管扩张、肺不张、肺气肿、肺纤维化等后遗症。

周围血常规在病变初期白细胞总数大多减少或正常,以淋巴细胞为主,后期有继发感染时白细胞及中性粒细胞可增多。

(五)诊断

主要根据典型的临床表现、抗生素治疗无效、肺部X线摄片显示典型病变来诊断。病原学确诊要依据鼻咽洗液病毒检测、双份血清抗体测定,目前采用免疫荧光法及免疫酶技术作快速诊断有助于及时确诊。

(六)治疗

对腺病毒肺炎尚无特效治疗方法,以综合治疗为主。对症治疗、支持疗法有镇静、退热、吸氧、雾化吸入,纠正心力衰竭,维持水、电解质平衡。若发生呼吸衰竭应及早进行气管插管,并使用人工呼吸机。有继发感染时应适当使用抗生素,早期患者可使用利巴韦林。

腺病毒肺炎病死率为5%～15%,部分患者易遗留迁延性肺炎、肺不张、支气管扩张等后遗症。

三、金黄色葡萄球菌肺炎

金黄色葡萄球菌肺炎是儿科临床常见的细菌性肺炎之一,病情重,易发生并发症。由于耐药菌株的出现,治疗亦较为困难。全年均可发病,以冬春季为多。近年来发病率有所下降。

(一)病因和发病机制

病原菌为金黄色葡萄球菌,具有很强的毒力,能产生溶血毒素、血浆凝固酶、去氧核糖核酸分解酶、杀白细胞素。病原菌由人体体表或黏膜进入体内,由于上述毒素和酶的作用,使其不易被杀灭,并随血液循环播散至全身,肺脏极易被累及。尚可有其他迁徙病灶,亦可由呼吸道感染后直接累及肺脏导致肺部炎症。

(二)病理

金黄色葡萄球菌肺炎好发于胸膜下组织,以广泛的出血坏死及多个脓肿形成特点。细支气管及其周围肺泡发生的坏死使气道内气体进入坏死区周围肺间质和肺泡,由于脓性分泌物充塞细支气管,成为活瓣样堵塞,使张力渐增加而形成肺大泡(肺气囊肿)。邻近胸膜的脓肿破裂出现脓胸、气胸或脓气胸。

(三)临床表现

本病多见于婴幼儿,病初有急性上呼吸道感染的症状,或有皮肤化脓性感染。数天后突然高热,呈弛张型,新生儿或体弱婴儿可低热或无热。病情发展迅速,有较明显的中毒症状,面色苍白,烦躁不安或嗜睡,呼吸急促,咳嗽频繁伴气喘,伴有消化道症状如纳呆、腹泻、腹胀,重者可发生惊厥或休克。

患儿有发绀、心率增快。肺部体征出现较早,早期有呼吸音减低或散在湿啰音,并发脓胸、脓气胸时表现呼吸音减低,叩诊浊音,语颤减弱。伴有全身感染时因播散的部位不同而出现相应的体征。部分患者皮肤有红色斑丘疹或猩红热样皮疹。

(四)辅助检查

实验室检查白细胞总数及中性粒细胞均增高,部分婴幼儿白细胞总数可偏低,但中性粒细胞百分比仍高。痰液、气管吸出物及脓液细菌培养获得阳性结果,有助于诊断。

X 线摄片早期仅为肺纹理增多,一侧或两侧出现大小不等、斑片状密度增深影,边缘模糊。随着病情进展可迅速出现肺大泡、肺脓肿、胸腔积脓、气胸、脓气胸。重者可有纵隔积气、皮下积气、支气管胸膜瘘。病变持续时间较支气管肺炎为长。

(五)诊断和鉴别诊断

根据病史起病急骤、有中毒症状及肺部 X 线检查显示,一般均可作出诊断,脓液培养阳性可确诊病原菌。临床上需与肺炎链球菌、溶血性链球菌及其他革兰阴性杆菌引起的肺部化脓性病变相鉴别,主要依据病情和病程及病原菌培养阳性结果。

(六)治疗

金黄色葡萄球菌肺炎一般的治疗原则与支气管肺炎相同,但由于病情均较重,耐药菌株增多,应选用适当的抗生素积极控制感染并辅以支持疗法。及早、足量使用敏感的抗生素,采用静脉滴注以维持适当的血浓度,选用青霉素 P_{12} 或头孢菌素如头孢唑啉加用氨基糖苷类药物,用药后应观察 3~5 天,无效再改用其他药物。对耐甲氧西林或耐其他药物的菌株(MRSA)宜选用万古霉素。经治疗症状改善者,需在热降、胸部 X 线片显示病变吸收后再巩固治疗 1~2 周才能停药。

并发脓胸需进行胸腔闭合引流,并发气胸当积气量少者可严密观察,积气量多或发生高压气胸应即进行穿刺排出气体或闭合引流。肺大泡常随病情好转而吸收,一般不需外科治疗。

(七)预后

由于近年来新的抗生素在临床应用,病死率已有所下降,但仍是儿科严重的疾病,体弱儿及新生儿预后较差。

四、衣原体肺炎

衣原体是一类专一细胞内寄生的微生物,能在细胞中繁殖,有独特的发育周期及独特的酶系统,是迄今为止最小的细菌,包括沙眼衣原体、鹦鹉热衣原体、肺炎衣原体和猪衣原体四个种。其中,肺炎衣原体和沙眼衣原体是主要的人类致病原因。鹦鹉热衣原体偶可从动物传染人,而猪衣原体仅能使动物致病。衣原体肺炎主要是指由沙眼衣原体和肺炎衣原体引起的肺炎,目前也有鹦鹉热衣原体引起肺炎的报道,但较为少见。

衣原体都能通过细菌滤器,均含有 DNA、RNA 两种核酸,具有细胞壁,含有核糖体,有独特的酶系统,许多抗生素能抑制其繁殖。衣原体的细胞壁结构与其他的革兰阴性杆菌相同,有内膜和外膜,但都缺乏肽聚糖或胞壁酸。衣原体都有共同抗原成分脂多糖(LPS)和独特的发育周期,包括具有感染性、细胞外无代谢活性的原体(EB)和无感染性、细胞内有代谢活性的网状体(RB)。具有感染性的原体可通过静电吸引特异性的受体蛋白黏附于宿主易感细胞表面,被宿主细胞通过吞噬作用摄入胞质。宿主细胞膜通过空泡将 EB 包裹,接受环境信号转化为 RB。EB

经摄入 9～12 小时后即分化为 RB,后者进行二分裂形成特征性的包涵体,约 36 小时后,RB 又分化为 EB,整个生活周期为 48～72 小时。释放过程可通过细胞溶解或细胞排粒作用或挤出整个包涵体而离开完整的细胞。RB 在营养不足、抗生素抑制等不良条件下并不转化为 EB,从而不易感染细胞,这可能与衣原体感染不易清除有关。这一过程在不同衣原体种间存在着差异,是衣原体长期感染及亚临床感染的生物学基础。

衣原体在人类致病是与免疫相关的病理过程。人类感染衣原体后,诱发机体产生细胞和体液免疫应答,但这些免疫应答的保护作用不强,因此常造成持续感染、隐性感染及反复感染。衣原体在人类致病是与迟发型超敏反应相关的病理过程。有关衣原体感染所造成的免疫病理损伤,现认为至少存在两种情况:①衣原体繁殖的同时合并反复感染,对免疫应答持续刺激,最终表现为迟发型超敏反应(DTH);②衣原体进入一种特殊的持续体(PB),PB 形态变大,其内病原体的应激反应基因表达增加,产生应激反应蛋白,而应激蛋白可参与迟发型超敏反应,且在这些病原体中可持续检到多种基因组。当应激条件去除,PB 可转换为正常的生长周期,如 EB。现发现宿主细胞感染愈合后,可像正常未感染细胞一样,当给予适当的环境条件,EB 可再度生长。有关这一衣原体感染的隐匿过程,尚待阐明。

(一)沙眼衣原体肺炎

1.发病机制

沙眼衣原体(CT)用免疫荧光法可分为 12 个血清型,即 A～K 加 B_a 型,A、B、B_a、C 型称眼型,主要引起沙眼,D～K 型称眼-泌尿生殖型,可引起成人及新生儿包涵体结膜炎(副沙眼)、男性及女性生殖器官炎症、非细菌性膀胱炎、胃肠炎、心肌炎及新生儿肺炎、中耳炎、鼻咽炎和女婴阴道炎。

1.发病机制

所有沙眼衣原体感染均有趋向于持续性、慢性和不显性的形式。CT 主要是人类沙眼和生殖系统感染的病原,偶可引起新生儿、小婴儿和成人免疫抑制者的肺部感染。分娩时胎儿通过 CT 感染的宫颈可出现新生儿包涵体性结膜炎和新生儿肺炎。CT 主要经直接接触感染,使易感的无纤毛立方柱状或移行的上皮细胞(如结膜、后鼻咽部、尿道、子宫内膜和直肠黏膜)发生感染。常引起上皮细胞的淋巴细胞浸润性急性炎症反应。一次感染不能产生防止再感染的免疫力。

2.临床表现

活动性 CT 感染妇女分娩的婴儿有 10％～20％ 出现肺炎。出生时 CT 可直接感染鼻咽部,以后下行至肺引起肺炎,也可由感染结膜的 CT 经鼻泪管下行到鼻咽部,再到下呼吸道。大多数 CT 感染表现为轻度上呼吸道症状,而症状类似流行性感冒,而肺炎症状相对较轻,某些患者表现为急性起病伴一过性的肺炎症状和体征,但大多数起病缓慢。上呼吸道症状可自行消退,咳嗽伴下呼吸道症状感染体征可在首发症状后数天或数周出现,使本病有一个双病程的表现。CT 肺炎有非常特征性的表现,常见于 6 个月以内的婴儿,往往发生在 1～3 个月龄,通常在出生后 2～4 周发病。但目前已经发现有出生后 2 周即发病者。常起病隐匿,大多数无发热,起始症状通常是鼻炎,伴鼻腔黏液分泌物和鼻塞。随后发展为断续的咳嗽,也可表现为持续性咳嗽、呼吸急促,听诊可闻及湿啰音,喘息较少见。一些 CT 肺炎病例主要表现为呼吸增快和阵发性单声咳嗽。有时呼吸增快为唯一线索,约半数患儿可有急性包涵体结膜炎,可同时有中耳炎、心肌炎和胸腔积液。

与成熟儿比较,极低出生体重儿的 CT 肺炎更严重,甚至是致死性的,需要长期辅以机械通气,易产生慢性肺部疾病,从免疫力低下的 CT 下呼吸道感染患者体内,可在感染后相当一段时间仍能分离到CT,现发现毛细支气管炎患者CT感染比例较多,CT是启动抑或加重了毛细支气管炎症状尚待研究。已发现新生儿CT感染后,在学龄期发展为哮喘。对婴幼儿CT感染7~8年再进行肺功能测试,发现大多数表现为阻塞性肺功能异常。CT与慢性肺部疾病间的关系有待阐明。

3.实验室检查

CT肺炎患儿外周血的白细胞总数正常或升高,嗜酸性粒细胞计数增多,超过$400/\mu L$。

CT感染的诊断为从结膜或鼻咽部等病损部位取材涂片或刮片(取材要带柱状上皮细胞,而不是分泌物)发现CT或通过血清学检查确诊。新生儿沙眼衣原体肺炎可同时取眼结膜刮屑物培养和(或)涂片直接荧光法检测沙眼衣原体。经吉姆萨染色能确定患者有否特殊的胞质内包涵体,其阳性率分别为婴儿中可高达90%,成人包涵体结膜炎为50%,但在活动性沙眼患者中仅有10%～30%。对轻症患者做细胞检查无帮助。

早在20世纪60年代已经开展了CT的组织细胞培养,采用组织培养进行病原分离是衣原体感染诊断的金标准。一般都是将传代细胞悬液接种在底部放有玻片的培养瓶中,待细胞长成单层后,将待分离的标本种入。经在CO_2温箱中孵育并进行适当干预后再用异硫氰酸荧光素标记的CT特异性单克隆抗体进行鉴定。常用来观察细胞内形成特异的包涵体及其数目、CT感染细胞占细胞总数的百分率或折算成使50%的组织细胞出现感染病变的CT量(TCID50)等指标。研究发现,因为取材木杆中的可溶性物质可能对细胞培养有毒性作用,用以取样的拭子应该是塑料或金属杆,如果在24小时内不可能将标本接种在细胞上,应保存在4 ℃或置－70 ℃储存待用。用有抗生素的培养基作为衣原体转运培养基能最大限度地提高衣原体的阳性率和减少其他细菌过度生长。培养CT最常用的细胞为用亚胺环己酮处理的McCoy或Hela细胞。离心法能促进衣原体吸附到细胞上。培养48~72小时用CT种特异性免疫荧光单克隆抗体和姬姆萨或碘染色可查到胞质内包涵体。

血清抗体水平的测定是目前应用最广泛的诊断衣原体感染的依据。

(1)衣原体微量免疫荧光法(MIF):是衣原体最敏感的血清学检测方法,最常作为回顾性诊断。该试验先用鸡胚或组织细胞培养衣原体,并进一步纯化抗原,将浓缩的抗原悬液加在一块载玻片上,按特定模式用抗原进行微量滴样。将患者的血清进行系列倍比稀释后加在抗原上,然后用间接免疫荧光方法测定每一种衣原体的特异抗原抗体反应。

通用的诊断标准:①急性期和恢复期的两次血清抗体滴度相差4倍,或单次血清标本的IgM抗体滴度≥1∶16和(或)单次血清标本的IgG抗体滴度>1∶512为急性衣原体感染。②IgM滴度>1∶16且1∶512<IgG<1∶16为既往有衣原体感染。③单次或双次血清抗体滴度<1∶16为从未感染过衣原体。

(2)补体结合试验:可检测患者血清中的衣原体补体结合抗体,恢复期血清抗体效价较急性期增高4倍以上有确诊意义。

(3)酶联免疫吸附法(ELISA):可用于血清中CT抗体的检测,由于衣原体种间有交叉反应,不主张单独应用该方法检测血清标本。

微量免疫荧光法(MIF)检查衣原体类抗体是目前国际上标准的且最常用的衣原体血清学诊断方法,由于可检测出患儿血清中存在的高水平的非母体IgM抗体,尤其适用于新生儿和婴儿沙眼衣原体肺炎的诊断。由于不同的衣原体种间可能存在着血清学交叉反应,血清标本应同时检测三种衣原体的抗体并比较抗体滴度,以滴度最高的作为感染衣原体种,但是不能广泛采用这种检查法。新生儿肺炎患者 IgM 增高,而结膜炎患儿则无 IgM 抗体增高。

分子生物学方法正成为诊断 CT 感染的主要技术手段之一,采用荧光定量聚合酶链反应技术(real time PCR)和巢式聚合酶链反应技术(nested PCR)是诊断 CT 感染的新途径,可早期快速、特异地检测出标本中的 CT 核酸。

4.影像学表现

胸部 X 线片和肺 CT 表现为肺气肿伴间质或肺泡浸润影,多为间质浸润和肺过度充气,也可见支气管肺炎或网状、结节样阴影,偶见肺不张(图 8-1)。

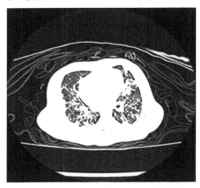

图 8-1　双肺广泛间质、实质浸润

5.诊断

根据患儿的年龄、相对特异的临床症状以及 X 线非特异性征象,并有赖于从结膜或鼻咽部等分离到 CT 或通过血清学检查等实验室手段确定诊断。

6.鉴别诊断

(1)RSV 肺炎:多见于婴幼儿,大多数病例伴有中高热,持续 4~10 天,初期咳嗽、鼻塞,常出现气促、呼吸困难和喘憋,肺部听诊多有细小或粗、中啰音。少数重症病例可并发心力衰竭。胸部 X 线片多数有小点片状阴影,可有不同程度的肺气肿。

(2)粟粒性肺结核:多见于婴幼儿初染后 6 个月内,特别是 3 个月内。起病可急可缓,缓者只有低热和结核中毒症状;多数急性起病,症状以高热和严重中毒症状为主,常无明显的呼吸道症状,肺部缺乏阳性体征,但 X 线检查变化明显,可见在浓密的网状阴影上密度均匀一致的粟粒结节,婴幼儿病灶周围反应显著及易于融合,点状阴影边缘模糊,大小不一而呈雪花状,病变急剧进展可形成空洞。

(3)白色念珠菌肺炎:多发生在早产儿、新生儿、营养不良儿童、先天性免疫功能缺陷及长期应用抗生素、激素以及静脉高营养患者,常表现为低热、咳嗽、气促、发绀、精神萎靡或烦躁不安,胸部体征包括叩诊浊音和听诊呼吸音增强,可有管音和中小水泡音。X 线检查有点状阴影、大片实变,少数有胸腔积液和心包积液,同时有口腔鹅口疮,皮肤或消化道等部位的真菌病。可同时与大肠埃希菌、葡萄球菌等共同致病。

7.治疗

治疗药物主要为红霉素,新生儿和婴儿的用量为红霉素每天40 mg/kg,疗程 2~3 周,或琥乙红霉素每天 40~50 mg/kg,分 4 次口服,连续 14 天;如果对红霉素不能耐受,度过新生儿期的小婴儿应立即口服磺胺类药物,可用磺胺异噁唑每天 100 mg/kg,疗程 2~3 周;有报道应用阿莫西林、多西环素治疗,疗程1~2 周;或有报道用氧氟沙星,疗程 1 周。但国内目前不主张此类药物用于小儿。

现发现,红霉素疗程太短或剂量太小,常使全身不适、咳嗽等症状持续数天。单用红霉素治疗的失败率为 10%～20%,一些婴儿需要第 2 个疗程的治疗。有研究发现阿奇霉素短疗程 20 mg/(kg·d),每天顿服连续 3 天与红霉素连续应用 14 天的疗效是相同的。

此外,要强调呼吸道管理和对症支持治疗也很重要。

由于局部治疗不能消灭鼻咽部的衣原体,不主张对包涵体结膜炎进行局部治疗,这时婴儿仍有发生肺炎或反复发生结膜炎的危险。对 CT 引起的小婴儿结膜炎或肺炎均可用红霉素治疗 10～14 天,红霉素用量为每天 50 mg/kg,分 4 次口服。

对确诊为衣原体感染患儿的母亲(及其性伴侣)也应进行确定诊断和治疗。

8.并发症

衣原体能在宿主细胞内长期处于静止状态。因此多数患者无症状,如果未治疗或治疗不恰当,衣原体结膜炎能持续数月且发生轻的瘢痕形成,但能完全吸收。慢性结膜炎可以单独发生,也可作为赖特尔综合征的一部分,赖特尔综合征包括尿道炎、结膜炎、黏膜病和反应性关节炎。

9.预防

为了防止孕妇产后并发症和胎儿感染应在妊娠后 3 个月做衣原体感染筛查,以便在分娩前完成治疗。对孕妇 CT 生殖道感染应进行治疗。产前进行治疗是预防新生儿感染的最佳方法。红霉素对胎儿无毒性,可用于治疗。新生儿出生后,立即涂红霉素眼膏,可有效预防结膜炎。

美国 CDC 推荐对于 CT 感染孕妇可阿奇霉素每次 1 g;或口服阿莫西林 500 mg,每天 3 次,连续 7 天作为一线用药;也可红霉素 250 mg,每天 1 次,连续 14 天;或乙酰红霉素 800 mg,每天 3 次,连续 14 天是一种可行的治疗手段。

(二)肺炎衣原体肺炎

肺炎衣原体(CP)仅有一个血清型,称 TWAR 型,是从患急性呼吸道疾病的大学生呼吸道中分离到的。目前认为 CP 是一个主要的呼吸道病原,CP 感染与哮喘及冠心病的发生存在着一定的关系。CP 在体内的代谢与 CT 相同,在微生物学特征上与 CT 不同的是,其原体为梨形,原体内没有糖原,主要外膜蛋白上没有种特异抗原。

CP 可感染各年龄组人群,不同地区 CP 感染 CAP 的比例是不同的,在 2%～19% 波动,与不同人群和选用的检测方法不同有关。大多数研究选用的是血清学方法,儿童下呼吸道感染率的报道波动在 0～18%,一个对 3～12 岁采用培养方法的 CAP 多中心研究发现的 CP 感染率为 14%,而 MP 感染率是 22%,其中小于 6 岁组 CP 感染率是 15%。大于 6 岁组 CP 感染率是 18%,有 20% 的儿童同时存在 CP 和 MP 感染,有报道 CP 感染镰状细胞贫血患者 10%～20% 出现急性胸部综合征,10% 支气管炎症和 5%～10% 儿童出现咽炎。

1.发病机制

CP 广泛存在于自然界,但迄今感染仅见于人类。这种微生物能在外界环境生存 20～30 小时,动物试验证明:要直接植入才能传播,空气飞沫传播不是 CP 有效的传播方式。临床研究报道发现,呼吸道分泌物传播是其主要的感染途径,无症状携带者和长期排菌状态可能促进这种传播。其潜伏期较长,传播比较缓慢,平均潜伏期为 30 天,最长可达 3 个月。感染没有明显的季节性,儿童时期其感染的性别差异不明显。现已发现,在军队、养老院等同一居住环境中出现人之间的 CP 传播和 CP 感染暴发流行。在某些家庭内 CP 的暴发流行中,婴幼儿往往首先发病,并占发患者数中的多数,甚至有时感染仅在幼儿间传播。初次感染多见于 5～12 岁小儿,但从抗体检查证明整个青少年期和成人期可以又有新的或反复感染,老年期达到顶峰,其中70%～80%血清为阳性反应。血清学流行病学调查显示学龄儿童抗体阳性率开始增加,青少年达30%～45%,提示存在无症状感染。大约在15岁前感染率无性别差异,15岁以后男性多于女性。流行周期为6个月到2～3年,有少数地方性流行报道。成年期感染多数是再感染,同时可能有多种感染。也有研究发现,多数家庭或集体成员中仅有一人出现CP感染,这说明不易发生传播。

在CP感染的症状期及无症状期均可由呼吸道检出CP。已经证明在症状性感染后培养阳性的时间可长达1年,无症状性感染时常见抗体反应阳性。尚不清楚症状的存在是否会影响病原的传播。

与CT仅侵犯黏膜上皮细胞不同,CP可感染包括巨噬细胞、外周血细胞、动脉血管壁内皮细胞及平滑肌在内的几种不同的细胞。CP可在外周血细胞中存活并可通过血液循环及淋巴循环到达全身各部位。CP感染后,细胞中有关炎细胞因子IL-1、IL-8、IFN-α及黏附因子ICAM-1表达增多,并可诱导白细胞向炎症部位趋化,既可有利于炎症反应的局部清除,同时也会造成组织的损伤。

2.临床表现

青少年和年轻成人CP感染可以为流行性,也可为散发性,CP以肺炎最常见。青少年中约10%的肺炎、5%的支气管炎、5%的鼻窦炎和1%的喉炎和CP感染有关。Saikku等在菲律宾318名5岁以下的急性下呼吸道感染患者中发现,6.4%为急性CP感染,3.2%为既往感染。Hammerschlag等对下呼吸道感染的患者,经培养确定5岁以下小儿CP感染率为24%,5～18岁为41%,最小的培养阳性者仅14个月大。CP感染起病较缓慢,早期多为上呼吸道感染症状,类似流行性感冒,常合并咽喉炎、声音嘶哑和鼻窦炎,无特异性临床表现。1～2周后上感症状逐渐减轻而咳嗽逐渐加重,并出现下呼吸道感染征象,肺炎患者症状轻到中等,包括发热、不适、头痛、咳嗽,常有咽炎,多数表现为咽痛、发热、咳嗽,以干咳为主,可出现胸痛、头痛、不适和疲劳。听诊可闻及湿啰音并常有喘鸣音。CP肺炎临床表现相差悬殊,可从无症状到致死性肺炎。儿童和青少年感染大部分为轻型病例,多表现为上呼吸道感染和支气管炎,肺炎患者较少。而成人则肺炎较多,尤其是在已有慢性疾病或CP(TWAR)重复感染的老年患者。CP在免疫力低下的人群可引起重症感染,甚至呼吸衰竭。

CP感染的潜伏期为15～23天,再感染的患者呼吸道症状往往较轻,且较少发展为肺炎。

与支原体感染一样,CP感染也可引起肺外的表现,如结节性红斑、甲状腺炎、脑炎和Gullain-Barre综合征等。

CP可激发哮喘患者喘息发作,囊性纤维化患者病情加重,有报道从急性中耳炎患者的渗液中分离出CP,CP往往与细菌同时致病。有2%～5%的儿童和成人可表现为无症状呼吸道感染,持续1年或1年以上。

3.实验室检查

诊断CP感染的特异性诊断依据组织培养的病原分离和血清学检查。CP在经亚胺环己酮处理的HEP-2和HL细胞培养基上生长最佳。标本的最佳取材部位为鼻咽后部,如检查CT那样用金属丝从胸腔积液中也分离到该病原。有报道经胰酶和(或)乙二胺四乙酸钠(EDTA)处理后的标本CP培养的阳性率高。已有从胸腔积液中分离到CP的报道。

用荧光抗体染色可能直接查出临床标本中的衣原体,但不是非常敏感和特异。用EIA法可检测一些临床标本中的衣原体抗原,因EIAs采用的是多克隆抗体或属特异单克隆抗体,可同时检测 CP 和 CT。而微量免疫荧光法（MIF）可使用 CP 单一抗原，而不出现同时检测其他衣原体种。急性 CP 感染的血清学诊断标准如下。

（1）患者 MIF 法双份血清 IgG 滴度 4 倍或 4 倍以上升高或单份血清 IgG 滴度≥1∶512；和（或）IgM 滴度≥1∶16，在排除类风湿因子所致的假阳性后可诊断为近期感染；如果 IgG ≥1∶16 但≤1∶512 提示曾经感染。这一标准主要根据成人资料而定。肺炎和哮喘患者的 CP 感染研究显示有 50％测不到 MIF 抗体。不主张单独应用 IgG 进行诊断。IgG 滴度 1∶16 或以上仅提示既往感染。IgA 或其他抗体水平需双份血清进行回顾分析才能进行诊断，不能提示既往持续感染。

（2）MIF 和补体结合试验方法敏感性在各种方法不一致，CDC 建议应严格掌握诊断标准。

由于与培养的结果不一致，不主张血清酶联免疫方法进行 CP 感染诊断，有关 CP 儿童肺炎和哮喘儿童 CP 感染的研究发现，有 50％儿童培养证实为 CP 感染，而并无血清学抗体发现。而且，单纯应用血清学方法不能进行临床微生物评价。

采用各种聚合酶链反应技术（PCR）如荧光定量 PCR 和 nested PCR 等可早期快速并特异地进行 CP 感染的诊断，已有不少关于其应用并与培养和血清学方法进行对比的研究，有研究报道以 16SrRNA 特异靶序列为目的基因的荧光定量 PCR 方法诊断 CP 感染具有较好的特异性，操作较为简单且能将标本中的病原体核酸量化，但目前尚无此 PCR 商品药盒。

4.影像学表现

开始主要表现为单侧肺泡浸润，位于肺段和亚段，可见于两肺的任何部位，下叶及肺的周边部多见。以后可进展为双侧间质和肺泡浸润。胸部 X 线表现多较临床症状重。胸部 X 线片示肺叶浸润影，并可有胸腔积液。

5.诊断及鉴别诊断

临床表现上不能与 MP 等引起的非典型肺炎区分开来，听诊可发现啰音和喘鸣音，胸部影像常较患儿的临床表现重，可表现为轻度、广泛的或小叶浸润，可出现胸腔积液，可出现白细胞稍高和核左移，也可无明显的变化。培养是诊断 CP 感染的特异方法，最佳的取材部位是咽后壁标本，也可从痰、咽拭子、支气管灌洗液、胸腔积液等标本中取材进行培养。

CP 感染的表现与 MP 不好区分，CP 肺炎患者常表现为轻到中度的全身症状，如发热、乏力、头痛、咳嗽、持续咽炎，也可出现胸腔积液和肺气肿，重症患者常出现肺气肿。

MP 肺炎多见于学龄儿童及青少年，婴幼儿也不少见，潜伏期 2～3 周，症状轻重不等，主要特点是持续剧烈咳嗽，婴幼儿可出现喘息，全身中毒症状相对较轻，可伴发多系统、多器官损害，X 线所见远较体征显著，外周血白细胞数大多数正常或增高，红细胞沉降率增快，血清特异性抗体测定有诊断价值。

6.治疗

与肺炎支原体肺炎相似，但不同之处在于治疗的时间要长，以防止复发和清除存在于呼吸道的病原体。体外药物敏感试验显示四环素、红霉素及一些新的大环丙酯类（阿奇霉素和克拉红霉素）和喹诺酮类抗生素有活性。对磺胺类耐药。首选治疗为红霉素，新生儿和婴儿的用量为红霉素每天 40 mg/kg，疗程 2～3 周，一般用药 24～48 小时体温下降，症状开始缓解。有报道单纯应用 1 个疗程，部分病例仍可复发，如果无禁忌，可进行第二疗程治疗。也可采用克拉霉素和阿奇霉素治疗，其中阿奇霉素的疗效要优于克拉霉素，用法为克拉霉素疗程 21 天，阿奇霉素疗程 5 天，也可应用利福平、罗红霉素、多西环素进行治疗。

有研究发现,选用红霉素治疗 2 周,甚至四环素或多西环素治疗 30 天者仍有复发病例。可能需要 2 周以上长期的治疗,初步资料显示 CP 肺炎患儿服用红霉素悬液 40～50 mg/(kg·24 h),连续 10～14 天,可清除鼻咽部病原的有效率达 80%。克拉霉素每天 10 mg/kg,分 2 次口服,连续 10 天,或阿奇霉素每天 10 mg/kg,口服 1 天,第 2～5 天阿奇霉素每天 5 mg/kg,对肺炎患者的鼻咽部病原的清除率达 80%。

7.预后

CP 感染的复发较为常见,尤其抗生素治疗不充分时,但较少累及呼吸系统以外的器官。

8.预防

CP 肺炎按一般呼吸道感染预防即可。

(三)鹦鹉热衣原体肺炎

鹦鹉热衣原体(CPs)和 CT 沙眼衣原体仅有 10% 的 DNA 同源。可通过 CPs 包涵体不含糖原、包涵体形态和对磺胺类药物的敏感性与 CT 沙眼衣原体相鉴别。CPs 有多个不同的种,可感染大多数的鸟类和包括人在内的哺乳动物,目前认为 CPs 菌株至少有 5 个生物变种,单克隆抗体测定显示鸟生物变种至少有 4 个血清型,其中鹦鹉和火鸡血清型是美国鸟类感染的最重要血清型。

1.发病机制

虽然原先命名为鹦鹉热,实际上所有的鸟类,包括家鸟和野鸟均是 CPs 的天然宿主。对人类威胁最大的是家禽加工厂(特别是火鸡加工厂)、饲养鸽子和笼中宠鸟。近几年在美国通过对家禽喂含四环素的饲料和对进口鸟在检疫期用四环素治疗,这种感染率已经降低。这种病原体可存在于鸟排泄物、血、腹腔脏器和羽毛内。引起人类感染的主要机制大概是由于吸入干的排泄物;吸入粪便气溶胶、粪尘和含病原的动物分泌物是感染的主要途径。作为感染源的鸟类可无症状或表现拒食、羽毛竖立、无精打采和排绿水样便。受染的鸟类可以是无症状或仅有轻微症状,但在感染后仍能排菌数月。易患鹦鹉热的高危人群包括养鸟者、鸟的爱好者、宠物店的工作人员。人类感染常见于长期或密切接触者,但据报道约 20% 的鹦鹉热患者无鸟类接触史。但是在家禽饲养场发生鹦鹉热流行时,也有仅接触死家禽、切除死禽内脏者发病。已有报道人类发生反复感染者可持续携带病原体达 10 年之久。

鹦鹉热几乎只是成人的疾病,可能因为小儿接触鸟类或加工厂或在家庭内接触的可能性较少。

病原体吸入呼吸道,经血液循环侵入肝、脾等单核-吞噬细胞系统,在单核吞噬细胞内繁殖后,再血行播散至肺和其他器官。肺内病变常开始于肺门区域,血管周围有炎症反应,并向周围扩散小叶性和间质性肺炎,以肺叶或肺段的下垂部位最为明显,细支气管及支气管上皮引起脱屑和坏死。早期肺泡内充满中性粒细胞及水肿渗出液,不久即被多核细胞所代替,病变部位可产生实变及少量出血,肺实变有淋巴细胞浸润,可出现肺门淋巴结肿大。有时产生胸膜炎症反应。肝脏可出现局部坏死,脾常肿大,心、肾、神经系统以及消化道均可受累产生病变。

有猜测存在人与人之间的传播,但尚未证实。

2.临床表现

鹦鹉热既可以是呼吸道感染,也可以是以呼吸系统为主的全身性感染。儿童鹦鹉热的临床表现可从无症状感染到出现肺炎、多脏器感染不等。潜伏期平均为 15 天,一般为 5～21 天,也可长达 4 周。起病多隐匿,病情轻时如流感样,也可突然发病,出现发热、寒战、头痛、出汗和其他许多常见的全身和呼吸道症状,如不适无力、关节痛、肌痛、咯血和咽炎。发热第一周可达 40 ℃,伴寒战和相对缓脉,常有乏力、肌肉关节痛、畏光、鼻出血,可出现类似伤寒的玫瑰疹,常于病程1周左右出现咳嗽,咳嗽多为干咳,咳少量黏痰或痰中带血等。肺部很少有阳性体征,偶可闻及细湿啰音和胸膜摩擦音,双肺广泛受累者可有呼吸困难和发绀。躯干部皮肤可见一过性玫瑰疹。严重肺炎可发展为谵妄、低氧血症甚至死亡。头痛剧烈,可伴有呕吐,常被疑诊为脑膜炎。

3.实验室检查

白细胞常不升高,可出现轻度白细胞升高,同时可有门冬氨酸氨基转移酶(谷丙转氨酶)、碱性磷酸酶和胆红素增高。

有报道25%鹦鹉热患者存在脑膜炎,其中半数脑脊液蛋白增高(400~1 135 mg/L),未见脑脊液中白细胞增加。

4.影像学表现

CPs肺炎胸部X线片常有异常发现,肺部主要表现为不同程度的肺部浸润,如弥漫性支气管肺炎或间质性肺炎,可见由肺门向外周放射的网状或斑片状浸润影,多累及下叶,但无特异性。单侧病变多见,也可双侧受累,肺内病变吸收缓慢,偶见大叶实变或粟粒样结节影及胸膜渗出。可出现胸腔积液。肺内病变吸收缓慢,有报道治疗7周后有50%的患者病灶不能完全吸收。

5.诊断

由于临床表现各异,鹦鹉热的诊断困难。与鸟类的接触史非常重要,但20%的鹦鹉热患者接触史不详。尚无人与人之间传播的证据。出现高热、严重头痛和肌痛症状的肺炎患者,结合患者有鸟接触史等阳性流行病学资料和血清学检查确定诊断。

从胸腔积液和痰中可培养出病原体,CPs与CP、CT的培养条件是相同的,由于其潜在的危险,鹦鹉热衣原体除研究性实验室外一般不能培养。

实验室检查诊断多数是靠特异性补体结合性抗体检测。特异性补体结合试验或微量免疫荧光试验阳性,恢复期(发病第2~3周)血清抗体效价比急性期增高4倍或单次效价为1∶32或以上即可确定诊断。诊断的主要方法是血清补体结合试验,是种特异性的。

补体结合(CF)抗体试验不能区别是CP还是CPs,如小儿抗体效价增高,更多可能是CP感染的血清学反应。

CDC认为鹦鹉热确诊病例需要符合临床疾病过程、鸟类接触病史,采用以下三种方法之一进行确定:呼吸道分泌物病原学培养阳性;相隔2周血CF抗体4倍上升或MIF抗体4倍以上升高;MIF单份血清IgM抗体滴度大于或等于16。

可疑病例必须在流行病学上与确诊病例密切相关,或症状出现后单份CF或MIF抗体在1∶32以上。

由于MIF也用于诊断CP感染,用MIF检测可能存在与其他衣原体种或细菌感染间的交叉反应,早期针对鹦鹉热采用四环素进行治疗,可减少抗体反应。

6.鉴别诊断

(1)MP肺炎:多见于学龄儿童及青少年,婴幼儿也不少见,潜伏期2~3周,症状轻重不等,主要特点是持续剧烈咳嗽,婴幼儿可出现喘息,全身中毒症状相对较轻,可伴发多系统、多器官损害,X线所见远较体征显著,外周血白细胞数大多数正常或增高,红细胞沉降率增快,血清特异性抗体测定有诊断价值。

(2)结核病:小儿多有结核病接触史,起病隐匿或呈现慢性病程,有结核中毒症状,肺部体征相对较少,X线所见远较体征显著,不同类型结核有不同特征性影像学特点,结核菌素试验阳性、结核菌检查阳性,可较早出现全身结核播散病灶等明确诊断。

(3)真菌感染:不同的真菌感染的临床表现多样,根据患者有无免疫缺陷等基础疾病、长期应用抗生素、激素等病史、肺部影像学特征、病原学组织培养、病理等检查,经试验和诊断性治疗明确诊断。

7.治疗

CPs对四环素、氯霉素和红霉素敏感,但不主张四环素在8岁以下小儿应用。新生儿和婴儿的用量为红霉素每天40 mg/kg,疗程2～3周。也有采用新型大环内酯类抗生素,应注意鹦鹉热的治疗显效较慢,发热等临床症状一般要在48～72小时方可控制,有报道红霉素和四环素这两种抗生素对青少年的用量为每天2 g,用7～10天或热退后继续服用10天。复发者可进行第二个疗程,发生呼吸衰竭者,需氧疗和进一步机械呼吸治疗。

多西环素100 mg,每天2次,或四环素500 mg,每天1次,在体温正常后再继续服用10～14天,对危重患者可用多西环素4.4 mg/(kg·d)每12小时口服1次,每天最大量是100 mg。对9岁以下不能用四环素的小儿,可选用红霉素500 mg,口服,每天1次。由于初次感染往往不能产生长久的免疫力,有治疗2个月后病情仍复发的报道。

8.预后

鹦鹉热患者应予隔离,痰液应进行消毒;应避免接触感染的鹦鹉等鸟类或禽类可预防感染;加强国际进口检疫和玩赏鸟类的管理。未经治疗的病死率为15%～20%,若经适当治疗的病死率可降至1%以下,严重感染病例可出现呼吸衰竭,有报道孕妇感染后可出现胎死宫内。

9.预防

病原体对大多数消毒剂、热等敏感,对酸和碱抵抗。严格鸟类管理,使用鸟笼并避免与病鸟接触;对可疑鸟类分泌物应进行消毒处理,并对可疑鸟隔离观察30～45天;对眼部分泌物多、排绿色水样便或体重减轻的鸟类应隔离;避免与其他鸟类接触,不能买卖。接触的人应严格防护,穿隔离衣,并戴N95型口罩。

五、肺炎支原体肺炎

(一)病因

支原体是细胞外寄生菌,属暗细菌门、柔膜纲、支原体目、支原体科(Ⅰ、Ⅱ)、支原体属(Ⅰ、Ⅱ)。支原体广泛寄居于自然界,迄今已发现支原体有六十余种,可引起动物、人、植物等感染。支原体的大小介于细菌与病毒之间,是能独立生活的病原微生物中最小者,能通过细菌滤器,需要含胆固醇的特殊培养基,在接种10天后才能出现菌落,菌落很小,病原直径为125～150 nm,与黏液病毒的大小相仿,含DNA和RNA,缺乏细胞壁,呈球状、杆状、丝状等多种形态,革兰染色阴性。目前确定对人致病的支原体有3种,即肺炎支原体(MP)、解脲支原体及人型支原体,其中肺炎支原体是人类原发性非典型肺炎的病原体。

(二)流行病学

MP是儿童时期肺炎或其他呼吸道感染的重要病原之一。本病主要通过呼吸道飞沫传染。全年都有散发感染,秋末和冬初为发病高峰季节,每2～6年可在世界范围内同时发生流行。MP感染的发病率各地报道差异较大,一般认为MP感染所致的肺炎在肺炎总数中所占的比例可因年龄、地区、年份以及是否为流行年而有所不同。

（三）发病机制

1.直接损害

肺炎支原体缺乏细胞壁且没有其他与黏附有关的附属物,故其依赖自身的细胞膜与宿主靶细胞膜紧密结合。当肺炎支原体侵入呼吸道后,借滑行运动定位于纤毛毡的隐窝内,以其尖端特殊结构(即顶器)牢固的黏附于呼吸道黏膜上皮细胞的神经氨酸受体上,抵抗黏膜纤毛的清除和吞噬细胞的吞噬。与此同时,MP 会释放有毒代谢产物,如氨、过氧化氢、蛋白酶及神经毒素等,从而造成呼吸道黏膜上皮的破坏并引起相应部位的病变,这是 MP 的主要致病方式。P1 被认为是肺炎支原体的主要黏附素。

2.免疫学发病机制

人体感染 MP 后体内先产生 IgM,后产生 IgG、SIgA。由于 MP 膜上的甘油磷脂与宿主细胞有共同抗原成分,感染后可产生相应的自身抗体,形成免疫复合物,如在出现心脏、神经系统等并发症的患者血中,可测到针对心肌、脑组织的抗体。另外,人体感染 MP 后炎性递质、酸性水解酶、中性蛋白水解酶和溶酶体酶、氧化氢等产生增加,导致多系统免疫损伤,出现肺及肺外多器官损害的临床症状。

肺炎支原体多克隆激活 B 细胞,产生非特异的与支原体无直接关联的抗原和抗体,如冷凝集素的产生。比较而言,肺炎支原体引起非特异性免疫反应比特异的免疫反应明显。

由于肺炎支原体与宿主细胞有共同抗原成分,可能会被误认为是自身成分而允许寄生,逃避了宿主的免疫监视,不易被吞噬细胞摄取,从而得以长时间寄居。

肺炎支原体肺炎的发病机制尚未完全阐明,目前认为肺炎支原体的直接侵犯和免疫损伤均存在,是二者共同作用的结果,但损害的严重程度及作用时间长短不清。

（四）病理表现

支原体肺炎主要病理表现为间质性肺炎和细支气管炎,有些病例病变累及肺泡。局部黏膜充血、水肿、增厚,细胞膜损伤,上皮细胞纤毛脱落,有淋巴细胞、嗜酸性粒细胞、中性粒细胞、巨噬细胞浸润。

（五）临床表现

潜伏期 2～3 周,高发年龄为 5 岁以上,婴幼儿也可感染,目前认为肺炎支原体感染有低龄化趋势。起病一般缓慢,主要症状为发热、咽痛和咳嗽。热度不一,可呈高热、中等度热或低热。咳嗽有特征性,病程早期以干咳为主,呈阵发性,较剧烈,类似百日咳,影响睡眠和活动。后期有痰,黏稠,偶含少量血丝。支原体感染可诱发哮喘发作,一些患儿伴有喘息。若合并中等量以上胸腔积液,或病变广泛尤其以双肺间质性浸润为主时,可出现呼吸困难。婴幼儿的临床表现可不典型,多伴有喘鸣和呼吸困难,病情多较严重,可发生多系统损害。肺部体征少,可有呼吸音减低,病程后期可出现湿性啰音,肺部体征与症状以及影像学表现不一致,为支原体肺炎的特征。有学者在临床上发现,肺炎支原体可与细菌、病毒混合感染,尤其是与肺炎链球菌、流感嗜血杆菌、EB病毒等混合感染,使病情加重。

（六）影像学表现

胸部 X 线表现:①间质病变为主。局限性或普遍性肺纹理增浓,边界模糊有时伴有网结状阴影或较淡的斑点阴影,或表现单侧或双侧肺门阴影增大,结构模糊,边界不清,可伴有肺门周围斑片阴影(图 8-2)。②肺泡浸润为主。病变的大小形态差别较大,以节段性浸润常见,其内可夹杂着小透光区,形如支气管肺炎(图 8-3)。也可呈肺段或大叶实变,发生于单叶或多叶,可伴有胸膜积液(图 8-4)。③混合病变。同时有上两型表现。

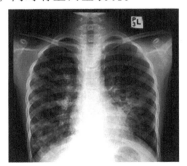

图 8-2 支原体肺炎(间质病变为主)

双肺纹理增浓,边界模糊,伴有网结状阴影和左肺门周围片状阴影

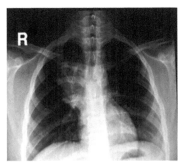

图 8-3 支原体肺炎(肺泡浸润为主)

右上肺浸润,其内夹杂着小透光区

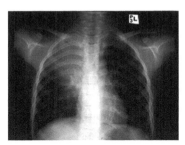

图 8-4 右上肺实变

由于支原体肺炎的组织学特征是急性细支气管炎,胸部 CT 除上述表现外,可见网格线影、小叶中心性结节、树芽征以及支气管管壁增厚、管腔扩张(图 8-5)。树芽征表现反映了有扩大的小叶中心的细支气管,它们的管腔为黏液、液体所嵌顿。在 HRCT 上除这些征象外,还可见马赛克灌注、呼气时空气潴留的气道阻塞。

重症支原体肺炎可发生坏死性肺炎,胸部 CT 强化扫描后可显示坏死性肺炎。影像学完全恢复的时间长短不一,有的肺部病变恢复较慢,病程较长,甚至发生永久性损害。国外文献报道以及临床发现,在相当一部分既往有支原体肺炎病史的儿童中,HRCT 上有提示为小气道阻塞的异常表现,包括马赛克灌注、支气管扩张、支气管管壁增厚、血管减少、呼气时空气潴留,病变多累及两叶或两叶以上(图 8-6),即遗留 BO 或单纯支气管扩张征象,其部位与全部急性期时胸部 X 线片所示的浸润区位置一致,这些异常更可能发生于支原体抗体滴度较高病例。

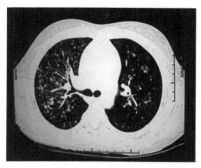

图 8-5 小叶中心性结节、树芽征、支气管管壁增厚、管腔扩张

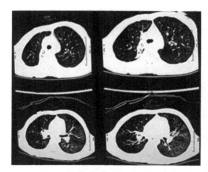

图 8-6 CT 显示马赛克灌注、右肺中叶支气管扩张

难治性或重症支原体肺炎：肺炎支原体肺炎的临床表现、病情轻重、治疗反应以及影像学表现表现不一。一些病例发病即使早期应用大环内酯类抗生素治疗，体温持续升高，剧烈咳嗽，影像学表现示一个或多个肺叶高密度实变、不张或双肺广泛间质性浸润（图 8-7、图 8-8），常合并中量胸腔积液，支气管镜检查发现支气管内黏稠分泌物壅塞，或伴有坏死黏膜，病程后期亚段支气管部分或完全闭塞，致实变、肺不张难于好转，甚至出现肺坏死，易遗留闭塞性细支气管炎和局限性支气管扩张。双肺间质性改变严重者可发生肺损伤和呼吸窘迫，并可继发间质性肺炎。这些病例为难治性或重症支原体肺炎。

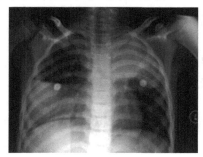

图 8-7 双肺实变 X 线表现

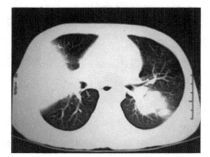

图 8-8 双肺实变 CT 表现

（七）肺外并发症

1.神经系统疾病

在肺炎支原体感染的肺外并发症中，无论国内、国外，报道最多的为神经系统疾病，发生率不明。与肺炎支原体感染相关的神经系统疾病可累及大脑、小脑、脑膜、脑血管、脑干、脑神经、脊

髓、神经根、周围神经等，表现有脑膜脑炎、急性播散性脑脊髓膜炎、横断性脊髓炎、无菌性脑膜炎、周围神经炎、吉兰-巴雷综合征、脑梗死、Reye综合征等。有学者在临床发现，肺炎支原体感染引起的脑炎最常见。近期有学者收治1例肺炎支原体肺炎合并胸腔积液患儿，发生右颈内动脉栓塞，导致右半侧脑组织全部梗死，国外有类似的病例报道。神经系统疾病可发生于肺炎支原体呼吸道感染之前、之中、之后，少数不伴有呼吸道感染而单独发生。多数病例先有呼吸道症状，相隔1～3周出现神经系统症状。临床表现因病变部位和程度不同而异，主要表现为发热、惊厥、头痛、呕吐、神志改变、精神症状、脑神经障碍、共济失调、瘫痪、舞蹈-手足徐动等。脑脊液检查多数正常，异常者表现为白细胞升高、蛋白升高、糖和氯化物正常，类似病毒性脑炎。脑电图可出现异常。CT和MRI多数无明显异常。病情轻重不一，轻者很快缓解，重者可遗留后遗症。

2.泌尿系统疾病

在与肺炎支原体感染相关的泌尿系统疾病中，最常见的为急性肾小球肾炎综合征，类似链球菌感染后急性肾小球肾炎，表现为血尿、蛋白尿、水肿、少尿、高血压，血清补体可降低。与链球菌感染后急性肾小球肾炎相比，潜伏期一般较短，血尿恢复快。文献认为与肺炎支原体感染相关的肾小球肾炎的发生率有升高趋势，预后与其病理损害有关，病理损害重，肾功能损害也重，病程迁延，最终可进展为终末期肾衰竭。病理类型可多种多样，有膜增生型、系膜增生型、微小病变型等。肺炎支原体感染也可引起IgA肾病，小管性-间质性肾炎，少数患者可引起急性肾衰竭。

3.心血管系统疾病

肺炎支原体感染可引起心肌炎和心包炎，甚至心功能衰竭。常见的表现为心肌酶谱升高、心律失常（如传导阻滞、室性期前收缩等）。肺炎支原体肺炎可合并川崎病或肺炎支原体感染单独引起川崎病，近年来有关肺炎支原体感染与川崎病的关系已引起国内的关注。此外，肺炎支原体肺炎可引起心内膜炎，有学者曾收治肺炎支原体肺炎合并心内膜炎的患儿心内膜出现赘生物。

4.血液系统疾病

以溶血性贫血多见。另外，也可引起血小板数减少、粒细胞减少、再生障碍性贫血、凝血异常，出现脑、肢体动脉栓塞及DIC。国外文献有多例报道肺炎支原体感染合并噬血细胞综合征、类传染性单核细胞增多症。由于目前噬血细胞综合征、传染性单核细胞增多症的发病率有增多趋势，除与病毒感染相关外，肺炎支原体感染的致病作用不容忽视。由于肺炎支原体可与EB病毒混合感染，当考虑肺炎支原体为传染性单核细胞增多症的病因时，应慎重。

5.消化系统疾病

可出现腹痛、腹泻、呕吐、肝损害。肺炎支原体肺炎引起的肝功能损害较常见，经保肝治疗，一般能恢复，目前尚未见肝坏死的报道。也可引起上消化道出血、胰腺炎、脾大。

6.皮肤黏膜表现

皮疹多见，形态多样，有红斑、斑丘疹、水疱、麻疹样或猩红热样丘疹、荨麻疹及紫癜等，但以斑丘疹和疱疹为多见，常发生在发热期和肺炎期，持续1～2周。最严重的为Stevens-Johnson综合征。

7.关节和肌肉病变

表现为非特异性肌痛、关节痛、关节炎。非特异性肌痛多为腓肠肌疼痛。有时关节痛明显，关节炎以大中关节多见，可游走。

（八）实验室检查

目前，国内外采用的MP诊断方法主要包括经典的培养法、血清学抗体检测和核酸检测方法。

MP 的分离培养和鉴定可客观反映 MP 感染的存在,作为传统的检测手段,至今仍是支原体鉴定的金标准。其缺点是费时耗力,由于 MP 对培养条件要求苛刻,生长缓慢,做出判定需 3～4 周。当标本中 MP 数量极少、培养基营养标准不够或操作方法不当时,均会出现假阴性。由于 MP 培养困难、花费时间长,多数实验室诊断均采用血清学方法,如补体结合试验(CFT 或 CF)、颗粒凝集试验(PAT 或 PA)、间接血凝试验(IHT)和不同的 ELISA 法等。近年多采用颗粒凝集法(PA)测定 MP 抗体,值得注意其所测得的抗体 90% 为 MP IgM,但也包含了 10% 左右的 MP IgG,PA 法阳性为滴度>1∶80。除 MP IgM 外还可检测 MP IgA 抗体,其出现较 IgM 稍晚,但持续时间长、特异性强,测定 MP IgA 可提高 MP 感染诊断的敏感性和特异性。

PCR 的优点在于可检测经过处理用于组织学检测的组织,或已污染不能进行分离培养的组织。只需一份标本,1 天内可完成检测,与血清学方法比较可检测更早期的感染,并具有高敏感性的优势,检测标本中的支原体无须是活体。已有报道将实时 PCR(real time PCR)技术应用于 MP 感染诊断,该技术将 PCR 的灵敏性和探针杂交的特异性合二为一,是目前公认的准确性和重现性最好的核酸分子技术。Matezou 等应用此方法在痰液中检测 MP,发现 22% MP IgM 阴性的 MP 感染病例。有学者认为如果将实时 PCR 和 EIA 检测 MP IgM 相结合,则在 MP 感染急性期可达到 83% 阳性检出率。Daxboeck 等对 29 例 MP 感染致 CAP 患者的血清用实时 PCR 技术与常规 PCR 技术作对比研究显示:所有标本常规 PCR 均阴性,但实时 PCR 检出 15 例 MP 感染(52% 阳性率),该研究不仅证明实时 PCR 的敏感性,更对传统观念做了修正,即 MP 感染存在支原体血症。

(九)诊断

血清 IgG 抗体呈 4 倍以上升高或降低,同时 MP 分离阳性者,有绝对诊断意义。血清 IgM 抗体阳性伴 MP 分离阳性者,也可明确 MP 感染诊断。如仅有 4 倍以上抗体改变或下降至原来的 1/4,或 IgM 阳性(滴度持续>1∶160),推测有近期感染,应结合临床表现进行诊断。目前国内在阳性标准上并不统一,这直接影响到对 MP 流行病学的评估和资料间比较。

(十)鉴别诊断

1.细菌性肺炎

重症支原体肺炎患儿影像学表现为大叶实变伴胸腔积液,外周血中性粒细胞升高,CRP 明显升高,与细菌性肺炎难于鉴别。支原体肺炎的肺泡炎症与间质炎症常混合存在,即在大片实变影周围或对侧有网点状、网结节状阴影,常有小叶间隔增厚、支气管血管束增粗和树芽征等间质性改变,这在细菌性肺炎少见。另外,支原体肺炎的胸腔积液检查常提示白细胞轻度升高,以淋巴细胞为主。病原学检查如支原体抗体阳性,痰液和胸腔积液细胞培养是可靠的鉴别诊断依据。

2.肺结核

浸润性肺结核见于年长儿,临床表现为发热、咳嗽,肺部体征不多,重者可出现肺部空洞和支气管播散。支气管播散表现为小叶中心结节、树芽征、支气管壁增厚、肺不张等征象。由于浸润性肺结核和支原体肺炎的发病年龄、临床和影像表现相似,二者易混淆。

鉴别点:浸润性肺结核出现支气管播散表现病程相对较长,起病缓慢,浸润阴影有空洞形成。支原体肺炎支原体抗体阳性,而浸润性肺结核 PPD 皮试阳性、痰液结核分枝杆菌检查阳性。支原体肺炎经大环内酯类抗生素有效。另外,因支原体肺炎可引起肺门淋巴结肿大,易误诊为原发性肺结核,但原发性肺结核除肺门淋巴结肿大外,往往伴有气管或支气管旁淋巴结肿大,并彼此融合、PPD皮试阳性。支原体肺炎也可引起双肺类似粟粒样阴影,易误诊为急性血行播散性肺结核,但支原体肺炎粟粒阴影的大小、密度、分布不均匀,肺纹理粗乱、增多或伴网状阴影,重要的鉴别依据仍是PPD皮试、支原体抗体检测及对大环内酯类抗生素的治疗反应。

(十一)预后

国外文献报道,支原体肺炎后可以导致长期的肺部后遗症,如支气管扩张、肺不张、闭塞性细支气管炎(BO)、闭塞性细支气管炎伴机化性肺炎(BOOP)、单侧透明肺、肺间质性纤维化。

(十二)治疗

小儿MPP的治疗与一般肺炎的治疗原则基本相同,宜采用综合治疗措施,包括一般治疗、对症治疗、抗生素、糖皮质激素等。

1.抗生素

大环内酯类抗生素、四环素类抗生素、氟喹诺酮类等均对支原体有效,但儿童主要使用的是大环内酯类抗生素。

大环内酯类药物中的红霉素仍是治疗MP感染的主要药物,红霉素对消除支原体肺炎的症状和体征明显,但消除MP效果不理想,不能消除肺炎支原体的寄居。常用剂量为 20～30 mg/(kg·d),轻者可分次口服,重症考虑静脉给药,疗程10～14天,严重者可适当延长。红霉素对胃肠道刺激大,并可引起血胆红素及转氨酶升高以及有耐药株产生的报道。

近年来使用最多的不是红霉素而是阿奇霉素,阿奇霉素在人的细胞内浓度高而在细胞外浓度低。阿奇霉素口服后2～3小时血药浓度达峰,生物利用率为37%,具有极好的组织渗透性,组织水平高于血药浓度50～100倍,而血药浓度只有细胞内水平的1/10,服药24小时后巨噬细胞内阿奇霉素水平是红霉素的26倍,在中性粒细胞内为红霉素的10倍。其剂量为10 mg/(kg·d),每天1次。

文献中有许多关于治疗MPP的疗效观察文章,有学者认为红霉素优于阿奇霉素;有学者认为希舒美阿奇霉素可代替红霉素静脉滴注;有学者认为克拉霉素在疗程、依从性、不良反应上均优于阿奇霉素;也有学者认为与红霉素比较,阿奇霉素可作为治疗MPP的首选药物。但目前这些观察都不是随机、双盲、对照研究,疗效标准几乎都是临床症状的消失,无病原清除率的研究。

2.肾上腺糖皮质激素的应用

目前认为在支原体肺炎的发病过程中,有支原体介导的免疫损伤参与,因此,对重症MP肺炎或肺部病变迁延而出现肺不张、支气管扩张、BO或有肺外并发症者,可应用肾上腺皮质激素治疗。根据国外文献及临床总结,糖皮质激素在退热、促进肺部实变吸收、减少后遗症方面有一定作用。可根据病情,应用甲泼尼龙、氢化可的松、地塞米松或泼尼松。

3.支气管镜治疗

根据临床观察,支原体肺炎病程中呼吸道分泌物黏稠,支气管镜下见黏稠分泌物阻塞支气管,常合并肺不张。因此,有条件者可及时进行支气管镜灌洗。

4.肺外并发症的治疗

目前认为并发症的发生与免疫机制有关。因此,除积极治疗肺炎、控制MP感染外,可根据病情使用激素,针对不同并发症采用不同的对症处理办法。

(董伟伟)

第七节 肺 水 肿

肺水肿是一种肺血管外液体增多的病理状态,浆液从肺循环中漏出或渗出,当超过淋巴引流时,多余的液体即进入肺间质或肺泡腔内,形成肺水肿。

一、临床表现

起病或急或缓。胸部不适,或有局部痛感。呼吸困难和咳嗽为主要症状。常见苍白、青紫及惶恐神情,咳嗽时往往吐出泡沫性痰液,并可见少量血液。初起时,胸部物理征主要见于后下胸,如轻度浊音及多数粗大水泡音,逐渐发展到全肺。心音一般微弱,脉搏速而微弱,当病变进展可出现倒气样呼吸,呼吸暂停,周围血管收缩,心搏过缓。

二、病理生理

基本原因是肺毛细血管及间质的静水压力差(跨壁压力差)和胶体渗透压差间的平衡遭到破坏所致。肺水肿常见病因如下。

(1)肺毛细血管静水压升高:即血液动力性肺水肿。①血容量过多。②左心室功能不全、排血不足,致左心房舒张压增高。③肺毛细管跨壁压力梯度增加。

(2)血浆蛋白渗透压降低。

(3)肺毛细血管通透性增加,亦称中毒性肺水肿或非心源性肺水肿。

(4)淋巴管阻塞,淋巴回流障碍也是肺水肿的原因之一。

(5)肺泡毛细血管膜气液界面表面张力增高。

(6)其他原因形成肺水肿:①神经源性肺水肿。②高原性肺水肿。③革兰阴性菌败血症。④呼吸道梗阻,如毛细支气管炎和哮喘。

间质性肺水肿及肺泡角新月状积液时,多不影响气体交换,但可能引起轻度肺顺应性下降。肺泡大量积液时可出现下列变化:①肺容量包括肺总量、肺活量及残气量减少。②肺顺应性下降,气道阻力及呼吸功能增加。③弥散功能障碍。④气体交换障碍导致动静脉分流,结果动脉血氧分压减低。气道出现泡沫状液体时,上述通气障碍及换气障碍更进一步加重,大量肺内分流出现,低氧血症加剧。当通气严重不足时,动脉血二氧化碳分压升高,血液氢离子浓度增加,出现呼吸性酸中毒。若缺氧严重,心排血量减低,组织血灌注不足,无氧代谢造成乳酸蓄积,可并发代谢性酸中毒。

三、诊断

间质肺水肿多无临床症状及体征。肺泡水肿时,肺顺应性减低,首先出现症状为呼吸增快,动脉血氧降低,$PaCO_2$ 由于通气过度可下降,表现为呼吸性碱中毒。肺泡水肿极期时,上述症状及体征进展,缺氧加重,如抢救不及时可因呼吸循环衰竭而死亡。

X 线检查间质肺水肿可见索条阴影,淋巴管扩张和小叶间隔积液各表现为肺门区斜直线条和肺底水平条状的 Kerley A 和 B 线影。肺泡水肿则可见小斑片状阴影。随病程进展,阴影多融合在肺门附近及肺底部,形成典型的蝴蝶状阴影或双侧弥漫片絮状阴影,致心影模糊不清。可伴叶间及胸腔积液。

四、鉴别诊断

肺水肿需与急性肺炎、肺不张及成人呼吸窘迫综合征等相鉴别。

五、治疗

治疗的目的是改善气体交换,迅速减少液体蓄积和去除病因。

(一)改善肺脏通气及换气功能、缓解缺氧

首先抽吸痰液保持气道通畅,对轻度肺水肿缺氧不严重者可给鼻导管低流量氧。如肺水肿严重、缺氧显著,可相应提高吸氧浓度,甚至开始时用 100% 氧吸入。在下列情况用机械通气治疗:①有大量泡沫痰、呼吸窘迫。②动静脉分流增多时,当吸氧浓度虽增至 $50\%\sim60\%$ 而动脉血氧分压仍低于 8.0 kPa(60 mmHg)时,表示肺内动静脉分流量超过 30% 。③动脉血二氧化碳分压升高。应用人工通气前,应尽量将泡沫吸干净。如间歇正压通气用 50% 氧吸入而动脉氧分压仍低 8.0 kPa(60 mmHg)时,则应用呼气末正压呼吸。

(二)采取措施,将水肿液驱回血循环

(1)快速作用的利尿剂如呋塞米(速尿)对肺水肿有良效,在利尿前症状即可有好转,这是由于肾外效应,血重新分布,血从肺循环到体循环去。注射呋塞米(速尿)5~15 分钟后,肺毛细血管压可降低,然后较慢出现肾效应:利尿及排出钠、钾,大量利尿后,肺血量减少。

(2)终末正压通气,提高了平均肺泡压,使肺毛细血管跨壁压力差减少,使水肿液回流入毛细血管。

(3)肢体缚止血带及头高位以减少静脉回心血量,可将增多的肺血量重新分布到周身。

(4)吗啡引起周围血管扩张,减少静脉回心血量,降低前负荷。又可减少焦虑,降低基础代谢。

(三)针对病因治疗

如针对高血容量采取脱水疗法;针对左心衰竭应用强心剂,用 α 受体阻滞剂如酚妥拉明 5 mg静脉注射,使血管扩张,减少外周循环阻力及肺血容量,效果很好。近年来有用静脉滴注硝普钠以减轻心脏前后负荷,加强心肌收缩能力,降低高血压。

(四)降低肺毛细血管通透性

激素对毛细血管通透性增加所致的非心源性肺水肿,如吸入化学气体、呼吸窘迫综合征及感染性休克的肺水肿有良效。可用氢化可的松 5~10 mg/(kg·d)静脉滴注。病情好转后及早停用。使用抗生素对因感染中毒引起的肺毛细血管通透性增高所致肺水肿有效。

(五)其他治疗

严重酸中毒若适当给予碳酸氢钠或三羟甲基氨基甲烷(THAM)等碱性药物,酸中毒纠正后收缩的肺血管可舒张,肺毛细血管静水压降低,肺水肿减轻。

当肺损伤可能因有毒性的氧自由基引起时可用抗氧化剂治疗,以清除氧自由基,减轻肺水肿。

(齐晓倩)

第八节 呼吸衰竭

由于直接或间接原因导致的呼吸功能异常,使肺脏不能满足机体代谢的气体交换需要,造成动脉血氧下降和(或)二氧化碳潴留称为呼吸衰竭。呼吸衰竭有着明确的病理生理含义,单靠临床难以确诊,要根据血气分析做诊断。正常人动脉氧分压(PaO_2)为 $11.3\sim14.0$ kPa($85\sim105$ mmHg),二氧化碳分压($PaCO_2$)为 $4.7\sim6.0$ kPa($35\sim45$ mmHg),pH $7.35\sim7.45$。若 PaO_2 低于 10.6 kPa(80 mmHg),$PaCO_2$ 高于 6.0 kPa(45 mmHg),可认为呼吸功能不全。如 PaO_2 低于 8.0 kPa(60 mmHg),$PaCO_2$ 高于 6.7 kPa(50 mmHg),即可诊断呼吸衰竭。应指出这是成人和儿童的标准,婴幼儿 PaO_2 及 $PaCO_2$ 均较年长儿低,诊断标准也应有所不同。在婴幼儿大致可以 $PaO_2<6.7$ kPa(50 mmHg),$PaCO_2>6.0$ kPa(45 mmHg)作为诊断呼吸衰竭的标准。在不同类型呼吸衰竭和不同具体情况也不能一概套用上述标准。如低氧血症型呼吸衰竭 $PaCO_2$ 可不增高,呼吸衰竭患儿吸氧后 PaO_2 可不减低。

小儿呼吸衰竭主要发生在婴幼儿,尤其是新生儿时期。它是新生儿和婴幼儿第一位死亡原因。由于对小儿呼吸生理了解的深入和医疗技术的进步,小儿呼吸衰竭的治疗效果已较过去明显提高,本节重点介绍新生儿和婴幼儿呼吸衰竭有关问题。

一、病因

呼吸衰竭的病因可分三大类,即呼吸道梗阻、肺实质性病变和呼吸泵异常。

(一)呼吸道梗阻

上呼吸道梗阻在婴幼儿多见。喉是上呼吸道的狭部,是发生梗阻的主要部位,可因感染、神经体液因素(喉痉挛)、异物、先天因素(喉软骨软化)引起。下呼吸道梗阻包括哮喘、毛细支气管炎等引起的梗阻。重症肺部感染时的分泌物、病毒性肺炎的坏死物,均可阻塞细支气管,造成下呼吸道梗阻。

(二)肺实质疾病

1.一般肺实质疾病

一般肺实质疾病包括各种肺部感染如肺炎、毛细支气管炎、间质性肺疾病、肺水肿等。

2.新生儿呼吸窘迫综合征(RDS)

主要由于早产儿肺发育不成熟,肺表面活性物质缺乏引起广泛肺不张所致。

3.急性呼吸窘迫综合征(ARDS)

常在严重感染、外伤、大手术或其他严重疾病时出现,以严重肺损伤为特征。两肺间质和肺泡弥散的浸润和水肿为其病理特点。

(三)呼吸泵异常

呼吸泵异常包括从呼吸中枢、脊髓到呼吸肌和胸廓各部位的病变,共同特点是引起通气不足。各种原因引起的脑水肿和颅内高压均可影响呼吸中枢。神经系统的病变可以是软性麻痹,如急性感染性多发性神经根炎,也可以是强直性痉挛,如破伤风。呼吸泵异常还可导致排痰无力,造成呼吸道梗阻、肺不张和感染,使原有的呼吸衰竭加重。胸部手术后引起的呼吸衰竭也常属此类。

二、类型

(一)低氧血症型呼吸衰竭

低氧血症型呼吸衰竭又称Ⅰ型呼吸衰竭或换气障碍型呼吸衰竭。主要因肺实质病变引起。血气主要改变是动脉氧分压下降,这类患儿在疾病早期常伴有过度通气,故动脉 $PaCO_2$ 常降低或正常。若合并呼吸道梗阻因素,或疾病后期,$PaCO_2$ 也可增高。由于肺部病变,肺顺应性都下降,换气功能障碍是主要的病理生理改变,通气/血流比例失调是引起血氧下降的主要原因,也大多有不同程度的肺内分流增加。

(二)通气功能衰竭

通气功能衰竭又称Ⅱ型呼吸衰竭。动脉血气改变特点是 $PaCO_2$ 增高,同时 PaO_2 下降,可由肺内原因(呼吸道梗阻,生理无效腔增大)或肺外原因(呼吸中枢、呼吸肌或胸廓异常)引起。基本病理生理改变是肺泡通气量不足。这类患儿若无肺内病变,则主要问题是二氧化碳潴留及呼吸性酸中毒。单纯通气不足所致的低氧血症不会很重,而且治疗较易。因通气不足致动脉氧分压低到危险程度以前,$PaCO_2$ 的增高已足以致命。

三、临床表现

(一)呼吸的表现

因肺部疾病所致呼吸衰竭,常有不同程度呼吸困难、三凹征、鼻翼翕动等。呼吸次数多增快,到晚期可减慢。中枢性呼吸衰竭主要为呼吸节律的改变,严重者可有呼吸暂停。应特别指出,呼吸衰竭患儿呼吸方面表现可不明显,而类似呼吸困难的表现也可由非呼吸方面的原因引起,如严重代谢性酸中毒。单从临床表现难以对呼吸衰竭做出准确诊断。

(二)缺氧与二氧化碳潴留的影响

早期缺氧的重要表现是心率增快,缺氧开始时血压可升高,继则下降。此外,尚可有面色发青或苍白。急性严重缺氧开始时烦躁不安,进一步发展可出现神志不清、惊厥。当 $PaCO_2$ 在 5.3 kPa(40 mmHg)以下时,脑、心、肾等重要器官供氧不足,严重威胁生命。

二氧化碳潴留的常见症状有出汗、烦躁不安、意识障碍等。由于体表毛细血管扩张,可有皮肤潮红、嘴唇暗红,眼结膜充血。早期或轻症心率快,血压升高,严重时血压下降,年长儿可伴有肌肉震颤等,但小婴儿并不多见。二氧化碳潴留的确切诊断要靠血液气体检查。以上临床表现仅供参考,并不经常可见。一般认为 $PaCO_2$ 升高到 10.6 kPa(80 mmHg)左右,临床可有嗜睡或谵妄,重者出现昏迷,其影响意识的程度与 $PaCO_2$ 升高的速度有关。若 $PaCO_2$ 在数天内逐渐增加,则机体有一定的代偿和适应,血 pH 可只稍低或在正常范围,对患儿影响较小。若通气量锐减,$PaCO_2$ 突然增高,则血 pH 可明显下降,当 pH 降至7.20以下时,严重影响循环功能及细胞代谢,危险性极大。二氧化碳潴留的严重后果与动脉 pH 的下降有重要关系。缺氧和二氧化碳潴留往往同时存在,临床所见常是二者综合的影响。

(三)呼吸衰竭时其他系统的变化

1.神经系统

烦躁不安是缺氧的早期表现,年长儿可有头痛。动脉 pH 下降,二氧化碳潴留和低氧血症严重者均可影响意识,甚至昏迷、抽搐,症状轻重与呼吸衰竭发生速度有关。因肺部疾病引起的呼吸衰竭可导致脑水肿,发生中枢性呼吸衰竭。

2.循环系统

早期缺氧心率加快,血压也可升高,严重者血压下降,也可有心律不齐。北医大报告,婴幼儿肺炎极期肺动脉压增高可能与缺氧所致血浆内皮素增加有关。唇和甲床明显发绀是低氧血症的体征,但贫血时可不明显。

3.消化系统

严重呼吸衰竭可出现肠麻痹,个别病例可有消化道溃疡、出血,甚至因肝功能受损,谷丙转氨酶增高。

4.水和电解质平衡

呼吸衰竭时血钾多偏高,血钠改变不大,部分病例可有低钠血症。呼吸衰竭时有些病例有水潴留倾向,有时发生水肿,呼吸衰竭持续数天者,为代偿呼吸性酸中毒,血浆氯多降低。长时间重度缺氧可影响肾功能,严重者少尿或无尿,甚至造成急性肾衰竭。

四、诊断

虽然血气分析是诊断呼吸衰竭的主要手段,但对患儿病情的全面诊断和评价不能只靠血气,还要根据病史、临床表现和其他检查手段作出全面的诊断分析。

(一)病史

在有众多仪器检查手段的当前,仍应详细了解病史,对呼吸衰竭诊断的重要性在于它仍是其他诊断手段所不能代替的,不但有助于我们了解病情发生的基础,还便于有针对性地治疗。以下是需要注意询问了解的内容。

(1)目前患何种疾病,有无感染或大手术,这都是容易发生 ARDS 的高危因素;有无肺、心、神经系统疾病,这些疾病有可能导致呼吸衰竭;有无代谢疾病,尿毒症或糖尿病酸中毒的呼吸表现可酷似呼吸衰竭,要注意鉴别。

(2)有无突然导致呼吸困难的意外情况,如呕吐误吸或异物吸入,这在婴幼儿尤易发生,是否误服了可抑制呼吸的药物。

(3)有无外伤史,颅脑外伤、胸部外伤均可影响呼吸,有无溺水或呼吸道烧伤。

(4)患儿曾接受何种治疗处理,是否用过抑制呼吸的药物,是否进行了气管插管或气管切开,有无因此导致气胸。

(5)有无发生呼吸困难的既往史,有无哮喘或呼吸道过敏史。

(6)新生儿要注意围产期病史,如母亲用药情况,分娩是否顺利,有无早产,是否有宫内窒息,有无引起呼吸窘迫的先天畸形(如横膈疝、食管闭锁)。

(二)可疑呼吸衰竭的临床表现

呼吸困难和气短的感觉、鼻翼翕动,呼吸费力和吸气时胸骨上、下与肋间凹陷都反映呼吸阻力增大,患儿在竭力维持通气量,但并不都表明已发生呼吸衰竭,而呼吸衰竭患儿也不一定都有上述表现。呼吸衰竭时呼吸频率改变不一,严重者减慢,但在肺炎和 ARDS 早期,可以呼吸增快。胸部起伏情况对判断通气量有参考价值,呼吸衰竭时呼吸多较浅,呼吸音减弱,有经验者从呼吸音大致能粗略估计进气量的多少。

(三)血气分析

婴幼儿时期 PaO_2、$PaCO_2$ 和剩余碱(BE)的数值均较儿童低,不同年龄患儿呼吸衰竭的诊断应根据该年龄组血气正常值判断;忽略婴幼儿与儿童的不同,应用同一标准诊断呼吸衰竭是不妥当的。

通常 $PaCO_2$ 反映通气功能,PaO_2 反映换气功能,若 PaO_2 下降而 $PaCO_2$ 不增高表示为单纯换气障碍;$PaCO_2$ 增高表示通气不足,同时可伴有一定程度 PaO_2 下降,但是否合并有换气障碍,应计算肺泡动脉氧分压差。比较简便的方法是计算 PaO_2 与 $PaCO_2$ 之和,此值小于 14.6 kPa(110 mmHg,包括吸氧患儿),提示换气功能障碍。

对于通气不足引起的呼吸衰竭,要根据病史和临床区别为中枢性还是外周性。中枢性通气不足常表现呼吸节律改变,或呼吸减弱;外周通气不足,常有呼吸道阻塞,气体分布不均匀或呼吸幅度受限制等因素,大多有呼吸困难。对于换气障碍引起的呼吸衰竭,可根据吸入不同浓度氧后血氧分压的改变,判断换气障碍的性质和程度。吸入低浓度(30%)氧时,因弥散功能障碍引起的 PaO_2 下降可明显改善;因通气/血流比例失调引起者可有一定程度改善;因病理的肺内分流增加引起者,吸氧后 PaO_2 升高不明显。根据吸入高浓度(60%以上)氧后动脉 PaO_2 的改变,可从有关的图中查知肺内分流量的大小。

(四)对呼吸衰竭患儿病情的全面评价

除肺功能外,要结合循环情况和血红蛋白数值对氧运输做出评价。患儿是否缺氧不能只看 PaO_2,而要看组织氧供应能否满足代谢需要,组织缺氧时乳酸堆积。根据北京儿童医院对肺炎患儿乳酸测定结果,Ⅱ型呼吸衰竭乳酸增高者在婴幼儿占54.2%,新生儿占64.2%。临床诊断可参考剩余碱(BE)的改变判断有无组织缺氧。

要在病情演变过程中根据动态观察作出诊断。对呼吸性酸中毒患儿要注意代偿情况,未代偿者血液 pH 下降,对患儿影响大。代偿能力受肾功能、循环情况和液体平衡各方面影响。急性呼吸衰竭的代偿需5~7天。因此,若患儿发病已数天,要注意患儿既往呼吸和血气改变,才能对目前病情做出准确判断。如发病2天未代偿的急性呼吸衰竭与发病8天已代偿的呼吸衰竭合并代谢性酸中毒可有同样的血气改变($PaCO_2$ 增高,BE 正常)。

五、呼吸衰竭病程及预后

急性呼吸衰竭的病程视原发病而定,严重者可于数小时内导致死亡,亦可持续数天到数周,演变成慢性呼吸衰竭。原发病能治愈或自行恢复,现代呼吸衰竭抢救技术能使大多数患儿获救,关键在于防止抢救过程中的一系列并发症和医源性损伤,尤其是呼吸道感染。患儿年龄可影响病程,婴儿呼吸衰竭常在短时间内即可恢复或导致死亡,年长儿通常不致发展到呼吸衰竭地步,一旦发生,则治疗较难且所需时间常比婴儿长。开始抢救的时间对病程长短也有重要影响,并直接影响预后。错过时机的过晚抢救会造成被动局面,大大延长治疗时间,甚至造成脑、肾、心等重要生命器官的不可逆损害。

呼吸衰竭的预后与血气和酸碱平衡的改变有密切关系。有研究曾对 28 例血氧分压<4.8 kPa(36 mmHg)和 202 例 pH<7.2 的危重患儿进行分析。结果表明:危重低氧血症多见于新生儿(52.6%)和婴儿(44.9%),1 岁以上小儿仅占 2.5%。危重低氧血症的病死率高达 41%,危重低氧血症发生后 24 小时内死亡的病例占死亡总人数的 53%,可见其严重威胁患儿生命。

危重酸中毒的总病死率为 51%,其中单纯呼吸性酸中毒为 32%,危重呼吸衰竭患儿常有混合性酸中毒,其病死率高达 84%,危重酸中毒的严重性还表现在从发病到死亡的时间上,血液 pH 越低,病死率越高,存活时间也越短。如以死亡患儿测定 pH 后平均存活时间计,pH

7.100～7.199患儿平均为31.7小时,pH 7.000～7.099者21.4小时,pH 6.900～6.999者18.5小时,pH在6.900以下仅11.2小时。虽然危重酸中毒有很高的病死率,但pH在7.100以下的71例患儿中仍有21例存活,其关键在于能否得到及时合理治疗。

六、治疗

呼吸衰竭治疗的目的在于改善呼吸功能,维持血液气体正常或近于正常,争取时间度过危机,更好地对原发病进行治疗。近代呼吸衰竭的治疗是建立在对病理生理规律深刻了解的基础上,并利用一系列精密的监测和治疗器械,需要的专业知识涉及呼吸生理、麻醉科、耳鼻喉科、胸内科各方面,其发展日趋专业化,治疗效果也较过去有明显提高。处理急性呼吸衰竭,首先要对病情做出准确判断,根据原发病的病史及体检分析引起呼吸衰竭的原因及程度,对病情做出初步估计,看其主要是通气还是换气障碍(二者处理原则不同),然后决定治疗步骤和方法。要对早期呼吸衰竭进行积极处理,这样常可预防发生严重呼吸衰竭,减少并发症。严重濒危者则需进行紧急抢救,不要因等待检查结果而耽误时间。呼吸衰竭的治疗只是原发病综合治疗中的一部分,因此要强调同时进行针对原发病的治疗,有时原发病虽无特效疗法,但可自行恢复,则呼吸衰竭的治疗对患儿预后起决定性作用。

改善血气的对症治疗有重要作用,呼吸功能障碍不同,侧重点亦不同。呼吸道梗阻患者重点在改善通气,帮助CO_2排出;ARDS患者重点在换气功能,须提高血氧水平;而对肺炎患儿则要兼顾两方面,根据不同病例特点区别对待。本节重点讨论呼吸衰竭的一般内科治疗,呼吸急救技术和呼吸衰竭治疗的新方法。

要重视一般内科治疗,包括呼吸管理,应用得当可使多数早期呼吸功能不全患儿,不致发展到呼吸衰竭。一旦发生呼吸衰竭,须应用呼吸急救技术时,要尽量从各方面减少对患儿的损伤,尽可能选用无创方法,充分发挥患儿自身恢复的能力。通过气管插管应用呼吸机是现代呼吸急救的重要手段,但可带来一系列不良影响。应用呼吸机时为减少肺损伤,近年特别强调"肺保护通气",值得重视。不同病情患儿选用不同治疗呼吸衰竭的新方法,可解决一些过去不能解决的问题,减少或避免对患儿应用损伤更大的治疗,但临床上多数严重呼吸衰竭患儿,还是主要靠常规呼吸机治疗。

七、一般内科治疗

(一)呼吸管理

1.保持呼吸道通畅

呼吸道通畅对改善通气功能有重要作用。由积痰引起的呼吸道梗阻常是造成或加重呼吸衰竭的重要原因,因此在采用其他治疗方法前首先要清除呼吸道分泌物及其他可能引起呼吸道梗阻的因素,以保持呼吸道通畅。口、鼻、咽部的黏痰可用吸痰管吸出,气管深部黏痰常需配合湿化吸入,翻身拍背,甚至气管插管吸痰。昏迷患儿头部应尽量后仰,以免舌根后倒,阻碍呼吸。容易呕吐的患儿应侧卧,以免发生误吸和窒息。昏迷患儿为使舌根向前,唇齿张开,可用口咽通气道保持呼吸道通畅。要选择合适大小的通气道,以防管道太长堵塞会厌部,还要防止因管道刺激引起呕吐误吸。

2.给氧

(1)给氧对新生儿的作用:给氧可提高动脉氧分压,减少缺氧对机体的不良影响。

此外,给氧对新生儿尚有下列作用:①吸入高浓度氧可使动脉导管关闭。②低氧血症时肺血管收缩导致肺动脉高压,给氧后肺动脉压下降,可减轻右心负担。③早产儿周期性呼吸和呼吸暂停可因给氧而减少或消失。④有利于肺表面活性物质的合成。⑤防止核黄疸。⑥防止体温不升。新生儿在32~34 ℃环境下氧消耗量最小,低于此温度,为了维持体温,氧消耗量增加,若同时氧供应不足,则氧消耗量难以增加,不能产生足够热量维持体温,因而体温下降,给氧后可避免发生此种改变。

(2)给氧的指征与方法:严重呼吸窘迫患儿决定给氧多无困难,中等严重程度患儿是否需要给氧最好进行血氧分压测定。发绀和呼吸困难都是给氧的临床指征。心率快和烦躁不安是早期缺氧的重要表现,在排除缺氧以外的其他原因后,可作为给氧的指征。由于医用氧含水分很少,不论任何方法给氧,都需对吸入氧进行充分湿化。

常用给氧方法:①鼻导管给氧。氧流量儿童1~2 L/min,婴幼儿0.5~1.0 L/min,新生儿0.3~0.5 L/min,吸入氧浓度30%~40%。②开式口罩给氧。氧流量儿童为3.5 L/min,婴幼儿为2~4 L/min,新生儿为1~2 L/min,氧浓度为45%~60%。③氧气头罩。氧浓度可根据需要调节,通常为3~6 L/min,氧浓度为40%~50%。

(3)持续气道正压给氧:经鼻持续气道正压(CPAP)是20世纪70年代初开始用于新生儿的一种给氧方法,其特点是设备简单,操作容易,通常对患儿无损伤,效果明显优于普通给氧方法。最初CPAP通过气管插管进行,由于新生儿安静时用鼻呼吸,这是在新生儿可用经鼻CPAP的基础。

经验表明,婴幼儿用经鼻CPAP也可取得良好效果。近年来国外在CPAP仪器的改进和临床应用方面都有不少新进展。国内许多单位正规应用CPAP都取得满意效果,但还不够普遍,远未发挥CPAP应有的作用。①基本原理和作用:CAPA的主要作用为当肺实变、肺不张、肺泡内液体聚集时,肺泡不能进行气体交换,形成肺内分流。进行CPAP时,由于持续气流产生的气道正压,可使病变肺泡保持开放,使减少的功能残气增加,其增加量可达正常值的1/3~2/3,并减少肺泡内液体渗出,从而使肺内分流得到改善,血氧上升。CPAP对血气的影响为CPAP的作用与单纯提高吸入氧浓度的普通给氧方法有本质的不同,它是通过改善换气功能而提高血氧的,而不必使用过高的吸入氧浓度。CPAP时 PaO_2 的增高与CPAP的压力值并非直线关系,而是与肺泡开放压有关,当CPAP压力增加到一定程度,大量肺泡开放时,PaO_2 可有明显升高。应用CPAP对 $PaCO_2$ 影响与肺部病变性质和压力大小有关,有些气道梗阻患儿由于应用CPAP后气道扩张,$PaCO_2$ 可下降;若气道梗阻严重或CPAP压力过高,可影响呼气,使 $PaCO_2$ 增高。CPAP对肺功能影响。应用CPAP时由于肺泡扩张,可使肺顺应性增加,呼吸省力,减少呼吸功,由于鼻塞增加气道阻力,也可使呼吸功增加。在正常新生儿 0.1~0.5 kPa(1~5 cmH_2O) 的CPAP可使声门上吸气和呼气阻力均减低,这是CPAP用于治疗上呼吸道梗阻所致呼吸暂停的基础。近年研究还表明,CPAP有稳定胸壁活动、减少早产儿常见的胸腹呼吸活动不协调的作用,这有利于小婴儿呼吸衰竭的恢复。早期应用CPAP的作用。CPAP早期应用,可及时稳定病情,避免气管插管带来不良影响,还可减少高浓度氧吸入的肺损伤,并减少呼吸机的应用,使感染、气胸等合并症减少。CPAP还可作为撤离呼吸机时向自主呼吸过度的手段,使患儿较早脱离呼吸机。②应用CPAP的适应证:新生儿及婴幼儿肺部疾病、肺炎、肺不张、胎粪吸入综合征、肺水肿等所致低氧血症用普通给氧效果不好者,是应用CPAP最主要的适应证。新生儿呼吸窘迫综合征(RDS)是应用CPAP最合适的适应证。在20世纪70年代,由于CPAP的应用,使RDS

病死率有较明显下降,但在危重 RDS 患儿效果仍不理想,而需应用呼吸机。20 世纪 80 年代后期以来肺表面活性物质气管内滴入是治疗 RDS 的一大进步,肺表面活性物质与经鼻 CPAP 联合早期应用,为在基层医院治疗中等病情的 RDS 提供了有效的新疗法。③仪器装置和用法:用简单的自制装置进行 CPAP 氧疗,虽然也可起一定作用,但效果较差。为取得良好效果,要应用专业的 CPAP 装置。CPAP 氧疗器包括适用于新生儿到儿童的不同型号鼻塞、呼气阀、连接管道、水柱压差计、加温湿化器和支架等部分,应用时需要电源和瓶装氧气,该装置的主要不足是目前缺乏氧浓度控制。鼻塞由硅胶制成,外形乳头样,应用时选择适合鼻孔大小鼻塞,保证鼻孔密封不漏气。加温湿化器可向患儿提供温暖潮湿的吸入气,水柱压差计有利于监测气道压力,同时在压力过高时使气体逸出,起到安全阀作用。CPAP 的应用方法简易,但要在理解基本原理和仪器性能基础上再应用,以免发生误差。应用前将管道连接妥当,清除患儿鼻孔分泌物,开启氧气3~4 L/min,将鼻塞置于鼻孔内。开始时压力可保持在 0.3~0.4 kPa(3~4 cmH$_2$O),最大可达 0.8 kPa(8 cmH$_2$O)。原则上用能保持血氧分压至 8.0 kPa(60 mmHg)以上的最低压力。压力大小由氧流量(最大可为 8~10 L/min)和呼气阀开口控制,也与患儿口腔和鼻塞密闭程度有关。④不良影响与并发症:正确应用 CPAP 对患儿大都没有不良影响,发生不良影响主要与持续气道正压有关,压力过大可导致气压伤、气胸,但在经鼻 CPAP 时,由于口腔经常开放,压力不至过高,故很少造成气压伤。由于大量气体进入胃内,在胃肠动力功能不良的小婴儿,易有腹胀(可通过胃管排气),在先天性胃壁肌层不全患儿,曾有胃穿孔的个例报告。由于长期应用鼻塞,可造成鼻前庭溃疡。国外报告在病情危重的早产儿可损伤鼻翼和鼻小柱,严重者坏死,形成狭窄,日后需整形手术。鼻损伤发生率不高,其发生与鼻塞应用时间长短和护理有密切关系。CPAP 可增加气道阻力,从而增加呼吸功,使患儿呼吸费力,可成为导致治疗失败的原因。

(4)氧中毒:长期应用氧气治疗,要注意氧中毒。新生儿尤其是早产儿对高浓度氧特别敏感,吸入氧浓度＞60%、超过 24 小时肺内即有渗出、充血、水肿等改变,更长时间吸入高浓度氧,用呼吸机进行正压呼吸的患儿,肺部含气量逐渐减少,可出现增生性改变,严重者表现为广泛的间质性纤维化和肺组织破坏,即所谓"支气管肺结构不良",肺氧中毒直接受吸入氧浓度影响,而与动脉氧分压无直接关系。新生儿,特别是早产儿长时间吸入高浓度氧,导致高于正常的动脉氧分压,主要影响视网膜血管,开始为血管收缩,继则血管内皮损害,引起堵塞,日后发生增生性变化,血管进入玻璃体,引起出血、纤维化,即晶体后纤维增生症,约 30% 可致盲。早产儿视网膜病与用氧时间长短和出生体重密切相关,吸入氧浓度也是一个重要因素。在婴儿应用 CPAP 时氧浓度不应超过 60%,过高的吸入氧浓度不宜超过 24 小时。

3.雾化与湿化吸入

呼吸道干燥时,气管黏膜纤毛清除功能减弱。通过向呼吸道输送适当水分,保持呼吸道正常生理功能,已成为呼吸衰竭综合治疗中必不可少的内容。湿化的方式有加温和雾化两种。加温湿化是利用电热棒将水加热到 60 ℃左右,使吸入气接近体温并含有将近饱和水蒸气的温热、潮湿气体。此法比较适合于生理要求,对患儿不良反应少。应用时要注意水温不可过高,以防呼吸道烧伤。雾化的方法是将水变为直径 1~10 μm 大小的雾粒,以利进入呼吸道深部。通常应用的是以高压气体为动力的喷射式雾化器,可在给氧同时应用。雾化器内还可加入药物,最常用的是支气管扩张剂,进行呼吸道局部治疗。但同时可能增加将感染带入呼吸道深部的机会,故必须注意雾化液的无菌和雾化器的消毒。以对呼吸道局部进行药物治疗为目的之雾化吸入只需短时间间断应用,以湿化呼吸道为目的时持续应用加湿器较好。超声波雾化器雾量大,有较好的促进排痰作用,由于治疗时水雾的刺激,发生咳喘机会较多,不宜长时间应用,每次应用 0.5 小时,每天数次即可。为了有效地引流黏痰,湿化吸入必须与翻身、叩背、鼓励咳嗽或吸痰密切配合,才能充分发挥作用。

胸部物理治疗包括体位引流、勤翻身、叩击胸背、吸痰等内容。翻身、叩背对防止肺不张,促进肺循环,改善肺功能有重要作用,方法简单而有效,但常被忽视。重症患儿活动少,尤应注意进行,通常 3～4 小时即应进行一次。湿化呼吸道只有与胸部物理治疗密切配合,才能确实起到保证呼吸道通畅的作用。

(二)控制感染

呼吸道感染常是引起呼吸衰竭的原发病或诱因,也是呼吸衰竭治疗过程中的重要并发症,其治疗成败是决定患儿预后的重要因素。应用呼吸机的患儿,呼吸道感染的病原以革兰阴性杆菌多见。抗生素治疗目前仍是控制呼吸道感染的主要手段。除抗生素治疗外,要采用各种方法增加机体免疫力。近年静脉输注丙种球蛋白取得较好效果。营养支持对机体战胜感染和组织修复都有极重要的作用。此外,还要尽量减少患儿重复受感染的机会,吸痰时工作人员的无菌操作和呼吸机管道的消毒(最好每天进行)必须认真做好,并在条件许可时尽早拔除气管插管。

(三)营养支持

营养支持对呼吸衰竭患儿的预后起重要作用。合理的营养支持有利于肺组织的修复,可增强机体免疫能力,减少呼吸肌疲劳。合理的营养成分还可减少排出 CO_2 的呼吸负担。首先要争取经口进食保证充足的营养,这对保持消化道正常功能有重要作用。呼吸衰竭患儿可因呼吸困难、腹胀、呕吐、消化功能减弱等原因,减少或不能经口进食,对此需通过静脉补充部分或全部营养。可通过外周静脉输入,必要时可经锁骨下静脉向中央静脉输入。

(四)药物治疗

1.呼吸兴奋剂

呼吸兴奋剂的主要作用是兴奋呼吸中枢,增加通气量,对呼吸中枢抑制引起的呼吸衰竭有一定效果,对呼吸道阻塞,肺实质病变或神经、肌肉病变引起的呼吸衰竭效果不大。在重症或晚期呼吸衰竭,呼吸兴奋剂是在没有进行机械呼吸条件时起辅助作用,因其疗效不确实,在急性呼吸衰竭的现代治疗中已不占重要地位。常用的呼吸兴奋剂有尼可刹米(可拉明)和山梗菜碱(洛贝林),二甲弗林也有较好兴奋呼吸中枢的效果,可以皮下、肌内或静脉注射,应用时若无效则应停止,不可无限制地加大剂量。多沙普仑为较新的呼吸兴奋剂,大剂量时直接兴奋延髓呼吸中枢与血管运动中枢,安全范围广,不良反应少,可取代尼可刹米。用于镇静,催眠药中毒,0.5～1.5 mg/kg,静脉滴注,不宜用于新生儿。

2.纠正酸中毒药物的应用

呼吸性酸中毒的纠正,主要应从改善通气功能入手,但当合并代谢性酸中毒,血液 pH 低于 7.2 时,应适当应用碱性液纠正酸中毒,常用 5％碳酸氢钠溶液,用量为每次 2～5 mL/kg,必要时可重复 1 次,通常稀释为 1.4％等渗溶液静脉滴注,只在少数情况下才直接应用。需注意碳酸氢钠只在有相当的通气功能时才能发挥其纠正酸中毒的作用,否则输入碳酸氢钠将使 $PaCO_2$ 更高。使用碱性液纠正代谢性酸中毒时计算药物剂量的公式为:所需碱性液(mmol)＝0.3×BE(mmol)×体重(kg)。5％碳酸氢钠溶液 1.68 mL＝1 mmol,要密切结合临床病情掌握用量,而不能完全照公式计算。最好在开始只用计划总量的 1/2 左右,在治疗过程中再根据血液酸碱平衡检查结果随时调整,以免治疗过度。

（五）呼吸肌疲劳的防治

目前儿科临床确诊呼吸肌疲劳还不易做到,难以进行针对性的特异治疗,但要在呼吸衰竭治疗的全程中把减少呼吸肌疲劳的发生和增强呼吸肌的能力作为一项重要工作,为此需注意以下几项。

（1）补充足够营养,以利呼吸肌组织的恢复和能源供应。

（2）注意呼吸肌的休息,也要适当锻炼。应用呼吸机也要尽可能发挥自主呼吸的作用。

（3）改善肺的力学特性（减少气道阻力,增加肺顺应性）,减少呼吸功,减轻呼吸肌的负担。

（4）改善循环,让呼吸肌能有充足血液供应能源和养料。

（5）增加呼吸肌收缩能力,目前尚无理想药物能有效治疗呼吸肌疲劳,现有药物效果都不确切。氨茶碱和咖啡因类药物作用于骨骼肌细胞,抑制磷酸二酯酶,从而改变 cAMP 代谢,可使膈肌收缩力加强,预防和治疗膈肌疲劳。

八、呼吸急救技术

当呼吸衰竭时,若一般内科处理难以维持呼吸道通畅时,就要建立人工呼吸道,这是保证正常气体交换的基本措施。根据病情和需要时间的长短,可有不同选择。共同的适应证：①解除上呼吸道梗阻；②引流下呼吸道分泌物；③咽麻痹或深昏迷时防止误吸；④应用呼吸机。常用的人工呼吸道是气管插管或气管切开；应用人工呼吸道时气管直接与外界交通,对患儿不良影响包括吸入气失去上呼吸道的生理保护作用,易于造成下呼吸道感染,不能有效咳嗽,不能讲话。

（一）气管插管

气管插管操作简单,便于急救时应用,对患儿创伤较气管切开小。但因对咽喉刺激强,清醒患儿不易接受,且吸痰和管理不如气管切开方便。插管后要尽量避免碰导管,减少对咽喉的刺激。导管管腔易被分泌物堵塞,须注意定时吸痰,保护管腔和呼吸道的通畅。要将气管插管和牙垫固定好,保持插管的正确位置,防止其滑入一侧总支气管（插管常滑入右侧总支气管,使左侧呼吸音减弱或消失）或自气管脱出。气管插管可经口或经鼻进行。经口插管操作较简单,但插管较易活动,进食不便。经鼻插管容易固定,脱管机会少,便于口腔护理,但是插管操作和吸痰不如经口插管方便,插管可压迫鼻腔造成损伤,并将鼻部感染带入下呼吸道。决定插管留置时间主要应考虑的是喉损伤,影响因素包括患者一般状况,插管操作是否轻柔,插管的活动及插管质量。应用刺激性小的聚氯乙烯插管可留置 1 周左右或更长时间。婴儿喉部软骨细胞成分多而间质少,较柔软,而年长儿则纤维性间质多,喉软骨较硬,故婴儿耐受气管插管时间较长。近年医师对新生儿和婴幼儿呼吸衰竭抢救都是进行气管插管,不做气管切开。年长儿呼吸衰竭的抢救,也可用气管插管代替气管切开,但长时间插管发生永久性喉损伤的严重性不容忽视。对于插管时间,由于病情不同,以及呼吸管理技术水平的差异,很难做出统一的、可允许的插管时限,在年长儿以不超过 1 周为宜。

凡呼吸衰竭病情危重、内科保守治疗无效需进行呼吸机治疗者,气管插管是建立人工呼吸道的首选方法。气管插管材料常用聚氯乙烯（一次性制品）,硅橡胶管则可重复应用,过去的橡胶制品因刺激性大已不再使用。各年龄选用气管插管大小见表 8-2。实际上每个患儿用的号码可略有差别,总的原则是不要管径过大,以免压迫声门,但又不要太细,以防漏气太多。带气囊的气管插管多用于成人,小儿很少应用。经鼻气管插管比经口者略长,其长度大致可按耳屏到鼻孔的 2 倍计算。为保证气管插管发挥作用和治疗成功,根据多年经验,必须认真、细致地做好日常护理工作,包括呼吸道湿化,吸痰操作轻柔,注意无菌,防止脱管、堵管、插管滑入右侧和喉损伤。

表 8-2   不同年龄患儿气管插管的内径及长度

年龄	气管插管内经(mm)	最短长度(mm)
新生儿	3.0	110
6个月	3.5	120
1岁半	4.0	130
3岁	4.5	140
5岁	5.0	150
6岁	5.5	160
8岁	6.0	180
12岁	6.5	200
16岁	7.0	210

注:法制号=3.14(Ⅱ)×气管内径。

(二)气管切开

由于成功应用气管插管,气管切开在呼吸急救中的应用较过去减少。与气管插管比较,切开可减少呼吸道解剖无效腔,便于吸痰,可长时间应用,不妨碍经口进食,但是手术创伤较大,肺部感染和气管损伤等并发症机会增多,更不能多次使用。气管切开适应证随年龄和病种不同而异。小婴儿气管切开并发症较多且易使病程拖延,目前已很少应用。在儿童可望1~2周病情有明显好转者,也大多用气管插管。若病情虽有好转,仍需继续用呼吸机治疗时,则应考虑气管切开。病情难以在短时间恢复的神经肌肉系统疾病患儿由于气管切开对保持呼吸道通畅和患儿安全有重要作用,切开不宜过迟,以免贻误治疗时机。严重呼吸衰竭患儿最好在气管插管和加压给氧下进行手术,气管切开后即应用呼吸机辅助呼吸,以确保安全。

目前国内大医院较多应用塑料气管切开套管,进口的塑料套管与套囊合而为一,没有内管,质地较柔软,对患儿较舒适,但要防止痰痂堵管。婴儿应用也有不带套囊的塑料套管,包括内、外管的银制套管已很少用。在年长儿机械通气应用时要外加套囊充气,以防漏气。气管切开的并发症较气管插管明显为多,包括感染、出血、气胸等,气管黏膜可因套管长期压迫而水肿、缺血、坏死。

九、呼吸衰竭治疗新进展

(一)肺表面活性物质(PS)治疗

1.成分、作用、制剂

PS是一个极为复杂的系统,它是肺脏本身维持其正常功能而产生的代谢产物,主要成分是饱和卵磷脂,还有少量蛋白,其主要作用是降低肺泡气液界面表面张力,但其作用远不止于此,其他方面的作用还包括防止肺水肿、保持气道通畅和防御感染等。

PS的应用可以从力学结构改善肺功能,使因PS缺乏而萎陷的肺容易扩张,这比现有的方法用呼吸机使肺在正压下吹张更接近生理要求,从而减少或缩短呼吸机应用时间及并发症。肺表面活性物质治疗还可阻断因其缺乏引起的恶性循环,提供体内合成的原料,为PS缺乏引起的呼吸衰竭提供了全新的治疗途径。

2.临床应用

RDS 早期气管内滴入已成为西方先进国家治疗常规,它能改善氧合,缩短应用呼吸机时间,减少并发症,降低病死率。注入的 PS 能被肺组织吸收再利用,通常只需给药 1~2 次,最多 3 次。给药后由于肺泡扩张,换气功能改善,血氧分压迅速升高,肺的静态顺应性也有所改善,$PaCO_2$ 下降,胸部 X 线片肺充气改善是普遍现象;应用呼吸机所需通气压力和吸入氧浓度也因肺部情况好转而下降,使肺损伤机会减少。

由于气道持续正压(CPAP)对 RDS 肯定的治疗作用,且所需设备简单,已有多篇报告肯定了 PS 和 CPAP 联合应用的治疗效果,它可成为减少或不用呼吸机治疗 RDS 的新方法,这对体重较大、中等病情早期患儿更适用。有对照的研究表明,PS+CPAP 与 PS+IMV 的治疗方法比较,气胸和颅内出血在前者均较少,需治疗时间也较短。

PS 在其他疾病所致呼吸衰竭患儿的应用效果不如 RDS。肺表面活性物质减少在 ARDS 或其他肺损伤时的改变是继发的,肺Ⅱ型细胞受损害影响 PS 的合成与分泌,肺内渗出成分(血浆蛋白、纤维蛋白原等)和炎性产物对 PS 的抑制也是一个重要原因。

(二)吸入 NO

1.临床应用

通常与呼吸机联合应用,目前的趋势是应用偏低的浓度,治疗反应与吸入浓度是否平行,文献报告结果不一,重要的是根据具体患者的反应调整浓度。

在呼吸衰竭患儿吸入 NO 改善氧合的效果与患儿肺部情况和呼吸机的应用方法有关。通常在早期应用或致病因素较单一者,效果较好。ARDS 致病因素复杂,低氧血症不是影响预后的唯一因素,其应用效果较差。但吸入 NO 是否有良好反应可作为判断患儿预后的参考指标。肺的通气情况影响治疗效果。在有病变的肺,用高频通气或肺表面活性剂使肺泡扩张,有利于 NO 的进入,能达到较好治疗效果。在有肺病变时,吸入 NO 可有改善通气作用。因 NO 使肺血管扩张,可改善有通气、无血流肺泡的呼吸功能,使无效腔减少。

2.吸入 NO 的不良影响

吸入 NO 的浓度必须严格控制,因为浓度过高会对患儿造成危害。

(1)高铁血红蛋白增加:NO 吸入后,进入体循环与血红蛋白结合而失活,不再有扩张血管作用,同时形成没有携氧能力的高铁血红蛋白。因此,在 NO 吸入时要注意监测高铁血红蛋白的变化。临床应用的 NO 浓度更低,高铁血红蛋白的生成通常不会超过 1%。

(2)对肺的毒性:NO 与 O_2 结合生成 NO_2 红色气体,对肺有明显刺激,可产生肺水肿。NO_2 生成速度与吸入 NO 浓度、氧浓度及氧与 NO 接触时间有关,也受呼吸机类型的影响。

(3)其他毒副作用:进入体循环的 NO 与血红蛋白结合产生高铁血红蛋白,或 NO 与氧结合产生 NO_2,对肺有损伤作用,由于应用技术的改进,目前已大都不成问题,但吸入 NO 可延长出血时间。新生儿肺动脉高压(PPHN)吸入一定浓度的 NO 15 分钟,出血时间延长 1 倍(血小板计数与血小板聚集正常),停用 NO 后可于短时间内恢复。长时间吸入 NO 产生脂类过氧化反应及 NO 浓度过高对肺表面活性物质失活的影响值得重视。

十、并发症及其防治

呼吸衰竭的并发症包括呼吸衰竭时对机体各系统正常功能的影响及各种治疗措施(主要是呼吸机治疗)带来的危害,以下为常见并发症:①呼吸道感染;②肺不张;③呼吸肌与肺损伤;④气管插管及气管切开的并发症;⑤肺水肿与水潴留;⑥循环系统并发症;⑦肾脏和酸碱平衡。

十一、婴幼儿呼吸衰竭

本部分介绍发病最多、有代表性的是重症婴幼儿肺炎呼吸衰竭。肺炎是婴幼儿时期重要的常见病,也是住院患儿最重要的死因,主要死于感染不能控制而导致的呼吸衰竭及其并发症。对婴幼儿肺炎呼吸衰竭病理生理的深入认识和以此为基础的合理治疗,是儿科日常急救中的一项重要工作。

(一)通气功能障碍

肺炎患儿呼吸改变的特点首先是潮气量小,呼吸增快、表浅(与肺顺应性下降有关)。病情发展较重时,潮气量进一步减小。因用力加快呼吸,每分通气量虽高于正常,由于生理无效腔增大,实际肺泡通气量却无增加,仅保持在正常水平或略低;动脉血氧饱和度下降,二氧化碳分压稍有增高。病情危重时,患儿极度衰竭,无力呼吸,呼吸次数反减少,潮气量尚不及正常的 1/2,生理无效腔更加增大,通气效果更加低下,结果肺泡通气量大幅度下降(仅为正常的 1/4)以致严重缺氧,二氧化碳的排出也严重受阻,动脉血二氧化碳分压明显增高,呈非代偿性呼吸性酸中毒,pH 降到危及生命的水平,平均在 7.2 以下。缺氧与呼吸性酸中毒是重症肺炎的主要死因。在危重肺炎的抢救中,关键是改善通气功能,纠正缺氧和呼吸性酸中毒。

(二)动脉血气检查

婴幼儿肺炎急性期动脉血氧下降程度依肺炎种类而不同,以毛细支气管炎最轻,有广泛实变的肺炎最重,4 个月以下小婴儿肺炎由于代偿能力弱、气道狭窄等因素,PaO_2 下降较明显。换气功能障碍是引起 PaO_2 下降最重要的原因,肺内分流引起的缺氧最严重,合并先天性心脏病则 PaO_2 下降更低。肺炎患儿动脉 $PaCO_2$ 改变与 PaO_2 并不都一致,$PaCO_2$ 增加可有肺和中枢两方面原因。

(三)顺应性与肺表面活性物质

肺炎时肺顺应性大多有不同程度下降,病情越重,下降越明显,其原因是多方面的,炎症渗出、水肿、组织破坏均可使弹性阻力增加。另外,炎症破坏肺Ⅱ型细胞,使肺表面活性物质减少和其功能在炎性渗出物中的失活,均可使肺泡气液界面的表面张力增加,降低肺顺应性。我们观察到肺病变的轻重与顺应性及气管吸出物磷脂的改变是一致的,肺病变越重,饱和卵磷脂(肺表面活性物质主要成分)越低,顺应性也越差。顺应性下降是产生肺不张,引起换气障碍和血氧下降,以及肺扩张困难,通气量不足的一个基本原因。肺顺应性明显下降的肺炎患儿提示肺病变严重预后不良。上述改变为这类患儿用肺表面活性物质治疗提供了依据。

(四)两种不同类型的呼吸衰竭

1.呼吸道梗阻为主

这类患儿肺部病变并不一定严重,由于分泌物堵塞和炎症水肿造成细支气管广泛阻塞,呼吸费力导致呼吸肌疲劳,通气量不能满足机体需要。缺氧的同时都合并有较重的呼吸性酸中毒,引起脑水肿,较早就出现中枢性呼吸衰竭,主要表现为呼吸节律的改变或暂停,这种类型多见于小婴儿。

2.肺部广泛病变为主

此类患儿虽然也可能合并严重的呼吸道梗阻,但缺氧比二氧化碳潴留更为突出。因这类患儿肺内病变广泛、严重,一旦应用呼吸机,常需要较长时间维持。

以上是较典型的情况,临床常见的是混合型,难以确切区分,但不论何种类型,若得不到及时治疗,不能维持足够通气量将是最终导致死亡的共同原因。

(五)治疗的相关问题

1.针对病情特点的治疗原则

近年来重症肺炎患儿的呼吸衰竭,因广泛严重病变引起者已较少见,而主要是呼吸道梗阻、呼吸肌疲劳引起的通气功能障碍,如果及时恰当处理,大多能经一般内科保守治疗解决,少数需做气管插管进行机械呼吸。对后者应掌握"早插快拔"的原则,即气管插管时机的选择不要过于保守(要根据临床全面情况综合判断,而不能只靠血气分析),这样可及时纠正呼吸功能障碍,保存患儿体力,避免严重病情对患儿的进一步危害。由于通气和氧合有了保证,病情会很快好转,而病情改善后又要尽早拔管,这样可最大限度地减少并发症。

2.应用呼吸机特点

由于重症肺炎患儿肺顺应性差,气道阻力大,应用呼吸机的通气压力偏高,通常在 $2.0 \sim$ 2.5 kPa($20 \sim 25$ cmH$_2$O),不宜超过 3.0 kPa(30 cmH$_2$O)。为避免肺损伤,潮气量不应过大,为避免气体分布不均匀,机械呼吸频率不宜太快,一般在 $25 \sim 30$ 次/分。为发挥自主呼吸能力,开始即可应用间歇强制通气(IMV 或 SIMV),并加用适当的 PEEP,吸入氧的浓度要根据血氧分压调节,以在30%～60%为好。由于呼吸机的应用保证了必要的通气量,不需再用呼吸兴奋剂,如患儿烦躁,自主呼吸与机械呼吸不协调,可适当应用镇静剂(地西泮、水合氯醛),很少需用肌肉松弛剂。

3.肺水肿

肺炎患儿多数有肺水肿,轻者仅见于间质,难以临床诊断,重者液体渗出至肺泡。肺水肿与炎症和缺氧引起的肺毛细血管渗透性改变有关。肺水肿还可发生于输液过多、气胸复张后或支气管梗阻解除后;胸腔积液短时间大量引流也可发生严重肺水肿。应用快速利尿剂(速尿 1 mg/kg,肌内注射或静脉注射)可明显减轻症状。严重肺水肿应及时应用呼吸机进行间歇正压呼吸并加用 PEEP,以利肺泡内水分回吸收。为防止肺水肿,液体摄入量应偏少,尤其静脉入量不宜多,婴幼儿通常以每天总入量在 $60 \sim 80$ mL/kg 为好。

4.难治的肺炎

目前难治的肺炎主要是那些有严重并发症的肺炎,其治疗重点应针对病情有所不同。合并先天性心脏病的患儿由于肺血多,伴肺动脉高压,心功能差,感染反复不愈,应积极改善心功能,对肺动脉高压可应用酚妥拉明,必要时试用吸入 NO,其根本问题的解决在于手术矫正畸形。合并营养不良的患儿,由于呼吸肌力弱,呼吸肌疲劳更易发生,同时免疫能力低下,影响机体战胜感染,应特别注意营养支持和增强免疫力。严重感染合并脓气胸者在成功的胸腔引流情况下,必要时仍可应用呼吸机,但压力宜偏低或应用高频通气,以利气胸愈合。强有力的抗生素和一般支持疗法必不可少。病变广泛严重,低氧血症难以纠正的可试用肺表面活性物质,也可试用吸入 NO,但这方面尚缺乏足够经验。

(池书彦)

第九节　严重急性呼吸综合征

严重急性呼吸综合征(SARS)是变异的冠状病毒引起的,以突发高热、咳嗽、呼吸困难为主要症状的综合征。SARS 自 2002 年 11 月中旬在中国广东省暴发流行开始,当地称为"传染性非典型肺炎",至 2003 年 5 月在中国内地达到流行高峰,全国累计病例数达 5 327 例,死亡 343 例。此次流行中国报道儿童的 SARS 病例不足 80 例,以广东、北京地区为主。

一、流行病学

(一)传染源

(1)SARS 的最初传染源仍未被确定。已知中国广东省珠江三角洲是最初病例的发生地区。

(2)SARS 流行期间的传染源是 SARS 患者。目前尚未发现普遍存在 SARS 隐性感染或健康的 SARS 病毒携带者。处于潜伏期的病例似乎无传染性。

(3)SARS 病例在发病后 7～10 天,病毒负荷量最大、传染性最强。曾有 1 例患者传播给百余人发病的报道,被称为超级传播者。而病程早、晚期传染性弱,恢复期患者多没有传染性。

(二)传播途径

(1)主要通过近距离呼吸道飞沫及密切接触传播。特别是给危重患者行气管插管、气管切开等操作的医护人员,直接暴露于患者大量呼吸道飞沫环境下极易获得感染,曾有医护人员聚集被感染 SARS 的现象。

(2)其他可能传播方式:SARS 患者的粪便、尿液、血液中曾检出病毒,因此其他传播方式,如粪口传播等尚不能排除。如中国香港淘大花园的暴发流行,出现 1 例伴有腹泻的 SARS 患者,4 周内,在该住宅区的328 人发生 SARS,而且大部分病例都有腹泻症状,最终经当地排除建筑物内食物或饮用水的污染,而很可能系粪便排水管道系统地面下水口"U"形聚水器干涸而不能起到隔气作用,导致污水气化而发生病毒传播。

(三)易患人群

凡未患 SARS 的个体均为易感者,但以青壮年为主。临床和血清学调查显示,健康人或其他疾病患者的血清中均无 SARS 病毒抗体,说明既往在人类中并未发生过 SARS。但流行期间,的确可使大部分人受染而产生抗体,具有一定免疫力从而减弱流行趋势。

二、病原学

经世界卫生组织确认冠状病毒的一个变种是引起 SARS 的病原体。变种的冠状病毒与流感病毒有亲缘关系,但它非常独特,以前从未在人类身上发现,科学家将其命名为"SARS 病毒"。

冠状病毒感染在世界各地极为普遍。到目前为止,大约有 15 种不同冠状病毒株被发现,能够感染多种哺乳动物和鸟类,有些可使人发病。冠状病毒引起的人类疾病主要是呼吸系统感染。该病毒对温度很敏感,在 33 ℃时生长良好,但 35 ℃就使之受到抑制。由于这个特性,冬季和早春是该病毒疾病的流行季节。冠状病毒是成人普通感冒的主要病原之一,儿童感染率较高,主要是上呼吸道感染,一般很少波及下呼吸道。另外,还可引起婴儿和新生儿急性肠胃炎,主要症状是水样大便、发热、呕吐,每天可排便十余次,严重者甚至出现血水样便,极少数情况下也引起神经系统综合征。

在 SARS 开始流行、病原学上不清楚期间,曾有衣原体、人类偏肺病毒、副黏病毒和鼻病毒可能是其致病微生物的报道,但最终均肯定地被排除,而且在 SARS 发病中无协同作用,但衣原体可能与多种细菌一样是 SARS 病程后期发生合并感染的病原。

三、发病机制

由于 SARS 临床和尸体病理解剖的研究病例数有限,目前对其发布机制并未完全了解。但是集中的 SARS 病例临床表现和实验室检查及尸体解剖结果已经显示了其主要的病理生理机制。

(一)肺组织的病理

可见下列三种炎症性变化。

1.重症肺炎样改变

肉眼显示广泛实变,镜下为肺泡细胞变性、坏死、灶性出血,肺泡腔内可见脱落的肺泡细胞,泡内含病毒包涵体。

2.急性呼吸窘迫综合征样改变

肺泡毛细血管明显扩张,肺泡内较多渗出的蛋白和透明膜、炎性细胞,包括单核细胞、淋巴细胞和浆细胞。

3.肺纤维化样改变

脱落的肺泡细胞增生形成多核或合体细胞,肺泡周围血管机化性变化形成机化性肺炎。

上述肺组织的广泛渗出、实变、严重水肿和坏死、增生可以是病毒感染引起的直接损害,也可以是病毒感染后期合并继发感染所致的损害。其病理生理机制有全身或脏器局部炎症反应综合征、感染免疫性血管炎、弥散性血管内凝血和感染所致的嗜血细胞反应。

(二)病毒感染直接引起免疫抑制

下列表现提示 SARS 病毒可直接对机体免疫系统造成损害:周围血常规白细胞减少,尤其是淋巴细胞显著减少。$CD4^+$ 和 $CD8^+$ T 淋巴细胞显著减低,提示该病毒可能直接感染、破坏这些细胞,使机体免疫功能受抑制。脾脏和淋巴结中所见的病理改变支持此点推测,也可解释为何 SARS 患者早期的特异性 IgM 抗体出现迟,且阳性率低。

四、临床表现

根据有限的病例资料得出,SARS 的潜伏期 2~14 天,中位数 7 天。起病急,以高热为首发症状,70%~80% 患儿体温在 38.5 ℃ 以上,偶有畏寒,可伴有头痛、关节酸痛、乏力,有明显的呼吸道症状包括咳嗽、少痰或干咳,也可伴有血丝痰。重症病例发生呼吸衰竭、ARDS、休克和多脏器功能衰竭。也有 SARS 病例并发脑炎的症状和体征。

一项研究显示,儿童病例也有近 100% 发热,体温多达 38.5 ℃,偶有寒战,个别病例低热,可伴有头痛、关节痛、乏力、腹泻等。重症病例有呼吸急促及发绀,少数有肺部湿性啰音或肺部实变体征。根据广州、北京等文献报道,儿童病例的临床表现比成人轻,几乎没有发生严重呼吸困难,恢复比较顺利。在流行病学统计资料中有 1 例儿童 SARS 死亡,但未见相关的临床资料。

五、辅助检查

(一)血常规

显示外周白细胞总数正常或减低,淋巴细胞绝对值计数降低。

(二)胸部 X 线

大多数病例在发病 1 周左右可见肺部斑片状或絮状浸润阴影,多为双侧。胸部 CT 成像可见肺部有累及数个肺小叶的"棉花团"影和磨玻璃样改变,恢复期可留有条索状阴影或肺纹理增粗。

(三)免疫学检查

早期即显示 CD3$^+$、CD4$^+$ 和 CD8$^+$ T 淋巴细胞减少。有资料显示,一组 SARS 患者的上述 T 淋巴细胞降低的幅度较一组 HIV 感染的水平还低,提示 SARS 病毒感染直接引起免疫细胞抑制。

(四)特异性病原学实验室检查

特异性病原学实验室检查包括病毒分离、鼻咽分泌物的实时动态聚合酶链反应(RT-PCR)、特异性抗体检测、免疫组化法抗原检测法等实验室检查。但上述技术尚缺乏多家实验室标准化后,因此对其特异性、敏感性等准确度尚有待评估。

六、诊断

对于一种新出现的,已造成流行的疾病给予统一的诊断标准是完全必要的,尽管这种诊断主要是经验性的。而经验性的诊断主要依据是临床表现和流行病学资料,并尽力排除类似表现的其他疾病。

(一)诊断依据

1.流行病学史

与发病者有密切接触史或来自发病区域者;属于群体发病之一;有明确的传染他人的证据者。

2.症状与体征

起病急,发热为首发症状,体温高于 38 ℃;有咳嗽、呼吸急促、肌肉酸痛,肺部可闻及干、湿啰音等。

3.辅助检查

外周血白细胞计数不高或降低,淋巴细胞计数下降,C 反应蛋白不增高。胸部 X 线片可见单侧或双侧斑片样阴影。

(二)世界卫生组织(WHO)的诊断标准

1.疑似病例

(1)发热(体温 38 ℃以上)。

(2)咳嗽或呼吸困难。

(3)症状发生前 10 天有以下一种或多种暴露史:①与可疑或临床诊断 SARS 病例密切接触史;②近期到 SARS 局部传播地区旅游史;③近期在 SARS 局部传播的地区居住史。

2.临床诊断病例

(1)可疑病例:有与肺炎或呼吸窘迫综合征的胸部 X 线变化类似的改变。

（2）可疑病例：存在一种或多种实验室检测阳性结果。

（3）可疑病例：尸检结果与呼吸窘迫综合征的病理改变一致，但无明确病因。

七、鉴别诊断

与其他病毒性肺炎、支原体、衣原体、细菌性或真菌性肺炎、肺结核、流行性出血热、肺嗜酸性粒细胞浸润性肺炎等进行鉴别。

八、治疗

（一）一般治疗

环境通风、休息、多饮水，加强营养。

（二）高热

物理降温或给予布洛芬等解热药，禁用阿司匹林。

（三）抗病毒治疗

可用利巴韦林 10～15 mg/（kg·d），静脉或口服 7～10 天。

（四）免疫调节剂

丙种球蛋白 400 mg/（kg·d），静脉给药 3～5 天。

（五）激素

首先需严格排除激素的禁忌证，严格掌握应用指征、时机和剂量、疗程，但尚存在意见分歧。重症病例可用甲泼尼龙 2 mg/（kg·d），2～3 天后逐渐减停。

（六）抗生素

抗生素的作用是治疗继发的细菌感染或防止免疫功能下降者继发感染。

（七）重症病例治疗

按危重监护专业常规对 ARDS、感染性休克和多脏器功能障碍进行给氧、心肺支持和脏器功能支持治疗。

九、儿童病例治疗

全国报告儿童 SARS 病例近 80 例，相对低于成人，临床表现均较轻，均给予综合治疗。包括隔离、环境通风、休息、加强营养、低流量吸氧、清热解毒中药及预防性抗生素等治疗。相关报道的 10 例 SARS 患儿均以利巴韦林 20 mg/kg、口服泼尼松或静脉滴注甲泼尼龙 10～20 mg/kg 治疗，抗病毒治疗 1～2 周，激素使用 2～4 周后减量停药，其中 4 例给氧、2 例行辅助呼吸机治疗，均康复。SARS 流行病学资料有1例小儿死亡病例，但未见相关报道，亦未见后遗症报道。

（齐晓倩）

第十节　特发性肺含铁血黄素沉着症

特发性肺含铁血黄素沉着症（idiopathic pulmonary hemosiderosis，IPH）是一组肺泡毛细血管出血性疾病，常反复发作，并以大量含铁血黄素积累于肺内为特征。多见于儿童。病因未完全明了。

弥漫性肺泡出血的特征为咯血、呼吸困难、胸部X线片肺部渗出和程度不同的贫血。肺出血后使肺泡巨噬细胞在肺出血的36～72小时把血红蛋白的铁转换为含铁血黄素。因此,命名为含铁血黄素沉着症。含铁血黄素细胞在肺内存在持续4～8周。弥漫性肺泡出血包括很广,而特发性肺含铁血黄素沉着症是指无特殊原因的弥漫性肺出血。Virchow首先将本病描述为"褐色硬化肺"。更深入的IPH特征的确立是Ceelen通过2例儿童病例的尸检发现,肺组织有大量的肺含铁血黄素细胞。

广义地说,肺含铁血黄素沉着可分原发性和继发性两大组,其分类可归纳如下。

原发性可分为4个亚型:特发性肺含铁血黄素沉着症、与牛奶过敏共同发病、与心肌炎或胰腺炎共同发病、与出血性肾小球肾炎共同发病。

继发性多继发于下述病理情况:①各种原因所致左心房高压的后果;②肺血管炎和结缔组织病;③化学药物过敏(如含磷的杀虫剂);④食物过敏,如麦胶蛋白。

一、流行病学

瑞士的一项研究统计,不包括伴肾症状的患儿,每年每百万儿童中IPH的新发病率是0.24。在日本,每年每百万儿童中有1.23个患儿被诊断为IPH。本病在西方国家少见,但在一些地区曾有过小的流行。例如,在希腊及美国俄亥俄州的克利夫兰和马萨诸塞州的波士顿曾报道有局部地区的流行。北京儿童医院收治IPH患儿280例,年龄4个月到13岁,5岁以前发病者占半数以上,性别无差异,以爆发起病者多见。北京儿童医院有登记的儿童间质性肺疾病349例中,IPH占113例(32.3%),为常见的间质性肺疾病之一。

二、病因和发病机制

IPH的病因目前仍然不明。存在多种假说,遗产学、自身免疫方面、环境方面、过敏机制等,但是没有一种假说被证实。

(一)环境因素

环境因素可能参与IPH的发病。Etzel等提出某些真菌可能在婴幼儿的发病过程中起着重要的作用。在美国的克利夫兰曾有一组集中发病的10例IPH患儿报道,这些患儿家中葡萄状穗霉菌的浓度与对照人群相比显著增高。同时,大部分患儿在搬至新居后,疾病得到缓解,从而进一步证明在IPH的发病中葡萄状穗霉菌至少起着部分作用。这些真菌可以产生某种毒素,主要是单端孢霉烯毒素。它们是一种强烈的蛋白质合成抑制物,在上皮细胞基底膜快速形成的过程中,这些毒素可能使毛细血管变得脆弱。因此,这些患儿面临着应力出血的风险。Vesper等也证实了黑色葡萄状穗霉菌产生的溶血素对特发性肺含铁血黄素沉着症的发病也起着一定的作用。早先还发现,IPH的发生与暴露的杀虫剂有关。

(二)遗传因素

文献曾报道有两对同胞患儿,且其中一对的祖母有咯血及缺铁性贫血史。希腊曾报道26例患儿,其中13例家族住在有近亲通婚习俗的地区,这些表明本病发病有遗传因素存在。

(三)免疫机制

多数学者认为,该病的发病机制与免疫有关。抗原-抗体复合物介导的肺泡自身免疫性损伤,致肺泡毛细血管通透性增加,导致肺小血管出血,可能是最为重要的发病机制。对激素及免疫抑制剂的良好反应也表明了免疫机制参与了其发病。目前,肺组织的免疫组化并不支持 IPH 免疫学上的发病机制,但有趣的是该病的一部分患者最终竟发展成了某些形式的自身免疫疾病。

Tedeschi 等学者通过对血清中组胺释放活性的检测,从而进一步证实了免疫系统在该病的发病过程中被激发,且为肺泡毛细血管损害导致肺泡出血提供了免疫学基础。他们发现,IPH 患者急性期血清可以使正常人血液中嗜碱性粒细胞的组胺释放活性增加,而接受治疗后处于缓解期的血清却无此现象,且发现血清中相对分子量<100 kDa 的物质可以使嗜碱性粒细胞的组胺释放活性增加,>100 kDa 的物质无此功能。由此,Tedeschi 等提出,IPH 患者免疫系统的激活造成肺泡损伤可能是细胞因子的作用,而不是免疫球蛋白的作用,但具体为何种细胞因子尚不清楚。

(四)过敏机制

牛奶过敏引起的肺泡出血(Heiner 综合征)患者血清中,可检测到抗牛乳的自身抗体。Heiner 第一次报道了在一些肺出血婴幼儿血浆中发现抗牛乳蛋白的抗体,且这些患儿在给予了免牛乳蛋白的饮食后症状得到了显著改善,其机制可能为牛奶过敏,也可能为免疫复合物沉淀所致。近年来发现,IPH 患者通常会伴发肠道免疫疾病,且免麸质饮食对其发病的控制可能有一定益处。但共同的发病机制不能确定。

(五)其他

也有文献报道,该病与感染机制之间可能存在一种联系。部分文献报道,病毒引发的上呼吸道感染可激发肺泡急性出血。也有学者认为,肺泡反复出血可能是由于肺泡上皮细胞发育和功能异常,破坏了肺泡毛细血管的稳定所造成。

三、病理

可分三期,其过程和临床及放射线所见亦往往一致。

(一)急性期

急性期肺组织呈棕黄色实变,肺泡上皮细胞增生,肺泡腔内有不同程度的出血,是由于肺泡小毛细血管出血所致,很少来自较大血管;肺泡有水肿、甚至透明膜形成。急性出血后 48 小时开始见不同程度含铁血黄素在巨噬细胞内;肺门淋巴结出血、肿大及滤泡增生。

(二)慢性期

慢性期病变主要是肺泡间质大量含铁血黄素沉着,肺泡间质纤维组织增生。也可有小叶间隔及肺泡壁增厚,病变多为双侧性,但分布可不平均,亦可不对称。反复发作的后期,部分肺泡壁断裂,弹力纤维包裹含铁血黄素,由于巨噬细胞的吞噬作用形成异物肉芽肿。在存有大量含铁血黄素的巨噬细胞中亦可本身坏死,溢出含铁物质,破坏基膜组织,进一步引起肺泡内出血,这可以解释为什么有些病例症状很顽固,且病变持续进行较久。小血管内皮细胞肿胀、增生。肺内纤维化可形成肺内高压而继发左心或右心肥大,甚至有肺源性心脏病。

(三)后遗症期

后遗症期肺内形成广泛的间质纤维化。电镜显示肺泡毛细血管基膜失去正常结构,呈灶性破裂,并有胶原纤维沉积。

四、临床表现

主要在小儿时期发病,大多是幼儿。北京儿童医院共收治 245 例,5 岁以前发病者占 66.5%,学龄期以上占 33.5%,最小者年龄 4 个月,最大 13 岁。男女性别大致相仿。发病以春季最多。

临床常以反复肺出血和贫血同时存在为特点。可以急性起病,突然出现咳嗽、气促,伴咯血或呕血;也可以反复贫血伴嗜睡、衰弱,咯血并不明显或偶有痰中带血。来自北京儿童医院的56例IPH总结,入院时的症状有面色苍白(95.2%)、乏力(79.5%)、咳喘(66.7%)、咯血或呕血(42.9%)、低热(33.5%)、腹痛(12.7%)、鼻出血(6.4%)。而体征方面则有肝脾大(39.7%)、心率增快(27%)、肺部啰音(25.4%)、黄疸(4.8%)、杵状指(1.6%)和关节肿大(1.6%)。

(一)急性出血期

发病突然,常见发作面色苍白伴乏力和体重下降。咳嗽、低热,咳嗽时痰中带血丝或暗红色小血块。亦可见呼吸急促、发绀、心悸及脉搏加速。肺部体征不尽相同,可无阳性体征,亦可闻及呼吸音减弱或呈支气管呼吸音,少数可闻及干、湿性啰音或喘鸣音;严重病例可出现呼吸困难、血红蛋白急剧下降。急性起病的X线肺片可见肺野中有边缘不清、密度浓淡不一的云絮状阴影,见图8-9A。病灶可自米粒大小至小片融合,多涉及双侧,一般右侧较多;亦可呈透光度一致性减低的磨玻璃样改变,肺尖多不受累。在追踪观察中可见片絮状阴影,于2~4天内即可消散,但亦可在短期重现。约半数病例可见肺门增大,2/3病例由于淋巴回流受阻可见右侧叶间膜增厚。胸部X线片中还可见2/3病例有心脏扩大。肺CT成像可见磨玻璃影或实变影,见图8-9B、图8-10A。CT较胸部X线片能更好地显示肺泡出血征象。

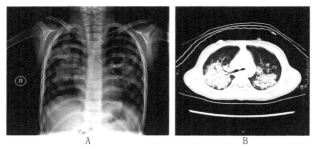

图8-9 特发性肺含铁血黄素沉着症急性期影像学表现

A.胸部X线片可见弥漫性实变影;B.肺CT成像可见实变影

(二)慢性反复发作期

急性期过后大部分患儿可能进入此期。症状为反复发作,常有肺内异物刺激所致的慢性咳嗽、胸痛、低热、哮喘等;咯出物有少量较新鲜的血丝或陈旧小血块。胸部X线片呈现两侧肺纹理粗重,纹理可见境界不清的细网状、网粒状或粟粒状阴影,多为双侧,较多见于两肺中野内带,肺尖及肋膈角区很少受累,亦可同时并存新鲜出血灶。肺CT成像在此期可见小结节影(图8-10B)、磨玻璃影。此种典型X线所见多显示其病程已久,一般在6~12个月,此期病程甚至可达10年以上。

(三)静止期或后遗症期

静止期指肺内出血已停止,无明显临床症状。后遗症期指由于反复出血已形成较广泛的肺间质纤维化。临床表现为有多年发作的病史及不同程度的肺功能不全,小支气管出现不同程度的狭窄、扭曲,反复发作多年的儿童还有通气功能障碍;可见肝脾大,杵状指(趾)及心电图异常变化。胸部X线片显示纹理增多而粗糙,可有小囊样透亮区或纤维化,并可有肺不张、肺气肿、支气管扩张或肺源性心脏病等,肺CT成像可见弥漫小结节影、小叶间隔增厚(图8-10C),甚至蜂窝肺。

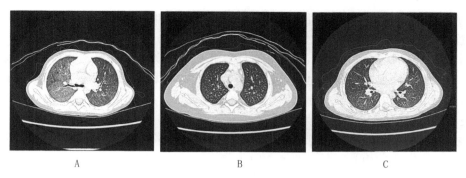

图 8-10　特发性肺含铁血黄素沉着症 CT 成像表现

A.急性出血期,肺内可见弥漫性的磨玻璃影和实变影;B.1 年半后反复发作期肺 CT 成像,
可见结节影和小叶间隔增厚;C.5 年后出血静止后 3 年肺 CT 成像,可见小叶间隔增厚

五、辅助检查

(一)含铁血黄素巨噬细胞检查

痰内或幼儿胃液内及支气管肺泡灌洗液内找到有含铁血黄素巨噬细胞。巨噬细胞转变为含铁血黄素细胞需要 2～3 天,含铁血黄素细胞在第 14 天时达峰值,2～4 周后下降至正常水平。

(二)血常规检查

急性期显示不同程度的小细胞低色素性贫血。北京儿童医院患儿入院时有重度贫血(血红蛋白 30～60 g/L)约占 1/3,中度(血红蛋白 60～90 g/L)占 45%。末梢血片中网织红细胞增加,最高可达 23%,超过 3% 的占 70%。嗜酸性粒细胞在部分病例中可增加,超过 3% 者约占 1/3。血小板正常。

(三)肺功能检查

本病严重时最大通气量及时间肺活量减低。肺纤维化者可有弥散功能损害及低氧血症。年龄较大的儿童,可能出现限制性通气障碍。对慢性反复发作的患儿应定期做肺功能测定,结合肺部 X 线平片结果随诊病程的进展。

(四)心电图及超声心动图检查

超声心动图可用于协助诊断二尖瓣狭窄、左心房高压、肺循环淤血所致的继发性肺含铁血黄素沉着症。如果心电图或超声心动图提示肺动脉高压,则一定要做肺静脉闭塞综合征、血管瘤及左心衰竭等疾病的相关检查,以便对原发病做进一步诊断。

(五)纤维支气管镜检查

支气管镜不仅可用于寻找其他引起肺出血的原因,如黏膜炎症出血、血管网异常,且支气管镜肺泡灌洗液的普鲁士蓝染色找到大量肺含铁血黄素细胞为确诊肺泡出血的依据。特发性肺含铁血黄素沉着症的急性出血期支气管镜肺泡灌洗液可为血性或洗肉水样的外观,病史较长,气道黏膜色黄。

六、诊断

IPH 的诊断为排除性的。首先要确立弥漫性肺泡出血的存在。需具有典型的临床症状,可见 3 个特点:①咯血、呕血或幼儿胃液中有陈旧性出血;②低色素小细胞性贫血;③胸部 X 线片或 CT 呈现肺出血样改变,即双肺弥漫性片絮样或磨玻璃样阴影。这 3 个特点可先后出现,其严重程度可不成比例,部分病例严重可出现呼吸急促或呼吸困难,并无咯血的症状,有些幼儿仅以贫血来就诊。

临床如遇以下情况要考虑本病:①患儿有反复性缺铁性贫血伴呼吸道症状,如咳嗽、少量咯血;原因不明的幼儿吐血或反复贫血均须拍胸部 X 线片与本病鉴别。由于婴幼儿可将肺部出血吞入胃内,然后吐出,甚至不吐出,亦无咳嗽、咯血的表现。②如肺片显示云絮状影或弥散性点状影,以肺炎不能解释时,亦应高度怀疑本病。

临床常依据痰液、胃液或支气管灌洗液病理检查中找到较多含铁血黄素细胞,既可做出肺泡出血的诊断。胃液、痰液中肺含铁血黄素细胞的阳性率远较支气管肺泡灌洗液低。研究显示,胃液找肺含铁血黄素细胞的敏感性为 30%,支气管肺泡灌洗液的敏感性为 92%。因此,现在多采用支气管肺泡灌洗液中找到大量的肺含铁血黄素细胞来确诊肺泡出血。北京儿童医院诊断的113 例 IPH 均为支气管肺泡灌洗液找到了大量的肺含铁血黄素细胞。

确诊肺泡出血后,还需要排除其他弥漫性肺泡出血的疾病,如自身免疫性疾病、血管炎。可采用血清学检查,如抗核抗体,抗双链的 DNA 及抗中性粒细胞胞浆抗体、抗基底膜抗体,部分病例需要做肺活检,IPH 的肺组织无肉芽肿、血管炎/毛细血管炎,也无其他器质性肺疾病。除了HE 染色,还需要做免疫荧光或免疫组化来排除免疫蛋白和(或)免疫复合物的沉着。国内很少肺活检。

在本病的诊断中,还应注意排除出血性体质、血液病、异物、肺结核、反复支气管肺炎、支气管扩张、血管畸形等引起咯血的疾病。采用肺部增强 CT 血管重建可发现肺静脉缺如。血管造影可发现一些血管畸形如支气管动脉肺动脉瘘,同时可进行栓塞治疗。

七、治疗

仔细寻找可能致病的原因或诱因,如对牛奶过敏、对食物或化学物质过敏、合并心肌炎和肾炎等仍属首要。症状治疗大致有以下几方面。

(一)急性发作期治疗

由于大量肺出血,患儿出现呼吸困难及血红蛋白急剧下降时应卧床休息,间歇正压供氧。严重贫血者可少量多次输新鲜血。肾上腺皮质激素在急性期控制症状的疗效已较肯定,为目前最常用的疗法。可用甲泼尼龙 2 mg/(kg·d)或氢化可的松 5~10 mg/(kg·d)静脉滴注治疗,出血控制后,可口服泼尼松 2 mg/(kg·d),症状完全缓解(2~3 周)后上述剂量渐减,至最低维持量,以能控制症状为标准,维持时间一般为 3~6 个月,也有小剂量激素长期维持,取得了不错的疗效。症状较重、X 线病变未静止及减药过程中有反复的患儿,疗程应延长至 1 年,甚或 2 年。停药过早易出现复发。但长期用药亦非良策,故停药应缓慢而慎重,并继续严密观察。

急性肺泡大出血时,大剂量激素如甲泼尼龙 10~30 mg/(kg·d)冲击治疗可起到控制病情、挽救生命的作用。

对发病年龄较小的婴儿及并发变态反应性疾病如湿疹、喘息性支气管炎的患儿,应考虑并有牛奶或其他食物过敏的可能,最好停用牛奶及其制品 2~3 个月,以豆浆等代乳品,有时可获良好效果。

临床实践过去曾采用置换血浆疗法、脾切除术,目前已基本不用。北京儿童医院经长期观察结果也不支持脾切除术,曾见术后数月内又出现急性发作者,脾切除术还可导致进一步出血倾向及免疫能低下,以致死于肺出血或合并感染。输血和铁剂虽能改善贫血,但由于可能增加肺内铁沉积,应慎用。

（二）慢性反复发作期治疗

长期的糖皮质激素治疗在儿童和青少年因不良反应及激素减量/中断时的高复发率不推荐使用。吸入激素也应用于临床,但疗效尚不能确定。免疫抑制剂包括硫唑嘌呤、羟氯喹、环磷酰胺、甲氨蝶呤的治疗得到了不同效果。常用的为硫唑嘌呤,从 $1\sim2$ mg/(kg·d)增加到 $3\sim5$ mg/(kg·d),一般维持约 1 年。硫唑嘌呤和糖皮质激素联用在预防 IPH 急性加重取得一定的疗效。

国内也试用中药(活血化瘀及促进免疫功能的方剂)及去铁药物,可用去铁胺(又称去铁敏),每天 1.6 g,分 3 次肌内注射,24 小时尿铁排出量显著增加,缺铁性贫血也有改善的可能。铁络合剂毒性作用明显,故国内外文献对此类药物评价不一。目前已很少应用。

（三）静止期治疗

病变静止时或症状大部分消失后应重视日常肺功能锻炼,并注意生活护理。

（齐晓倩）

第十一节　肺泡蛋白沉积症

肺泡蛋白沉积症(PAP)是一种儿科少见病,以肺泡腔内充满大量过碘酸雪夫(PAS)反应阳性的蛋白物质为主要病理特征。多见于 $20\sim50$ 岁人群,男女比例为 $2:1\sim4:1$。患者因肺泡内过量聚集蛋白物质而造成肺通气和换气功能异常,出现呼吸困难。多数病例为获得性(特发性)PAP,少部分可继发于其他疾病或因吸入化学物质而引起。

一、肺泡表面活性物质的功能和代谢

肺泡表面活性物质的功能主要在于降低肺泡气水界面张力,防止肺泡萎陷。而发挥这一作用的主要是脂质成分,它约占表面活性物质成分的 90%,其余 10% 为蛋白质类。这些肺泡表面活性脂质、蛋白由肺泡Ⅱ型上皮细胞产生、储存并分泌入肺泡内,由Ⅱ型细胞和肺泡巨噬细胞吞噬吸收,并经由板层小体来循环。肺泡Ⅱ型细胞、肺泡巨噬细胞均参与了循环的过程。

肺泡表面活性物质的蛋白质类成分中有四种表面活性蛋白(SP)完成了该类物质的功能,分别是两种水溶性蛋白质 SP-A、SP-D,两种疏水蛋白 SP-B、SP-C。SP-A 和 SP-B 与游离钙连接,构成管状鞘磷脂(表面活性物质形成过程的过度结构)的骨架。疏水蛋白 SP-B 和 SP-C 的主要功能在于催化磷脂进入肺泡气水界面,为磷脂层提供分子构架,并维持管状鞘磷脂的稳定(SP-B 与 SP-A 联合作用)。

粒细胞-巨噬细胞集落刺激因子(GM-CSF),可由肺泡上皮细胞产生,是一种 23 kDa 的生长因子,在中性粒细胞、单核-巨噬细胞系统的增生和分化方面起重要促进作用。它通过与肺泡巨噬细胞表面的特异性受体结合,促进肺泡巨噬细胞的最终分化,刺激其对表面活性物质的降解、病原的识别和吞噬、细菌杀灭等功能,达到对肺泡内脂质和蛋白物质的吞噬和降解作用,维持表面活性物质的代谢稳态。

二、病因和发病机制

自 Rosen SH 等人首次对 PAP 进行总结报道以来,国内外学者经过大量实验研究,认识到 PAP 是肺泡表面活性物质代谢异常的一种疾病,与肺泡巨噬细胞清除表面活性物质的功能下降有关。

基于目前对 PAP 发病机制的认识,可大致将该病分为先天性、继发性和获得性(特发性)3 种。

(一)先天性 PAP

组织病理学表现与年长儿和成年人病例相似。大部分先天性 PAP 为常染色体隐性遗传致病,常因 SP-B 基因纯合子结构移位突变(121ins2)导致不稳定 SP-B mRNA 出现,引起 SP-B 水平下降并继发 SP-C 加工过程的异常,出现 SP-C 增高。SP-B 缺乏造成板层小体和管状鞘磷脂生成的减少以及肺泡腔内蛋白物质的沉积,从而引起发病。有资料显示,SP-B 基因突变出现的频率是 1/3 000～1/1 000。SP-C 和 SP-D 的基因变异引起 PAP,也可以引起新生儿呼吸窘迫,但是这两种情况的组织病理学变化与先天性 SP-B 缺乏不同,且 SP-B 缺乏合并的 SP-C 异常加工在 SP-D 缺乏时不出现。

另外,一部分先天性 PAP 患儿并不存在上述缺陷,却发现 GM-CSF 特异性受体 βc 链的缺陷。GM-CSF 的受体包括 2 个部分:α 链(绑定单位)和 β 链(信号转导单位,它同时也是 IL-3 和 IL-5 的受体组成部分),该受体存在于肺泡巨噬细胞和肺泡 II 型细胞表面,且在一些造血细胞表面也有这些受体存在。编码 GM-CSF/IL-3/IL-5 受体 βc 链的基因突变会导致 PAP 发病,且先天性 PAP 患者单核细胞与中性粒细胞的绑定以及细胞对 GM-CSF 和白细胞介素-3 的反应在体外试验中有受损表现。大量临床资料证明这一类传导通路的异常与 PAP 发病有关。

Mohammed Tredano 等人对 40 例不明原因呼吸窘迫的患儿进行了研究和分析,结果认为先天性 SP-B 缺乏是因 SFTPB 基因突变(常见:1549C 到 GAA 或 121ins2)造成的,具有常染色体隐性遗传特性,这一缺陷引起板层小体和管状鞘磷脂生成减少以及肺泡腔内蛋白物质沉积;而先天性 PAP 不一定存在 SP-B 缺乏,且存在 SP-B 缺乏者也不一定存在 SFTPB 基因突变;并主张将先天性 SP-B 缺乏与先天性 PAP 分别定义。

然而不论是 SFTPB 基因还是编码 GM-CSF/IL-3/IL-5 受体 βc 链的基因突变,均有大量资料证明此二者会导致肺泡内沉积大量脂质蛋白物质,且都有明显的常染色体隐性遗传倾向。故先天性 SP-B 缺乏是否为先天性 PAP 的一个亚型或本身就是一种独立的疾病,尚需进一步研究鉴别来建立统一的诊断和分类标准。

(二)继发性 PAP

个体暴露在能够使肺泡巨噬细胞数目减少或功能受损的条件下,引起表面活性物质清除功能异常即可产生 PAP,称继发性 PAP。长时间以来,人们发现很多可引起 PAP 的疾病,如赖氨酸尿性蛋白耐受不良、急性硅肺病和其他吸入综合征、免疫缺陷病、恶性肿瘤、造血系统疾病(如白血病)等。

赖氨酸尿性蛋白耐受不良作为一种少见的常染色体隐性遗传病,存在"y+L 氨基酸转移因子 1"基因突变,造成质膜转运氨基二羧酸能力缺陷,引起精氨酸、赖氨酸、鸟氨酸转运障碍,并出现多系统表现。BALF 超微结构检查可见多发的板层结构、致密体,这些都是在 PAP 患者中可见的,提示了本病同时存在有磷脂代谢的问题。本病尚可引起造血系统受累,使 βc 链的表达异常,最终导致 PAP。

急性硅肺病,与短期内大量接触高浓度的可吸入游离硅有关,最早是在 19 世纪 30 年代发现的一种少见的硅肺,为强调其在组织学上与 PAP 的相似,后来被称为"急性硅-蛋白沉着症"。其他吸入性物质如水泥尘、纤维素纤维、铝尘、二氧化钛等,均被证实与 PAP 的发生有关。但这些关联是否真的为发病原因尚不完全清楚。

一些潜在的免疫缺陷病,如胸腺淋巴组织发育不良、重症联合免疫缺陷、选择性 IgA 缺乏,或实质脏器移植后的类似医源性免疫抑制状态下,无功能的 T、B 细胞可能会直接干扰肺泡巨噬细胞和肺泡 Ⅱ 型上皮细胞调节的表面活性物质代谢稳态,从而出现 PAP。

PAP 还与潜在的恶性病有关,特别是造血系统恶性病。PAP 最常见继发于髓系白血病和骨髓增生异常综合征,在这二者中,肺泡巨噬细胞可能衍生自其自身的恶性克隆,或造血系统的异常造成其功能的特异性缺陷,使清除表面活性物质的功能受损。也有证据证明在髓系白血病患者中有 GM-CSF 信号转导的缺陷如 βc 表达的缺失,造成肺泡巨噬细胞对 GM-CSF 无反应,从而影响表面活性物质正常代谢引起 PAP 的发生。上述缺陷在造血功能成功重建后可被纠正,突出了造血系统异常在继发性 PAP 病因中的重要作用。另外研究还发现了另一重要机制:对 GM-CSF 无反应的异常白血病细胞替代或置换了正常的肺泡巨噬细胞,引起 PAP 发病。

(三)获得性(特发性)PAP

获得性 PAP 为最常见类型,约占 PAP 患者总数的 90%。随着多年来人们对肺泡表面活性物质代谢稳态、调节因子等研究的深入,逐渐认识到获得性 PAP 的发病与 GM-CSF 的作用密切相关。

通过培育 GM-CSF- 和 βc- 的小鼠进行试验,证实了 GM-CSF 的生理学作用,并发现这些小鼠不存在造血功能的异常,却有肺泡巨噬细胞清除表面活性物质功能的障碍,伴有肺部的淋巴细胞浸润。而同时表面活性物质的产生则不受影响,进一步论证了 PAP 并非表面活性物质生成过多,而是因清除障碍引起的过度沉积。

早在 26 年前就发现获得性 PAP 患者的支气管肺泡灌洗液和血清在体外可阻断单核细胞对促细胞分裂剂的反应,但一直未能找到原因。直到 Nakata 等在获得性 PAP 患者支气管肺泡灌洗液和血清中发现一种能中和 GM-CSF 的自身抗体,而这种抗体是先天性和继发性 PAP 及其他肺疾病患者所没有的。

这种自身抗体可竞争性地抑制内源性 GM-CSF 与其受体 βc 链结合,从而阻断了 GM-CSF 的信号转导,造成一种活性 GM-CSF 缺乏的状态,引起肺泡巨噬细胞的吞噬功能、趋向能力、微生物杀灭能力的减低。且随后的研究中又证实在获得性 PAP 患者中不存在 GM-CSF 基因和受体 βc 的缺陷,更加明确了这一自身抗体在发病机制中的重要角色。这种抗体在全身循环系统中广泛存在,解释了进行双肺移植后病情复发的原因。GM-CSF 仅在肺泡巨噬细胞的最终分化和功能上是必要的,而在其他组织的巨噬细胞却不是必需的,解释了仅有肺部产生病变的原因。

正常人在生理状态下产生这种自身抗体的概率很小,仅有 0.3%(4/1 258)可以检测到。有自身免疫性疾病的患者比正常人更易产生这种自身抗体。

Thomassen 等人还发现 PAP 患者 BALF 中 GM-CSF 减低,同时抑制性细胞因子 IL-10(一种 B 细胞刺激因子,它刺激 B 细胞的增生和 GM-CSF 抗体的生成)增高。正常状态下单核细胞和肺泡巨噬细胞在糖胺聚糖刺激下可分泌 GM-CSF,而 IL-10 可抑制这一现象。对 PAP 患者的 BALF 给予 IL-10 抗体来中和 IL-10 后,会使 GM-CSF 的生成得到增加。

三、病理改变

纤维支气管镜下,气管支气管一般无特殊异常,部分患者可有慢性感染的黏膜水肿表现。支气管肺泡灌洗液(BALF)外观为米汤样浑浊,可呈乳白色或淡黄色,静置后管底可见与灌洗液颜色相同的泥浆样沉淀物。BALF 涂片光镜下可见到大量无定形碎片,其内有巨噬细胞,PAS 染色阳性。

取肺组织活检,肉眼可见肺组织质地变硬,病变区肺组织可呈现小叶中心结节、腺泡结节及大片状改变,病变区与正常肺组织或代偿性肺气肿混合并存,切面可见白色或黄色液体渗出。光镜下,肺泡结构基本正常,其内 PAS 染色阳性的磷脂蛋白样物质充盈(图 8-11、图 8-12),肺泡间隔淋巴细胞浸润、水肿、成纤维细胞增生及胶原沉积形成小叶内间隔和小叶间隔增厚。电镜下可见肺泡腔中有絮状及颗粒状沉着物,肺泡Ⅱ型上皮细胞增生,胞质中可见板层小体,肺泡腔内有大量肺泡Ⅱ型细胞分泌的嗜锇性和絮状物质,肺间质变宽,可见成纤维细胞增生和大量胶原及弹性纤维,还可见淋巴细胞和肥大细胞浸润。

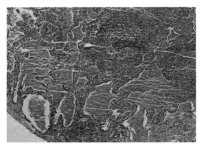

图 8-11　肺泡腔内填充均质粉染物质(HE 染色光镜×40)

2 岁女童,主因"气促干咳 8 个月,加重伴指趾端青紫、肿胀 6 个月"住院,经肺活检确诊 PAP

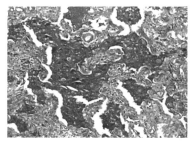

图 8-12　肺泡腔内填充均质粉染物质(PAS 染色光镜×100)

2 岁女童,主因"气促干咳 8 个月,加重伴指趾端青紫、肿胀 6 个月"住院,经肺活检确诊 PAP

四、临床表现

PAP 临床表现多样,多数患者均隐匿起病,临床症状缺乏特异性,主要表现为进行性加重的气促和呼吸困难。早期多在中等量活动后自觉症状明显,随病情进展而出现呼吸困难、发绀、杵状指(趾)等表现;咳嗽也是 PAP 主要表现之一,多为干咳,偶尔可有咯血,合并呼吸道感染时有脓性痰。干咳和呼吸困难的严重程度与肺泡内沉积物的量有关,但临床症状一般较影像学表现为轻。另外,可有乏力、盗汗、体重下降、食欲缺乏等一般症状。

查体可见慢性缺氧体征,如毛细血管扩张、发绀、杵状指(趾)等,肺部听诊呼吸音粗,多无干湿性啰音,部分病例可闻及捻发音或小爆裂音。

五、实验室检查

血常规多正常,部分患者可见由慢性缺氧引起的红细胞和血红蛋白增高,合并感染者可有白细胞增高。大部分患者有乳酸脱氢酶不同程度上升。

血气分析呈现不同程度的低氧血症,可有过度通气。pH 大多正常。

肺功能检查可见多数患者肺总量、残气量降低。以弥散功能降低为主,部分患者可有通气功能障碍。

六、影像学特点

(一)胸部 X 线

X 线表现可为云絮状密度增高影,高密度阴影内可见肺纹理影和增厚的网格状小叶间隔,病灶多对称分布于双侧中、下肺野,呈弥漫性磨玻璃样改变;有些病例高密度影呈自肺门向外发散状(蝶翼征),有支气管充气相,类似急性肺水肿表现。也可为两肺广泛分布的结节状阴影,其密度不均匀,大小不等,边缘模糊,部分融合,伴有小透亮区(图 8-13)。

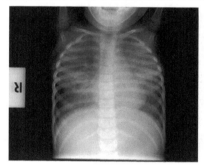

图 8-13　肺泡蛋白沉积症胸部 X 线片
女,2 岁,经肺活检确诊 PAP,胸部 X 线片示双肺弥漫性磨玻璃样改变

(二)HRCT 特征

(1)"碎石路"征(CPA)由弥漫性磨玻璃影及其内部的网格状小叶间隔增厚组成。病理学上,磨玻璃影系低密度的磷脂蛋白充填肺泡腔所致。网格状阴影的形成多数认为是小叶间隔和小叶内间隔因水肿、细胞浸润或纤维化而增厚(图 8-14)。

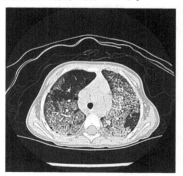

图 8-14　肺泡蛋白沉积症 HRCT(一)

（2）病变累及的范围和分布与肺段或肺叶的形态无关，其斑片状或补丁状阴影可跨段或跨叶、可累及部分或全部肺叶，病变可随机分布于肺野中央区、周围区或全肺野。病灶与正常肺组织之间分界清楚，且边缘形态各异，如直线状、不规则或成角等，呈典型的地图样分布。

（3）实变区内可见支气管充气征，但表现为充气管腔细小且数量和分支稀少，这可能与充盈肺泡腔的磷脂蛋白密度较低和部分小气道被填充等有关（图 8-15）。

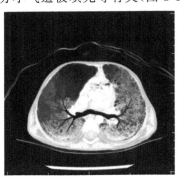

图 8-15　肺泡蛋白沉积症 HRCT（二）

（4）病变形态学特征在短时间内不发生明显改变。

（5）不伴有空洞形成、蜂窝改变、淋巴结肿大、胸腔积液和明显的实变区等。

目前认为 CPA 仅为疾病在病程某一阶段内特定的影像改变，而并非 PAP 特征性表现，凡具有形成磨玻璃影和小叶间隔增厚等病理机制的疾病均可呈现 CPA，如多种原因的肺炎（卡氏肺囊虫性肺炎、外源性脂类肺炎、阻塞性肺炎、急性放射性肺炎和药物性肺炎等）、肺结核、肺出血、特发性间质性肺炎、外源性脂质性肺炎、肺炎型肺泡癌、弥漫性癌性淋巴管炎、成人呼吸窘迫综合征等多种肺弥漫性间质和实质性疾病。尚需结合患者临床表现和 HRCT 其他征象做好鉴别。

七、诊断和鉴别诊断

PAP 的确诊需以纤支镜或肺活检的病理检查结果为依据，结合患儿临床特点、影像学检查，可对大多数患者做出诊断。应注意与闭塞性细支气管炎、肺水肿、特发性肺含铁血黄素细胞沉着症、肺纤维化、结节病、肺泡细胞癌等相鉴别。

血清中表面活性蛋白含量增高可见于多数 PAP 患者，但缺乏特异性。特发性肺纤维化、肺炎、肺结核、泛细支气管炎患者中也可见。

八、治疗

以往曾针对 PAP 脂质蛋白沉积的病理特点使用糖皮质激素治疗、碘化钾溶液和胰蛋白酶雾化等方法，但效果均不肯定。也曾采用肺移植治疗 PAP，但有排异反应、并发症多、难度大、费用高，且临床观察和动物试验均发现移植肺仍会继续发生肺泡内表面活性物质的大量沉积，不但不能解决根本问题，而且在改善患者临床症状方面效果也不理想。

（一）全肺灌洗（WLL）

WLL 是目前为止公认行之有效的正规治疗方法。WLL 最早由 Ramirez-Rivera 提出，即在患者口服可待因的基础上,经皮-气管穿刺置入导管,以温生理盐水滴入,并通过改变患者体位来达到灌洗液各个肺段的目的。事实证明这种物理清除沉积物的方法在改善症状和肺功能方面作用显著,可提高5年存活率。随着全肺灌洗概念被广泛接受、纤维支气管镜技术的不断成熟、全身麻醉技术的常规应用,这一灌洗疗法逐渐被优化,安全性显著提高,每次灌洗液量逐渐加大,在同样一个治疗过程中完成双肺的连续灌洗,缩短治疗时间,减少患者痛苦。若灌洗过程中有低氧血症,必要时还可辅以部分体外膜肺氧合法。

另外,局部肺叶肺段的灌洗是近年来在灌洗治疗方法上的一个演变,操作简单安全,在大部分医院都可以开展。适用于不能耐受常规麻醉下全肺灌洗的患者,或那些轻症的仅用少量灌洗液就可以清除沉积物者。这一操作不需要气管插管、术后特殊护理和常规麻醉,常见的不良反应是剧烈咳嗽,可能因此中断操作,且灌洗液量限制在2L,约为全肺灌洗量的1/10,因此需要更多的治疗次数,增加了患者痛苦。全肺灌洗可以增加巨噬细胞迁徙能力并防止机会性致病菌感染,但肺叶灌洗不存在这些特点。

虽然大量文献证实了这种方法的有效性,但关于疗效评估目前尚无统一标准。全肺灌洗并不能做到一劳永逸,它只是物理性地清除沉积在肺泡腔的物质,并没有从根本上解决PAP的发病,故在灌洗治疗后虽有暂时性的病情缓解,但会复发,可能需要再次灌洗。病情缓解的平均持续时间约15个月,仅有少于20%的患者在1次灌洗后的3年随访时间内未再次出现PAP的症状。

全肺灌洗治疗可能出现的并发症包括低氧血症、血流动力学改变、肺炎、脓毒症、呼吸窘迫综合征和气胸。最常见的是低氧血症,特别是灌洗液的清空阶段,会减低气道压力,增加灌洗肺的灌注。血流动力学的不稳定在治疗过程中也可能出现,这使有创血压监测成为必要的配置并应该伴随灌洗治疗过程。全肺灌洗需要常规麻醉,并需要有经验的麻醉师和手术小组,且术后需要相应的护理配置。另外,反复的气管插管会造成患者气管内肉芽肿的形成和狭窄。

总之,目前全肺灌洗仍是治疗PAP的标准方法之一,且有较好的发展前景。

(二)GM-CSF的应用

随着特发性PAP患者有高滴定度的GM-CSF抗体的发现,引出了补充GM-CSF的治疗方法。

在既往多项研究中,给予患者5~9 μg/(kg·d)的剂量皮下注射GM-CSF,累计共10/21例患者对这种初始剂量反应好,也有一些患者对高剂量的用药反应好。疗效持续时间平均39周。但这一治疗的方法有效率比灌洗治疗低很多,且即使反应好的患者也需要4~6周的时间方能提高动脉氧分压,显然对重症PAP患者不能作为应急手段来应用。

GM-CSF疗法一般耐受很好,既往报道的不良反应包括注射部位的皮肤红斑或硬结、粒细胞减少症(停药后可恢复)、发热、寒战、恶心、呕吐、低氧低血压综合征、面红、心动过速、肌肉痛、骨骼痛、呼吸困难、僵直、不随意的腿部痉挛和晕厥等。虽然没有迟发毒性作用的报道,但是长时间监测对于明确其效果和不良反应仍是十分重要的。

GM-CSF作为一种针对获得性PAP发病机制的治疗,有确定效果,但探索最适剂量、最适疗程、与抗体滴度的关系、最适给药途径,需要进一步积累经验。

(三)造血干细胞和骨髓移植

试验证明βc链基因突变小鼠应用野生型小鼠的骨髓进行骨髓移植和造血系统重建可逆转

肺部的病理改变;而仅仅进行肺移植,大多数小鼠在不久以后复发,提示骨髓移植有可能对部分继发于血液系统疾病的 PAP 患者有效。作为小儿或青少年少见的遗传性疾病,范可尼贫血和 PAP 均与 GM-CSF/IL-3/IL-5 受体 β 链功能缺失有关,目前有报道用同种异体造血干细胞移植来治疗这两种疾病。该方法作为治疗少见的单基因遗传病的一种新的手段,其疗效尚待进一步证实。

(四)基因治疗

针对先天性 PAP 表面活性蛋白 B 缺乏或 GM-CSF/IL-3/IL-5 受体 βc 链基因突变的 PAP 患者,在人上皮细胞的体外试验和小鼠的体内试验中,将带有 SP-B 和 SP-A 的 DNA 转入细胞体内,均有相应的表面活性蛋白的表达。GM-CSF 缺乏的小鼠肺泡 II 型细胞经过基因重组技术后,可选择性表达 GM-CSF,改善 PAP 症状,提示基因治疗有可能成为 PAP 治疗的新途径。

(五)支持治疗

Uchida 等人曾报道了 GM-CSF 抗体对中性粒细胞功能的影响。他们的研究表明,PAP 患者中性粒细胞抗微生物功能在基础状态和受 GM-CSF 激活后的状态都存在缺陷,尤其是 PAP 患者中性粒细胞的吞噬指数和吞噬功能分别低于正常对照组的 90% 和 30%。中性粒细胞的基础黏附功能、全血的超氧化能力、对金葡菌的杀灭能力均减低。而且在体外试验中,中性粒细胞受 GM-CSF 活化后的功能也受损。因此,PAP 患者继发感染很常见,多见奴卡菌。任何感染征象的出现都应该给予强有力的治疗,包括支气管肺泡灌洗。

氧疗、支气管扩张剂、抗生素、呼吸支持等支持治疗,是防止感染、支气管痉挛和呼吸衰竭发生的有效措施。

双肺移植对那些肺灌洗无效的先天性 PAP 或 PAP 关联肺纤维化如硅沉着症或灌洗时反复气胸者适用。但有文献报道,移植后的肺仍可能再次发生 PAP 的改变。

九、预后

PAP 预后包括:病情稳定但症状持续存在;进行性加重;自行缓解。

有文献统计了 343 例 PAP 患者自确诊(包括最后尸检确诊的病例)之日起的生存时间,平均为 18 个月,最长的是 26 年。2 年、5 年和 10 年的实际生存率分别为 78.9%±8.2%、74.7%±8.1% 和 68.3%±8.6%。总体生存率在性别上相差不大(5 年,男 74% 女 76%)。5 岁以下的患者很少见,且预后差。

共有 24/303(7.9%)PAP 患者自发缓解。从诊断或出现症状到自发缓解的平均时间分别为 20 个月和 24 个月,没有人症状反复或加重,没有死亡。这些患者中 PAP 处于一种"休眠状态",是疾病的病理生理过程被逆转,还是仅仅在功能、症状和影像学上的严重程度减轻了,尚不明确。目前还没有一个非侵袭性的简单检查可以鉴别到底是病理生理学上的"治愈",还是疾病转入了一个亚临床状态。

如上述北京儿童医院确诊的 1 例 PAP 患儿(图 8-16A),放弃治疗 2 年后随访,在当地未予任何医疗干预,呼吸困难症状自行好转,杵状指(趾)和肢端发绀等体征减轻,活动耐量与正常儿童无异。复查肺 HRCT 如图 8-16B,可见肺内病变明显吸收好转,但仍有广泛间质病变;复查肺功能未见显著异常。

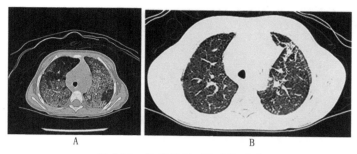

图 8-16　治疗前后 CT 成像对比

A.治疗前；B.治疗后

两肺广泛间质改变及少许实质浸润，与图 8-14 对比，肺内病变大部吸收

（齐晓倩）

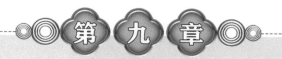

儿科消化系统疾病

第一节　胃食管反流病

胃食管反流病是指胃内容物反流入食管,分生理性和病理性两种。生理情况下,由于小婴儿食管下端括约肌(LES)发育不成熟或神经肌肉协调功能差,可出现反流,往往出现于日间餐时或餐后,又称"溢乳"。病理性反流是由于 LES 的功能障碍和(或)与其功能有关的组织结构异常,以致 LES 压力低下而出现的反流,常常发生于睡眠、仰卧及空腹时,引起一系列临床症状和并发症,即胃食管反流病(GERD)。

一、病因和发病机制

(一)食管下端括约肌(LES)

(1)LES 压力降低是引起 GERD 的主要原因。LES 是食管下端平滑肌形成的功能高压区,是最主要的抗反流屏障。正常吞咽时 LES 反射性松弛,静息状态保持一定的压力使食管下端关闭,如因某种因素使上述正常功能发生紊乱时,LES 短暂性松弛即可导致胃内容物反流入食管。

(2)LES 周围组织作用减弱。例如,缺少腹腔段食管,致使腹压增高时不能将其传导至 LES 使之收缩达到抗反流的作用;小婴儿食管角(由食管和胃贲门形成的夹角,即 His 角)较大(正常为 30°～50°);膈肌食管裂孔钳夹作用减弱;膈食管韧带和食管下端黏膜瓣解剖结构存在器质性或功能性病变时以及胃内压、腹压增高等,均可破坏正常的抗反流功能。

(二)食管与胃的夹角(His 角)

由胃肌层悬带形成,正常是锐角,胃底扩张时悬带紧张使角度变锐起瓣膜作用,可防止反流。新生儿 His 角较钝,易反流。

(三)食管廓清能力降低

正常情况下,食管廓清能力是依靠食管的推动性蠕动、唾液的冲洗、对酸的中和作用、食丸的重力和食管黏膜细胞分泌的碳酸氢盐等多种因素发挥作用。当食管蠕动减弱、消失或出现病理性蠕动时,食管清除反流物的能力下降,这样就延长了有害的反流物质在食管内停留时间,增加了对黏膜的损伤。

(四)食管黏膜的屏障功能破坏

屏障作用是由黏液层、细胞内的缓冲液、细胞代谢及血液供应共同构成的。反流物中的某些物质,如胃酸、胃蛋白酶及十二指肠反流入胃的胆盐和胰酶使食管黏膜的屏障功能受损,引起食管黏膜炎症(图 9-1)。

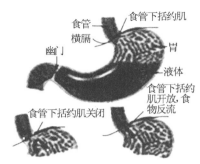

图 9-1　胃食管反流模式

(五)胃、十二指肠功能失常

胃排空能力低下,使胃内容物及其压力增加,当胃内压增高超过 LES 压力时可使 LES 开放。胃容量增加又导致胃扩张,致使贲门食管段缩短,使其抗反流屏障功能降低。十二指肠病变时,幽门括约肌关闭不全则导致十二指肠胃反流。

二、临床表现

(一)呕吐

新生儿和婴幼儿以呕吐为主要表现。多数发生在进食后,呕吐物为胃内容物,有时含少量胆汁,也有表现为漾奶、反刍或吐泡沫。年长儿以反胃、反酸、嗳气等症状多见。

(二)反流性食管炎常见症状

1.胃灼热

见于有表达能力的年长儿,位于胸骨下端,饮用酸性饮料可使症状加重,服用抗酸剂症状减轻。

2.咽下疼痛

婴幼儿表现为喂奶困难、烦躁、拒食,年长儿诉咽下疼痛,如并发食管狭窄则出现严重呕吐和持续性咽下困难。

3.呕血和便血

食管炎严重者可发生糜烂或溃疡,出现呕血或黑便症状。严重的反流性食管炎可发生缺铁性贫血。

(三)Barrette 食管

由于慢性 GER,食管下端的鳞状上皮被增生的柱状上皮所替代,抗酸能力增强,但更易发生食管溃疡、狭窄和腺癌。症状为咽下困难、胸痛、营养不良和贫血。

(四)其他全身症状

1.呼吸系统疾病

流物直接或间接可引发反复呼吸道感染、吸入性肺炎、难治性哮喘、早产儿窒息或呼吸暂停及婴儿猝死综合征等。

2.营养不良

主要表现为体重不增和生长发育迟缓、贫血。

3.其他

如声音嘶哑、中耳炎、鼻窦炎、反复口腔溃疡、龋齿等。部分患儿可出现精神神经症状。①Sandifer 综合征:是指病理性 GERD 患儿呈现类似斜颈样的一种特殊"公鸡头样"的姿势。此为一种保护性机制,以期保持气道通畅或减轻酸反流所致的疼痛,同时伴有杵状指、蛋白丢失性肠病及贫血。②婴儿哭吵综合征:表现为易激惹、夜惊、进食时哭闹等。

三、诊断

GER 临床表现复杂且缺乏特异性,单一检查方法都有局限性,故诊断需采用综合技术。凡临床发现不明原因反复呕吐、咽下困难、反复发作的慢性呼吸道感染、难治性哮喘、生长发育迟缓、营养不良、贫血、反复出现窒息、呼吸暂停等症状时都应考虑到 GERD 的可能及严重病例的食管黏膜炎症改变。

四、辅助检查

(一)食管钡剂造影

适用于任何年龄,但对胃滞留的早产儿应慎重。可对食管的形态、运动状况、钡剂的反流和食管与胃连接部的组织结构做出判断,并能观察到食管裂孔疝等先天性疾病,检查前禁食 3～4 小时,分次给予相当于正常摄食量的钡剂。

(二)食管 pH 动态监测

将微电极放置在食管括约肌的上方,24 小时连续监测食管下端 pH,如有酸性 ER 发生则pH 下降。通过计算机分析可反映 GERD 的发生频率、时间,反流物在食管内停留的状况及反流与起居活动、临床症状之间的关系,借助一些评分标准,可区分生理性和病理性反流,是目前最可靠的诊断方法。

(三)食管动力功能检查

应用低顺应性灌注导管系统和腔内微型传感器导管系统等测压设备,了解食管运动情况及LES 功能。对于 LES 压力正常患儿应连续测压,动态观察食管运动功能。

(四)食管内镜检查及黏膜活检

可确定是否存在食管炎病变及 Barrette 食管。内镜下食管炎可分为三度:Ⅰ度为充血;Ⅱ度为糜烂和(或)浅溃疡;Ⅲ度为溃疡和域狭窄。

(五)胃-食管同位素闪烁扫描

口服或胃管内注入含有 ^{99m}Tc 标记的液体,应用 R 照相机测定食管反流量,可了解食管运动功能,明确呼吸道症状与 GER 的关系。

(六)超声学检查

B 型超声可检测食管腹段的长度、黏膜纹理状况、食管黏膜的抗反流作用,同时可探查有无食管裂孔疝。

五、鉴别诊断

(1)以呕吐为主要表现的新生儿、小婴儿应排除消化道器质性病变,如肠旋转不良、肠梗阻、先天性幽门肥厚性狭窄、胃扭转等。

(2)对反流性食管炎伴并发症的患儿,必须排除由于物理性、化学性、生物性等致病因素引起组织损伤而出现的类似症状。

六、治疗

治疗的目的是缓解症状,改善生活质量,防治并发症。

(一)一般治疗

1.体位治疗

将床头抬高15°~30°,婴儿采用仰卧位,年长儿左侧卧位。

2.饮食治疗

适当增加饮食的稠厚度,少量多餐,睡前避免进食。低脂、低糖饮食,避免过饱。肥胖患儿应控制体重。避免食用辛辣食品、巧克力、酸性饮料、高脂饮食。

(二)药物治疗

药物治疗包括3类,即促胃肠动力药、抑酸药、黏膜保护剂。

1.促胃肠动力药

能提高LES张力,增加食管和胃蠕动,促进胃排空,从而减少反流。①多巴胺受体拮抗剂:多潘立酮为选择性、周围性多巴胺受体拮抗剂,促进胃排空,但对食管动力改善不明显。常用剂量为每次0.2~0.3 mg/kg,每天3次,饭前半小时及睡前口服。②通过乙酰胆碱起作用的药物:西沙必利,为新型全胃肠动力剂,是一种非胆碱能非多巴胺拮抗剂。主要作用于消化道壁肌间神经丛运动神经元的5-羟色胺受体,增加乙酰胆碱释放,从而诱导和加强胃肠道生理运动。常用剂量为每次0.1~0.2 mg/kg,每天3次口服。

2.抑酸药

主要作用为抑制酸分泌以减少反流物对食管黏膜的损伤,提高LES张力。①抑酸药:H_2受体拮抗剂,常用西咪替丁、雷尼替丁;质子泵抑制剂,奥美拉唑。②中和胃酸药:如氢氧化铝凝胶,多用于年长儿。

3.黏膜保护剂

黏膜保护剂如硫酸铝、硅酸铝盐、磷酸铝等。

4.外科治疗

采用上述治疗后,大多数患儿症状能明显改善和痊愈。具有下列指征可考虑外科手术:①内科治疗6~8周无效,有严重并发症(消化道出血、营养不良、生长发育迟缓)。②严重食管炎伴溃疡、狭窄或发现有食管裂孔疝者。③有严重的呼吸道并发症,如呼吸道梗阻、反复发作吸入性肺炎或窒息、伴支气管肺发育不良者。④合并严重神经系统疾病。

(毕芳芳)

第二节　上消化道出血

上消化道出血指屈氏韧带以上的消化道,包括食管、胃、十二指肠、上段空肠及肝、胆、胰腺等病变引起的出血,包括胃空肠吻合术后的空肠病变出血,排除口腔、鼻咽、喉部出血和咯血。上消化道出血是儿科临床常见的急症,其常见原因为消化性溃疡、急慢性胃炎、肝硬化合并食管或胃底静脉曲张破裂、胃痛、应激性溃疡等。消化道出血可发生在任何年龄。临床表现为呕血、便血，大量的消化道出血可导致急性贫血及出血性休克。

一、诊断步骤

（一）病史采集要点

上消化道出血可以是显性出血，也可以是隐性出血。其主要症状是呕血。呕血是指上消化道疾病（屈氏韧带以上的消化器官，包括食管、胃、十二指肠、肝、胆、胰疾病）或全身性疾病所致的急性上消化道出血，血液经口腔呕出。呕血或呕红色血液提示上消化道出血常为急性出血，通常来源于动脉血管或曲张静脉。呕咖啡样血系因出血缓慢或停止，红色的血红蛋白受胃酸作用变成褐色的正铁血红素所致。便血常提示下消化道出血，也可因活动性上消化道出血迅速经肠道排出所致。黑便通常提示上消化道出血，但小肠或右半结肠的出血也可有黑便。通常上消化道出血量为 $100\sim200$ mL 时才会出现黑便，在一次严重的出血后黑便可持续数天之久，不一定表示持续性出血。隐血试验阴性的黑色粪便可能因摄入铁剂、铋剂或各种食物所致，不应误认为出血所致的黑便。长期隐性出血可发生于消化道的任何部位。

小儿各年龄组消化道出血的常见病因有所不同。新生儿期出血多为出生时咽下母血或新生儿出血症、新生儿败血症、新生儿坏死性小肠结肠炎、新生儿血小板减少性紫癜、胃坏死出血及严重的酸中毒等。1 个月至 2 岁多为消化性溃疡、反流性食管炎等。2 岁以上多为消化道溃疡、胆管出血。此外，还见于血小板减少性紫癜、过敏性紫癜、血友病及白血病、胃肠道畸形等，可发生于任何年龄。

有进食或服用制酸剂可缓解的上腹部疼痛史的患者，提示消化性溃疡病。然而许多溃疡病出血的患者并无疼痛史。出血前有呕吐或干呕提示食管的 Mallory-Weiss 撕裂（胃贲门黏膜撕裂综合征），然而有 50% 的撕裂症患者并无这种病史。出血史（如紫癜、瘀斑、血尿）可能表明是一种出血素质（如血友病）。服药史可揭示曾使用过破坏胃屏障和损害胃黏膜的药物（如阿司匹林、非甾体抗炎药），服用这些药物的数量和持续时间是重要的。

（二）体格检查

在对患者的生命体征作出评估后，体格检查应包括检查鼻咽部以排除来自鼻和咽部的出血。应寻找外伤的证据，特别是头、胸及腹部。蜘蛛痣、肝脾大和腹水是慢性肝病的表现。动静脉畸形尤其是胃肠黏膜的动静脉畸形可能与遗传性出血性毛细血管扩张症（Rendu-Osler-Weber 综合征）有关，其中消化道多发性血管瘤是反复发作性血管瘤的原因。皮肤指甲床和消化道的毛细血管扩张可能与硬皮病或混合性结缔组织病有关。

（三）门诊资料分析

急性消化道出血时，门诊化验应包括血常规、血型、出凝血时间、大便或呕吐物的隐血试验，肝功能及血肌酐、尿素氮等。

对疑有上消化道出血的患者应作鼻胃吸引和灌洗，血性鼻胃吸引物提示上消化道出血，但约 10% 的患者鼻胃吸引物阴性；咖啡样吸引物表明出血缓慢或停止；持续的鲜红色吸引物提示活动性大量出血。鼻胃吸引还有助于监测出血状况。

（四）进一步检查项目

1.内镜检查

在急性上消化道出血时，胃镜检查安全可靠，是当前首选的诊断方法，其诊断价值比 X 线钡剂检查为高,阳性率一般达 90%。对一些 X 线钡剂检查不易发现的贲门黏膜撕裂症、糜烂性胃炎、浅溃疡,内镜可迅速作出诊断。X 线检查所发现的病灶(尤其存在两个病灶时),难以辨别该病灶是否为出血原因。而胃镜直接观察即能确定,并可根据病灶情况作相应的止血治疗。

做纤维胃镜检查时应注意:①胃镜检查的最好时机是在出血后 24~48 小时进行。如若延误时间,一些浅表性黏膜损害部分或全部修复,从而使诊断的阳性率大大下降。②处于失血性休克的患者,应首先补充血容量,待血压有所平稳后做胃镜较为安全。③事先一般不必洗胃准备,但若出血过多,估计血块会影响观察时,可用冰水洗胃后进行检查。

2.X 线钡剂造影

尽管内镜检查的诊断价值比 X 线钡剂造影优越,但并不能取而代之。对已确定有上消化道出血而全视式内镜检查阴性或不明确的患者,也可考虑进行上消化道钡餐检查,因为一些肠道的解剖部位不能被一般的内镜窥见,而且由于某些内镜医师经验不足,有时会遗漏病变,这些都可通过 X 线钡剂检查得以补救。但在活动性出血后不宜过早进行钡剂造影,否则会引起再出血或加重出血。一般主张在出血停止、病情稳定 3 天后谨慎操作。注意残留钡剂可干扰选择性动脉造影及内镜的检查。

3.放射性核素扫描

经内镜及 X 线检查阴性的病例,可做放射性核素扫描。其方法是采用核素(如 ^{99m}Tc)标记患者的红细胞后,再从静脉注入患者体内。当有活动性出血,而出血速度能达到 0.1 mL/min,核素便可以显示出血部位。注射一次 ^{99m}Tc 标记的红细胞,可以监视患者消化道出血达 24 小时。经验证明,若该项检查阴性,则选择性动脉造影检查亦往往阴性。

4.选择性动脉造影

当消化道出血经内镜和 X 线检查未能发现病变时,应做选择性动脉造影。若造影剂外渗,能显示出血部位,则出血速度在 0.5~1.0 mL/min(750~1 500 mL/d)。故最适宜于活动性出血时做检查,阳性率可为 50%~77%。而且,尚可通过导管滴注血管收缩剂或注入人工栓子止血。禁忌证是碘过敏或肾衰竭等。

二、诊断对策

(一)诊断要点

1.首先鉴别是否消化道出血

临床上常须鉴别呕血与咯血(见表 9-1)。

表 9-1　呕血与咯血的鉴别

	咯血	呕血
病因	肺炎、肺脓肿、肺癌、心脏病	消化性溃疡、肝硬化、胃癌
出血前症状	喉部痒感、胸闷、咳嗽	上腹不适、恶心、呕吐等
颜色	鲜红	棕黑、暗红,有时鲜红
出血方式	咯出	呕出
血中混合物	痰,泡沫	食物残渣、胃液
反应	碱性	酸性
黑便	除非咽下,否则没有	有,可为柏油便,呕血停止后仍持续数天
出血后痰性状	常有血痰数天	无痰

2.失血量的估计

对进一步处理极为重要。一般每天出血量在 5 mL 以上,大便色不变,但隐血试验就可以为阳性,50 mL 以上出现黑便。以呕血、便血的数量作为估计失血量的资料往往不太精确,因为呕血与便血常分别混有胃内容与粪便,另外部分血液尚贮留在胃肠道内,仍未排出体外。因此,可以根据血容量减少导致外周循环的改变作出判断。

(1)一般状况:失血量少,血容量轻度减少,可由组织液及脾贮血所补偿,循环血量在 1 小时内即得改善,故可无自觉症状。当出现头晕、心慌、冷汗、乏力、口干等症状时,表示急性失血量较大;如果有晕厥、四肢冰凉、尿少、烦躁不安时,表示出血量大,若出血仍然继续,除晕厥外,尚有气短、无尿。

(2)脉搏:脉搏的改变是失血程度的重要指标。急性消化道出血时血容量锐减,最初的机体代偿功能是心率加快。小血管反射性痉挛,使肝、脾、皮肤血窦内的储血进入循环,增加回心血量,调整体内有效循环量,以保证心、肾、脑等重要器官的供血。一旦由于失血量过大,机体代偿功能不足以维持有效血容量时,就可能进入休克状态。因此,当大量出血时,脉搏快而弱(或脉细弱),脉搏每分钟增至 100 次以上,再继续失血则脉搏细微,甚至扪不清。有些患者出血后,在平卧时脉搏、血压都可接近正常,但让患者坐或半卧位时,脉搏会马上增快,出现头晕、冷汗,表示失血量大。如果经改变体位无上述变化,测中心静脉压又正常,则可以排除有过大出血。

(3)血压:血压的变化同脉搏一样,是估计失血量的可靠指标。当急性失血占总血量的 20% 以上时,收缩压可正常或稍升高,脉压缩小。尽管此时血压尚正常,但已进入休克早期,应密切观察血压的动态改变。急性失血占总血量的 20%~40% 时,收缩压可降至 9.3~10.7 kPa(70~80 mmHg),脉压小。急性失血占总血量的 40% 时,收缩压可降至 6.7~9.3 kPa(50~70 mmHg),更严重的出血血压可降至零。

(4)血常规:血红蛋白测定、红细胞计数、血细胞比容可以帮助估计失血的程度。但在急性失血的初期,由于血浓缩及血液重新分布等代偿机制,上述数值可以暂时无变化。一般需组织液渗入血管内补充血容量,即 3~4 小时后才会出现血红蛋白下降,平均在出血后 32 小时,血红蛋白可被稀释到最大限度。如果患者出血前无贫血,血红蛋白在短时间内下降至 7 g 以下,表示出血量大。大出血后 2~5 小时,白细胞计数可增高,但通常不超过 15×10^9/L。然而在肝硬化、脾功能亢进时,白细胞计数可以不增加。

(5)尿素氮:上消化道大出血后数小时,血尿素氮增高,1~2 天达高峰,3~4 天降至正常。如再次出血,尿素氮可再次增高。尿素氮增高是由于大量血液进入小肠,含氮产物被吸收。而血容量减少导致肾血流量及肾小球滤过率下降,则不仅尿素氮增高,肌酐亦可同时增高。如果肌酐在 133 μmol/L(1.5 mg%)以下,而尿素氮>14.28 mmol/L(40 mg%),则提示上消化道出血量大。

3.失血恢复的评价

绝大多数消化道出血患者可自动停止(如约 80% 无门脉高压的上消化道出血患者可自行停止)。大量出血常表现为脉率每分钟>110 次,收缩压<13.3 kPa(100 mmHg),直立位血压下降≥2.1 kPa(16 mmHg),少尿、四肢湿冷和由于脑血流灌注减少所致的精神状态的改变(精神错乱、定向力障碍、嗜睡、意识丧失、昏迷)。血细胞比容是失血的有价值指标,但若出血在几小时前发生,则不一定准确,因为通过血液稀释完全恢复血容量需要数小时。若有进一步出血的危险、血管并发症、合并其他病态或严重疾病者,通常需要输血使血细胞比容维持在 30 左右。在血容量适量恢复后,还需严密观察继续出血的征象(如脉搏加快、血压下降、呕新鲜血液、再次出现稀

便或柏油样便等)。

(二)临床类型

消化道出血病因大致可归纳为3类。

1.出血性疾病

新生儿自然出血、过敏性出血(特别是过敏性紫癜)、血友病、白血病等。

2.感染性疾病

新生儿败血症、出血性肠炎、肠伤寒出血、胆管感染出血等。

3.胃肠道局部病变出血

常见病因有食管静脉曲张(门静脉压增高症)、婴幼儿溃疡病出血、异位或迷生胰、胃肠道血管瘤等。

(三)鉴别诊断要点

1.有严重消化道出血的患者

胃肠道内的血液尚未排出体外,仅表现为休克,此时应注意排除心源性休克(急性心肌梗死)、感染性或过敏性休克以及非消化道的内出血(宫外孕或主动脉瘤破裂)。若发现肠鸣音活跃,肛检有血便,则提示为消化道出血。

2.出血的病因诊断

对消化道大出血的患者,应首先治疗休克,然后努力查找出血的部位和病因,以决定进一步的治疗方针和判断预后。上消化道出血的原因很多,大多数是上消化道本身病变所致,少数是全身性疾病的局部表现。常见的病因包括溃疡病、肝硬化所致的食管、胃底静脉曲张破裂和急性胃黏膜损害。其他少见的病因有食管裂孔疝、食管炎、贲门黏膜撕裂症、十二指肠球炎、胃平滑肌瘤、胃黏膜脱垂、胆管出血等。

(1)消化性溃疡病:出血是溃疡病的常见并发症。溃疡病出血约占上消化道出血病例的50%,其中尤以十二指肠球部溃疡居多。致命性出血多属十二指肠球部后壁或胃小弯穿透溃疡腐蚀黏膜下小动脉或静脉所致。部分病例可有典型的周期性、节律性上腹疼痛,出血前数天疼痛加剧,出血后疼痛减轻或缓解。这些症状对溃疡病的诊断很有帮助。但有30%溃疡病合并出血的病例并无上述临床症状。溃疡病除上腹压痛外,无其他特异体征,尽管如此,该体征仍有助于鉴别诊断。

(2)食管、胃底静脉曲张破裂:绝大部分病例是由于肝硬化、门静脉高压所致。临床上往往出血量大,呕出鲜血伴血块,病情凶险,病死率高。如若体检发现有黄疸、肝掌、蜘蛛痣、脾大、腹壁静脉曲张、腹水等体征,诊断肝硬化不难。但确定出血原因并非容易。一方面大出血后原先肿大的脾脏可以缩小,甚至扪不到,造成诊断困难;另一方面肝硬化并发出血并不完全是由于食管、胃底静脉曲张破裂,有1/3病例合并溃疡病或糜烂性胃炎出血。肝硬化合并溃疡病的发生率颇高。肝硬化合并急性糜烂性胃炎可能与慢性门静脉淤血造成缺氧有关。因此,当临床不能确定出血病因时,应尽快作胃镜检查,以便及时作出判断。

(3)急性胃黏膜损害:急性胃黏膜损害包括急性应激性溃疡病和急性糜烂性胃炎两种疾病。而两者主要区别在于病理学,前者病变可穿透黏膜层,以致胃壁穿孔;后者病变表浅,不穿透黏膜肌层。未开展纤维胃镜检查前的上消化道出血病例中,诊断急性胃黏膜损害仅有5%。自从开展纤维胃镜检查,使急性胃黏膜损害的发现占上消化道出血病例的15%~30%。①急性糜烂性胃炎:应激反应、酗酒或服用某些药物(如阿司匹林、吲哚美辛、利血平、肾上腺皮质激素等)可引起糜烂性胃炎。病灶表浅,呈多发点、片状糜烂和渗血。②急性应激性溃疡:这是指在应激状态下,胃和十二指肠以及偶尔在食管下端发生的急性溃疡。应激因素常见有烧伤、外伤或大手术、休克、败血症、中枢神经系统疾病以及心、肺、肝、肾衰竭等严重疾病。

严重烧伤所致的应激性溃疡称柯林(Curling)溃疡,颅脑外伤、脑肿瘤及颅内神经外科手术所引起的溃疡称库欣(Cushing)溃疡,应激性溃疡的发生机制是复杂的。严重而持久的应激会引起交感神经强烈兴奋,血中儿茶酚胺水平增高,导致胃、十二指肠黏膜缺血。在许多严重应激反应的疾病中,尤其是中枢神经系统损伤时,可观察到胃酸和胃蛋白酶分泌增高(可能是通过丘脑下部-垂体-肾上腺皮质系统兴奋或因颅内压增高直接刺激迷走神经核所致)从而使胃黏膜自身消化。至于应激反应时出现的胃黏膜屏障受损和胃酸的 H^+ 回渗,亦在应激性溃疡的发病中起一定作用。归结起来是由于应激反应造成神经-内分泌失调,造成胃、十二指肠黏膜局部微循环障碍,胃酸、胃蛋白酶、黏液分泌紊乱,结果形成黏膜糜烂和溃疡。溃疡面常较浅,多发,边缘不规则,基底干净。临床主要表现是难以控制的出血,多数发生在疾病的第2~15天。因患者已有严重的原发病,故预后多不良。

(4)食管-贲门黏膜撕裂症:本症是引起上消化道出血的重要病因,约占8%。有食管裂孔疝的患者更易并发本症。多数发生在剧烈干呕或呕吐后,造成贲门或食管下端黏膜下层的纵行性裂伤,有时可深达肌层。常为单发,亦可多发,裂伤长度一般0.3~2 cm。出血量有时较大甚至发生休克。

(5)食管裂孔疝:多属食管裂孔滑动疝,食管胃连接处经横膈上的食管裂孔进入胸腔。由于食管下段、贲门部抗反流的保护机制丧失,易并发食管黏膜水肿、充血、糜烂甚至形成溃疡。食管炎以及疝囊的胃出现炎症可出血。以慢性渗血多见,有时大量出血。

(6)胆管出血:肝化脓性感染、肝外伤、胆管结石及出血性胆囊炎等可引起胆管出血。临床表现特点是出血前有右上腹绞痛,若同时出现发热、黄疸,则常可明确为胆管出血。出血后血凝块可阻塞胆管,使出血暂停。待胆汁自溶作用,逐渐增加胆管内压,遂把血凝块排出胆管,结果再度出血。因此,胆管出血有间歇发作倾向。此时有可能触及因积血而肿大的胆囊,积血排出后疼痛缓解,肿大的胆囊包块亦随之消失。

三、治疗对策

(一)治疗原则

呕血、黑便或便血在被否定前应被视为急症。在进行诊断性检查之前或同时,应采用输血和其他治疗方法以稳定病情。所有患者需要有完整的病史和体格检查、血液学检查包括凝血功能检查(血小板计数、凝血酶原时间及部分凝血酶原时间)、肝功能试验(胆红素、碱性磷酸酶、清蛋白、谷丙转氨酶、谷草转氨酶)及血红蛋白和血细胞比容的反复监测。

1.一般治疗

加强护理,密切观察,安静休息,大出血者禁食。

2.补充有效循环血量

(1)补充晶体液及胶体液。

(2)中度以上出血,根据病情需要适量输血。

3.根据出血原因和性质选用止血药物

(1)炎症性疾病引起的出血:可用 H_2 受体拮抗剂,质子泵抑制剂。

（2）亦可用冰水加去甲肾上腺素洗胃。

（3）食管静脉曲张破裂出血：用三腔管压迫止血；同时以垂体后叶素静脉注射，再静脉滴注维持直至止血。

（4）凝血酶原时间延长者：可以静脉注射维生素 K_1，每天 1 次，连续使用 3～6 天；卡巴克洛，肌内注射或经胃管注入胃腔内，每 2～4 小时用 1 次。以适量的生理盐水溶解凝血酶，使成每毫升含50～500 U的溶液，口服或经胃镜局部喷洒，每 1～6 小时用 1 次。

4.内镜下止血

（1）食管静脉曲张硬化剂注射。

（2）喷洒止血剂。

（3）高频电凝止血。

（4）激光止血。

（5）微波组织凝固止血。

（6）热凝止血。

5.外科治疗

经保守治疗，活动性出血未能控制，宜及早考虑手术治疗。

（二）治疗计划

上消化道大出血的治疗原则是在积极抢救休克的同时进一步查明出血原因，随时按可能存在的病因做必要的检查和化验。一般是尽可能以非手术方法控制出血，纠正休克，争取条件确定病因诊断及出血部位，为必要的手术做好准备。在活动性消化道出血，特别是有咽反射功能不全和反应迟钝或意识丧失的患者中，由吸入血液所致的呼吸道并发症常可成为该病发病率和病死率的主要原因。为了防止意识改变患者的这种并发症，应考虑做气管内插管以保证呼吸道畅通。

除按照一般原则抢救休克外，大出血的抢救尚须从下列四方面考虑。

1.镇静疗法

巴比妥类为最常用的镇静剂。吗啡类药物对出血效果较好，但须注意对小儿抑制呼吸中枢的危险性。应用冬眠合剂（降温或不降温方法）对严重出血患儿有保护性作用。但应特别注意对休克或休克前期患儿的特殊抑制作用，一般镇静剂均可使休克患儿中枢衰竭而致死亡，因此应先输液、输血、纠正血容量后，再给镇静剂。使用冬眠快速降温常可停止出血，延长生命，有利于抢救。

2.输液、输血疗法

等量快速输液、输血为抢救大出血的根本措施。一般靠估计失血量，以半小时内30～50 mL/kg速度加压输入。输完第一步血后测量血压如不升，可再重复半量为第二步，以后可再重复半量（20～30 mL/kg），直至血压稳定为止。一般早期无休克之出血，可以输浓缩红细胞，有利于预防继续出血；晚期有休克时，应先输碱性等渗液及右旋糖酐-40 后再输浓缩红细胞，以免增加血管内凝血的机会。血红蛋白低于60 g/L则需输浓缩红细胞。一般输血输液后即可纠正休克，稳定血压；如仍不能升压，则应考虑出血不止而进行必要的止血手术。大量出血有时较难衡量继续出血的速度、肠腔内存血情况及休克引起心脏变化等。可借助于中心静脉压的测定血容量是否已恢复，是否仍需输血输液。静脉压低，就可大量快速加压输血（液）每次 20～30 mL/kg，以后再测静脉压，如仍低则再输血或输液，直至动脉压上升，中心静脉压正常为止。如果动脉压上升而中心静脉压仍低，则需再输一份，以防血压再降，休克复发。如静脉压过高，则立刻停止静脉输血,此时如估计血容量仍未补足,动脉压不升,则应改行动脉输血或输液,一份血(液)量仍为20～30 mL/kg。同时根据外周循环情况使用多巴胺、654-2、山莨菪碱等血管舒张药,根据心脏功能迅速使用速效强心剂,如毛花苷 C 或毒毛花苷 K 等,使心脏迅速洋地黄化。这样可以比较合理地控制输血量、心脏与动静脉活动情况。

3.止血药的应用

一般是从促进凝血方面用药。大出血,特别是曾使用大量代血浆或枸橼酸血者,同时给予6-氨基己酸为宜(小儿一次剂量为1～2 g,静脉滴注时浓度为6-氨基己酸 2 g 溶于 50 mL 葡萄糖或生理盐水中);也可用对羧基苄胺,其止血作用与前药相同,但作用较强,每次 100 mg 可与生理盐水或葡萄糖液混合滴入。新生儿出血宜使用维生素 K_1 肌内注射。出血患儿准备进行可能导致一些损伤的检查或手术以前,注射酚磺乙胺可减少出血。疑有其他凝血病或出血病者,按情况使用相应药物如凝血酶原。疑为门脉压高而出血者,可注射垂体后叶素,以葡萄糖水稀释滴入。疑为幽门溃疡出血者,可静脉注射阿托品 0.05 mg/kg,或山莨菪碱等类似药物。局部用药如凝血酶及凝血质,中药云南白药等均可口服或随洗胃注入胃内;引起呕吐者,则应避免口服。

4.止血术

对有局限出血病灶者,首先考虑内镜检查同时止血,一般食管、胃、十二指肠及胆管出血均可鉴别,并能进行必要的处理。如无内镜条件,或患儿不能耐受内镜,最可靠的止血术是外科手术止血。但外科手术需要一定的条件,最起码的条件是出血部位的大致确定,从而决定手术途径及切口的选择。至少要区别食管出血或胃肠出血,以决定进行开胸或开腹探查。使用气囊导尿管或三腔气囊管,成人用管也可用于小儿,但需根据食管的长度,适当减短食管气囊上方的长度,以防压迫气管。在止血的同时还可对出血部位进行鉴别。经鼻(婴儿可经口)插入胃中,吹起气囊,拉紧后将管粘在鼻翼上或加牵引,使压住贲门,而把胃与食管分隔成两室。然后以另一鼻孔将另一导尿管插入食管,用盐水冲洗(注意小量冲洗,以免水呛入气管)。如果食管内无出血,则可很快洗清。如果冲洗时仍有不同程度的出血,则可判断为食管(静脉曲张)出血。查完食管后,还可再经过该管的胃管冲洗,如能很快冲洗成清水,则可说明胃内无出血。如始终有鲜血洗出,则不能排除胃、十二指肠段出血,则需开腹探查胃、十二指肠(切开探查)、胆管、胰腺。屈氏韧带下用肠钳闭合空肠后冲洗。如果洗胃证明出血不在胃、十二指肠,则可直接探查小肠。小肠出血一般透过肠壁可以看到,但大量出血时,常不易看出原出血灶,则需采取分段夹住肠管后穿刺冲洗肠腔的办法。

一般消化道大出血,绝大多数可经非手术治疗而止血,当呕血、便血停止,排出正常黄色大便,或留置胃管的吸出物已无血时,应立即检查大便及胃液有无潜血。出血停止后,一般情况恢复,条件许可时,应再做如下检查:①钡剂 X 线检查若怀疑为上消化道出血,如食管静脉曲张、胃及十二指肠溃疡,可行上消化道钡剂 X 线检查。②纤维内镜检查胃、十二指肠镜可诊断与治疗胃、十二指肠病变及逆行胆管造影诊断肝胆病变。不少大出血患儿一次出血后,查不出任何原因,并且也不再发生出血。即使有过一两次大出血发作,而无明确的局部出血灶病变者,均不宜采取手术探查。但宜努力检查,争取明确诊断。只有出血不止,威胁生命,或屡次出血严重影响健康(贫血不能控制)时,才考虑诊断性探查手术。

(三)治疗方案的选择

1.迅速补充血容量

大出血后,患者血容量不足,可处于休克状态,此时应首先补充血容量。在着手准备输血时,立即静脉输液。不要一开始单独输血而不输液,因为患者急性失血后血液浓缩,血较黏稠,此时输血并不能更有效地改善微循环的缺血、缺氧状态。因此主张先输液,或者紧急时输液、输血同时进行。当收缩压在6.7 kPa(50 mmHg)以下时,输液、输血速度要适当加快,甚至需加压输血,以尽快把收缩压升高至10.7~12.0 kPa(80~90 mmHg)水平,血压能稳住则减慢输液速度。输入库存血较多时,每600 mL血应静脉补充葡萄糖酸钙10 mL。对肝硬化或急性胃黏膜损害的患者,尽可能采用新鲜血。对于有心、肺、肾疾病患者,要防止因输液、输血量过多、过快引起的急性肺水肿。因此,必须密切观察患者的一般状况及生命体征变化,尤其要注意颈静脉的充盈情况,最好通过测定中心静脉压来监测输入量。血容量已补足的指征有下列几点:四肢末端由湿冷、青紫转为温暖、红润;脉搏由快、弱转为正常、有力;收缩压接近正常,脉压>4.0 kPa(30 mmHg);肛温与皮温差从>3 ℃转为< 1 ℃;尿量>30 mL/h;中心静脉压恢复正常0.5~1.3 kPa(5~13 cmH₂O)。

2.止血

应针对不同的病因,采取相应的止血措施。

(1)非食管静脉曲张出血的治疗:①组胺 H_2 受体拮抗剂和抗酸剂,胃酸在上消化道出血发病中起重要作用,因此抑制胃酸分泌及中和胃酸可达到止血的效果。消化性溃疡、急性胃黏膜损害、食管裂孔疝、食管炎等引起的出血,用该法止血效果较好。组胺 H_2 受体拮抗剂有西咪替丁及雷尼替丁等,已在临床广泛应用。西咪替丁口服后小肠吸收快,1~2 小时血浓度达高峰,抑酸分泌6 小时。一般用口服,禁食者用静脉制剂。雷尼替丁抑酸作用比西咪替丁强 6 倍。抑酸作用最强的药是质子泵阻滞剂奥美拉唑。②灌注去甲肾上腺素,去甲肾上腺素可以刺激 α-肾上腺素能受体,使血管收缩而止血。胃出血时可用去甲肾上腺素8 mg,加入冷生理盐水 100~200 mL,经胃管灌注或口服,每 0.5~1 小时灌注1 次,必要时可重复 3~4 次。应激性溃疡或出血性胃炎避免使用。③内镜下止血法,内镜下直接对出血灶喷洒止血药物;高频电凝止血,必须确定出血的血管方能进行,决不能盲目操作。因此,要求病灶周围干净。如若胃出血,电凝止血前先用冰水洗胃。对出血凶猛的食管静脉曲张出血,电凝并不适宜。操作方法是用凝固电流在出血灶周围电凝,使黏膜下层或肌层的血管凝缩,最后电凝出血血管。单极电凝比双极电凝效果好,首次止血率为88%,第二次应用止血率为94%。近年来可供作止血的激光有氩激光及石榴石激光(Nd:YAG)两种。止血原理是由于光凝作用,使照射局部组织蛋白质凝固,小血管内血栓形成。止血成功率为80%~90%,对治疗食管静脉曲张出血的疗效意见尚有争议。激光治疗出血的并发症不多,有报道个别发生穿孔、气腹以及照射后形成溃疡,导致迟发性大出血等。局部注射血管收缩药或硬化剂经内镜用稀浓度即1/10 000肾上腺素作出血灶周围黏膜下注射,使局部血管收缩,周围组织肿胀压迫血管,起暂时止血作用。继之局部注射硬化剂如1%十四烃基硫酸钠,使血管闭塞。有人用纯酒精作局部注射止血,该法可用于不能耐受手术的患者。放置缝合夹子内镜直视下放置缝夹子,把出血的血管缝夹止血,伤口愈合后金属夹子会自行脱落,随粪便排出体外。该法安全、简便、有效,可用于消化性溃疡或应激性溃疡出血,特别对小动脉出血效果更满意。动脉内灌注血管收缩药或人工栓子经选择性血管造影导管,向动脉内灌注垂体升压素,0.1~0.2 U/min 连续 20 分钟,仍出血不止时,浓度加大至 0.4 U/min。止血后 8~24 小时减量。注入人工栓子一般用吸收性明胶海绵,使出血的血管被堵塞而止血。

(2)食管静脉曲张出血的治疗:①气囊填塞,一般用三腔二囊管或四腔二囊管填塞胃底及食管中、下段止血。其中四腔二囊管专有一管腔用于吸取食管囊以上的分泌物,以减少吸入性肺炎的发生。食管囊和胃囊注气后的压力要求在 $4.7\sim5.3$ kPa($35\sim40$ mmHg),使之足以克服门脉压。初压可维持12~24 小时,以后每 4~6 小时放气一次,视出血活动程度,每次放气 5~30 分钟,然后再注气,以防止黏膜受压过久发生缺血性坏死。另外要注意每 1~2 小时用水冲洗胃腔管,以免血凝块堵塞孔洞,影响胃腔管的使用。止血24 小时后,放气观察 1~2 天才拔管。拔管前先喝些花生油,以便减少气囊与食管壁的摩擦。气囊填塞对中、小量食管静脉曲张出血效果较佳,对大出血可作为临时应急措施。止血有效率为 40%~90%。②垂体升压素,该药使内脏小血管收缩,从而降低门静脉压力以达到止血的目的。对中、小量出血有效,大出血时需配合气囊填塞。近年来采用周围静脉持续性低流量滴注法,剂量 0.2~0.3 U/min,止血后减为 0.1~0.2 U/min维持 8~12 小时后停药,当有腹痛出现时可减慢速度。③内镜硬化治疗,近年不少报道用硬化治疗食管静脉曲张出血,止血率为 86%~95%。有主张在急性出血时做,但多数意见主张先用其他止血措施,待止血 12 小时或 1~5 天后进行。硬化剂有 1%十四烃基硫酸钠、5%鱼肝油酸钠及 5%油酸乙醇胺等多种。每周注射 1 次,4~6 周为 1 个疗程。并发症主要有食管穿孔、狭窄、出血、发热、胸骨后疼痛等。一般适于对手术不能耐受的患者。胃底静脉曲张出血治疗较难,有使用血管黏合剂止血成功。④抑制胃酸及其他止血药虽然控制胃酸不能直接对食管静脉曲张出血起止血作用,但严重肝病时常合并应激性溃疡或糜烂性胃炎,故肝硬化发生上消化道出血时可给予控制胃酸的药物。雷尼替丁对肝功能无明显影响,较西咪替丁为好。

3.手术治疗

在消化道大出血时做急症手术往往并发症及病死率比择期手术高,所以尽可能先采取内科止血治疗。只有当内科止血治疗无效而出血部位明确时,才考虑手术治疗止血。手术疗法在上消化道出血的治疗中仍占重要的地位,尤其是胃十二指肠溃疡引起的出血,如经上述非手术疗法不能控制止血,患者的病情稳定,手术治疗的效果是令人满意的。凡对出血部位及其病因已基本弄清的上消化道出血病例,经非手术治疗未能奏效者,可改用手术治疗。手术的目的是首先控制出血,然后根据病情许可对病变部位做彻底的手术治疗。如经各种检查仍未能明确诊断而出血仍不停止者,可考虑剖腹探查,找出病因,针对处理。

(毕芳芳)

第三节　消化性溃疡

消化性溃疡是指胃和十二指肠的慢性溃疡。各年龄均可发病,学龄儿童多见,婴幼儿多为继发性溃疡,胃溃疡和十二指肠溃疡发病率相近;年长儿多为原发性十二指肠溃疡,男孩多于女孩。

一、病因和发病机制

原发性消化性溃疡的病因复杂,与诸多因素有关,确切发病机制至今尚未完全阐明,目前认为溃疡的形成是由于对胃和十二指肠黏膜有损害作用的侵袭因子(酸、胃蛋白酶、胆盐、药物、微生物及其他有害物质)与黏膜自身的防御因素(黏膜屏障、黏液重碳酸盐屏障、黏膜血流量、细胞更新、前列腺素、表皮生长因子等)之间失去平衡的结果。

(一)胃酸和胃蛋白酶

胃酸和胃蛋白酶是胃液的主要成分,也是对胃和十二指肠黏膜有侵袭作用的主要因素。十二指肠溃疡患者基础胃酸、壁细胞数量及壁细胞对刺激物质的敏感性均高于正常人,且胃酸分泌的正常反馈抑制亦发生缺陷,故酸度增高是形成溃疡的重要原因。因胃酸分泌随年龄而增加,因此年长儿消化性溃疡发病率较婴幼儿为高。胃蛋白酶不仅能水解食物蛋白质的肽链,也能裂解胃液中的糖蛋白、脂蛋白及结缔组织、破坏黏膜屏障。消化性溃疡患者胃液中蛋白酶及血清胃蛋白酶原水平均高于正常人。

(二)胃和十二指肠黏膜屏障

胃和十二指肠黏膜在正常情况下,被其上皮所分泌的黏液覆盖,黏液与完整的上皮细胞膜及细胞间连接形成一道防线,称黏液-黏膜屏障,能防止食物的机械摩擦,阻抑和中和腔内 H^+ 反渗至黏膜,上皮细胞分泌黏液和 HCO_3^-,可中和弥散来的 H^+。在各种攻击因子的作用下,这一屏障功能受损即可影响黏膜血液循环及上皮细胞的更新,使黏膜缺血、坏死而形成溃疡。

(三)幽门螺杆菌感染

小儿十二指肠溃疡幽门螺杆菌检出率为 $52.6\%\sim62.9\%$,被根除后复发率即下降,说明幽门螺杆菌在溃疡病发病机制中起重要作用。

(四)遗传因素

消化性溃疡属常染色体显性遗传病,$20\%\sim60\%$ 患儿有家族史,O 型血的人十二指肠溃疡或胃溃疡发病率较其他型的人高,2/3 的十二指肠溃疡患者家族血清胃蛋白酶原升高。

(五)其他

外伤、手术后、精神刺激或创伤;暴饮暴食,过冷、油炸食品;对胃黏膜有刺激性的药物如阿司匹林、非甾体抗炎药、肾上腺皮质激素等。继发性溃疡是由于全身性疾病引起的胃、十二指肠黏膜局部损害,见于各种危重疾病所致的应激反应。

二、病理

新生儿和婴儿多为急性溃疡,溃疡为多发性,易穿孔,也易愈合。年长儿多为慢性,单发。十二指肠溃疡好发于球部,胃溃疡多发生在胃窦、胃体交界的弯侧。溃疡大小不等,胃镜下观察呈圆形或不规则圆形,也有呈椭圆形或线形,底部有灰白苔,周围黏膜充血、水肿。球部因黏膜充血、水肿,或因多次复发后,纤维组织增生和收缩而导致球部变形,有时出现假憩室。胃和十二指肠同时有溃疡存在时称复合溃疡。

三、临床表现

年龄不同,临床表现多样,年龄越小,越不典型。

(一)年长儿

以原发性十二指肠溃疡多见,主要表现为反复发作脐周及上腹部胀痛、烧灼感,饥饿时或夜间多发;严重者可出现呕血、便血、贫血;部分病例可有穿孔,穿孔时疼痛剧烈并放射至背部。也有仅表现为贫血、粪便潜血试验阳性者。

(二)学龄前期

多数为十二指肠溃疡。上腹部疼痛不如年长儿典型,常为不典型的脐周围疼痛,多为间歇性。进食后疼痛加重,呕吐后减轻。消化道出血亦常见。

（三）婴幼儿期

十二指肠溃疡略多于胃溃疡。发病急,首发症状可为消化道出血或穿孔。主要表现为食欲差,进食后呕吐。腹痛较为明显,不很剧烈。多在夜间发作,吐后减轻,腹痛与进食关系不密切。可发生呕血、便血。

（四）新生儿期

应激性溃疡多见,常见原发病有:早产儿窒息缺氧、败血症、低血糖、呼吸窘迫综合征和中枢神经系统疾病等。多数为急性起病,呕血、黑便。出生后 24～48 小时亦可发生原发性溃疡,突然出现消化道出血、穿孔或两者兼有。

四、并发症

主要为出血、穿孔和幽门梗阻。常可伴发缺铁性贫血。重症可出现失血性休克。如溃疡穿孔至腹腔或邻近器官,可出现腹膜炎、胰腺炎等。

五、实验室和辅助检查

（一）粪便隐血试验

素食 3 天后检查,阳性者提示溃疡有活动性。

（二）胃液分析

用五肽胃泌素法观察基础酸排量和酸的最大分泌量,十二指肠溃疡患儿明显增高。但有的胃溃疡患者胃酸正常或偏低。

（三）幽门螺杆菌检测方法

可通过胃黏膜组织切片染色与培养,尿素酶试验,核素标记尿素呼吸试验检测 Hp。或通过血清学检测抗 Hp 的 IgG～IgA 抗体,PCR 法检测 Hp 的 DNA。

（四）胃肠 X 线钡餐造影

发现胃和十二指肠壁龛影可确诊;溃疡对侧切迹,十二指肠球部痉挛、畸形对本病有诊断参考价值。

（五）纤维胃镜检查

纤维胃镜检查是当前公认诊断溃疡病准确率最高的方法。内镜观察可估计溃疡灶大小、溃疡周围炎症的轻重、溃疡表面有无血管暴露和评估药物治疗的效果,同时又可采取黏膜活检做病理组织学和细菌学检查。

六、诊断和鉴别诊断

诊断主要依靠症状、体征、X 线检查及纤维胃镜检查。由于小儿消化性溃疡的症状和体征不如成人典型,常易误诊和漏诊,对有临床症状的患儿应及时进行胃镜检查,尽早明确诊断。有腹痛者应与肠痉挛、蛔虫症、结石等鉴别;有呕血者在新生儿和小婴儿与新生儿出血症、食管裂孔疝、败血症鉴别;年长儿与食管静脉曲张破裂及全身出血性疾病鉴别。便血者与肠套叠、憩室、息肉、过敏性紫癜鉴别。

七、治疗

原则是消除症状,促进溃疡愈合,防止并发症的发生。

(一)一般治疗

饮食定时定量,避免过饥、过饱、过冷,避免过度疲劳及精神紧张。注意饮食,禁忌吃刺激性强的食物。

(二)药物治疗

1.抗酸和抑酸剂

目的是减低胃、十二指肠液的酸度,缓解疼痛,促进溃疡愈合。

(1)H_2受体拮抗剂:可直接抑制组胺、阻滞乙酰胆碱和胃泌素分泌,达到抑酸和加速溃疡愈合的目的。常用西咪替丁,10～15 mg/(kg·d),分 4 次于饭前 10 分钟至 30 分钟口服;雷尼替丁,3～5 mg/(kg·d),每 12 小时一次,或每晚一次口服;或将上述剂量分 2～3 次,用 5%～10% 葡萄糖液稀释后静脉滴注,肾功能不全者剂量减半。疗程均为 4～8 周。

(2)质子泵抑制剂:作用于胃黏膜壁细胞,降低壁细胞中的 H^+-K^+-ATP 酶活性,阻抑 H^+ 从细胞质内转移到胃腔而抑制胃酸分泌。常用奥美拉唑,剂量为 0.7 mg/(kg·d),清晨顿服,疗程 2～4 周。

2.胃黏膜保护剂

(1)硫糖铝:常用剂量为 10～25 mg/(kg·d),分 4 次口服,疗程 4～8 周。肾功能不全者禁用。

(2)枸橼酸铋钾:剂量 6～8 mg/(kg·d),分 3 次口服,疗程 4～6 周。本药有导致神经系统不可逆损害和急性肾衰竭等不良反应,长期大剂量应用时应谨慎,最好有血铋监测。

(3)呋喃唑酮:剂量 5～10 mg/(kg·d),分 3 次口服,连用 2 周。

(4)蒙脱石粉:麦滋林-S(marzulene-S)颗粒剂亦具有保护胃黏膜、促进溃疡愈合的作用。

3.抗幽门螺杆菌治疗

幽门螺杆菌与小儿消化性溃疡的发病密切相关,根除幽门螺杆菌可显著地降低消化性溃疡的复发率和并发症的发生率。临床上常用的药物:枸橼酸铋钾 6～8 mg/(kg·d);阿莫西林 50 mg/(kg·d);克拉霉素 15～30 mg/(kg·d);甲硝唑 25～30 mg/(kg·d)。

由于幽门螺杆菌栖居部位环境的特殊性,不易被根除,目前多主张联合用药(二联或三联)。以铋剂为中心药物的治疗方案:枸橼酸铋钾 6 周＋阿莫西林 4 周,或＋甲硝唑 2～4 周,或＋呋喃唑酮 2 周。亦有主张使用短程低剂量二联或三联疗法者,即奥美拉唑＋阿莫西林或克拉霉素 2 周,或奥美拉唑＋克拉霉素＋甲硝唑 2 周,根除率可达 95%。

(三)外科治疗

外科治疗的指征:①急性大出血;②急性穿孔;③器质性幽门梗阻。

(毕芳芳)

第四节 胃 炎

胃炎是指由各种物理性、化学性或生物性有害因子引起的胃黏膜或胃壁炎症性改变的一种疾病。在我国小儿人群中胃炎的确切患病率不清。根据病程分为急性和慢性两种,后者发病率高。

一、诊断依据

(一)病史

1.发病诱因

对于急性胃炎应首先了解患儿近期有无急性严重感染、中毒、创伤及精神过度紧张等,有无误服强酸、强碱及其他腐蚀剂或毒性物质等。对于慢性胃炎而言不良的饮食习惯是主要原因,应了解患儿饮食有无规律、有无偏食、挑食;了解患儿有无过冷、过热饮食,有无食用辣椒、咖啡、浓茶等刺激性调味品,有无食用粗糙的难以消化的食物;了解患儿有无服用非甾体抗炎药或肾上腺皮质激素类药物等;还要了解患儿有无对牛奶或其他奶制品过敏等。

2.既往史

有无慢性疾病史,如慢性肾炎、尿毒症、重症糖尿病、肝胆系统疾病、儿童结缔组织病等;有无家族性消化系统疾病史;有无十二指肠-胃反流病史等。

(二)临床表现

1.急性胃炎

多急性起病,表现为上腹饱胀、疼痛、嗳气、恶心及呕吐,呕吐物可带血呈咖啡色,也可发生较多出血,表现为呕血及黑便。呕吐严重者可引起脱水、电解质及酸碱平衡紊乱。失血量多者可出现休克表现。有细菌感染者常伴有发热等全身中毒症状。

2.慢性胃炎

常见症状有腹痛、腹胀、呃逆、反酸、恶心、呕吐、食欲缺乏、腹泻、无力、消瘦等。反复腹痛是小儿就诊的常见原因,年长儿多可指出上腹痛,幼儿及学龄前儿童多指脐周不适。

(三)体格检查

1.急性胃炎

可表现为上腹部或脐周压痛。呕吐严重者可出现脱水、酸中毒体征,如呼吸深快、口渴、口唇黏膜干燥且呈樱红色、皮肤弹性差、尿少等。并发较大量消化道出血时可有贫血或休克表现。

2.慢性胃炎

一般无明显特殊体征,部分患儿可表现为消瘦、面色苍黄、舌苔厚腻、腹胀、上腹部或脐周轻度压痛等。

(四)并发症

长期慢性呕吐、食欲缺乏可引起消瘦或营养不良,严重呕吐可引起脱水、酸中毒和电解质紊乱,长期慢性小量失血可引起贫血,大量失血可引起休克。

(五)辅助检查

1.胃镜检查

可见黏膜广泛充血、水肿、糜烂、出血,有时可见黏膜表面的黏液斑或反流的胆汁。幽门螺杆菌(Hp)感染性胃炎时,可见到胃黏膜微小结节形成(又称胃窦小结节或淋巴细胞样小结节增生)。同时可取病变部位组织进行 Hp 检查或病理学检查。

2.X 线上消化道钡餐造影

胃窦部有浅表炎症者有时可呈胃窦部激惹征,黏膜纹理增粗、迂曲、锯齿状,幽门前区呈半收缩状态,可见不规则痉挛收缩。气、钡双重造影效果较好。

3.实验室检查

(1)幽门螺杆菌检测方法有胃黏膜组织切片染色与培养、尿素酶试验、血清学检测、核素标记尿素呼吸试验。

(2)胃酸测定:多数浅表性胃炎患儿胃酸水平与胃黏膜正常小儿相近,少数慢性浅表性胃炎患儿胃酸降低。

(3)胃蛋白酶原测定:一般萎缩性胃炎中影响其分泌的程度不如盐酸明显。

(4)内因子测定:检测内因子水平有助于萎缩性胃炎和恶性贫血的诊断。

二、诊断中的临床思维

典型的胃炎根据病史、临床表现、体检、X线钡剂造影、纤维胃镜及病理学检查基本可确诊。但由于引起小儿腹痛的病因很多,急性发作的腹痛必须与外科急腹症、肝、胆、胰、肠等腹内脏器的器质性疾病及腹型过敏性紫癜等鉴别。慢性反复发作的腹痛应与肠道寄生虫、肠痉挛等鉴别。

(一)急性阑尾炎

该病疼痛开始可在上腹部,常伴有发热,部分患儿呕吐,典型疼痛部位以右下腹为主,呈持续性,有固定压痛点、反跳痛及腹肌紧张、腰大肌试验阳性等体征,白细胞总数及中性粒细胞增高。

(二)过敏性紫癜

腹型过敏性紫癜由于肠壁水肿、出血、坏死等可引起阵发性剧烈腹痛,常位于脐周或下腹部,可伴有呕吐或吐咖啡色物,部分患儿可有黑便或血便。但该病患儿可出现典型的皮肤紫癜、关节肿痛、血尿及蛋白尿等。

(三)肠蛔虫症

常有不固定腹痛、偏食、异食癖、恶心、呕吐等消化道功能紊乱症状,有时出现全身过敏症状。往往有吐、排虫史,粪便查找虫卵,驱虫治疗有效等可协助诊断。

(四)肠痉挛

婴儿多见,可出现反复发作的阵发性腹痛,腹部无特异性体征,排气、排便后可缓解。

(五)心理因素所致非特异性腹痛

心理因素所致非特异性腹痛是一种常见的儿童期身心疾病。病因不明,与情绪改变、生活事件、精神紧张、过度焦虑等有关。表现为弥漫性、发作性腹痛,持续数十分钟或数小时而自行缓解,可伴有恶心、呕吐等症状。临床及辅助检查往往无阳性发现。

三、治疗

(一)急性胃炎

1.一般治疗

患儿应注意休息,进食清淡流质或半流质饮食,必要时停食1～2餐。药物所致急性胃炎首先停用相关药物,避免服用一切刺激性食物。及时纠正水、电解质紊乱。有上消化道出血者应卧床休息,保持安静,检测生命体征及呕吐与黑便情况。

2.药物治疗

(1)H_2受体拮抗剂:常用西咪替丁,每天10～15 mg/kg,分1～2次静脉滴注或分3～4次每餐前或睡前口服;雷尼替丁,每天3～5 mg/kg,分2次或睡前1次口服。

(2)质子泵抑制剂:常用奥美拉唑,每天0.6～0.8 mg/kg,清晨顿服。

（3）胃黏膜保护剂：可选用硫糖铝、十六角蒙脱石粉、麦滋林-S 颗粒剂等。

（4）抗生素：合并细菌感染者应用有效抗生素。

3.对症治疗

主要针对腹痛、呕吐和消化道出血的情况。

（1）腹痛：腹痛严重且排除外科急腹症者可酌情给予抗胆碱能药，如 10％颠茄合剂、甘颠散、溴丙胺太林、山莨菪碱、阿托品等。

（2）呕吐：呕吐严重者可给予爱茂尔、甲氧氯普胺、多潘立酮等药物止吐。注意纠正脱水、酸中毒和电解质紊乱。

（3）消化道出血：可给予卡巴克洛或凝血酶等口服或灌胃局部止血，必要时内镜止血。注意补充血容量，纠正电解质紊乱等。有休克表现者，按失血性休克处理。

（二）慢性胃炎

1.一般治疗

慢性胃炎又称特发性胃炎，缺乏特殊治疗方法，以对症治疗为主。养成良好的饮食习惯及生活规律，少吃生冷及刺激性食物。停用能损伤胃黏膜的药物。

2.病因治疗

对感染性胃炎应使用敏感的抗生素。确诊为 Hp 感染者可给予阿莫西林、庆大霉素等口服治疗。

3.药物治疗

（1）对症治疗：有餐后腹痛、腹胀、恶心、呕吐者，用胃肠动力药。如多潘立酮，每次 0.1 mg/kg，3～4 次/天，餐前 15～30 分钟服用。腹痛明显者给予抗胆碱能药，以缓解胃肠平滑肌痉挛。可用硫酸阿托品，每次 0.01 mg/kg，皮下注射。或溴丙胺太林，每次 0.5 mg/kg，口服。

（2）黏膜保护剂：枸橼酸铋钾，6～8 mg/(kg·d)，分 2 次服用。大剂量铋剂对肝、肾和中枢神经系统有损伤，故连续使用本剂一般限制在 4～6 周为妥。硫糖铝，10～25 mg/(kg·d)，分 3 次餐前 2 小时服用，疗程 4～8 周，肾功能不全者慎用。麦滋林-S，每次 30～40 mg/kg，口服 3 次/天，餐前服用。

（3）抗酸药：一般慢性胃炎伴有反酸者可给予中和胃酸药，如氢氧化铝凝胶、复方氢氧化铝片，于餐后 1 小时服用。

（4）抑酸药：仅用于慢性胃炎伴有溃疡病、严重反酸或出血时，疗程不超过 2 周。H_2 受体拮抗剂，西咪替丁 10～15 mg/(kg·d)，分 2 次口服，或睡前一次服用。雷尼替丁 4～6 mg/(kg·d)，分 2 次服或睡前一次服用。质子泵抑制剂，如奥美拉唑 0.6～0.8 mg/kg，清晨顿服。

四、治疗中的临床思维

（1）绝大多数急性胃炎患儿经治疗在 1 周左右症状消失。

（2）急性胃炎治愈后若不注意规律饮食和卫生习惯，或在服用能损伤胃黏膜的药物时仍可急性发作。在有严重感染等应急状态下更易复发，此时可短期给予 H_2 受体拮抗剂预防应急性胃炎的发生。

（3）慢性胃炎患儿因缺乏特异性治疗，消化系统症状可反复出现，造成患儿贫血、消瘦、营养不良、免疫力低下等。可酌情给予免疫调节药治疗。

（4）小儿慢性胃炎胃酸分泌过多者不多见,因此要慎用抗酸药。主要选用饮食治疗。避免医源性因素,如频繁使用糖皮质激素或非甾体抗炎药等。

（毕芳芳）

第五节　急性坏死性肠炎

急性坏死性肠炎是以小肠为主的急性炎症,因常有广泛性出血又称急性出血性肠炎。临床上发病突然,以腹痛、腹泻、便血、呕吐、发热、迅速出现感染性休克为特征,如不及时抢救,易致死亡。本病多见于3~9岁小儿,以农村小儿常见。全年均可发病,夏秋季较多见,呈散发性发病,亦可在同一季节和地区发生多例。新生儿期发病称新生儿坏死性小肠结肠炎。

一、病因

尚未完全明确,有人认为是由于C型产气荚膜梭状芽孢杆菌及其所产生的β肠毒素(可致组织坏死)所引起。此菌可产生耐热芽孢,在污染的食物中繁殖并产生肠毒素,摄入后可致病。蛋白质营养不良者,蛋白酶(特别是胰蛋白酶)分泌减少,长期食用含有蛋白酶抑制物的食物(如花生、大豆、蚕豆、甘薯或桑椹等)可使胰蛋白酶活性降低;肠道蛔虫能分泌胰蛋白酶抑制物,可能是本病的一个诱发因素。这些因素使胰蛋白酶破坏肠毒素能力减弱,更易于发病。新生儿坏死性小肠结肠炎则与产气荚膜杆菌、大肠埃希菌、表皮葡萄球菌和轮状病毒感染有关,多见于有窒息史的早产儿。发病也与红细胞增多症、高渗牛乳、喂食过多过快有关。

二、病理

从食管到结肠均可受累,但多见于空肠和回肠。病变呈散在灶性或节段性,可发生在一段或两段以上,长度数厘米甚至全部小肠。受累肠管扩张,呈暗红色或紫红色,与正常肠段分界清楚,肠管多积气,有血性内容物,肠壁增厚,较硬,黏膜皱襞肿胀,黏膜表面有散在的坏死灶,脱落后形成浅表溃疡。可有肠壁囊样积气,肠腔内有脓性或血性渗出液。镜下见充血、水肿、出血、坏死、小动脉壁纤维素样坏死、血流停滞、血栓形成和炎症细胞浸润。肌层平滑肌变性、断裂,肌间神经节细胞退变甚至消失。浆膜层可有纤维素性渗出。多数病例仅累及黏膜和黏膜下层,病变轻者可只充血、水肿和小灶性坏死出血,严重者可达肌层和浆膜层,引起肠壁全层坏死,甚至发生肠穿孔及腹膜炎。病变恢复后不遗留慢性病变,但由于腹腔内的纤维素性渗出,可发生腹腔内粘连。

三、临床表现

起病急骤,主要表现为腹痛、呕吐、腹胀、腹泻、便血和毒血症等。病情轻重不一,严重者常出现中毒性休克。常以腹痛开始,逐渐加重,呈持续性钝痛伴不同程度阵发性加剧,早期以上腹部及脐周疼痛明显,后期常涉及全腹,早期腹痛部位常与病变部位和范围相符,发病不久即开始腹泻,便血,次数不一,每天2~3次至数十次。初为黄色稀便,少量黏液,无脓,无里急后重。以后排血便,呈暗红色糊状,或呈赤豆汤样血水便,有时可见灰白色坏死物质,有特殊腥臭味,血量多少不一。腹痛同时伴有恶心、呕吐,开始吐出胃内容物及黄绿色胆汁,以后可呈咖啡样物或吐小蛔虫。由于大量的液体和血液渗入肠腔和腹腔,即使在肠梗阻时无粪便排出,也可导致脱水、血容量减少、电解质紊乱和酸中毒等。发病早期即有不同程度毒血症症状,如寒战、高热、疲倦、嗜睡、面色发灰,食欲缺乏等。重者病情发展迅速,常于起病后1~3天病情突然恶化,出现严重中毒症状和休克。可伴发弥散性血管内凝血和败血症,少数病例可在血便出现前即发生中毒性休克。

早期或轻型患儿腹部体征表现为腹部稍胀,柔软,可有轻度压痛,但无固定压痛点,以后腹胀加重,可出现固定压痛,早期由于炎症刺激引起肠痉挛,肠鸣音亢进。晚期肠壁肌层坏死出血,肠管运动功能障碍引起肠麻痹、肠鸣音逐渐减弱或消失,以后者多见;当肠管坏死累及浆膜或肠穿孔时,出现局限性或弥漫性腹膜炎症状,如明显腹胀,腹肌紧张,压痛和反跳痛等。有肠穿孔者肝浊音界消失。但休克患儿反应迟钝,虽有腹膜炎而腹肌紧张和压痛可不明显,应仔细观察。

婴幼儿症状多不典型,易误诊。病初烦躁、呕吐、腹胀、蛋花样腹泻,伴有明显中毒症状,并易发生广泛性肠坏死、腹膜炎和中毒性休克。

新生儿坏死性小肠结肠炎特点:发病多在出生后2周内,以2~10天为高峰;临床以腹胀、呕吐、腹泻、血便为主;呕吐物带胆汁或为咖啡色,粪便一天数次或十余次,稀薄或带血,隐血试验阳性;重者腹胀显著,可看到肠形,可发生肠穿孔和腹膜炎,并常见精神萎靡、体温不稳定、面色苍白或青紫、黄疸。休克、代谢性酸中毒、DIC等感染中毒表现,可出现呼吸暂停。

本病一般病程7~14天,若能及时诊治,治愈后可恢复正常。危重者起病急、发展快,迅速出现中毒性休克,应密切观察,及时抢救。

四、实验室检查

(一)血常规

白细胞总数增多,中性粒细胞增多,核左移,可见中毒性颗粒。血小板常减少,可有失血性贫血,重症更明显。血培养可有非特异性细菌生长,如葡萄球菌、肠球菌、产碱杆菌等。

(二)大便

隐血试验强阳性。镜检有大量红细胞和少量白细胞。革兰染色可见较多阳性粗短杆菌、厌氧菌培养多数分离出产气荚膜芽孢梭菌。偶尔还可培养出大肠埃希菌、志贺菌、沙门菌、铜绿假单胞菌等。大便胰蛋白酶活性显著降低。

五、X线检查

常见动力性肠梗阻征象,可见小肠呈局限性扩张充气,肠间隙增宽,黏膜皱襞变粗。或见病变肠管僵直,间或有张力的胀气肠袢,部分病例出现机械性肠梗阻表现,直立位有散在短小液平面,结肠呈无气状态,亦有呈麻痹型胀气表现者。有时可见到由于大段肠管坏死所造成的一堆致密影、有些病例可见肠壁积气,尤以新生儿和小婴儿多见。肠穿孔后可出现气腹。一般忌做钡餐或钡剂灌肠检查,以免肠穿孔;因本病易发生休克,检查时应避免过多搬动,一般采取仰卧位,可以侧卧位水平投照代替直立位。

六、诊断

无特殊诊断方法,主要依靠病史,典型临床表现和X线检查。若起病急,突发腹痛,腹泻。便血、呕吐及有中毒症状者应考虑本病。结合血、粪便化验检查和X线特征性改变即可诊断。

对不典型的病例,应严密观察病情变化以明确诊断,并应注意和中毒型细菌性痢疾,腹型过敏性紫癜及急性肠套叠相鉴别。中毒性细菌性痢疾早期可出现高热、惊厥甚至休克,腹痛多不重,腹胀较轻,有里急后重,大便为脓血便,血量不多,主要是黏液和脓,且常在中毒症状之后出现;腹型过敏性紫癜虽有腹痛和血便,但无发热和全身中毒症状,血便无特殊腐败的腥臭味;肠套叠常见于婴儿,右侧腹部或脐上多能触及腊肠样肿块,腹部 X 线检查提示肠梗阻征象,一般无发热和感染中毒症状。

新生儿坏死性小肠结肠炎的诊断常根据病史特点,诱发因素、临床表现和 X 线检查等,不难诊断。

七、治疗

本病轻重不一,病情变化快,应采取综合治疗措施。原则是抢救休克,改善中毒症状,控制感染,增强机体抵抗力,减轻消化道负担,并促进其正常功能恢复。

(一)禁食

为重要的治疗措施。疑诊本病即应禁食,确诊后继续禁食。以利胃肠休息,待大便隐血阴性,腹胀好转和腹痛减轻后,逐渐恢复饮食,以流质、半流质、少渣饮食逐渐恢复到正常饮食;恢复饮食宜慎重,过早过急可使病情恶化或延长病程,但也不宜过晚,以免营养不足,不利于疾病的恢复。在腹胀和便血期间同时应采取胃肠减压。

(二)维持水和电解质平衡及补充营养

由于吐泻、进食少,易发生脱水、酸中毒和电解质紊乱,故要及时纠正。因禁食时间较长,应精确计算液体出入量及能量需要,可少量多次输血,必要时给予肠道外静脉营养。

(三)抗休克

本病易发生休克,是死亡的主要原因,早期发现和及时处理是治疗的重要环节。休克多属失血和中毒的混合型。应迅速补充血容量,改善微循环,包括补液、右旋糖酐。应用调整血管紧张度的药物如异丙肾上腺素、多巴胺等,必要时输血和血浆。肾上腺皮质激素可减轻中毒症状,抑制变态反应,但使用过久(超过 1 周)可促进肠坏死,有发生肠穿孔的危险,并可掩盖症状的出现,在中毒性休克时可早期短程使用,一般不超过 5 天。

中毒性休克患儿肠管病变多严重而广泛,经抢救效果不明显或不稳定者多主张早期手术,以减少产生毒素的来源。

(四)抗生素

控制肠内细菌感染对于减轻肠道损害和休克是有利的。选用对肠道细菌有效的抗生素如氨苄西林、卡那霉素或头孢菌素类等静脉滴注。

(五)胰蛋白酶

每次 0.1 mg/kg,每天 3 次,以破坏产气荚膜杆菌的毒素。

(六)对症治疗

腹痛剧烈而腹胀不明显时,可肌内注射山莨菪碱,按每次 0.3～0.5 mg/kg,每天 2～3 次,腹胀严重者应早做胃肠减压。出血者可静脉滴注维生素 C,或服云南白药每次 0.3～0.9 g,每天 3 次。高热可用物理降温或解热药物。

(七)手术治疗

如果肠梗阻症状明显,疑有腹膜炎、肠穿孔、肠坏死者,应考虑手术治疗。

(毕芳芳)

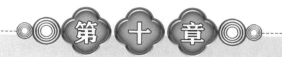

儿科感染性疾病

第一节 麻 疹

麻疹是由麻疹病毒引起的一种急性出疹性呼吸道传染病,临床以发热、咳嗽、流涕、结膜炎、口腔麻疹黏膜斑及全身斑丘疹,疹退后有糠麸样脱屑,色素沉着为主要特征。

一、病因

麻疹病毒属副黏液病毒科,为单股负链 RNA 病毒,只有一个血清型,但已发现有 8 个不同基因组共 15 个基因型。电镜下呈球形或丝杆状,直径 100～250 nm,由 6 种结构蛋白组成,即含 M、F 和 H 的包膜蛋白和 N、P 和 L 核衣壳蛋白。H 蛋白能与细胞受体结合;F 蛋白与病毒细胞融合有关;M 蛋白与病毒释出相关。其抗原性稳定,在体外生活力较弱,在阳光照射或流通空气中 20 分钟即可失去致病力。但耐寒冷及干燥,于 0 ℃可存活 1 个月,－70 ℃可保存活力数月至数年。

二、流行病学

麻疹患者为唯一传染源,无症状病毒携带者及隐性感染者传染性较低。传播方式主要为空气飞沫传播。麻疹患者的潜伏期末至出疹后 5 天内都具有传染性,其口、鼻、咽、眼结膜的分泌物中均含有病毒,在咳嗽、打喷嚏、说话时以飞沫形式传染易感者,而经被污染的衣物、食物及用具等间接传染的机会较少。该病的传染性较强,未患过麻疹而又未接种疫苗者即易感者接触后,发病率达 90% 以上。在我国多见于 8 个月至 5 岁儿童。近年来发病年龄有向两极发展趋势,8 个月龄以下和 15 岁以上年龄组发病比例有所增加,好发季节为冬春季。

三、发病机制和病理

当麻疹病毒侵入易感者的呼吸道黏膜和眼结合膜时,在其局部上皮细胞内增殖,然后播散到局部淋巴组织,于感染后第 2～3 天病毒释放入血,引起第 1 次病毒血症,继之病毒在全身的单核-巨噬细胞系统内增殖,于感染后第 5～7 天,大量病毒释放入血,引起第二次病毒血症。病毒在感染后 7～11 天播散至全身组织器官,但以口、呼吸道、眼结合膜、皮肤及胃肠道等部位为主,并表现出一系列的临床症状及体征。至感染后第 15~17 天,病毒血症逐渐消失,器官内病毒快速减少至消除。

麻疹病理特征是感染部位形成两种类型的多核巨细胞,其一为网状内皮巨细胞,又称"华-佛细胞",其二为上皮巨细胞。两者均系多个细胞融合而成。前者广泛存在于全身淋巴结及肝、脾等器官中,后者主要位于皮肤、眼结合膜、鼻、咽、呼吸道和胃肠道黏膜等处。

麻疹系全身性疾病,病毒直接损伤皮肤浅表血管内皮细胞,特异性细胞毒性 T 细胞杀伤病毒感染的靶细胞——上皮和内皮细胞、单核细胞和巨噬细胞,使真皮淋巴细胞浸润、充血肿胀,表皮细胞坏死及退行性变性形成脱屑,因红细胞崩解及血浆渗出使皮疹消退后留有色素沉着。呼吸道病变最明显,可表现为鼻炎、咽炎、支气管炎及肺炎。肠道黏膜可有受累,严重时可并发脑炎。

四、临床表现

(一)典型麻疹

1.潜伏期

一般为 6~18 天,可有低热及全身不适。

2.前驱期

一般持续 3~4 天,主要为上呼吸道及眼结膜炎的表现,有发热、咳嗽、流涕、流泪,眼结合膜充血、畏光及咽痛和周身乏力。病后第 2~3 天,于第二下磨牙相对应的颊黏膜处,可见直径 0.5~1.0 mm 灰白色斑点,外周有红晕,即麻疹黏膜斑,为麻疹前驱期的特异性体征,有诊断价值。初起时仅数个,1~2 天内迅速增多,可波及整个颊黏膜甚至唇部黏膜,部分可融合,于出疹后2~3 天迅速消失。部分患者也可有头痛、呕吐、腹泻等消化道症状。

3.出疹期

一般持续 3~5 天,此时发热、呼吸道症状达高峰。皮疹先出现于耳后、发际,渐及前额、面和颈部,自上而下至胸、腹、背及四肢,最后达手掌和足底。皮疹初为淡红色斑丘疹,压之退色,疹间皮肤正常,可融合成片,继之转为暗红色,部分病例可出现出血性皮疹。此期全身浅表淋巴结及肝脾可有轻度肿大,肺部可有湿啰音。

4.恢复期

一般持续 3~4 天,按出疹先后顺序依次消退。此期体温下降,全身症状明显减轻。疹退处有糠麸状脱屑及浅褐色色素沉着。整个病程为 10~14 天。

(二)非典型麻疹

1.轻型麻疹

轻型麻疹多见于对麻疹具有部分免疫力者,如 6 个月以内婴儿、近期接受过被动免疫或曾接种过麻疹疫苗者。前驱期较短,发热及上呼吸道症状较轻,麻疹黏膜斑不典型或不出现,皮疹稀疏,可不遗留色素沉着,无并发症,病程 1 周左右。

2.重型麻疹

重型麻疹多见于全身状况差,免疫力低下或继发严重感染者。起病急骤,持续高热或体温不升,全身中毒症状重,皮疹可呈出血性,或皮疹出不透,或皮疹出而骤退,常有肺炎和呼吸窘迫、神经系统症状或心血管功能不全。此型病情危重,病死率高。

3.异型麻疹(非典型麻疹综合征)

异型麻疹(非典型麻疹综合征)见于接种麻疹灭活疫苗或个别减毒活疫苗缺乏 F 蛋白抗体

者。表现高热、头痛、肌痛、乏力等,多无麻疹黏膜斑,2 天后出疹,但从四肢远端开始,渐及躯干及面部。皮疹为多形性,有斑丘疹、疱疹、紫癜或荨麻疹等。

4.无皮疹型麻疹

无皮疹型麻疹见于应用免疫抑制剂者、免疫能力较强者或者接种过麻疹疫苗后发生突破感染的患者全病程无皮疹,也可不出现麻疹黏膜斑,呼吸道症状可有可无、可轻可重,以发热为主要表现。临床诊断较困难,需通过血清麻疹抗体 IgH 和(或)咽拭子麻疹病毒检测以确诊。

五、辅助检查

(一)血常规检查

白细胞总数减少,淋巴细胞相对增多。若白细胞总数增高,尤为中性粒细胞增加,提示继发细菌感染;如淋巴细胞严重减少,常提示预后不良。

(二)血清学检查

ELISA 测定血清特异性 IgM 和 IgG 抗体,敏感性及特异性较好。IgM 抗体于病后 5～20 天最高,故测定其是诊断麻疹的标准方法。IgG 抗体恢复期较早期增高 4 倍以上也有近期感染的诊断意义。

(三)病原学检测

取患儿鼻咽部分泌物、血细胞及尿沉渣细胞,应用免疫荧光或免疫酶法检测麻疹病毒抗原,可做出早期诊断。

(四)多核巨细胞检查

于出疹前 2 天至出疹后 1 天取患者鼻、咽、眼分泌物涂片,瑞氏染色后直接镜检多核巨细胞。

六、并发症

(一)肺炎

肺炎为麻疹最常见并发症,可发生于麻疹过程中各个时期,是麻疹死亡的主要原因之一。麻疹病毒引起的原发性肺炎多不严重,在病程早期发生,随热退和皮疹出齐而消散,但在细胞免疫缺陷者可呈致死性。可继发细菌或其他病毒肺炎,多发生在出疹期。

(二)喉炎

喉炎多见于 2～3 岁以下小儿,原发于麻疹病毒或继发细菌感染。临床表现为声音嘶哑、犬吠样咳嗽及吸气性呼吸困难。轻者随体温下降、皮疹消退,症状逐渐消失,重者可致气道阻塞,窒息而导致死亡。

(三)脑炎

脑炎多发生于出疹后的 2～6 天,也可在前驱期或恢复期,临床表现及脑脊液改变与其他病毒性脑炎相似。多数可恢复,重者可留有不同程度的智力低下、癫痫及瘫痪等神经系统后遗症。

(四)亚急性硬化性全脑炎

亚急性硬化性全脑炎是麻疹的一种远期并发症,是致死性慢性进行性脑退行性变,较罕见。多发生麻疹后 2～17 年(平均 7 年)。临床表现为逐渐出现智力障碍、性格改变、运动不协调、语言障碍及癫痫发作等,最后因昏迷、强直性瘫痪而死亡。患者血清病毒抗体滴度很高,脑组织中有麻疹病毒或其抗原。

七、诊断

典型麻疹根据流行病学史,典型麻疹的各期临床表现,如前驱期的麻疹黏膜斑、出疹期高热出疹特点和出疹顺序与皮疹形态、恢复期疹退脱屑和色素沉着等即可做出临床诊断。非典型麻疹,需依赖于实验室的病原学检查。

八、鉴别诊断

(1)风疹:呼吸道表现及全身中毒症状较轻,无口腔麻疹黏膜斑。常于发热 1 天后出疹,皮疹分布以面、颈及躯干为主,疹退后无脱屑及色素沉着。常伴有耳后及颈部淋巴结肿大。

(2)幼儿急疹:突然高热,持续 3～5 天,上呼吸道症状较轻,热骤降而出现皮疹,皮疹分布以躯干为主,1～3 天皮疹退尽。热退疹出为本病特点。

(3)猩红热:发热、咽痛明显,1～2 天全身出现针尖大小的丘疹,疹间皮肤充血,面部无皮疹,口周苍白圈,持续 3～5 天皮疹消退,1 周后全身大片脱皮。血白细胞总数及中性粒细胞明显增高。

(4)药物疹:近期有用药史,皮疹痒,伴低热或无热,停药后皮疹逐渐消退。血嗜酸性粒细胞可升高。

九、治疗

目前尚无特效抗麻疹病毒药物。其主要治疗原则为对症治疗,加强护理和防止并发症的发生。

(1)一般治疗:应卧床休息,保持室内空气新鲜,注意温度及湿度。保持眼、鼻及口腔清洁,避免强光刺激,给予营养丰富并易于消化食物,注意补充维生素,尤其是维生素 A 和维生素 D。

(2)对症治疗:高热可采用物理降温或酌用小剂量退热药,切忌退热过猛引起虚脱;咳嗽可适用祛痰镇咳剂;惊厥时可给予镇静止惊剂。此外,还应保持水电解质及酸碱平衡。

(3)并发症治疗:根据各种并发症的发生,及时给予相应的有效治疗。抗生素无预防并发症的作用,故不宜滥用。

十、预防

预防麻疹的关键是对易感者接种麻疹疫苗,提高其免疫力。

(一)管理传染源

对麻疹患儿应做到早发现、早报告、早隔离及早治疗。一般患者应隔离至出疹后 5 天,合并肺炎者应延长到出疹后 10 天。接触者应检疫 3 周,并给予被动免疫制剂。

(二)切断传播途径

在麻疹流行期间,易感者尽量避免去人群密集的场所,患者居住处应通风并用紫外线照射。

(三)保护易感人群

1.主动免疫

采用麻疹减毒活疫苗进行预防接种。我国儿童计划免疫程序规定初种麻疹疫苗年龄为生后 8 个月,1 岁半和 4～6 岁再次加强。在麻疹流行地区,易感者可在接触患者 2 天内进行应急接种,可防止麻疹发生或减轻病情。

2.被动免疫

对体弱多病患儿和婴幼儿,未接受过麻疹预防接种者,在接触麻疹 5 天内注射人血丙种球蛋白 0.25 mL/kg 可预防发病;若在接触麻疹 5 天后注射,则只能减轻症状。被动免疫维持 3～8 周,以后还应采取主动免疫。

（周立锐）

第二节　风　疹

风疹是由风疹病毒引起的一种急性呼吸道传染病,临床以低热、皮疹及耳后、枕部淋巴结肿大和全身症状轻微为特征。主要经飞沫传播。妊娠早期感染风疹后,病毒可通过胎盘传给胎儿而导致各种先天畸形,称之为先天性风疹综合征。

一、病因

风疹病毒属披膜病毒科,其直径约 60 nm,核心为单股正链 RNA,外有包膜,由脂蛋白等组成,目前所知只有一个血清型。不耐热,37 ℃和室温中很快灭活,但能耐寒和干燥,－60 ℃可存活几个月。

二、流行病学

人类为风疹病毒的唯一宿主,患者从出疹前 1 周到出疹后 1 周均具有传染性。其鼻咽部分泌物、血、尿及粪便中均带有病毒。主要通过空气飞沫经呼吸道传播,多见于 1～5 岁儿童,一年四季均可发生,但以冬春季发病最高。病后可获持久免疫力。先天性风疹患儿在出生后数月内仍有病毒排出,具有传染性。25％～50％感染者为无症状感染。

三、发病机制

病毒首先侵入上呼吸道黏膜及颈部淋巴结,并在其内增殖,从而导致上呼吸道炎症和病毒血症,临床表现为发热、皮疹及浅表淋巴结肿大。而皮疹、血小板减少和关节症状可能与免疫反应相关。若在妊娠早期(3 个月内)感染风疹病毒,其病毒可通过胎盘而传给胎儿,并在其体内不断增殖,最终可导致胎儿畸形。

四、临床表现

(一)获得性风疹

1.潜伏期

一般为 14～21 天。

2.前驱期

1～2 天,症状多较轻微,低热和卡他症状,耳后、枕部及后颈部淋巴结稍大伴轻度压痛。

3.出疹期

多于发热 1～2 天后出疹,最早见于面颊部,迅速扩展至躯干和四肢,1 天内布满全身,但手掌及足底常无皮疹。皮疹初为稀疏红色斑疹、斑丘疹,面部及四肢远端皮疹较稀疏,以后躯干、背部皮疹融合。皮疹多于3天内迅速消退,疹退后不留有色素沉着。

此期患儿耳后、枕部及后颈部淋巴结肿大明显,偶可并发肺炎、心肌炎及血小板减少等,个别不出现皮疹,仅有全身及上呼吸道感染症状,故称无皮疹风疹。

(二)先天性风疹综合征

妊娠早期患风疹的妇女,风疹病毒可传递至胎儿,使胎儿发生严重的全身感染,引起多种畸形,称之为"先天性风疹综合征"。先天畸形以先天性心脏病、白内障、唇腭裂、耳聋、头小畸形及骨发育障碍等多见。出生感染可持续存在,并可引起多器官的损害,如血小板减少性紫癜、进行性风疹全脑炎及肝脾大等。

五、诊断和鉴别诊断

典型风疹可根据流行病学史,典型风疹全身症状轻,耳后淋巴结肿大,全身斑丘疹,短期内迅速消退,不留有色素沉着等临床特点进行诊断。对不典型风疹,可做病原学或血清学检测。妊娠初3~4个月感染风疹,出生时婴儿若有畸形和多种病症,血中特异性抗风疹IgM阳性或血清中风疹病毒IgG逐渐升高,可诊断为先天性风疹综合征;若未见畸形,仅有实验室证据,可称之为先天性风疹感染。

六、治疗

目前尚无特效的抗病毒治疗方法。主要是对症治疗,如退热、止咳等,加强护理和适当的支持疗法。

七、预防

一般患者出疹5天后即无传染性。妊娠3个月内应避免与风疹患者接触,若有接触史,可于接触后5天内注射丙种球蛋白,可能减轻疾病的症状或阻止疾病发生。对已确诊为风疹的早期孕妇,应考虑终止妊娠。对儿童及易感育龄妇女,可接种风疹减毒活疫苗。因风疹减毒活疫苗可通过胎盘感染胎儿,故孕妇不宜接种该疫苗。

（周立锐）

第三节　幼儿急疹

幼儿急疹又称婴儿玫瑰疹,是常见于婴幼儿的急性出疹性传染病。临床特征为高热3~4天,然后骤然退热并出现皮疹,病情很快恢复。

一、病原和流行病学

1988年,从急疹患儿外周血淋巴细胞中分离到人类疱疹6型（human herpervirus 6,HHV-6）B组病毒,患者脑脊液中也可见HHV-6B病毒。患者血清中抗HHV-6抗体有意义地升高。目前认为,HHV-6是该病的主要病因,但并不是唯一的病原。HHV-6还可引起婴儿发生无皮疹的急性发热性疾病。本病 90％发生于 2 岁以内,7～13 个月龄为发病高峰年龄段,3 个月龄前和 4 岁后少见,偶见于年长儿、青少年和新生儿。大多为散在发病。一项 6 735 例儿童 10 年研究资料总结显示,年发病率为 1‰～10‰,平均 3.3‰。感染后获持久免疫,偶见第 2 次发病。

二、临床表现

潜伏期一般为 5～15 天。

(一)发热期

常突起高热,持续 3～5 天。高热初期可伴惊厥。此期除有食欲减退、不安或轻咳外,体征不明显,仅有咽部和扁桃体轻度充血和头颈部浅表淋巴结轻度肿大。表现为高热与轻微的症状及体征不相称。

(二)出疹期

病程第 3～5 天体温骤然退至正常,同时或稍后出现皮疹。皮疹散在,为玫瑰红色斑疹或斑丘疹,压之褪色,很少融合。首现于躯干,然后迅速波及颈、上肢、脸和下肢。皮疹持续 24～48 小时很快消退,无色素沉着,也不脱皮。偶有并发脑炎和血小板减少性紫癜的报告。

三、实验室检查

血常规检查见白细胞总数减少,伴中性粒细胞减少。也可随后出现白细胞总数增多。

四、诊断

在发热期诊断比较困难,不过,从患儿全身症状轻微与高热表现不一致,白细胞总数减少,应考虑之。一旦高热骤退,同时出现皮疹,诊断就不难建立。在出现症状 3 天内可从外周血淋巴细胞和唾液中分离 HHV-6,或用核酸杂交技术检测病毒基因进行病原诊断。

五、治疗

一般不需特殊治疗,主要是对症处理,尤其对高热患者应予以退热镇静剂;加强水分和营养供给。

(周立锐)

第四节　水　　痘

水痘是由水痘-带状疱疹病毒初次感染引起的急性传染病,临床以斑疹、丘疹、疱疹和结痂的皮疹共同存在为特征。具有较强的传染性,以冬春季为多见,常呈流行性。

一、病因

水痘-带状疱疹病毒,是 α 疱疹病毒,呈球形颗粒,直径 150～200 nm,核酸为双链 DNA。该病毒仅有一个血清型,在外界环境中生活力较弱,不耐高温,不耐酸,在痂皮中不能存活。人类是该病毒的唯一宿主。

二、流行病学

患者是唯一的传染源。自发病前1～2天至皮疹干燥结痂均有传染性,主要通过空气飞沫和接触传播,传染性极强。任何年龄均可发病,以学龄前儿童发病率较高,病后免疫力持久。本病遍布全球,一年四季均可发生,但以冬春季多见。

三、发病机制和病理

水痘-带状疱疹病毒初次经口、鼻侵入人体,首先在呼吸道黏膜内增殖,2天后入血,产生病毒血症,并在肝脾及单核-吞噬细胞系统内增殖后再次入血,产生第二次病毒血症,并向全身扩散,主要在肝脾及网状内皮系统,导致器官病变,水痘的恢复依赖于细胞(T细胞)免疫,在T细胞免疫功能缺陷的患者中水痘病情更为严重。其主要损害部位在皮肤黏膜,较少累及内脏。皮疹分批出现与间隙性病毒血症相一致。通常在皮疹出现后1～4天特异性抗体产生,病毒血症消失,症状也随之缓解。原发感染后,病毒潜伏在神经节内,如果再激活,临床上就表现为带状疱疹。

水痘的皮肤病变主要在表皮棘细胞层,呈退行性变性和水肿,组织液渗入形成水痘疱疹,内含大量病毒。水疱液开始透明,继之上皮细胞脱落及炎性细胞浸润,疱内液体减少并变浑浊。如有继发感染,可变为脓疱。最后上皮细胞再生,结痂后脱落,一般不留瘢痕。

四、临床表现

(一)潜伏期

一般为14天左右。

(二)前驱期

婴幼儿常无前驱症状或症状轻微,皮疹和全身表现多同时出现。年长儿可有畏寒、低热、头痛、乏力及咽痛等表现,持续1天后出现皮疹。

(三)出疹期

发热数小时至24小时出现皮疹。皮疹先于躯干和头部,后波及面部和四肢。初为红色斑疹,数小时变为丘疹,再数小时左右发展成疱疹。疱疹为单房性,疱液初清亮,呈珠状,后稍浑浊,周围有红晕。1天后疱疹从中心开始干枯、结痂,红晕消失。1周左右痂皮脱落,一般不留瘢痕。皮疹呈向心性分布,主要位于躯干,其次头面部,四肢相对较少,手掌、足底更少。黏膜也常受累,见于口咽部、眼结膜、外阴及肛门等处,皮疹分批出现,故可见丘疹、疱疹和痂疹同时存在。

水痘多为自限性疾病,10天左右可自愈。除了上述的典型水痘外,可有疱疹内出血的出血型水痘,该型病情极严重,常因血小板减少或弥漫性血管内出血所致。

五、辅助检查

(一)血常规检查

白细胞总数正常或稍低。

(二)疱疹刮片

刮取新鲜疱疹基底组织涂片,用瑞特或吉姆萨染色可发现多核巨细胞,用苏木素-伊红染色可见核内包涵体。

（三）血清学检查

补体结合抗体高滴度或双份血清抗体滴度 4 倍以上升高可明确诊断。

（四）病毒分离

将疱疹液直接接种于人胚成纤维细胞，分离出病毒再进一步鉴定。该方法仅用于非典型病例。

（五）核酸检测

PCR 法检测患儿皮损或疱液中的病毒 DNA 片段，是敏感、快速的早期诊断方法。

六、并发症

常见为皮肤继发细菌感染，如脓疱疮、丹毒、蜂窝组织炎等，严重时可发生败血症；继发性血小板减少可致皮肤、黏膜出血，严重内脏出血；水痘肺炎多见于成人患者或免疫缺陷者；神经系统受累可见水痘后脑炎、吉兰-巴雷综合征等。此外，少数病例可发生心肌炎、肝炎、肾炎等。

七、诊断和鉴别诊断

典型水痘根据流行病学及皮疹特点，如向心性分布、分批出现、不同形态皮疹同时存在等可做出临床诊断。目前临床广泛应用外周血检测抗原、抗体，该方法敏感、可靠。水痘应注意与丘疹性荨麻疹和能引起疱疹性皮肤损害的疾病，如肠道病毒和金黄色葡萄球菌感染、虫咬性皮疹、药物和接触性皮炎等相鉴别。

八、治疗

（一）一般治疗

对水痘患儿应早期隔离，直到全部皮疹结痂为止。轻者给予易消化的食物和注意补充水分，重者必要时可静脉输液。局部治疗以止痒和防止继发感染为主。皮肤瘙痒可局部涂擦润肤剂和内服抗组胺药物，继发感染可用抗生素软膏。发热患儿应卧床休息，并保持水、电解质平衡，因为水痘时使用阿司匹林与 Reye 综合征的发生有关，应避免使用阿司匹林。

（二）抗病毒治疗

阿昔洛伟是目前治疗水痘-带状疱疹病毒的首选抗病毒药物。此外，也可应用阿昔洛韦、α-干扰素等。

（三）防治并发症

继发细菌感染时应及早给予抗生素，并发脑炎时应适当应用脱水剂。

九、预防

控制传染源，隔离患儿至皮疹全部结痂为止；对已接触的易感儿，应检疫 3 周。对于免疫功能低下、应用免疫抑制剂者及孕妇，若有接触史应尽早（在暴露后的 10 天内）使用丙种球蛋白或水痘-带状疱疹免疫球蛋白。对于易感者接种水痘减毒活疫苗可预防水痘，如在暴露于水痘患者后 72 小时内，采取应急接种水痘疫苗可预防水痘的发生。

（田念念）

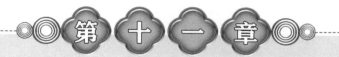

儿科疾病的康复治疗

第一节　儿童言语障碍

一、概述

构成言语的各个环节(听、说、读、写)受到损伤或发生功能障碍时称为言语障碍,包括失语症、构音障碍、儿童语言发育迟缓、发声障碍和口吃等。凡是有言语障碍的患儿都可以接受言语治疗,开始得愈早,效果愈好。言语康复的本身是一种交流的过程,需要患儿的主动参与。

失语症是患儿在神志清楚,无精神衰退、感觉缺失、发音肌肉瘫痪等情况下,因脑部损伤使原已习得的言语功能丧失所表现出的各种症状。脑血管意外是失语症的最常见病因,其他包括颅脑损伤、脑部肿瘤、脑组织炎症等。

构音障碍是指由于发音器官神经肌肉的病变而引起发音器官的肌肉无力、肌张力异常以及运动不协调等,产生发声、发音、共鸣、韵律等言语运动控制障碍。

言语和语言是人类交流思想的工具,在人们平时的日常生活中,言语和语言两个词往往混用,虽然不会影响意思的理解,但从言语治疗学的角度来说有所区别。言语是音声语言(形成)的机械过程。为使口语表达声音响亮、发音清晰需要有与言语产生有关的神经和肌肉参与活动。当这些神经或肌肉发生病变时,就会出现说话费力或发音不清。代表性的言语障碍为构音障碍,临床上最多见的是假性延髓性麻痹所致的构音障碍。语言是指人类社会中约定俗成的符号系统,人们通过应用这些符号达到交流的目的。语言包括对符号运用(表达)和接受(理解)的能力,也包括对文字语言符号的运用(书写)、接受(阅读)以及姿势语言和哑语。代表性的语言障碍是失语症和语言发育迟缓。

二、临床表现

失语症在所有语言障碍中是一种最复杂的语言障碍,包括对语言符号的感知、理解、组织应用或表达等一个方面或几个方面的功能障碍。失语症的病因多为中枢性损伤,故多合并有不同程度的脑功能低下以及构音障碍,部分患儿还可能合并认知和行为障碍。失语症的分类如下。

（1）外侧裂周失语综合征：Broca 失语、Wernicke 失语、传导性失语。

（2）分水岭区失语综合征：经皮质性运动性失语、经皮质性感觉性失语、经皮质混合性失语。

（3）完全性失语。

（4）命名性失语。

（5）皮质下失语综合征：基底核性失语、丘脑性失语。

构音障碍患儿通常听、理解正常并能正确地选择词汇以及按语法排列词句，但不能很好地控制重音、音量和音调。构音障碍通常分为运动性构音障碍、器质性构音障碍和功能性构音障碍三大类。

三、康复评定

（一）失语症评定

通过系统全面的语言评定，发现患儿是否有失语症及其程度，鉴别各类失语症，了解各种影响患儿交流能力的因素，评定患儿残存的交流能力并制订治疗、护理计划。目前国际上还没有统一的失语症检查法。国外比较常用的是波士顿诊断性失语症检查法和西方失语症成套检查法；国内常用的是汉语标准失语症检查法、汉语失语症成套测验、汉语波士顿失语症检查法。

（二）构音障碍评定

通过构音器官的形态和粗大运动检查来确定构音器官是否存在器官异常和运动障碍，包括评定患儿的反射、呼吸、唇的运动、颌的位置、软腭、喉、舌的运动、言语状况等。

四、康复治疗

（一）治疗原则

1.早期开始

言语治疗开始得越早，效果越好，在患儿意识清楚、病情稳定、能够耐受中训练 30 分钟时就可开始言语矫治。

2.定期评估

言语治疗前应对患儿进行全面的言语功能评估，了解言语障碍的类型及其程度，使制订出的治疗方案具有针对性。治疗过程中要定期评估，了解治疗效果，根据评估结果随时调整治疗方案。

3.循序渐进

言语训练过程应该遵循循序渐进的原则，由简单到复杂。如果听、说、读、写等功能均有障碍，治疗应从提供听理解力开始，重点应放在口语的训练上。

4.及时反馈

根据患儿对治疗的反应，及时给予反馈，强化正确的反应，纠正错误的反应。治疗内容及时间的安排要适当，要根据患儿的反应适时调整训练的内容、量和难易程度，避免患儿疲劳及出现过多的错误。

5.患儿主动参与

言语治疗的本身是一种交流过程，需要患儿的主动参与，护士与患儿之间、患儿和家属之间的双向交流是治疗的重要内容。为激发患儿言语交流的欲望和积极性，要注意设置适宜的语言环境。

（二）治疗环境

1.环境要求

尽可能安静,避免噪声。

2.器材和仪器

器材和仪器包括录音机、录音带,呼吸训练器;镜子、秒表,压舌板和喉镜;单词卡、图卡、短语和短文卡;动作画卡和情景卡;各种评估表和评估盒;常用物品(与文字配套的实物)。

（三）治疗形式

1."一对一"训练

"一对一"训练即一名言语治疗师对一名患儿的训练方式。

2.自主训练

患儿经过"一对一"训练之后,充分理解了言语训练的方法和要求,具备了独立练习的基础;这时治疗师可将部分需要反复练习的内容让患儿进行训练。教材、内容由治疗师设计决定,治疗师定期检查。自主训练可选择图片或字卡来进行呼名练习或书写练习,也可用录音机进行复述、听理解和听写练习。还可用电脑进行自主训练,选择可进行自我判断、自我纠正及自我控制的程序训练。

3.小组训练

小组训练又称集体训练。目的是逐步接近日常交流的真实情景,通过相互接触,减少孤独感,学会将个人训练成果在实际中有效应用。治疗师可根据患儿的不同情况编写小组,开展多项活动。

4.家庭训练

应将制订的治疗计划、评价方法介绍和示范给家属,并可通过观摩、阅读指导手册等方法教会家属训练技术,再逐步过渡到回家进行训练。应定期检查和评价并调整训练课题及告知注意事项。

五、家庭社区康复指导

（一）合理安排

每天的训练时间应根据患儿的具体情况决定,患儿状况差时应缩短训练时间,状况较好时可适当延长。最初的训练时间应限制在 30 分钟以内。超过 30 分钟可安排为上、下午各 1 次。短时间、多频率训练比长时间、少频率训练效果要好。训练要持续数月、1 年或更久。

（二）避免疲劳

要密切观察患儿的行为变化,一旦有疲倦迹象应及时调整时间和变换训练项目或缩短训练。

（三）训练目标要适当

每次训练开始时从对患儿容易的课题入手,并于每天训练结束前让患儿完成若干估计能正确反应的内容,令其获得成功感而激励进一步坚持训练。一般来说,训练中选择的课题应设计在成功率为 70%~90% 的水平上。对于情绪不稳定、处于抑郁状态的患儿应调整到较容易的课题上。对那些过分自信的患儿可提供稍难一些的课题进行尝试,以加深其对障碍的认识。

（毕素香）

第二节 儿童孤独症

一、概述

孤独症又称自闭症,是一组终身性、固定性、具有异常行为特征的广泛性发育障碍性疾病,以儿童自幼开始的社会交往障碍、言语发育障碍、兴趣范围狭窄和刻板重复的行为方式为基本临床特征,称为 Kanner 三联征。本病男童多见,未经特殊教育和治疗多数儿童预后不佳,特别是合并智力障碍的孩子,预后直接跟孩子的智能水平高低有关。

(一)流行病学

近年来,欧美各国在孤独症的流行病学方面做了大量工作,患病率报告不大一致,这可能与调查者诊断标准和调查不统一有关,但其患病率呈显著上升趋势却是相同的。到目前为止,我国还没有一个相关较为公认的全国范围内的流行病学调查。

(二)病因

造成孤独症的病因和发病机制尚未阐明,在多项研究和实验室中发现,至少可以认为该病是包括多种生物学原因和社会心理因素引起的广泛性发育障碍所致的异常精神行为综合征。对于孤独症病因学研究,认为该病主要涉及以下几方面原因:①遗传因素;②神经生化代谢因素;③感染与免疫学因素;④中枢神经系统器质性变化和生理功能失调因素;⑤家庭和社会心理学因素。

孤独症中有较高的癫痫患病率,发生率约占全部病例的 1/3,可在儿童早期或青春期发作,约 11% 在青春期前发病,大多发作不频繁。一般认为 24～36 个月就开始干预治疗,其预后较 4 岁后治疗好。

二、临床表现

孤独症是一个与神经生物学有密切关系的疾病,而社会-心理因素、父母亲的养育方式和态度对疾病的过程及表现的严重程度产生一定的影响。该病一般在出生后 36 个月内起病。多数患儿早期表现在婴幼儿期,至 12～30 个月症状明显。少数患儿出生后的前 10 个月表现极轻或完全正常,12～30 个月症状明显,出现语言功能退化,本来已会表达的少数词汇消失,并呈现典型孤独表现。

孤独症的基本临床特征为 Kanner 三联征,即主要表现为语言、非语言交往、想象活动及社会交往有质的障碍,往往伴有刻板动作。以兴趣范围狭窄,强迫保持生活环境和方式为特征。

三、主要功能障碍

(一)社会互动障碍

社会互动障碍是孤独症的核心特征之一,即与他人缺乏感情联系,极端孤僻与外界隔离(自闭)。这种征象在婴儿期就表现出缺乏与他人眼与眼的对视,缺少面部表情,对人缺乏兴趣。母亲将其抱着喂奶时,患儿不会将身体与母亲贴近,不会望着母亲微笑。6～7 个月还分不清亲人和陌生人,不会像正常小儿一样发出咿呀学语声,只是哭叫或显得特别安静。

有的患儿即使 1～2 岁发育正常或基本正常,但起病以后表现有饥饿、疼痛或不舒服时,不会到父母亲身边寻求食物或安抚,或只是拉着父母亲的手去取东西,而不会以言语或姿势来表达。不会伸开双臂要人抱,有的患儿甚至拒绝别人的拥抱,或当抱他时表现为僵硬或全身松软。当父母离开或返回时没有依恋的表示。和父母易于分离,跟随陌生人也很少有胆怯不安的反应。对亲人呼唤他们的名字时常无反应,以致使人怀疑他们是否有听力问题。不与周围小朋友交往,更谈不上建立友谊,喜欢独自玩耍。

病情较轻的孤独症患儿社交障碍在 2 岁前不明显,5 岁以后患儿与父母同胞之间建立起一定的感情,但患儿仍极少主动进行接触,在与伙伴的活动中常充当被动角色,缺乏主动兴趣。青春期后他们仍缺乏社交技能,不能建立恋爱关系或结婚。

（二）语言沟通障碍

孤独症患儿语言发育障碍十分常见和严重,也是最早容易引起父母注意的症状,常为孤独症患儿的首诊原因。

孤独症的语言障碍是一种质的全面的损害,具体表现:①患儿语言发育延迟或不发育。约一半孤独症患儿终身沉默,仅以手势或其他形式表达他们的要求,或极少情况下使用极有限的语言。②语言内容、形式的异常。不主动与人交谈,不会提出话题或维持话题,常常是自顾自地说话,毫不在意对方倾听与否,也不顾及周围的环境或者别人正在谈话的主题。③刻板重复的语言或模仿语言。可为反复模仿别人说过的话,亦可是患儿重复提类似的问题或要对方回答一样的话,或重复自造的话,并渴望维持这种刻板重复语言和重复简单游戏活动不变,有的患儿则表现出无原因的反复尖叫、喊叫。④言语音调、节奏的障碍。语言缺乏声调,存在速度、节律、语调、重音等方面的问题,语言单调平淡或怪声怪调,缺乏抑扬顿挫,没有表情配合。⑤非语言性交流障碍。面部表情、手势或姿势语言缺乏,患儿很少用点头、摇头或摆手及其动作来表达其意愿,常以哭或尖叫表示他们的需要或不舒服。

（三）兴趣狭窄、坚持同一性和仪式性强迫性行为

1.对环境倾向于要求固定不变或不正常反应

表现为对日常生活常规变化的拒绝,有的患儿每天要吃同样的饭或菜,数年不变,每天固定的排便时间、地点或便器,出门一定要走某条路线,若有变动则表现为烦躁不安,吵闹或拒绝。

2.兴趣狭窄和游戏方式奇特

表现为对某些物件或活动的特殊迷恋,患儿常对一般儿童所喜欢的玩具或游戏缺乏兴趣,尤其不会玩有想象力的游戏,而对某些特别的物件或活动表现为特别的兴趣和迷恋,比如圆的或可以旋转的物品,可达到着迷的程度。

3.刻板、重复的行为和特殊的动作姿势

表现为来回踱步、自身旋转、转圈走、重复地蹦跳,最常见的姿势是将手置于胸前凝视,这种动作常在 1～2 岁时发生,随着年龄增长而减轻消失,还有扑打、摇动、敲击、撞击、旋转等动作;亦有破坏行为及自伤行为,如咬手、撞头、以拳击墙等,这些行为往往在患儿无事可做时出现,有时则在其兴奋、烦躁时频繁出现。

（四）感觉和动作障碍

大多数孤独症患儿存在对刺激感觉异常,包括对某些声音的反应特别迟钝,如一个突然的声响对于正常儿童会引起惊吓,而孤独症患儿则若无其事。在其身后对他们讲话或呼叫时,他们似乎像聋人一样没有反应,但对某些刺激又会特别敏感,如当收音机或电视机播广告、天气预报时,音量即使放得很小,他们也会做出相应反应。有些患儿表现为对某些视觉图像恐惧;很多患儿不喜欢被人拥抱,触觉、痛觉异常也较常见。

(五)智能和认知障碍

约 3/4 的患儿智力落后,但这些患儿可以在某些方面有较强能力,20%智力正常,约 10%智力超常。多数患儿记忆力较好,尤其是在机械记忆方面有超常能力,如数字、人名、路线、车牌、年代和日期推算、速算的能力、音乐等。在应用操作、视觉空间技能、即时记忆的测验较优,而那些象征性、抽象思维和逻辑程序的测验上较差。

四、康复评定

(一)一般情况

了解患儿人际交往能力、语言交流及行为特点。对患儿的出生史、生长发育史、母孕期情况也应详细了解。既往有无中枢神经系统感染、外伤、中毒等病史,有无发育迟缓及家族中有无孤独症、认知缺陷、精神病等病史。

(二)身体及功能评估

对于语言发育较好又合作的患儿,可采取面对面交谈,但对幼儿或低功能患儿则采用直接观察或参与游戏以了解其与人的交往、合作,模仿情况、运动水平,有无刻板、重复的动作,奇特姿势、行为以及他们的兴趣和注意力等。对学龄期功能水平较高的患儿可选用韦氏儿童智力量表,对语言发育障碍者可选用瑞文推理测验、绘人测验、图片词汇测验,对学龄前或婴幼儿可用 Bayley 婴幼儿发育量表、Gesell 智力量表等,对儿童不合作者可用社会适应量表。

(三)孤独症评定量表

应用较广泛的儿童孤独症评定量表有:孤独症行为评定量表(autism behavior checklist,ABC)、儿童孤独症评定量表(childhood autism rating scale,CARS)、克氏孤独症行为量表(Clancyautism behavior rating scale,CBRS)、语言行为里程碑评估及安置计划(VB-MAPP)等。

五、康复治疗

孤独症仍无根治的疗法,目前主要是依据学习原理和儿童发展原则,建立教育矫治的策略,在家长积极参与下,教育患儿学习适当的行为及消除不适当的行为。一般而言,药物治疗仅担任辅助性的角色。

(一)特殊教育和强化训练

特殊教育治疗是目前世界各国公认的孤独症的主要治疗方法之一。教育的目标重点应该以生活技能训练、语言训练、交往能力训练为主,教会他们掌握基本生活技能、语言技能、学习技能和有功能性的社交技巧,其中注视和注意力的训练是最基本和最重要的,要及早进行。特殊教育和强化训练由家长、儿科医师、心理医师、特教老师、行为治疗师和语言治疗师共同完成,但应该以家庭为中心开展训练。因此,教给家长有关教育和训练知识特别重要,也可开办专门的日间训练机构开始训练。

(二)行为治疗

治疗重点应放在促进孤独症儿童的社会化和语言发育上,尽量减少那些干扰患儿功能和与学习不协调的病态行为,如刻板、自伤、侵犯性行为。一般采用在高度结构化的环境中进行特殊行为矫正。亦有学者发明了动画交流训练的方法,主要通过各种变换的图片与患儿交流。对患儿进行干预训练,包括声音、姿势、模仿等,从利用简单的图标到利用组成句子,促使患儿建立和改善社交方式。

(三)感觉统合治疗

感觉统合理论是由 Ayres 首先提出,她认为只有通过感觉统合,神经系统的不同部分才能协调工作,使个体与环境接触顺利,并涉及脑功能发展,学习与学习障碍和治疗三部分。感觉统合治疗方法对孤独症儿童的动作协调性、注意力、情绪的稳定及触觉过分防御行为方面有改善。在语言词汇量和表达能力、与人交流方面也有不同程度的改进。Ayres 的感觉统合理论虽然有不完善之处,但它对儿童生理心理问题、学习及行为问题的治疗提供了一个新的治疗手段。

(四)药物治疗

目前药物治疗尚无法改变孤独症的病程,用药目的在于从某种程度上控制或改善某些行为症状,如减轻冲动、多动、破坏性行为,以便为教育训练提供条件。一般来说,多动、易怒在儿童早期较突出,到青少年期或成人期后变为少动与退缩;攻击、自伤在儿童晚期较突出;抑郁、强迫现象在青少年期和成人期较突出。使用的药物有抗精神病药、中枢神经兴奋剂、抗组胺类药、抗抑郁制剂、锂盐和维生素等,但疗效均无定论。

六、家庭社区康复指导

孤独症的矫治、康复、重归社会是一个艰难复杂的过程,因此对孤独症患儿的教育培训必须持之以恒,循序渐进。

(一)教育训练中要特别注意父母所起的作用

在教育训练中父母不仅作为教师和训练人员出现,而且作为一个"人",通过训练使孤独症患儿对父母、对人感兴趣,并且学会交往技能和技巧以及不同的交往方式。患儿不宜长期依赖或托养在机构,家长尽可能的与患儿生活在一起,学习一些以家庭为中心的训练教育方法,应是孤独症患儿训练的首推方案。

(二)对家长的教育

家长得知患儿有孤独症后,会出现焦虑、恐慌和内疚等不健康情绪,将会给患儿的治疗带来严重困难,所以要给家长讲述孤独症患儿的主要问题是什么,并说明孤独症的病因至今仍不明确,与家庭环境和养育方式无关,消除内疚情况,如能早期进行有计划的医疗和矫治教育,并能长期坚持,可取得一定治疗效果,从而使家长由消极、被动转为积极主动参与。

(三)合理使用药物治疗

选择药物时必须掌握好剂量,由小剂量开始,缓慢加量,要注意所选药物的适应证、禁忌证和不良反应。

(四)正确对待孤独症预后

孤独症预后的好坏与病情、婴幼儿时期语言发育状况、智商高低、病因及训练教育状况等有关。大约 2/3 的孤独症预后较差,相关研究认为,仅 10% 可上班工作,40% 可在指导下工作,50% 需要养护。孤独症由于存在明显的社会适应不良,需要长期照管。因其没有独立社交能力,不能学会任何独立的生存本领,无法独立生活。在 5 岁以前已发展了功能性语言者,预后较好,孤独症中高功能患儿多在最初 1～2 年发育正常或基本正常,仍保持简单的认知和语言交流功能,与父母和周围人也保持一定的情感联系,无癫痫发作脑部器质性病变,以后出现的孤独症表现也较轻;而低功能患儿则反之。重度病例中大约有半数在青春期症状恶化,表现为活动过度,攻击、自伤、伤人或行为刻板,仪式性或行为不可预测性,继之失去言语技能及缓慢的智力倒退,女童较男童更易恶化。

(毕素香)

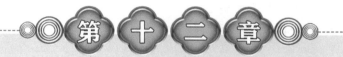

第十二章

儿科疾病的中医治疗

第一节 感 冒

一、概述

(一)定义

感冒是小儿常见肺系疾病之一。临床上以感受外邪所引起的发热、鼻塞流涕、打喷嚏、咳嗽等表证为主要特征。小儿感冒有四时感冒与时疫感冒之分,四时感冒由感受四时不正之气发生,而时疫感冒由感受时行疫毒所致。

任何年龄小儿皆可发病,婴幼儿更为多见。因小儿肺脏娇嫩,脾常不足,神气怯弱,感邪之后,易出现夹痰、夹滞、夹惊的兼夹证。如《婴童类粹·伤寒论》所言:"夫小儿伤寒于大人无异,所兼者惊、积而已。"

(二)命名

根据本病的发病病因与临床表现,有不同的命名。

"伤风"——见《小儿药证直诀·伤风》,在《素问·太阴阳明论》篇"伤于风者,上先受之"的基础上引申而称为伤风。又如《景岳全书·伤风论证》所言:"伤风之病,本由外感……邪轻而浅者,止犯皮毛,即为伤风"。

"感冒"——见杨仁斋《仁斋直指小儿附遗方论》:"感冒风邪,发热头痛,咳嗽声重,涕唾黏稠。"概括了感冒的原因和症状。《幼科释迷·感冒》解释"感冒"为:"感者触也,冒其罩乎",是指感受外邪,触罩肌表全身,概括了病名及其含义。

"小儿伤寒"——见《婴童百问·第五十二问》:"小儿伤寒,得之与大人无异,所异治者,兼惊而已,又有因夹惊食而得。"描述了小儿感冒容易夹惊、夹滞的特点。

(三)范围

本病相当于西医所称的急性上呼吸道感染,简称上感。上感的病变部位主要在鼻、鼻咽和咽部。

西医的急性上呼吸道感染又分为普通感冒与流行性感冒两大类。普通感冒相当于中医的四时感冒,而流行性感冒则属于中医的时疫感冒。

(四)发病情况

感冒是儿科时期最常见的肺系疾病之一,病位在表,病情多轻,但也常因感冒失于表散,致病程迁延,或遗患风湿痹痛、心悸、水肿等证。

1.发病季节

本病发作无明显的季节性,一年四季均可发生,以冬春二季及气候骤变时易发病。

2.好发年龄

任何年龄都可发生本病,但年龄越小发病率越高,年幼体弱的小儿更易罹患。

3.发病特点

本病发病率占儿科疾病首位。本病大多由于小儿寒暖不能自调,加之护理不当,感受外邪而发。由于小儿肺常不足、脾常不足、心神怯弱,在患感冒之后易出现夹痰、夹滞、夹惊等兼夹证。

(五)治疗转归

小儿感冒大多经合理治疗而痊愈,痊愈后经适当调理,多可较快恢复健康,故一般预后良好。但少数患儿可因正气虚弱,无力抗邪于外,风邪化热入里,进一步发展成肺炎喘嗽;部分患儿在患病期间因发汗或攻伐太过,耗损气阴,肺脾受伤,形成日后的反复呼吸道感染;还有少数患儿因感邪后正气不支,致风邪化热,侵入心经,形成心悸怔忡之证。

二、学术源流

关于伤风、感冒,在宋代以前已有认识。钱乙对伤风的论述着重阐述了其症状、治法、方药以及兼夹症状,如《小儿药证直诀·伤风》载:"伤风昏睡,口中气热,呵欠闷顿,当发散,大青膏解。"大青膏以青黛为君,由天麻、白附子、青黛、蝎尾、乌梢蛇肉、朱砂、天竺黄组成。此方主要作用为解热定惊、息风化痰,可见钱乙当时就认识到青黛是治疗小儿感冒的要药。本病还有易于夹惊的特点。钱乙还分述了"伤风发惊""伤风吐泻""伤风嗽"等证治,提示本病还有易于夹滞、夹痰等特点。

元代朱震亨《幼科全书·发热》言:"凡伤风发热,其证汗出身热,呵欠面赤,目涩多肿,恶风喘气。此因解脱受风所致,宜疏风解肌退热,先服柴葛解肌汤,发去风邪,俟热之时,再服凉惊丸以防内热。"详述了感冒的症状,并指出了疏风解肌退热的基本治法。明代鲁伯嗣著《婴童百问·第五十二问》,也支持小儿患热性病容易夹食、夹惊的观点。

清代《医宗金鉴·幼科杂病心法要诀》曰:"小儿伤暑,谓受暑复感风寒也。其证发热无汗,口渴饮水,面色红赤,干呕恶心,或腹中绞痛,嗜卧懒食。以二香饮治之……若伤暑夹食、大吐泻者,以加味香薷饮治之。"明确了本病的伤暑证候及治法。沈金鳌《幼科释迷·感冒》云:"感者触也,冒其罩乎,触则必犯,犯则内趋,罩则必蒙,蒙则裹瘀。当其感冒,浅在肌肤,表之则散,发之则祛。"指出感冒是由于感受外邪引起,病情较轻浅,通过发散祛邪可以痊愈。

三、病因病机

(一)病因

小儿感冒的发病内因责之于正气不足,外因责之于感受风邪。

1.内因

小儿肺常不足,卫外不固,腠理疏薄,抗病力弱,遇到四时气候的变化,寒暖失调,容易感受外邪而发病。

2.外因

感冒的主要致病原因是感受风邪。风为百病之长,风邪又常兼夹寒、热、暑、湿等外邪同时侵袭机体而发病。故临床上常有风寒、风热、暑湿等不同的病因。

(1)感受风寒:风寒之邪,由口鼻或皮毛而入,束于肌表,郁于腠理,寒主收引,致使肌肤闭郁,卫阳不得宣发,导致发热、恶寒、无汗;寒邪束肺,肺气失宣,气道不利,则致鼻塞、流涕、咳嗽;寒邪郁于太阳经脉,经脉拘急收引,气血凝滞不通,则致头痛、身痛、肢节酸痛等症。

(2)感受风热:风热之邪,侵犯肺咽。邪在卫表,卫气不畅,则致发热较重、恶风、微有汗出;风热之邪上扰,则头痛;热邪客于肺卫,肺气失宣,则致鼻塞、流涕、打喷嚏、咳嗽;咽喉为肺胃之门户,风热上乘咽喉,则致咽喉肿痛等证候。

小儿发病之后易于传变,即使是外感风寒,正邪相争,寒易化热,或表寒未解,已入内化热,也可形成寒热夹杂之证。

(3)感受暑湿:夏令冒暑,长夏多湿,暑为阳邪,暑多夹湿,暑湿之邪束表困脾,而致暑邪感冒。暑邪外袭,卫表失宣,则致发热、无汗;暑邪郁遏,清阳不升,则致头晕或头痛;湿邪遏于肌表,则身重困倦;湿邪困于中焦,阻碍气机,脾胃升降失司,则致胸闷、泛恶、食欲缺乏,甚至呕吐、泄泻。

(4)感受时邪:外感时疫之邪,犯于肺胃二经。疫邪性烈,易于传变,故起病急骤;邪犯肺卫,郁于肌表,则初起发热、恶寒、肌肉酸痛;疫火上熏,则目赤咽红;邪毒犯胃,胃气上逆,则见恶心、呕吐等症。

(二)病机

本病的发病是外因作用于内因的结果,病变部位主要在肺。外邪经口鼻或皮毛侵犯肺卫。肺司呼吸,外合皮毛,主腠理开合,开窍于鼻,邪自口鼻吸入,皮毛开合失常,卫阳被遏,故恶寒发热、头痛、身痛;咽喉为肺之门户,外邪循经相犯,可见鼻塞流涕或咽喉红肿;肺失宣肃,产生咳嗽。这就是外邪侵袭产生诸症的机制。由于风邪夹邪的性质不同,病机变化亦有区别:夹热,因热为阳邪,表现为风热证;夹寒,因寒为阴邪,主收引,腠理闭塞,表现为风寒证;夹暑,因暑多兼湿,困阻中焦,常表现为脾胃升降失司而呕吐、泄泻。

小儿肺常不足,肺失清肃,气机不利,津液凝聚为痰,以致痰阻气道,则为感冒夹痰。

小儿脾常不足,饮食不节,感冒之后,往往影响运化功能,再加之乳食未节,以致乳食停滞不化,阻滞中焦,则为感冒夹滞。

小儿神气怯弱,筋脉未盛,若见高热熏灼,容易扰动心肝,产生心神不宁、惊惕抽风,则为感冒夹惊。

四、临床诊断

(一)诊断要点

(1)气候骤变,冷暖失调,或与感冒患者接触,有感受外邪病史。

(2)有发热、恶风寒、鼻塞流涕、打喷嚏、微咳等症状。

(3)感冒伴兼夹证者,可见咳嗽加剧,喉间痰鸣;或脘腹胀满,不思饮食,呕吐酸腐,大便失调;或睡卧不宁,惊惕抽风。

(4)特殊类型感冒:可见咽部充血,咽腭弓、悬雍垂、软腭等处有 2~4 mm 大小的疱疹,或滤泡性眼结膜炎及颈部、耳后淋巴结肿大等体征。

(5)血常规检查:病毒感染者白细胞总数正常或偏低;继发细菌感染者白细胞总数及中性粒

细胞均增高。

（6）病原学检查：鼻咽或气管分泌物病毒分离或桥联酶标法检测，可作病毒学诊断。咽拭子培养可有病原菌生长；链球菌感染者，血中抗链球菌溶血素"O"（ASO）滴度增高。

(二)病证鉴别

1.急性传染病早期

多种急性传染病的早期都有类似感冒的症状，如麻疹、百日咳、水痘、幼儿急疹、传染性非典型肺炎、流行性脑脊髓膜炎等，应根据流行病学史、临床表现、实验室资料及其演变特点等加以鉴别。

2.急性感染性喉炎（急喉喑）

本病初起仅表现发热、微咳，当患儿哭叫时可闻及声音嘶哑，病情较重时可闻犬吠样咳嗽及吸气性喉鸣。

3.麻疹早期

麻疹早期可因外邪侵犯肺卫，表现为发热、微恶风寒、鼻塞流涕、咳嗽等症状。但其有明显的麻疹特殊表现如目胞赤肿、泪水汪汪、畏光、倦怠思睡、麻疹黏膜斑等。

4.肺炎喘嗽

本病是以肺热炽盛为主要病机的肺系疾病，初期邪犯肺卫可有肺卫表证，但常同时具有发热、咳嗽、气喘、鼻翕等证候特点。

五、辨证思路

(一)辨别四时感冒与时疫感冒

四时感冒一般肺系症状明显，全身症状较轻，无流行趋势；时疫感冒一般肺系局部症状不明显，而全身症状较重，有在同一地区流行传播的特点。

(二)辨别风寒风热

如具有肺卫表证伴唇舌咽红者为风热；具有肺卫表证而唇舌咽不红者为风寒。

(三)辨别兼夹证候

除有表证外，兼见咳嗽较剧，咳声重浊，喉中痰鸣，舌苔白腻，脉浮滑等表现者为夹痰；兼见脘腹胀满，不思乳食，呕吐酸腐，口气秽浊，大便酸臭等为夹滞；兼见惊惕啼叫，睡卧不宁，甚或惊风抽搐，舌尖红，脉弦数等为夹惊。

六、治疗原则

小儿感冒的治疗与成人相同，应以解表为主，根据寒热辨证，治法有辛温、辛凉之别。但小儿感冒治疗还应注意以下几点：①小儿感冒容易出现夹痰、夹滞、夹惊等兼夹证，因此应同时注意兼夹证的治疗。②小儿表虚卫外不固，治疗宜以轻清疏解为主，不宜过汗，以防耗伤气阴。③小儿感冒容易化热，若表证未解，兼里热内郁，或已有燥屎内结，需用清热解毒或下法时应慎重，须防苦寒伤伐脾胃。

治疗感冒以疏风解表为基本原则。根据不同的证型分别治以辛温解表、辛凉解表、清暑解表、清热解毒。治疗兼证，在解表基础上，分别佐以化痰、消导、镇惊之法。小儿为稚阴稚阳之体，发汗不宜太过，防止津液耗损。小儿感冒易于寒从热化，或热为寒闭，形成寒热夹杂证，单用辛凉药汗出不透，单用辛温药助热化火，故常以辛凉、辛温药并用。体质虚弱者可采用扶正解表法。

本病除内服汤药外,还常使用中成药等法治疗。

七、证治分类

(一)主证

1.风寒感冒

(1)证候:发热,恶寒,无汗,头痛,鼻塞流清涕,打喷嚏,咳嗽,咽喉痒、无红肿,舌淡红,苔薄白,脉浮紧或指纹浮红。

(2)辨证:本证主要由于风寒束表,卫阳受遏,经气不得宣畅,邪正交争而出现一系列风寒表证。辨证要领为有外感表证与唇舌咽部不红。小儿感冒风寒,邪盛正实者,易于从阳化热,演变转化为热证。若患儿素蕴积热,复感风寒,也可见恶寒、头痛、身痛、流清涕、面赤唇红、口干渴、咽红、舌质红、苔薄黄等外寒里热之证。

(3)发热,恶寒,头痛,无汗——风寒束表,卫阳受遏,经气不得宣畅,邪正交争。

鼻塞流清涕,打喷嚏,咳嗽,咽喉痒——风寒犯肺,肺气失宣,外窍失利。

咽不红,舌淡红,苔薄白,脉浮紧或指纹浮红——均为风寒之象。

(4)治法:辛温解表。

本证风寒束表,卫阳受遏,故治当辛温解表,重在祛邪。通过辛温发汗,使风寒之邪由表而散。

(5)方药:荆防败毒散加减。

(6)方解:方中荆芥、防风、羌活、苏叶解表散寒;前胡宣肺化痰;桔梗宣肺利咽;甘草调和诸药。全方共奏辛温散寒,发汗解表之功效。

(7)随症加减:头痛明显加葛根、白芷散寒止痛;恶寒重、无汗加桂枝、麻黄解表散寒;咳声重浊加白前、紫菀宣肺止咳;痰多加半夏、陈皮燥湿化痰;呕吐加半夏、生姜、竹茹降逆止呕;纳呆、舌苔白腻去甘草,加厚朴和胃消胀;外寒里热证加黄芩、石膏等清热泻火之药物。

2.风热感冒

(1)证候:发热重,恶风,有汗或少汗,头痛,鼻塞,鼻流浊涕,打喷嚏,咳嗽,痰稠色白或黄,咽红肿痛,口干渴,舌质红,苔薄黄,脉浮数或指纹浮紫。

(2)辨证:本证为外感风热,或寒从热化。咽部是否红肿,为本证与风寒感冒的鉴别要点。小儿感冒风热,正邪交争激烈,易于从热化火,犯扰心肝而出现夹惊之证。

发热重,有汗或少汗——邪在卫表,寒从热化,腠理开泄,故发热重而有汗出。

鼻流浊涕,痰稠或黄——肺气不利,肺有郁热之象。

咽喉红肿疼痛——风热上乘,搏结咽喉。

口干渴,舌质红,苔薄黄,脉浮数或指纹浮紫——风热犯表之象。

(3)治法:辛凉解表。

本证由于风热袭表,肺卫郁热,正邪交争,故治当以辛凉以解表热。通过辛凉发汗,使风热之邪由表而散。

(4)方药:银翘散加减。

(5)方解:方中金银花、连翘解表清热;薄荷、桔梗、牛蒡子疏风散热,宣肺利咽;荆芥、豆豉辛温透表,助辛凉药散表达邪外出;芦根、竹叶清热生津除烦。全方共奏辛凉发汗,解热散邪之功效。

(6)随症加减:高热加栀子、黄芩清热;咳嗽重,痰稠色黄加桑叶、瓜蒌皮、鱼腥草宣肺止咳祛痰;咽红肿痛加蝉蜕、蒲公英、玄参清热利咽;大便秘结加枳实、生大黄通腑泄热。

3.暑邪感冒

(1)证候:高热持续,无汗或汗出热不解,头晕、头痛,鼻塞,身重困倦,胸闷,泛恶,口渴心烦,食欲缺乏,或有呕吐、泄泻,小便短黄,舌质红,苔黄腻,脉数或指纹紫滞。

(2)辨证:《素问·热论》篇载"后夏至日者为病暑",本证以发于夏季,高热,汗出热不解,身重困倦,食欲缺乏,舌红,苔黄腻为特征。偏热重者高热,头晕、头痛,口渴心烦,小便短黄;偏湿重者发热,有汗或汗出热不解,身重困倦,胸闷泛恶,食欲缺乏,或见泄泻。

高热持续,心烦——暑为阳邪,内归于心,心火内炽。

无汗或汗出热不解——暑夹湿邪,其性黏腻,缠绵难去,故常微汗出而热不解。

身重困倦,胸闷,泛恶,食欲缺乏——暑邪夹湿,湿困中焦,脾胃升降失司。

头晕、头痛,鼻塞——暑湿犯表,清阳不升。

舌质红,苔黄腻,脉数或指纹紫滞——为暑热夹湿之征。

(3)治法:清暑解表。

暑为阳邪,多夹湿邪,侵袭机体,清暑当从表散,清暑应兼除湿,使湿去热孤,方能解热。

(4)方药:新加香薷饮加减。

(5)方解:香薷发汗解表化湿;金银花、连翘清热解暑;厚朴行气和中,理气除痞;扁豆健脾和中,利湿消暑。

(6)随症加减:偏热重者加黄连、栀子清热;偏湿重加佩兰、藿香、豆豉祛暑利湿;呕吐加竹茹降逆止呕;大便溏薄加葛根、黄芩、苍术清肠化湿。

4.时疫感冒

(1)证候:起病急骤,全身症状重。高热,恶寒,无汗或汗出热不解,头痛,心烦,目赤咽红,肌肉酸痛,腹痛,或有恶心、呕吐,舌质红,舌苔黄,脉数。

(2)辨证:本证以起病急骤,肺系症状轻、全身症状重,有传染性为特征。表证重者高热,无汗或汗出热不解,头痛,肌肉酸痛;里证重者目赤,腹痛,或恶心、呕吐。

起病急骤,全身症状重——时疫毒邪,犯及人体,正邪交争,故起病急而全身酸痛。

高热,恶寒,头痛——时疫邪毒犯表,正邪相恃,清阳受扰。

无汗或汗出热不解,肌肉酸痛,腹痛,或有恶心、呕吐——时疫邪毒夹湿,肌表不疏,脾胃困遏,升降失司。

心烦,目赤咽红——时疫化火,内扰心肝。

舌质红,舌苔黄,脉数——邪热内盛之象。

(3)治法:清热解毒。

(4)方药:银翘散合普济消毒饮加减。

(5)方解:常用金银花、连翘清热解毒;荆芥、羌活解表祛邪;栀子、黄芩清肺泄热;大青叶、桔梗、牛蒡子宣肺利咽;薄荷辛凉发散。

(6)随症加减:高热加柴胡、葛根解表清热;恶心、呕吐加竹茹、黄连降逆止呕。

(二)兼证

1.夹痰

(1)证候:感冒兼见咳嗽较剧,痰多,喉间痰鸣。

(2)辨证:风邪犯肺,肺失清宣,津液敷布失常,水液停聚为痰。此外,小儿脾常不足,肺病及脾,运化失职,水湿不化亦聚而为痰。本证以兼见咳嗽剧烈,痰多喉鸣为特征。

咳嗽较剧——痰贮于肺,气道不利。

痰多——肺失治节,水津失布,津液内停,聚而为痰。

喉间痰鸣——痰浊内盛,壅阻气道。

(3)治法:风寒夹痰者,辛温解表,宣肺化痰;风热夹痰者,辛凉解表,清肺化痰。

(4)方药:在疏风解表的基础上,风寒夹痰证加用三拗汤、二陈汤,常用麻黄、杏仁、半夏、陈皮等宣肺化痰。风热夹痰证加用桑菊饮加减,常用桑叶、菊花、瓜蒌皮、浙贝母等清肺化痰。

2.夹滞

(1)证候:感冒兼见脘腹胀满,不思饮食,呕吐酸腐,口气秽浊,大便酸臭,或腹痛泄泻,或大便秘结,小便短黄,舌苔厚腻,脉滑。

(2)辨证:本证可为先有食滞中焦,后感受风邪而发生感冒夹滞,也可在感受风邪之后,肺脏受邪,影响脾胃的升降,乳食内停,积而化热所致。

脘腹胀满,不思饮食,呕吐酸腐——食停中脘,脾气不升,胃失和降。

口气秽浊,大便酸臭——食积化腐,食滞中焦则浊气上逆。

大便不调,小便短黄——积滞内停,运化失职,蕴蒸生热。

舌苔厚腻,脉滑——为食积内滞之征。

(3)治法:解表兼以消食导滞。

(4)方药:在疏风解表的基础上,加用保和丸加减。常加用焦山楂、焦神曲、鸡内金消食化积;莱菔子、枳壳导滞消积。若大便秘结,小便短黄,壮热口渴,加大黄、枳实通腑泄热。

3.夹惊

(1)证候:感冒兼见惊惕哭闹,睡卧不宁,甚至骤然抽风,舌质红,脉浮弦。

(2)辨证:小儿心神怯弱,筋脉未盛,外感邪热化火内扰心肝,易于生惊动风,故在病理上表现肝常有余、心常有余的特点。

惊惕哭闹,睡卧不宁——热扰于心,神明失主。

骤然抽风——热扰于肝,风阳鼓动。

舌质红,脉浮弦——风热动风之征。

(3)治法:解表兼以清热镇惊。

(4)方药:在疏风解表的基础上,加用镇惊丸加减。常加用钩藤、僵蚕、蝉蜕。另服小儿回春丹或小儿金丹片。

八、其他疗法

(一)中药成药

1.午时茶

每次服 1/2～1 包,每天 2～3 次。用于风寒感冒夹滞。

2.健儿清解液

每次服 5～10 mL,每天 3 次。用于风热感冒夹滞。

3.小儿消炎栓

每次直肠给药 1 粒(1.5 g),1 天 2 次。用于风热感冒。

4.清开灵颗粒

每次服 3～6 g,每天 2～3 次。用于风热感冒、感冒夹惊。

5.抗病毒口服液

每次服 10 mL,每天 2～3 次。用于时疫感冒。

(二)药物外治

香薷 30 g,柴胡 30 g,扁豆花 30 g,防风 30 g,金银花 50 g,连翘 50 g,淡豆豉 50 g,鸡苏散 50 g,石膏 50 g,板蓝根 50 g。煎水 3 000 mL,候温沐浴。1 天 1～2 次。用于暑邪感冒。

(三)针灸疗法

1.针法

取大椎、曲池、外关、合谷。头痛加太阳,咽喉痛加少商。用泻法,每天 1～2 次。用于风热感冒。

2.灸法

取大椎、风门、肺俞。用艾炷 1～2 壮,依次灸治,每穴 5～10 分钟,以表面皮肤温热为宜,每天 1～2 次。用于风寒感冒。

九、预防与调护

(一)预防

(1)经常户外活动,呼吸新鲜空气,多晒太阳,加强体格锻炼。

(2)根据气候变化,及时增减衣服。

(3)避免与感冒患者接触,感冒流行期间尽量不去公共场所,不要用手揉搓鼻眼,到过公共场所后要勤洗手。

(4)必要时可接种流感疫苗。

(5)反复呼吸道感染儿童,可按"反复呼吸道感染"节在非急性感染期根据辨证予以辨证固本治疗,以减少复感。

(二)调护

(1)居住房屋应经常开窗,并保持室内空气流通、新鲜。

(2)发热期间多饮热水,汤药应热服。饮食易消化、清淡,如米粥、新鲜蔬菜、水果等,忌食辛辣、冷饮、油腻食物。

(3)注意观察病情变化,及早发现感冒兼证。

十、现代研究

在辨证论治的原则指导下,对不同证型感冒的临床治疗有很大的进展。周爱生认为暑湿感冒主要由病毒感染引起,导致消化道微生态失衡(紊乱)。其存在的湿邪证候,如脘腹胀满、恶心、呕吐、大便溏或秘结等,为湿邪犯于脾胃而致。辨证重在辨舌苔。小儿脏腑娇嫩,功能不完善,若气候潮湿,处居湿地,或外感湿邪,涉水淋雨,易致运化水湿功能障碍,水湿停滞。用藿香正气水治疗 46 例(甲组)湿邪感冒,总有效率 89%;用穿琥宁加思密达、金双岐治疗 46 例(乙组)湿邪感冒,总有效率 85%。藿香正气水集芳香、散湿、淡渗三法于一体,一散、一化、一利使风寒湿得解,气机通畅,则胃肠调和,汗湿邪出,得以痊愈,且价格低廉。从丹采用随机对照的方法,分别用银翘散(对照组)和银翘散加生大黄(治疗组)治疗风热感冒共80 例,治疗组疗效优于对照组。治疗组在 72 小时内全部退热,在 5 天内症状全部改善;而对照组在 96 小时内全部退热,6 天内症状全部改善。说明治疗风热感冒时,因肺与大肠相表里,加用生大黄一味,取其通腑泄热、清泄肺热之法,使肺郁热得以下行,而获得较好疗效。治疗组基本方:连翘、金银花、桔梗、薄荷、豆豉、荆芥、淡竹叶、牛蒡子、板蓝根、玄参、甘草、生大黄。徐达宇在感冒缓解期用玉屏风散加味治疗,可防止感冒复发。马千里等用宣通饮(辛夷、白芷、荆芥、川芎、细辛)治疗新生儿感冒鼻塞 26 例,全部治愈。

对本病多种疗法的研究:陈红等用退热滴肠液(荆芥、防风、石膏、黄柏等药物,制成中药水溶液)直肠给药治疗外感发热 72 例,设穿琥宁注射液静脉滴注加扑热息痛口服对照组 30 例,并进行了实验研究。用药后两组体温恢复正常时间比较,治疗组优于对照组,总有效率无显著差异。实验研究结果显示退热滴肠液具有抑菌、退热、抗病毒、抗炎作用。其给药途径更适合于小儿,有药物和物理降温双重作用。赵慧单用推拿法治疗小儿风热、风寒感冒轻证疗效显著。王会明等用塞包外敷小儿前囟治疗感冒,按中医辨证分型选用 1 号、2 号方,用时取药包 1 个外敷于小儿前囟,外盖麝香壮骨膏固定,每天 1 换。若高热可给予对症治疗。增加了婴幼儿的给药途径。

(张洪波)

第二节 咳 嗽

一、概述

(一)定义

咳嗽是指以咳嗽或伴咳痰为临床主证的疾病。

咳嗽为儿科临床最常见的症状之一,外感或内伤所致的多种急慢性疾病都可引起咳嗽。本节所论仅仅指咳嗽为主证的疾病,其他各种疾病引起的咳嗽症状只能参考本节进行辨证论治。

(二)命名

《素问》中即有"咳论"专篇论述其病机和症状。有关小儿咳嗽的记载,首见于《诸病源候论·小儿杂病诸候·嗽候》:"嗽者,由风寒伤于肺也。肺主气,候皮毛,而俞在于背。小儿解脱,风寒伤皮毛,故因从肺俞入伤肺,肺感微寒,即嗽也。"《幼幼集成·咳嗽证治》指出:"凡有声无痰谓之咳,肺气伤也;有痰无声谓之嗽,脾湿动也;有声有痰谓之咳嗽,初伤于肺,继动脾湿也。"说明咳和嗽含义有所不同,而二者又多并见,故通称咳嗽。

(三)范围

在小儿时期,许多外感、内伤疾病及传染病都可兼见咳嗽症状。若不是以咳嗽为突出主证的病证,则不属于本病。中医学小儿咳嗽相当于西医学的急慢性支气管炎。

(四)发病情况

1.发病季节

小儿咳嗽一年四季均可发生,而以冬春二季多见。

2.好发年龄

任何年龄小儿皆可发病,以婴幼儿为多见。

3.临床特点

小儿咳嗽有外感和内伤之分,临床上以外感咳嗽为多见,表现为起病急、病程较短、多伴表证、多为实证的特点。小儿咳嗽常有痰而不会自咯,故只能以咳嗽声的清浊判断有痰无痰及痰液的多少。

(五)治疗转归

本病一般预后良好,若能及时辨治大多病情可愈。若治疗不及时或调护失宜,邪未去而病情加重,可发展为其他重病。小儿外感咳嗽如治不及时,可致邪毒深入,化热化火,以致痰火闭肺,形成肺炎喘嗽之证;若咳嗽表邪未尽,过早使用或误用酸涩收敛之药,也可致肺气郁闭,痰留胸膈,形成哮喘之宿根。

二、学术源流

关于咳嗽病名,始于《黄帝内经》。《素问·咳论》篇论咳精深,开宗明义阐发"五脏六腑皆令人咳,非独肺也"的理论。刘河间《素问病机气宜保命论·咳嗽论》篇将咳、嗽二字分别剖析,称:"咳谓无痰而有声,肺气伤而不清也;嗽是无声而有痰,脾湿动而为痰也。咳嗽谓有痰而有声,盖因伤于肺气,动于脾湿,咳而为嗽也。"

有关小儿咳嗽的记载首见于《诸病源候论·小儿杂病诸候·嗽候》,该篇论述了咳嗽的病因、病机、传变等,认为小儿咳嗽病因多由外感六淫之邪而来,而病位主要在于肺。《诸病源候论·小儿杂病诸候·病气候》曰:"肺主气,肺气有余,即喘咳上气。若又为风冷所加,即气聚于肺,令肺胀,即胸满气急也"。《活幼心书·咳嗽》指出:"咳嗽者,固有数类,但分寒热虚实,随证疏解,初中时未有不因感冒而伤于肺。"说明了咳嗽的病因多由外感引起。此外,肺脾虚弱则是本病的主要内因。

有关小儿咳嗽的治疗,古代儿科文献有较丰富的记载。如《小儿药证直诀·咳嗽》曰:"夫嗽者,肺感微寒。八九月间,肺气大旺,病嗽者,其病必实,非久病也。其证面赤、痰盛、身热,法当以葶苈丸下之。若久者,不可下也。十一月、十二月嗽者,乃伤风嗽也,风从背脊第三椎肺俞穴入也,当以麻黄汤汗之。有热证,面赤、饮水、涎热、咽喉不利者,宜兼甘桔汤治之。若五七日间,其证身热、痰盛、唾黏者,以褊银丸下之。有肺盛者,咳而后喘,面肿,欲饮水,有不饮水,其身即热,以泻白散泻之。若伤风咳嗽五七日,无热证而但嗽者,亦葶苈丸下之,后用化痰药。有肺虚者,咳而哽气,时时长出气,喉中有声,此久病也,以阿胶散补之。痰盛者,先实脾,后以褊银丸微下之,涎退即补肺。补肺如上法。有嗽而吐水,或青绿水者,以百祥丸下之。有嗽而吐痰涎、乳食者,以白饼子下之。有嗽而咳脓血者,乃肺热,食后服甘桔汤。久嗽者,肺亡津液,阿胶散补之。咳而痰实,不甚,喘而面赤,时饮水者,可褊银丸下之。治嗽大法:盛即下之,久即补之,更量虚实,以意增损。"详细阐述了各种咳嗽证候的治法及选方。

《丹溪心法·咳嗽》曰:"上半日多嗽者,此属胃中有火,用贝母、石膏降胃火。午后嗽多者,属阴虚,必用四物汤加炒柏、知母降火。黄昏嗽者,是火气浮于肺,不宜用凉药,宜五味子、五倍子,敛而降之。五更嗽多者,此胃中有食积,至此时火气流入肺,以知母、地骨皮降肺火。"提出了清实火、降虚火的不同治法。《普济方·婴孩咳嗽喘门·总论》曰:"治嗽之法,肺脉实为气壅内热,宜清利行之。肺脉濡散为肺虚,宜补肺以安之。其间久嗽曾经解利,以致脾胃虚寒,饮食不进,则用温中助胃,加以和平治嗽之剂调理。然诸气诸痰嗽喘之类,惟用枳壳为佳。此药不独宽中,且最能行气,气下则痰下,他证自平矣"。《婴童类萃·咳嗽论》曰:"大凡热则泄之,寒则散之,有余者泻之,不足者补之。发散必以辛甘,涌泄系乎酸苦"。《医镜·小儿咳嗽》曰:"小儿咳嗽,风热居多,而寒者间或有之。以其为纯阳之体,其气常热,而不甚惧寒也。凡肌肉肥白者,易于惹风。色赤而结实者,易于感热。惟虚弱瘦损,面青不实,乃易感寒焉……药剂以清为佳,而服药亦不宜太骤,逐匙进之,不尽剂"。《活幼精要·咳嗽》载:"凡见咳嗽,须究表里。有热解表,温平顺气。和顺三焦,滋润肺经,化痰退热,避风慎冷。不可妄汗,不可妄下。鼻流清涕,面白痰薄,日轻夜重,微有邪热,冷嗽之因。鼻热面赤,痰稠脉数,日重夜轻,热嗽之源。治嗽之法,先实脾土,脾土得实,肺自和平。"提出了各种不同证型咳嗽的治法要领。

三、病因病机

(一)病因

"五脏所伤肺为咳","咳证虽多,无非肺病"。小儿肺常不足,肌肤柔嫩,藩篱疏薄,肺脏尤娇,卫外不固,易为外邪所侵;小儿脾常不足,易为饮食所伤,脾虚易生痰湿,上贮于肺,皆易发生咳嗽。故小儿咳嗽的病因,主要外因为感受风邪,主要内因为肺脾虚弱。

1.外因

主要为感受风邪。风邪致病,首犯肺卫,肺为邪侵,壅阻肺络,气机不宣,清肃失司,肺气上逆,则致咳嗽。风为百病之长,其他外邪多随风侵袭,犯肺作咳。

(1)感受风寒:若风夹寒邪,风寒束肺,肺气失宣,则见咳嗽频作,咽痒声重,痰白清稀。

(2)感受风热:若风夹热邪,风热犯肺,肺失清肃,则致咳嗽不爽,痰黄黏稠。

2.内因

小儿咳嗽的内因主要为肺脾虚弱,并由此而致生痰蕴热、或痰湿蕴肺,又可因肺脾虚弱而久嗽难止。

(1)痰热蕴肺:小儿肺脾虚弱,气不化津,痰易滋生。若外感邪热稽留,炼液生痰,或素有食积内热,或心肝火盛,痰热相结,阻于气道,肺失清肃,则致咳嗽痰多,痰稠色黄,不易咯出。

(2)痰湿蕴肺:小儿脾常不足,易为乳食、生冷所伤,则使脾失健运,水谷不能生成精微,酿为痰浊,上贮于肺。肺脏娇嫩,不能敷布津液,化液生痰,痰阻气道,肺失宣降,气机不畅,则致咳嗽痰多,痰色白而稀。

(3)肺气亏虚:小儿禀赋不足素体虚弱者,或外感咳嗽经久不愈耗伤正气后,致使肺气亏虚,脾气虚弱,运化失司,气不布津,痰液内生,蕴于肺络,则致久咳不止,咳嗽无力,痰白清稀。

(4)肺阴亏虚:小儿肺脏嫩弱,若遇外感咳嗽日久不愈,正虚邪恋,热伤肺津,阴津受损,阴虚生内热,损伤肺络,或阴虚生燥,而致久咳不止,干咳无痰,声音嘶哑。

(二)病机

小儿咳嗽病因虽多,但其发病机制则一,皆为肺脏受累,宣肃失司而成。外感咳嗽病起于肺,内伤咳嗽可因肺病迁延,或他脏先病,累及于肺所致。

咳嗽病位主要在肺,由肺失宣肃所致,分外感、内伤两大类。《素问·咳论篇》指出:"五脏六腑皆令人咳,非独肺也"。《景岳全书·咳嗽》指出:"外感咳嗽,其来在肺,故必由肺以及他脏……内伤之咳,先伤他脏,故必由他脏以及肺"。叶天士《临证指南医案·咳嗽》明确提出:"咳为气逆,嗽为有痰,内伤外感之因甚多,确不离乎肺脏为患也。"故小儿咳嗽的病变部位主要在肺,病理机制以肺失宣肃为主。肺为娇脏,其性清宣肃降,上连咽喉,开窍于鼻,外合皮毛,主一身之气,司呼吸。外邪从口鼻或皮毛而入,邪侵入肺,肺气失宣,清肃失职,发生咳嗽。小儿咳嗽亦常与脾相关。小儿脾常不足,脾虚生痰,上贮于肺,或咳嗽日久不愈,耗伤正气,可转为内伤咳嗽。而内伤咳嗽正气不足,复感外邪,也可出现表里俱病,虚实夹杂之证。

外感咳嗽起病比较急,病程相对较短,以表证为主要表现,多属实证;内伤咳嗽起病相对缓慢,病程迁延,以里证为主要表现,先为实证,久则转为虚证或虚实夹杂证。

四、临床诊断

(一)诊断要点

(1)好发于冬春二季,常于气候变化时发病。

(2)病前多有感冒史。

(3)咳嗽为主要临床症状。

(4)肺部听诊:两肺呼吸音粗糙,可闻及干啰音、不固定的粗湿啰音。

(5)血常规检查:病毒感染者血白细胞总数正常或偏低;细菌感染者血白细胞总数及中性粒细胞增高。

(6)病原学检查:鼻咽或气管分泌物标本作病毒分离或桥联酶标法检测,可用作病毒学诊断。肺炎支原体抗体(IgG、IgM)检测,可用作肺炎支原体感染诊断。痰细菌培养,可用作细菌学诊断。

(7)X线检查:胸片显示肺纹理增粗模糊,肺门阴影增深。

(二)病证鉴别

咳嗽应与肺炎喘嗽、百日咳、原发型肺结核(肺痨)等鉴别。

1.肺炎喘嗽

(1)临床表现:起病较急,除咳嗽表现外,常伴有发热与呼吸急促,鼻翼翕动,严重者出现烦躁不安,面色苍白、青灰或唇甲青紫等症。

(2)肺部听诊:可闻及中细湿啰音。

(3)胸部X线检查:肺纹理增多、紊乱,可见小片状、斑片状阴影,或见不均匀的大片状阴影。

2.百日咳(顿嗽)

以阵发性痉挛性咳嗽为主证,咳后有鸡鸣样回声,并咯出痰涎,病程迁延日久,有传染性。

3.原发型肺结核(肺痨)

(1)临床表现:多有结核接触史,以低热、咳嗽、盗汗为主证。结核菌素试验的红斑硬结直径≥20 mm;气道排出物中可找到结核杆菌。

(2)胸部X线检查:显示活动性原发型肺结核改变;纤维支气管镜检查可见明显的支气管结核病变。

五、辨证思路

(一)辨外感内伤

小儿咳嗽起病急、病程短、兼有表证者多属外感咳嗽;如病势缓慢,病程较长,并伴不同程度脏腑虚证者多属内伤咳嗽。

(二)辨寒热虚实

通过小儿咳嗽的痰涎色量及伴随症状辨别。咳声频频,喉痒声重,伴鼻流清涕等肺卫表证、唇舌淡红、苔薄白、咽不红者,多属风寒咳嗽;咳声高亢气粗,或咳声嘶哑,伴鼻流浊涕等表证、唇舌咽红者,多属风热咳嗽;干咳阵阵,气涌作呛,舌红苔黄燥者,多为燥火伤肺;干咳或咳声短促而哑,舌红少苔或花剥者多属肺阴耗伤。咳声高亢,有力,为实;咳声低微,气短无力,为虚。痰稀色白易咯者多属寒;痰黄质黏咯之不爽者多属于热。

六、治疗原则

咳嗽治疗,应分清外感、内伤。外感咳嗽以疏散外邪,宣通肺气为基本法则,根据寒、热证候不同治以散寒宣肺、解热宣肺。外感咳嗽一般邪气盛而正气未虚,治疗时不宜过早使用滋腻、收涩、镇咳之药,以免留邪。误用滋腻之品则易生痰湿、过用镇咳之品不利观察病情;表邪未尽而过早使用收涩之品易致关门留寇之误。内伤咳嗽应辨别病位、病性,随证施治。痰盛者,按痰热、痰湿不同,分别治以清肺化痰、燥湿化痰。气阴虚者,按气虚、阴虚之不同,分别治以健脾补肺、益气化痰;养阴润肺、兼清余热之法。本病除内服药物外,还常使用中成药等方法治疗。

七、证治分类

(一)外感咳嗽

1.风寒咳嗽

(1)证候:咳嗽频作、声重,咽痒,痰白清稀,恶寒无汗,发热头痛,全身酸痛,舌苔薄白,脉浮紧或指纹浮红。

(2)辨证:本证多发生于冬春寒冷季节,起病急,咳嗽频作、声重,咽痒,痰白清稀为其特征。若风寒夹热,则见声音嘶哑、恶寒、鼻塞、咽红、口渴等症。

咳嗽频作——风寒犯肺,肺气失宣,肺窍失利。

声重咽痒——肺主声,诸痒皆属于风,风邪内郁于肺。

痰白清稀——风寒闭肺,水液输化无权,留滞肺络,凝而为痰。

恶寒无汗,发热头痛——风寒外束,腠理闭塞。

全身酸痛——风寒外袭,郁于肌腠,经络不舒。

舌苔薄白,脉象浮紧,指纹浮红——均主风寒束表。

(3)治法:疏风散寒,宣肺止咳。

本证风寒犯肺,肺卫失宣,故治以疏散风寒为主,肺气宣发则咳嗽可平。外感咳嗽均以辛味宣发为主,所谓"治上焦如羽,非轻不举"。

(4)方药:金沸草散加减。

(5)方解:金沸草祛风化痰止咳;前胡、荆芥解散风寒;细辛温经发散;半夏、茯苓燥湿化逆;生姜散寒化痰;甘草、大枣调和诸药。邪散气顺则咳嗽自止。

(6)随症加减:寒邪较重,咳痰不爽,气逆喘促者,加水炙麻黄辛温宣肺;咳甚者加杏仁、桔梗、枇杷叶宣肺止咳;痰多者加陈皮、浙贝母化痰理气;恶寒头痛甚者加防风、白芷、川芎温散寒邪。

若为风寒夹热证,方用杏苏散加大青叶、黄芩清肺热。

2.风热咳嗽

(1)证候:咳嗽不爽,鼻流浊涕,痰黄黏稠,不易咯出,口渴咽痛,伴有发热恶风,头痛,微汗出,舌质红,苔薄黄,脉浮数或指纹浮紫。

(2)辨证:本证可为感受风热而发,也可为风寒化热产生,以咳嗽不爽,痰黄黏稠为特征。风热咳嗽与燥热咳嗽在脉证上有很多相似之处,如咳嗽不爽,身热,舌红脉数等。但燥热咳嗽属于风燥伤肺,津液被烁,故多干咳无痰,鼻燥咽干,咳甚则胸痛等。

咳嗽不爽,鼻流浊涕——风热犯肺,肺失清肃,气道不宣,故咳嗽不爽。鼻通于肺,肺热熏灼,故鼻流浊涕。

痰黄黏稠,不易咯出——风热之邪灼津炼液成痰。

发热恶风,头痛,微汗出——肺主皮毛,风热束表,客于皮毛,疏泄失司。

咽痛——咽喉为肺气出入通道,肺热上熏于咽则痛。

口渴——热邪熏灼,津液耗伤。

舌苔薄黄,脉象浮数,指纹红紫——风热邪在肺卫。

(3)治法:疏风解热,宣肺止咳。

(4)方药:桑菊饮加减。

(5)方解:桑叶、菊花疏散风热;薄荷、连翘、大青叶辛凉透邪,清热解表;杏仁、桔梗宣肺止咳;芦根清热生津;甘草调和诸药。

(6)随症加减:肺热重加金银花、黄芩清宣肺热;咽红肿痛加土牛膝根、板蓝根、玄参利咽消肿;咳重加枇杷叶、前胡清肺止咳;痰多加浙贝母、瓜蒌皮止咳化痰。

若为风热夹湿证,方中加薏苡仁、半夏、橘皮宣肺燥湿。风燥犯肺证,用桑杏汤加减。

(二)内伤咳嗽

1.痰热咳嗽

(1)证候:咳嗽痰多,色黄黏稠,难以咯出,甚则喉间痰鸣,发热口渴,烦躁不宁,尿少色黄,大便干结,舌质红,苔黄腻,脉滑数或指纹紫。

(2)辨证:本证以咯痰多,色黄黏稠,难以咯出为特征。热重者发热口渴,烦躁不宁,尿少色黄,大便干结;痰重者喉间痰鸣,舌苔腻,脉滑数。

咳嗽痰多,色黄黏稠,难以咯出——肺热蒸灼,脾火素蕴,炼液成痰,阻于气道。

发热面红目赤——气火上升,里热熏蒸,肺气不宣。

发热口渴,烦躁不宁——肺热灼津,心火内盛。

尿少色黄,大便干结——火热内盛,肺气不降。

舌质红,苔黄腻,脉滑数或指纹紫——痰热内盛。

(3)治法:清肺化痰止咳。

本证由于痰热壅阻肺络所致,故治当清肺化痰,痰盛者侧重化痰止咳,热重者侧重清肺降火。

(4)方药:清金化痰汤加减。

(5)方解:桑白皮、前胡、款冬花肃肺止咳;黄芩、栀子、鱼腥草清泄肺热;桔梗、浙贝母、橘红止咳化痰;麦冬、甘草润肺止咳。

(6)随症加减:痰多色黄,黏稠难咯加瓜蒌皮、胆南星、葶苈子清肺化痰;咳重,胸胁疼痛加郁金、青皮理气通络;心烦口渴加生石膏、竹叶清心除烦;大便秘结加瓜蒌仁、制大黄涤痰通便。

2.痰湿咳嗽

(1)证候:咳嗽重浊,痰多壅盛,色白而稀,喉间痰声辘辘,胸闷纳呆,神乏困倦,舌淡红,苔白腻,脉滑。

(2)辨证:本证多见于素体脾虚患儿,以痰多壅盛,色白而稀为特征。

咳嗽重浊,痰多壅盛——痰湿从脾胃滋生,上渍于肺。

色白而稀,喉间痰声辘辘——痰湿内停,壅于气道。

胸闷纳呆,神乏困倦——痰湿内停,气失宣展,脾失运化,不思进食。

舌淡红,苔白腻,脉滑——痰湿内停。

(3)治法:燥湿化痰止咳。

(4)方药:三拗汤合二陈汤加减。

(5)方解:炙麻黄、杏仁、白前宣肺止咳;陈皮、半夏、茯苓燥湿化痰;甘草和中。

(6)随症加减:痰涎壅盛加苏子、莱菔子利气化痰;湿盛加苍术、厚朴燥湿健脾,宽胸行气;咳嗽重加款冬花、百部、枇杷叶宣肺化痰;纳呆者加焦神曲、炒麦芽、焦山楂醒脾消食。

3.气虚咳嗽

(1)证候:咳而无力,痰白清稀,面色苍白,气短懒言,语声低微,自汗畏寒,舌淡嫩,边有齿痕,脉细无力。

(2)辨证:本证常为久咳,尤多见于痰湿咳嗽转化而成,以咳嗽无力,痰白清稀为特征。偏肺气虚者气短懒言,语声低微,自汗畏寒;偏脾气虚者面色苍白,痰多清稀,食少纳呆,舌边齿痕。

咳而无力,气短懒言,语声低微——肺为气之主,肺虚则气无所主。

自汗畏寒,面色苍白——肺气虚弱,卫外不固。

痰白清稀——肺虚及脾,水湿不化,凝为痰饮。

舌淡嫩,边有齿痕,脉细无力——属肺脾气虚之象。

(3)治法:健脾补肺,益气化痰。

(4)本证因肺虚久咳,子病及母,培土可以生金,健脾即可补气、化痰、止咳。

(5)方药:六君子汤加味。

(6)方解:党参健脾益气;白术、茯苓健脾化湿;陈皮、半夏燥湿化痰;百部、炙紫菀宣肺止咳;甘草调和诸药。

(7)随症加减:气虚重加黄芪、黄精补肺益气;咳重痰多加杏仁、川贝母、远志、炙枇杷叶化痰止咳;食少纳呆加焦山楂、焦神曲和胃消食。

4.阴虚咳嗽

(1)证候:干咳无痰,喉痒,声音嘶哑,或痰少而黏,或痰中带血,不易咯出,口渴咽干,午后潮热或手足心热,舌红,少苔,脉细数。

(2)辨证:本证多见于肺热久咳伤阴者,以干咳无痰,喉痒声嘶为特征。

干咳无痰,喉痒声嘶——温热久羁,津液被烁,阴虚生燥。

午后潮热,手足心热——阴虚内生虚热。

痰少而黏,咳痰带血——热炼肺津,损伤肺络。

口渴咽干——阴液受伤,无以上承。

舌红,少苔,脉细数——阴津亏虚之象。

(3)治法:养阴润肺,兼清余热。

本证因阴虚生燥所致,故治当以养阴生津润燥为主,清热止咳为辅。

(4)方药:沙参麦冬汤加减。

(5)方解:南沙参清肺火,养肺阴;麦冬、生地黄、玉竹清热润燥;天花粉、甘草生津保肺;桑白皮、炙冬花、炙枇杷叶宣肃肺气。

(6)随症加减:阴虚重加地骨皮、石斛、阿胶养阴清热;咳嗽重加炙紫菀、川贝母、天冬润肺止咳;咳重痰中带血加仙鹤草、黄芩、茅根清肺止血。

八、其他疗法

(一)中药成药

1.小儿宣肺止咳颗粒

1岁以下每次服2.5 g、1～3岁5 g、4～7岁8 g、8～14岁12 g,每天3次。用于风寒外束、痰热郁肺证。

2.急支糖浆

每次服5～10 mL,每天3次。用于风热咳嗽。

3.蛇胆川贝液

每次服10 mL,每天2～3次。用于风热咳嗽,痰热咳嗽。

4.羚羊清肺散

每次服1～2 g,每天3次。用于痰热咳嗽。

5.半夏露

每次服5～10 mL,每天2～3次。用于痰湿咳嗽。

6.罗汉果止咳糖浆

每次服5～10 mL,每天2～3次。用于阴虚咳嗽。

(二)推拿疗法

运内八卦、清肺平肝各300次,清天河水200次,开天门、推坎宫、推揉太阳各50次。加减法:风寒咳嗽,鼻塞流清涕加揉一窝风300次,发热加推三关200次;风热咳嗽,发热流浊涕、苔薄黄或厚腻加推六腑200次。每天1次,5次为1个疗程。

(三)拔罐疗法

先用三棱针扎大椎穴,并在其周围6 cm处上下左右各刺2针,共计8针,以微出血为佳,然后用中型火罐,拔于穴位上,以侧面横拔为宜,10～15分钟起罐。适用于外感咳嗽。

九、预防与调护

(一)预防

(1)经常到户外活动,加强锻炼,增强小儿抗病能力。

(2)避免感受风邪,积极预防感冒。

(3)避免与煤气、烟尘等接触,减少不良刺激。

(4)对经常咳嗽的患儿,按反复呼吸道感染作恢复期固本治疗。

(二)调护

(1)保持室内空气新鲜、流通,室温以18～20 ℃为宜,相对湿度60%。

(2)注意休息,保持室内安静,患儿咳嗽重可影响睡眠,应保证充足的睡眠。

(3)多喝水,经常变换体位及叩拍背部,使呼吸道分泌物易于咯出。

(4)饮食应给予易消化、富含营养之食品。婴幼儿尽量不改变原有的喂养方法,咳嗽时应停止喂哺或进食,以防食物呛入气管。年长儿饮食宜清淡,不给辛辣、炒香、油腻食物,少给生冷、过甜、过咸之品。

(5)注意观察病情变化。如注意观察患儿咳嗽发生的规律,咳痰的情况。特别要注意咳嗽与周围环境及饮食品种的相关影响因素;注意观察病程中有无体温的变化;注意用药后的病机转归变化,如痰量减少,干咳为主,及时随证更方。

(张洪波)

第三节 厌 食

一、概述

(一)定义

厌食是指小儿较长时期见食不贪,食欲缺乏,甚则拒食的一种病证。

本病临床特征是以厌食为主证,对所有食物均不感兴趣、甚至厌恶,食量较正常同年龄儿童显著减少及必须有较长的病程(一般认为应当在两个月以上)。

(二)命名

古代医籍中无厌食病名,可能与以前本病发病极少有关。厌食为现代病名,中医药著作于《中医儿科学》五版教材开始应用。古代与此类似的病名记载如下。

"不思食",见《小儿药证直诀·胃气不和》。思即想念之意,不思食即不想进食。

"不嗜食"见《幼幼新书·乳食不下》。嗜即喜欢、爱好之意,不嗜食即不喜进食,食欲极差。

除了上述这些病证名称之外,古代儿科医籍中还有一些从病因、病机及治疗的角度描述与厌食相关的证候命名。如"恶食"(《证治汇补·附恶食》《张氏医通·恶食》)、"不能食"(《赤水玄珠全集·伤饮伤食门》)等。

(三)范围

本病为一独立病证,非指其他急、慢性疾病出现的食欲缺乏症状。

西医学曾经使用"神经性厌食"病名。但是,近年西医著作中也多数认同小儿厌食与饮食喂养关系密切,与以往国外报道的"神经性厌食"病因、发病年龄等均有所不同。

(四)发病情况

1.发病时间

本病起病多较缓慢,病程较长,其发生多无明显的季节差异,但夏季暑湿当令,易于困遏脾气症状加重。

2.好发人群

各年龄皆可发病,尤多见于1~6岁儿童,学龄儿童患病者明显减少。城乡儿童均可发生,而城市发病率高于农村,与饮食喂养方法有关。

3.发病特点

本病起病缓慢,多因较长时间的饮食不节,以致脾胃受损而成。若长期不愈可使患儿体重减轻,精神疲惫,抗病力弱,为其他疾病的发生和发展提供了有利条件,可引致疳证,影响正常的生长发育及神经精神异常等。

(五)治疗转归

本病一般预后良好。长期不愈者亦可转为疳证。

二、病因病机

本病多由喂养不当、他病伤脾、先天不足、情志失调引起,其病变脏腑主要在脾胃。盖胃司受纳,脾主运化,脾胃调和,则口能知五谷饮食之味,正如《灵枢·脉度篇》所说:"脾气通于口,脾和,则口能知五谷矣。"若脾胃失健,纳化不和,则造成厌食。

(一)病因

1.饮食不节,喂养不当

小儿脏腑娇嫩,脾常不足,乳食不知自节。家长往往过分溺爱子女,恣意纵儿所好,片面追求高营养的食品、补品,过食甘、肥、粘、腻、香味食品,造成饮食质、量的过度;或贪吃零食,饮食偏嗜,进食不定时,生活无规律,饥饱无度;或是饮食不洁、感染诸虫,皆可致损脾伤胃。亦有因缺乏喂养知识,在婴儿期未及时添加辅食,至断乳之时,食品品种骤然增加,脾胃不能适应,皆可形成厌食。

2.先天不足,他病伤脾

小儿素禀不足、脾胃虚弱,或疾病迁延、损伤脾胃,使受纳运化功能低下,以致饮食减少,或厌于乳食,精神不振,疲倦少力。《赤水玄珠全集·伤饮伤食门》说:"不能食者,由脾胃馁弱,或病后而脾胃之气未复……以故不思食"。

3.情志失调,思虑伤脾

小儿神气怯弱,易为情志所伤。若失于调护,或思念压抑,或环境变更,或所欲不遂,或受到逼迫,或常被打骂等,均可致情志抑郁,肝失调达,气机不畅,乘脾犯胃,形成厌食。

西医认为厌食症的病因主要有:不良习惯(如强迫进食、饮食习惯不良、环境影响等)、药物影响、疾病影响及其他原因,如劳累、恐惧、心情不愉快、紧张等精神因素和气候过热等也可使食欲减退。现代研究还表明,小儿厌食部分与微量元素缺乏有关,尤其是与锌元素缺乏有密切关系。

(二)病机

由于病因不一,素质有异,不同患者可以出现不同的病理演变,常见的有以下几种情况。

1.脾运失健

小儿脾常不足,运化力弱。嗜食甘肥厚味,或湿困脾土,或病后脾气未复,皆致运化失健,不能为其受纳、转输之功。这类患儿一般病程未久或病情未重,生化虽然不足,却未至全身虚羸,以脾阳失于舒展,运化功能失常为主。临床表现虚象不著,若迫食、多食之后,则易于出现脾胃升降乖常,泛恶、呕吐、脘胀等证。

2.脾胃气虚

厌食日久,或久病耗伤,或先天不足,脾胃之气受损,运纳失职,亦成厌食。脾胃气虚者虚象已显,腐熟转输无力,故见饮食不化,生化之源不足,又见全身体虚气弱证象。

3.胃阴不足

胃阴指胃之清津。脾喜刚燥,胃喜柔润。如素体阴分不足,或热病伤耗阴津,或过食香燥食物,胃津受灼,皆致胃阴不足,失于濡润,不能行其受纳腐熟之职,导致厌食。

小儿厌食,以运化功能失健者居多,只要注意饮食调养,配合药物治疗,多可逐渐好转。临床上一般不会发生变证。少数患儿迁延日久不愈,气血生化之源不敷,也可发展为疳证,但仍以轻症之疳气证为多。

三、临床诊断

(一)诊断要点

(1)有喂养不当、病后失调、先天不足或情志失调史。

(2)长期食欲缺乏,厌恶进食,食量明显少于同龄正常儿童。

(3)面色少华,形体偏瘦,但精神尚好,活动如常。

(4)除外其他外感、内伤慢性疾病。

(二)病证鉴别

厌食应与积滞、疳证、疰夏相鉴别。

1.积滞

积滞指乳食停聚中脘,积而不消,气滞不行,而有脘腹胀满疼痛,嗳气酸馊,大便腐臭,烦躁多啼等证。积滞所见之不思乳食系由乳食停积不行产生;厌食患儿不思进食,所进甚少,其腹坦然无苦,一般无食积证象。

2.疳证

疳证患儿在饮食方面的表现有食欲缺乏,亦有食欲亢进或嗜食异物者;形体明显消瘦;可病涉五脏,出现烦躁不宁或萎靡不振,及舌疳、眼疳、疳肿胀等兼证。厌食者虽食欲颇差,进食甚少,但形体正常或略瘦,未至羸瘦程度,为脾之本脏轻症,一般不涉及他脏。

3.疰夏

疰夏亦有食欲缺乏,同时可见全身倦怠,大便不调,或有身热,其特点为发病有严格的季节性,"春夏剧,秋冬瘥",秋凉后会自行好转。厌食虽可起病于夏,但秋后不会恢复正常,而持久胃纳不开,且一般无便溏,身热等见证。

四、治疗

(一)辨证思路

厌食一般症状不多,辨证时首先要与其他疾病所出现的食欲缺乏症状相区别。在辨证分型时,本病应以脏腑辨证为纲,主要从脾胃辨证而区别是以运化功能失健为主,还是以脾胃气阴亏虚为主。凡病程短,仅表现纳呆食少,食而乏味,饮食稍多即感腹胀,形体尚可,舌质正常,舌苔薄腻者为脾失健运;病程长,食而不化,大便溏薄,并伴面色少华,乏力多汗,形体偏瘦,舌质淡,苔薄白者为脾胃气虚;若食少饮多,口舌干燥,大便秘结,舌红少津,苔少或花剥者为脾胃阴虚。

(二)治疗原则

厌食的治疗宗"脾健不在补贵在运"的原则,以运脾开胃为基本法则。宜以轻清之剂解脾胃之困,拨清灵脏气以恢复转运之机,俟脾胃调和,脾运复健,则胃纳自开。脾运失健者,当以运脾和胃为主;脾胃气虚者,治以健脾益气为先;若属脾胃阴虚,则施以养胃育阴之法。此外,理气宽中、消食开胃、化湿醒脾之品也可随证选用。需要注意的是:消导不宜过峻、燥湿不宜过寒、补益不宜呆滞、养阴不宜滋腻,以防损脾碍胃,影响纳化。在药物治疗的同时,应注意饮食调养,纠正不良的饮食习惯,方能取效。

（三）辨证论治

1.脾运失健

（1）证候:面色少华,不思纳食,或食而无味,拒进饮食,或伴嗳气泛恶,大便不调,偶尔多食后则脘腹饱胀,形体尚可,精神正常,舌苔白或薄腻,脉尚有力。

（2）辨证:不思纳食,或食而无味,拒进饮食——脾气通于口,脾不和则口不知味。运化失职,胃不能纳,以至拒食。

嗳气泛恶,大便不调,偶尔多食后则脘腹饱胀——脾失健运则运化乏力、多食则脘腹作胀。胃失和降则嗳气泛恶;脾胃不和则大便不调。

形体尚可,精神正常——疾病初期,虚象不著,全身症状表现轻微。

舌苔白或薄腻——为脾运失健,水湿、水谷难化之象。

（3）治法:调和脾胃,运脾开胃。

此证脾气不和,运化失健,胃纳不开,故治以调和脾胃,扶助运化。脾运复健,则胃纳自开,食欲、食量可增。

（4）方药:不换金正气散加减。

（5）方解:"凡欲补脾,则用白术;凡欲运脾,则用苍术;欲补运相兼,则相兼而用。"（张隐庵《本草崇原·本经上品》）白术、苍术两者均有健脾之功,白术偏于补气渗湿,苍术偏于助运燥湿,可根据证情选用或合用。本证为厌食初期,不换金正气散选苍术燥湿运脾;陈皮、枳壳、藿香理气醒脾和中;焦神曲、炒麦芽、焦山楂消食开胃。

（6）随症加减:脘腹胀满加木香、厚朴、莱菔子理气宽中;舌苔白腻加半夏、佩兰燥湿醒脾;暑湿困阻加荷叶、扁豆花消暑化湿;嗳气泛恶加半夏、竹茹和胃降逆;大便偏干加枳实、莱菔子导滞通便;大便偏稀加山药、薏苡仁健脾祛湿。

2.脾胃气虚

（1）证候:不思进食,食而不化,大便偏稀、夹不消化食物,面色少华,形体偏瘦,肢倦乏力,舌质淡,苔薄白,脉缓无力。

（2）辨证:不思进食,食而不化——脾胃虚弱,运化失司。

大便偏稀、夹不消化食物——脾虚失运,饮食不化。

面色少华,形体偏瘦,肢倦乏力,舌质淡,苔薄白,脉缓无力——脾胃气虚,气血生化乏源。

（3）治法:健脾益气,佐以助运。

脾虚当补,脾健则运。然本已运化维艰,益气之中须佐以理气助运,勿施壅补,以免碍滞,补而不受。

（4）方药:异功散加味。

（5）方解:方中党参、茯苓、白术、甘草益气健脾;陈皮、砂仁理气助运;怀山药、薏苡仁、扁豆健脾利湿;炒谷芽、炒麦芽健脾开胃。

（6）随症加减:舌苔腻者,白术易为苍术,运脾燥湿;饮食不化,加焦山楂、焦神曲和胃消食;大便稀溏,口泛清涎,加煨姜、益智仁、肉豆蔻以温运脾阳;汗多易感加黄芪、防风益气固表;情志抑郁加柴胡、佛手解郁疏肝。

3.脾胃阴虚

（1）证候:不思进食,食少饮多,皮肤失润,大便偏干,小便短黄,甚或烦躁少寐,手足心热,舌红少津,苔少或花剥,脉细数。

(2)辨证：不喜进食——胃失柔润，受纳失职。

口干多饮，舌红少津，苔少或光剥——胃阴不足，津不上承。

大便偏干，小便短黄——阴液不足，津伤燥结。

皮肤失润——胃不游溢精气，脾气无由散精。

手足心热，烦躁少寐，脉细数——阴虚内热。

"太阴湿土，得阳始运；阳明燥土，得阴自安。"（出自叶天士的《临证指南医案》）胃阴不足、失于柔润，故见胃纳失职、体失濡润之象。

(3)治法：滋脾养胃，佐以助运。

此证因脾胃阴虚，治宜润养，但不应过于滋腻，即养胃而不碍脾之意。宜取酸甘化阴法，清而不滋，养胃生津。

(4)方药：养胃增液汤加减。

(5)方解：养胃增液汤中乌梅、白芍、生甘草酸甘化阴；石斛、北沙参、玉竹养胃生津；香橼皮、麦芽开胃助运。

(6)随症加减：饮食不化，加谷芽、神曲生发胃气；口渴引饮，加芦根、天花粉、梨汁生津止渴；大便秘结，加郁李仁、火麻仁润肠通便；夜寐不宁，口干舌红，加胡黄连、牡丹皮、酸枣仁清热养阴，宁心安神。

(四)其他疗法

1.中药成药

(1)小儿香橘丸：每次服1丸，每天2～3次。用于脾失健运证。

(2)小儿健脾丸：每次服1丸，每天2次。用于脾胃气虚证。

2.推拿疗法

(1)补脾土，运内八卦，清胃经，掐揉掌横纹，摩腹，揉足三里。用于脾失健运证。

(2)补脾土，运内八卦，揉足三里，摩腹，捏脊。用于脾胃气虚证。

(3)揉板门，补胃经，运八卦，分手阴阳，揉二马，揉中脘。用于脾胃阴虚证。

3.单方验方

脾运失健轻症患儿，可用山楂膏(片)每次服1～3块；或鸡内金粉每次服1～2 g，每天3次，有启脾开胃作用。

五、西医疗法

现代研究表明，部分厌食患儿与体内微量元素锌缺乏有关。常用的补锌制剂有葡萄糖酸锌口服液，一般每次服5～10 mL，每天服1～2次，1周岁以内小儿酌减。

六、预防与调护

(一)预防

(1)要教育家长"爱子之意不可无，纵儿之心不可有"，令其掌握正确的喂养方法。要让孩子饮食起居按时、有度，勿多食甘肥黏腻食品，夏季勿贪凉饮冷。根据不同年龄给予富含营养、易于消化、品种多样的食品。母乳喂养的婴儿4个月后应逐步添加辅食。注意饮食卫生。

(2)出现食欲缺乏症状时，要及时查明原因，采取针对性治疗措施。对病后胃气刚刚恢复者，要逐渐增加饮食，切勿暴饮暴食而致脾胃复伤。

（3）注意精神调护，培养良好的性格，教育孩子要循循善诱，切勿训斥打骂，变换生活环境要逐步适应，防止惊恐恼怒损伤。

（二）调护

（1）纠正不良饮食习惯，做到"乳贵有时，食贵有节"，不偏食、挑食，不强迫进食，饮食定时适量，荤素搭配，少食肥甘厚味、生冷坚硬等不易消化食物，鼓励多食蔬菜及粗粮。

（2）遵照"胃以喜为补"的原则，先从小儿喜欢的食物着手，来诱导开胃，暂时不要考虑营养价值，待其食欲增进后，再按营养的需要供给食物。

（3）注意生活起居，加强精神调护，保持良好情绪，饭菜多样化，讲究色香味，以促进食欲。

七、结语

小儿厌食是小儿较长时期见食不贪，食欲缺乏，厌恶进食的病证。古代医学文献中无小儿厌食病名，其记载的"恶食""不能食""不嗜食"等病的主要临床表现与本病相同。1980年以后，国内陆续有辨证治疗的报道，高等医学院校教材《中医儿科学》正式确立其病名。

厌食系目前儿科临床常见病之一，一般预后良好，但长期不愈者会气血不充，易于感受外邪，合并贫血，或缓慢消瘦，逐渐转为疳证。

小儿厌食病因复杂多样，但饮食不节、喂养不当是最常见原因，脾运胃纳功能失健是其基本病机。对于小儿厌食的发病机制和病理变化，目前尚缺乏深入、细致的研究。一般认为，该病的发生主要是局部或全身疾病影响消化系统的功能，使胃肠平滑肌张力低下，消化液的分泌减少，酶的活性减低和中枢神经系统受人体内外环境的影响，其免疫功能低于正常儿，同时有甲皱微循环不良、胰腺外分泌功能降低、非消化期胃电节律紊乱、餐后排空缓慢等表现。锌缺乏时，体内多种酶、蛋白质、核酸、激素等的合成代谢，唾液的分泌均受影响，且胸腺萎缩、免疫力下降、舌乳头萎缩、味觉减退，从而使胃肠消化力降低，食欲下降。关于小儿厌食的病理变化尚待进一步观察研究。

对于小儿厌食的治疗，现代医学目前除了补锌以外，尚缺乏有效的治疗药物。中医药辨证治疗厌食，较西医药有明显的优势。治疗原则以和为贵，以运为健，关键在运脾而不在补脾。宜轻清之剂解脾气之困，拨清灵脏气以恢复转运之机，俾使脾胃调和，脾运复健，则胃纳自开。对于厌食症，除了用中医药治疗外，还强调调节饮食，方能收到良效。必须纠正不良的饮食习惯，采取正确的喂养方法，否则单纯依赖药物则不能收到好的效果。

（张洪波）

第四节　积　　滞

积滞之名首见于《婴童百问》，是因乳食内伤、脾胃受损而致食停中焦、积而不化、气滞不行所形成的一种脾胃疾病。临床以不思乳食，腹部胀满，食而不化，嗳腐呕吐，大便酸臭或便秘为特征。本病一年四季皆可发生，夏秋季节发病率略高。各年龄组小儿皆可发病，以婴幼儿较多见。一般预后良好，但少数患儿积久不化，迁延失治，脾胃功能严重受损，影响小儿营养及生长发育，形体日渐羸瘦，可转化为疳证。

本病相当于西医学之消化不良症。

一、诊断

（1）婴幼儿多见，有乳食不节或恣食肥甘生冷等病史。

（2）临床表现为不思乳食，腹部胀满拒按，食而不化，嗳腐呕吐，腹泻或便秘，甚则困倦无力，面色无华，烦躁不安，夜间哭闹等。

（3）大便化验检查可有不消化食物残渣或脂肪球。

二、鉴别诊断

（一）厌食

以长期不思乳食为主，一般情况尚好，无腹部胀满、呕吐、腹泻等症状。

（二）疳证

可由厌食或积滞发展而成，以面黄肌瘦，毛发稀疏，肚腹膨胀，青筋暴露或腹凹如舟等为特征，病程较长，影响生长发育，且易并发其他疾病。

三、辨证要点

（一）辨乳滞、食滞

小儿乳滞，见于乳哺婴儿，呕吐乳片，腹部胀满，不思乳食，大便酸臭，并有乳食不节病史；小儿食滞，呕吐酸腐及不消化物，脘腹胀满，纳呆厌食，大便臭秽，并有伤食病史。

（二）辨虚实

如患儿肚腹胀满，拒按，按之疼痛，夜烦口渴，食入即吐，吐物酸腐，大便臭秽或秘结，便后胀减，舌质红苔黄厚腻，脉数有力，指纹紫滞者为积滞实证；腹胀而不痛，喜按，面色苍白或萎黄，神疲乏力，不思乳食，朝食暮吐，或暮食朝吐，呕吐物酸腥，大便溏薄或完谷不化，气味腥酸，小便清长，舌淡胖苔白腻，脉细弱或指纹淡，为积滞脾虚重而积轻证。

（三）辨轻重

轻证仅表现不思乳食，呕吐乳片或酸馊食物，大便中夹不消化乳块及食物残渣等。重证则多见有脘腹胀满，胸胁苦闷，面黄恶食，手足心及腹部有灼热感，或午后发热，或心烦易怒，夜寐不安，口干口苦，大便臭秽，时干时稀，或下利赤白等证。

四、治疗

（一）辨证论治

1.乳食内积证

（1）证候：伤乳者则呕吐乳片，口中有乳酸味，不欲吮乳，腹满胀痛，大便酸臭，或便秘；伤食者则呕吐酸馊食物残渣，腹部胀痛拒按，面黄肌瘦，烦躁多啼，夜卧不安，食欲缺乏，小便短黄或如米泔，或伴低热，舌质红苔腻，脉弦滑，指纹紫滞。

（2）治法：消乳化食，导滞和中。

（3）方药：乳积者宜用消乳丸。麦芽、神曲、香附各 10 g，陈皮、炙甘草各 6 g，砂仁（后下）2 g。食积者宜用保和丸。山楂、神曲、莱菔子、茯苓、连翘各 10 g，陈皮、半夏各 6 g。

（4）随症加减：乳积见腹痛夜啼者，加广木香 6 g；热盛泄泻，肛周红肿者，加黄连 2 g，蚕沙

3 g,薏苡仁10 g;湿盛腹胀,苔腻者,加苍术、厚朴、藿香各 10 g;大便秘结者,加枳实、莱菔子、冬瓜子各 10 g;食积见腹痛甚者,加槟榔 10 g;广木香 6 g;腹胀满甚者,加厚朴、枳实各 6 g;大便溏薄加炒白术 10 g;积久化热加黄连 3 g;便秘者加玄明粉(兑入)、大黄(后下)各 10 g。

2.食积化热证

(1)证候:脘腹胀痛,胸胁苦闷,面黄恶食,扪手足心及腹部有灼热感,或午后发热,或时寒时热,面部时而潮红,或心烦易怒,夜不安寐,自汗盗汗,口苦口干,大便臭秽,或时溏时结,或皮肤出现疮疹瘙痒,舌红苔黄腻,脉滑数,指纹紫滞。

(2)治法:消积导滞,清热化湿。

(3)方药:枳实导滞丸。枳实、大黄(后下)、神曲、茯苓、白术、泽泻各 10 g。

(4)随症加减:热偏盛者,加黄芩 6 g,黄连 3 g;脾胃湿盛者,加苍术、槟榔各 10 g,厚朴、陈皮、炙甘草各 6 g;肝胆湿热者,龙胆泻肝汤加茵陈 15 g,麦芽 10 g;皮肤疮痒者,加苍术、黄柏、土茯苓、白鲜皮、地肤子各 10 g,第 1~2 煎内服,第 3 煎加冰片、雄黄各 1 g,搽患处;夜寐不安,头汗蒸蒸,加栀子 6 g,连翘、莲子心、夜交藤各 10 g,生石膏 20 g。

3.脾虚夹积证

(1)证候:面色萎黄无华,形体瘦弱,困倦乏力,夜寐不安,不思乳食,食则饱胀,腹满喜按,呕吐酸馊乳食,大便溏薄酸臭,唇舌色淡,舌苔白腻,脉沉细而滑,指纹淡红。

(2)治法:健脾助运,消补兼施。

(3)方药:偏虚者用健脾丸。党参、炒白术、麦芽、山楂、神曲、茯苓、怀山药各 10 g,陈皮、枳实各 6 g。偏虚者用大安丸。神曲、茯苓、连翘、莱菔子、白术、麦芽各 10 g,半夏、陈皮各 6 g。

(4)随症加减:兼见呕吐者,加半夏、丁香各 6 g,生姜 3 片;寒凝气滞腹痛者,加干姜 3 g,桂枝、木香各 6 g,白芍 10 g。

(二)其他疗法

1.中成药

(1)保和丸:每次 2~3 g,每天 2~3 次。用于伤食所致积滞。

(2)枳实导滞丸:每次 3 g,每天 2~3 次。用于积滞较重化热者。

(3)香砂六君子丸:每次 3 g,每天 2~3 次。用于脾虚积滞。

(4)化积口服液:每次 5~10 mL,每天 3 次。用于脾虚积滞。

(5)理中丸:每次 3 g,每天 2~3 次。用于积滞兼虚寒证者。

2.简易方药

(1)鸡内金 30 g,放瓦片上焙黄研为细末,每天 1~2 g,开水冲服。用于乳食内积。

(2)炒麦芽 10 g,炒神曲、焦山楂各 6 g 或炒槟榔 9 g,水煎服。用于乳食内积。

(3)牵牛子、鸡内金(炒)各等份,共研细末,每次服 0.5~1 g,每天 2 次。用于乳食内积之较重者。

(4)牵牛子、大黄各等份,共研细末。6 个月以内每次 0.3~0.4 g,1 岁以内每次 0.5~0.7 g,1~3 岁每次 1 g,4~7 岁每次 2 g,7~12 岁每次 3 g,1 天 3 次,糖开水送服。用于积滞化热者。中病即止。

(5)消食散:川厚朴、陈皮、广木香各 6 g,茯苓、槟榔、神曲、麦芽、谷芽、石斛各 10 g,灯心草 3 g。水煎服,每天 1 剂。用于小儿乳食内积者。

(6)萝卜子、紫苏梗、葛根各 2 g,陈皮 1.5 g,白术、枳壳、甘草各 1.5 g,水煎服。用于小儿积滞腹胀。

（7）胡椒 30 g，蝎尾(去毒)15 g，上为细末，糊丸粟米大，每服 5～20 丸，陈米饮下。适用于伤冷寒积者。

（8）五珍丸：青皮、炮干姜、五灵脂、莪术各 30 g，巴豆霜 3 g，共为细末，捣米饭为丸如麻子大，每次服 3～5 丸，米汤送下。适用于小儿食积各证。

3.外治疗法

（1）桃仁、杏仁、栀子各等份，研末，加冰片、樟脑少许混匀。每次 15～20 g，以鸡蛋清调拌成糊状，干湿适宜，敷双侧内关穴，用纱布包扎，不宜太紧，24 小时解去。每 3 天可用 1 次。用于积滞较轻者。

（2）玄明粉 3 g，胡椒粉 0.5 g，研细末，放于脐中，外盖油布，胶布固定，每天换药 1 次，病愈大半则停用。用于积滞较重者。

（3）神曲、麦芽、山楂各 30 g，槟榔、生大黄各 10 g，芒硝 20 g。以麻油调上药敷于中脘、神阙，先热敷 5 分钟，后继续保持 24 小时，隔天 1 次，3 次为 1 个疗程。用于食积腹胀痛者。

（4）生姜、紫苏各适量，捣烂，炒热，布包熨胸腹部，如冷再炒再熨。适用于伤冷寒积者。

（5）生栀子 9 g，飞面、鸡蛋清各适量。将栀子研成粉，入飞面拌匀，加适量鸡蛋清和匀做成饼状 3 个，分别敷于患儿脐部及两足心，每天换药 1 次，连续敷 3～5 天。适用于小儿积滞化热证。

（6）良姜 3 g，槟榔 9 g，共捣烂，填于患儿脐上，每天换药 2 次，连续 3～5 天。适用于小儿食积不消。

（7）黄花蒿(鲜全草)适量，洗净捣烂，入食盐少许拌匀，炒热，取出乘热敷患儿脐部，每天换药 2～3 次。用于小儿积滞腹胀。

4.食疗方药

（1）鸡内金 30 g，白糖适量。研细粉，每服 1～2 g，每天 2 次。

（2）粟米 60 g，红糖适量。将粟米饭焦巴焙干，研极细粉，用红糖水冲服，每次 2 g，每天 2 次。

（3）莲子肉、怀山药、芡实、神曲、炒麦芽、扁豆、焦山楂各 15 g，粳米 200 g，白糖适量。前 7 味药煮 30 分钟，去渣，再放粳米熬煮成粥，服食时加白糖适量即可。

5.针灸治疗

（1）体针：中脘、足三里、脾俞、大肠俞、气海。每天针刺 1 次。积滞化热配内庭；呕吐者配内关、建里；大便秘结者配天枢、下巨虚；腹胀者配腹结。

（2）针刺四缝穴：在常规消毒下，用小三棱针或毫针在四缝穴处快速刺入 2～3 cm，出针后轻轻挤出黄色黏液或血液数滴。每天 1 次，5 次为 1 个疗程。适用于各证积滞。

（3）耳针：取脾、胃、小肠、下脚端。每次选 2～3 穴，局部消毒，用毫针刺入，中等强度，不留针。也可用王不留行籽贴压穴位，每穴每次按压 2 分钟左右，每天 3～4 次，隔天治疗 1 次，双耳轮换，10 次为 1 个疗程，适用于各型积滞。

（4）皮肤针：取脾俞、胃俞、华佗夹脊穴(7～17 椎)，足三里，轻刺激，隔天 1 次。适用于各证积滞。

（5）穴位注射：取胃俞、足三里，用维生素 B_{12} 0.1 mg 加注射用水 2 mL，将药液分别注入同侧胃俞、足三里穴，两侧交替使用，隔天 1 次，5 次为 1 个疗程。

（6）拔罐：取中脘、天枢、足三里，用闪火法在上述穴位拔 5 分钟。或用走罐法，让患儿俯卧，在其背部皮肤涂以润滑液，用中号或小号玻璃罐，罐口涂润滑液，用闪火法将罐扣在大椎穴处，握紧罐体向下轻拉,使其移动,行至尾骨处,再向上走行至大椎,往返5～10次。尔后用罐吸拔在风门穴处,向下行走至肾俞穴附近,走罐时争取将一个侧膀胱经的两条经脉均能吸拔住。治毕一侧再治另一侧,每侧上下行走5～10次。操作完毕皮肤呈潮红。初治时应注意罐体吸拔力量要轻,以防力量过强,次日肌肉疼痛而拒绝治疗。每天或隔天1次。

6.推拿疗法

(1)乳食内积者,推板门、清大肠、揉板门、按揉中脘、揉脐、按揉足三里各50次,下推七节50次,配合捏脊。

(2)脾虚夹积者,补脾土、运水入土、下推七节、揉板门、揉中脘、揉外劳宫、揉足三里各50次,配合捏脊。

(张洪波)

第五节 腹 痛

腹痛是指胃脘以下、脐周及耻骨以上部位发生的疼痛,包括大腹痛、脐腹痛、少腹痛和小腹痛。大腹痛,指胃脘以下,脐部以上腹部疼痛;脐腹痛,指脐周部位疼痛;少腹痛,指小腹两侧或一侧疼痛;小腹痛指下腹部的正中部位疼痛。

腹痛是小儿常见的证候,可见于任何年龄与季节,其中一部分腹痛属于急腹症范围,常需外科紧急处理,误诊漏诊易造成严重损害,甚至危及生命。腹痛的命名,最早见于《素问·举痛论》篇:"厥气客于阴股,寒气上及少腹,血涩在下相引,故腹痛引阴股",作为病证论述则首见于《诸病源候论》中有"腹痛候"和"心腹痛候"等。后世一般将腹痛分为寒、热、虚,实四大类,以便于临床掌握。

导致腹痛的疾病很多,主要有全身性疾病及腹部以外器官疾病;腹部器官的器质性疾病;由于消化功能紊乱引起的功能性腹痛,约占腹痛患儿总数的50％～70％。本节所讨论以功能性腹痛为主,其他类型的腹痛应在明确病因诊断,并给以相应治疗的基础上,参考本节内容辨证论治。

一、病因病机

小儿脾胃薄弱,经脉未盛,易为各种病邪所干扰。六腑以通降为顺,经脉以流通为畅,感受寒邪、乳食积滞、脾胃虚寒、情志刺激、外伤,皆可使气滞于脾胃肠腑,经脉失调,凝滞不通则腹痛。

(一)感受寒邪

由于护理不当,衣被单薄,腹部为风冷之气所侵,或因过食生冷瓜果,中阳受戕。寒主收引,寒凝气滞,则经络不畅,气血不行而腹痛。

(二)乳食积滞

小儿脾常不足,运化力弱,乳食又不知自节,故易伤食。如过食油腻厚味,或强进饮食,或临卧多食,致乳食停滞,郁积胃肠,气机壅塞,痞满腹胀腹痛。或平时过食辛辣香燥、膏粱厚味,胃肠积滞,或积滞日久化热,肠中津液不足致燥热闭结,使气机不利,传导之令不行而致腹痛。

(三)脏腑虚冷

素体脾阳虚弱,脏腑虚冷,或寒湿内停,损伤阳气。阳气不振,温煦失职,阴寒内盛,气机不畅,腹部绵绵作痛。

(四)气滞血瘀

小儿情志不畅,肝失条达,肝气横逆,犯于脾胃,中焦气机壅塞,血脉凝滞,导致气血运行不畅,产生腹痛。

由于病因不同,小儿素体差异,形成病机属性有寒热之分。一般感受寒邪,或过食生冷,或素体阳虚而腹痛者,属于寒性腹痛;过食辛辣香燥或膏粱厚味而成积滞,热结阳明而腹痛者,属于热性腹痛;若因气滞血瘀者,常表现为寒热错杂之证。其发病急、变化快,因寒、热、食、积等损伤所致者,多为实证;其起病缓,变化慢,常因脏腑虚弱所致者,多为虚证。两者亦可相互转化,实证未得到及时治疗,可以转为虚证;虚证复感寒邪或伤于乳食,又可成虚实夹杂之证。

二、辨病思路

腹痛的原因很多,其中有些是内科疾病,也有不少是外科疾病,应详细询问患儿的年龄,腹痛起病的缓急、病程长短及腹痛的性质、部位、发作的诱因等,此外腹痛的伴随症状在鉴别诊断中也具有相当重要的意义。

(一)功能性再发性腹痛

(1)腹痛突然发作,持续时间不长,能自行缓解。

(2)腹痛以脐周为主,疼痛可轻可重,但腹部无明显体征。

(3)无伴随的病灶器官症状,如发热、呕吐、腹泻、咳嗽、气喘、尿频、尿急、尿痛等。

(4)有反复发作的特点,每次发作时症状相似。

(二)全身性疾病及腹部以外器官疾病产生的腹痛

常见的有败血症、过敏性紫癜、荨麻疹及腹型癫痫等。

(1)呼吸系统疾病引起的腹痛常伴有咳嗽、扁桃体红肿、肺部有啰音等。

(2)心血管系统疾病引起的腹痛常伴有心悸、心脏杂音、心电图异常等。

(3)神经系统疾病引起的腹痛常反复发作,脑电图异常。

(4)血液系统疾病引起的腹痛常伴有贫血、血常规及骨髓常规异常。

(5)代谢性疾病引起的腹痛,如糖尿病有血糖、尿糖增高;卟啉病有尿呈红色,曝光后色更深等可助诊断。

(三)腹部器官的器质性疾病

若疼痛持续不止,或逐渐加重,要考虑排除器质性疾病的腹痛。

(1)胃肠道感染如急性阑尾炎、肠炎、肠寄生虫病,除有腹痛外,还有饮食不调史及感染病史,大便及血常规化验有助于诊断。

(2)胃肠道梗阻、肠套叠、嵌顿性腹股沟斜疝,有腹痛、腹胀及梗阻现象,全腹压痛,腹肌紧张,肠鸣音消失,X线检查可助诊断。

(3)肝胆疾病如胆道蛔虫、肝炎、胆囊炎、胆结石症,常有右上腹阵痛和压痛,肝功能异常及B超检查等可助诊断。

(4)泌尿系统疾病如泌尿系统感染、泌尿系统结石、尿路畸形、急性肾炎等,常有腰痛、下腹痛、尿道刺激症状,尿检异常、X线检查可助诊断。

(5)下腹痛对少女要注意是否卵巢囊肿蒂扭转、痛经。

(6)内脏肝脾破裂,有外伤史,常伴有休克等。应配合实验室及医学影像诊断技术检查,可以作出诊断。

三、治疗

(一)辨证论治

本病以腹痛为主要症状,辨证时首先辨气、血、虫、食。腹痛由气滞者,有情志失调病史,胀痛时聚时散、痛无定处;属血瘀者,有跌仆损伤或手术史,腹部刺痛,痛有定处,按之痛剧,局部满硬;属虫积者,有大便排虫史,或镜检有虫卵,脐周疼痛,时作时止;属食积者,有乳食不节史,见嗳腐吞酸,呕吐不食,脘腹胀满。再辨寒、热、虚、实,如疼痛阵作,得寒痛减,兼有口渴引饮,大便秘结,小便黄赤,舌红苔黄少津,脉洪大而数,指纹紫者属热;暴痛而无间歇,得热痛减,兼有口不渴,下利清谷,小便清利,舌淡苔白滑润,脉迟或紧,指纹红者属寒。

腹痛证候,往往相互转化,互相兼夹。如疼痛缠绵发作,可以郁而化热;热痛日久不愈,可以转为虚寒,成为寒热错杂证;气滞可以导致血瘀,血瘀可使气机不畅;虫积可兼食滞,食滞有利于肠虫的寄生等。

治疗腹痛,以调理气机,疏通经脉为主要原则,根据不同的证型分别治以温散寒邪、消食导滞、通腑泄热、温中补虚、活血化瘀。除内服药外,还常使用推拿、外治、针灸等法配合治疗,可提高疗效。

1.腹部中寒

证候:腹部疼痛,阵阵发作,得温则舒,遇寒痛甚,肠鸣辘辘,面色苍白,痛甚者,额冷汗出,唇色紫暗,肢冷,或兼吐泻,小便清长,舌淡红,苔白滑,脉沉弦紧,或指纹红。

证候分析:有外感寒邪或饮食生冷病史,寒主收引,故其腹痛特点为拘急疼痛,肠鸣彻痛,得温则缓,遇冷痛甚。患儿以往常有类似发作病史。

治法:温中散寒,理气止痛。

方药:养脏散加减。腹胀加砂仁、枳壳,理气消胀;恶心呕吐加法半夏、藿香,和胃止呕;兼泄泻加炮姜、煨肉豆蔻,温中止泻;抽掣阵痛加小茴香、延胡索,温中活血止痛。

2.乳食积滞

证候:脘腹胀满,疼痛拒按,不思乳食,嗳腐吞酸,或时有呕吐,吐物酸馊,或腹痛欲泻,泻后痛减,矢气频作,粪便秽臭,夜卧不安,时时啼哭,舌淡红,苔厚腻,脉象沉滑,或指纹紫滞。

证候分析:有伤乳伤食病史,脘腹胀满,疼痛拒按,不思乳食是本证的特征。吐物酸馊,矢气频作,粪便秽臭,腹痛欲泻,泻后痛减,皆是伤乳伤食之表现。本证可与腹部中寒、脾胃虚寒、胃热气逆证候并见。

治法:消食导滞,行气止痛。

方药:香砂平胃散加减。腹胀明显,大便不通者,加槟榔、莱菔子,通导积滞;兼感寒邪者,加藿香、干姜,温中散寒;食积蕴郁化热者,加生大黄、黄连,清热通腑,荡涤肠胃之积热。

3.胃肠结热

证候:腹部胀满,疼痛拒按,大便秘结,烦躁不安,烦热口渴,手足心热,唇舌鲜红,舌苔黄燥,脉滑数或沉实,或指纹紫滞。

证候分析:腹痛胀满,拒按便秘为本证特点,但有邪正俱盛和邪实正虚的区别。若正气未衰,里实已成者,痞满燥实四证俱现,腹痛急剧,脉沉实有力,为邪正俱盛证。若里热津伤,正气衰惫,而燥热未结,里实未去,即燥实为主,痞满不甚,腹痛未能缓解,但精神疲惫,舌干少津者,为邪实正虚。

治法:通腑泄热,行气止痛。

方药:大承气汤加减。若口干,舌质红少津者,加玄参、麦冬、生地黄,养阴生津。因肝胆失于疏泄,肝热犯胃而实热腹痛,用大柴胡汤加减。

4.脾胃虚寒

证候:腹痛绵绵,时作时止,痛处喜温喜按,面白少华,精神倦怠,手足不温,乳食减少,或食后腹胀,大便稀溏,唇舌淡白,脉沉缓,或指纹淡红。

证候分析:本证因素体阳虚,中阳不足,或病程中过用消导、攻伐药物,损伤阳气,脏腑失于温养,拘急而痛。本证特点为起病缓慢,腹痛绵绵,喜按喜温,病程较长,反复发作,为虚寒之证。

治法:温中理脾,缓急止痛。

方药:小建中汤合理中丸加减。小建中汤偏于温经和营、缓急止痛,理中丸偏于温中祛寒。气血不足明显者,加黄芪、当归,补益气血;肾阳不足,加附子、肉桂,温补元阳;伴呕吐清涎者,加丁香、吴茱萸,温中降逆。脾虚兼气滞者,用厚朴温中汤。

5.气滞血瘀

证候:腹痛经久不愈,痛有定处,痛如锥刺,或腹部症块拒按,肚腹硬胀,青筋显露,舌紫暗或有瘀点,脉涩,或指纹紫滞。

证候分析:本证以痛有定处,痛如锥刺,拒按或腹部症块为特征,常有外伤、手术或症瘕等病史。同时,瘀血亦可导致气滞,故常表现为痛而兼胀,其症块随病位而定。

治法:活血化瘀,行气止痛。

方药:少腹逐瘀汤加减。兼胀痛者,加川楝子、乌药以理气止痛;有症块或有手术、外伤史者,加三棱、莪术,散瘀消症。这类药物易于伤津耗血,去病大半则止服,康复期应加用补气之品,如黄芪、人参等,培补元气。

(二)中药成药

1.大山楂丸

用于乳食积滞证。每次服 3 g,每天 3 次。

2.木香槟榔丸

用于乳食积滞证。每次服 1.5～3 g,每天 2～3 次。

3.附子理中丸

用于脾胃虚寒证。每次服 2～3 g,每天 2～3 次。

4.元胡止痛片

用于气滞血瘀证。每次服 2～3 片,每天 2～3 次。

5.越鞠丸

用于气滞腹痛。每次服 3～7 岁 2 g,>7 岁 3 g,每天 2 次。

(三)针灸疗法

针刺法:取足三里、天枢、中脘。寒证腹痛加灸神阙,食积加针刺内庭。呕吐加针刺内关。快速进针,平补平泻,捻转或提插。年龄较大儿童可留针 15 分钟,留至腹痛消失。

(四)推拿疗法

(1)揉一窝风,揉外劳宫,摩腹、拿肚角。用于腹部中寒证。

(2)清脾胃,运八卦,推四横纹,清板门,清大肠,分腹阴阳。用于乳食积滞证。

（五）中药外治法

（1）公丁香 3 g，白豆蔻 3 g，肉桂 2 g，白胡椒 4 g。共研细末，过 100 目筛，贮瓶备用。用时取药末 1～1.5 g，填敷脐中，再外贴万应膏。用于腹部中寒证、脾胃虚寒证。

（2）香附 60 g，食盐 6 g，生姜 9 g。混合捣烂炒热，用布包成 2 份，轮流熨腹部。用于腹部中寒证。

（张洪波）

第六节　惊　　风

惊风是小儿时期常见的一种以抽搐、神昏为特征的证候。本病任何季节都可发生，以 1～5 岁小儿为多见，年龄越小发病率越高。如发病次数少，持续时间短，一般预后较好，但反复发作，抽搐持续时间长者预后不佳。根据抽搐时的主要表现可归纳为八种，即搐、搦、颤、掣、反、引、窜、视，古人称之为"惊风八候"。钱乙在《小儿药证直诀》指出急惊风的病位在心肝，慢惊风的病位在脾胃，提出"急惊合凉泻，慢惊合温补"的治疗原则，对临床诊疗有一定的指导作用。

本证的发病有急有缓。凡起病急暴属阳属实者，统称急惊风；病久中虚属阴属虚者，统称慢惊风。惊风之证相当于西医的小儿惊厥。

一、急惊风

急惊风来势急骤，临床以高热伴抽搐、昏迷为特征。多由外感时邪疫疠以及暴受惊恐引起。

该证常见于由感染所致，如高热惊厥、颅内感染性疾病及全身其他脏器严重感染引起的中毒性脑病等。凡上述疾病出现以惊厥为主症时，可参考本节内容进行辨证论治。

（一）病因病机

1.感受时邪

外感六淫，皆能致惊。若外感风寒或风热之邪，束于肌表，郁而化热，小儿神怯筋弱，热灼筋脉，扰动心、肝二经，可见神昏、抽痉发作；若温邪致病，如风温、春温、暑温以及四时温邪，侵犯人体，易化热化火，入营入血，内陷心包，引动肝风，出现高热、神昏、痉厥、吐衄及发斑；若感受湿热疫毒之邪，多挟积滞，蕴阻肠胃，郁而化火，内陷心包，引动肝风，临床出现高热、呕吐、腹痛腹泻和神昏抽搐等证。

2.暴受惊恐

小儿神气怯弱，元气未充，若目触异物，耳闻巨声或不慎跌仆，暴受惊恐，惊则伤神，恐则伤志，神明受扰则神志不宁，惊惕不安，甚则神昏抽搐。

总之，急惊风的产生主要是由于小儿感受时邪，化热化火，内陷心包，引动肝风，则惊风发作。其病变部位，主要在心、肝二经，疾病性质以实为主。

（二）辨病思路

详细询问疫疠疾病的接触史、暴受惊恐病史；注意临床症状特点以明确原发疾病；血培养、脑脊液和神经系统检查有助于明确中枢神经系统感染性疾病；血尿便常规、便培养等检查有利于诊断相关感染性疾病。

1.高热惊厥

多见于6个月至3岁的患儿,先有发热,随着体温的骤然升高出现短暂的全身性惊厥发作,伴有意识丧失。惊厥持续时间短暂,一般一次发热中惊厥只发作一次。神经系统检查和脑电图均正常。

2.中枢神经系统(CNS)感染及其毒素引起的惊厥

此类惊厥发病年龄、季节与原发病密切相关。4岁以下的患儿中枢神经系统感染发生惊厥的比例大,约占45%;乙型脑炎多发生在夏季;流行性脑脊髓膜炎多在冬春季发生,且皮肤伴发出血性皮疹,化脓性脑炎、脑膜炎,无明显季节性;惊厥反复发作,持续时间长,发作时多伴有意识障碍、嗜睡、烦躁、呕吐及昏迷等,甚至呈惊厥持续状态。神经系统检查阳性体征,血常规及脑脊液检查可协助诊断。常见疾病有细菌性脑膜炎和脑脓肿、结核性脑膜炎、病毒性脑炎、脑膜炎和脑寄生虫病等。

3.非CNS急性严重感染引起的惊厥

此类惊厥由全身严重感染引起的急性中毒性脑病诱发脑细胞缺血、脑组织水肿所致。常见疾病有中毒性肺炎、消化道感染(细菌性、病毒性胃肠炎)、泌尿道感染(急性肾盂肾炎)、败血症和传染病(麻疹、猩红热、伤寒)等。

(三)治疗

1.辨证论治

本病以痰、热、惊、风四证为主要临床特点。痰有痰热、痰火和痰浊之分。若高热神昏,喉中痰鸣,则为痰热上蒙清窍;躁狂谵语,语言错乱,则为痰火上扰清窍;深度昏迷,嗜睡不动,或神志痴呆,则为痰浊蒙蔽清窍。风亦有外风和内风的不同。外风为邪在肌表,证见抽搐发作次数较少,只有1次,持续时间短,为风热扰动肝经所致;而内风邪热在里,证见神志不清,反复抽搐,病情较重,为热入心营,内陷厥阴所致。临床上常是痰、热、惊、风并俱。故以清热、豁痰、镇惊和息风为急惊风总的治疗原则。

(1)感受风邪:①证候,发热,头痛,咳嗽,咽红,鼻塞流涕,烦躁不安,突然痉厥昏迷,热退后抽痉自止。舌红,苔薄黄,脉浮数。②证候分析,风热之邪侵于肺卫,邪正交争于肌表,故见发热。肺开窍于鼻,通于咽,肺气不利,则见鼻塞流涕、咳嗽和咽红等症状。风邪郁而化热,热扰心肝二经,则见神昏、抽搐。本证以风热表证伴一过性神昏抽搐为辨证要点。③治法,疏风清热,息风定惊。④方药,银翘散加减。抽搐发作可加石决明、钩藤、白僵蚕,或加服小儿回春丹,平肝息风定惊;痰蒙清窍者,加天竺黄、石菖蒲,清心化痰开窍。

(2)温热疫毒。

邪陷心肝:①证候,在原发温热疾病基础上,出现高热不退,头痛项强,恶心呕吐,突然肢体抽搐,神志昏迷,面色发青,甚则肢冷脉伏,烦躁口渴,舌红,苔黄腻,脉数。②证候分析,本证多见于原发温热疾病(中毒性肺炎、流行性腮腺炎等),温热之邪炽盛,内陷心肝,心神被扰,肝风内动,则见神昏、抽搐。本证以原发急性温热疾病过程中出现神昏抽搐为辨证要点。③治法,平肝息风,清心开窍。④方药,羚角钩藤汤合紫雪丹加减。高热者,加栀子、黄芩、黄连、生石膏等,清热解毒;昏迷狂躁者,加安宫牛黄丸,清心开窍;痰盛者,加石菖蒲、天竺黄、胆南星,化痰开窍;大便秘结者,加大黄、芦荟,通腑泄热,釜底抽薪;抽痉频繁者,加石决明、全蝎,息风解痉;头痛剧烈者,加夏枯草、龙胆草,清肝泻火;呕吐不止者,加半夏、玉枢丹,降逆止呕。

气营两燔:①证候,病来急骤,高热,狂躁不安,剧烈头痛,神昏谵妄,抽痉,颈项强直,口渴,舌质深红或红绛,苔黄燥,脉数。②证候分析,本证多见于夏至之后,春温伏毒或暑热疫毒之邪所致。邪热炽盛,内陷厥阴,故见高热,剧烈头痛,恶心呕吐,神昏,反复抽搐。本证以春温、暑温疾病过程中出现神昏抽搐、高热和皮肤发疹发斑为辨证要点。③治法,清气凉营,息风开窍。④方药,清瘟败毒饮加减。频繁抽搐者,加羚羊角、全蝎、僵蚕、钩藤,平肝息风;神志昏迷者,加服至宝丹、紫雪丹、安宫牛黄丸,清心开窍;若高热,喉间痰鸣者,加石菖蒲、郁金、竹沥,清热涤痰。

(3)湿热疫毒:①证候,持续高热,神志昏迷,谵妄烦躁,反复抽搐,腹痛拒按,呕吐,大便黏腻或夹脓血,舌红,苔黄腻,脉滑数。②证候分析,本证多见于夏秋之季,感受湿热疫毒之邪所致。湿热疫毒,犯于肠腑,导致肠道传导失司,故见呕吐,腹痛腹泻。邪热内迫血络,陷于心肝,见大便脓血,神昏抽搐。本证以高热、神昏抽搐、下痢赤白脓血为辨证要点。③治法,清热化湿,解毒息风。④方药,黄连解毒汤加减。苔厚腻,大便黏腻者,加生大黄、厚朴,清肠导滞,化湿解毒;呕吐频繁者,加半夏、玉枢丹,辟秽解毒止吐;若出现面色苍白,四肢厥冷,呼吸浅促,脉微欲绝的阳气欲脱之证,可急服参附龙牡救逆汤,回阳救逆。

(4)暴受惊恐:①证候,暴受惊恐后突然抽痉,惊惕不安,惊叫急啼,甚则神志不清,四肢厥冷,大便色青,苔薄白,脉乱不齐。②证候分析,本证由于小儿元气不足,神气怯弱,暴受惊恐,惊则气乱,恐则气下,则见神昏抽搐或惊惕不安,大便色青。本证以有暴受惊恐病史,突然抽搐,面色时青时白,如人将捕之状为辨证要点。③治法,镇惊安神,平肝息风。④方药,琥珀抱龙丸加减。本方用量不宜过大,也不宜长期服用,以免耗伤正气。若风痰入络者,选用茯苓、朱砂、石菖蒲、远志、龙齿,化痰安神,镇惊息风;若面白少华,神疲乏力为气虚血少者,宜加黄芪、茯苓、当归、白芍,益气养血安神。

2.西医对症处理

惊厥急症处理的目的是防止脑损伤、减少后遗症,但对症治疗的同时,尽可能查明原因,针对病因治疗是解除惊厥发作的根本。治疗的基本原则:维持生命功能;药物控制惊厥发作;寻找并治疗引起惊厥的病因;预防惊厥复发。

(1)一般处理:①体位,抽搐发作时,切勿强力牵拉,扭伤筋骨,导致瘫痪或强直等后遗症。将患儿平放于床,头侧位,并用纱布包裹压舌板,置于上、下牙齿之间,以防咬伤舌体。②保持呼吸道通畅,痰涎壅盛者,随时吸痰并给予吸氧。③密切观察患儿生命体征,注意观察患儿的面色、呼吸、血压、脉搏的变化。④维持营养及体液的平衡。

(2)抗惊厥药物的应用:当一种抗惊厥药物疗效不满意时,可以重复应用一次或与其他药物更替使用,但不可连续使用同一药物,以免引起蓄积中毒。①地西泮:首选药,本药的优点是对惊厥持续状态有效,而且比较安全、作用快,静脉给药数秒钟可进入脑组织,数分钟内于血和脑组织达到峰值;但缺点是作用短暂,30分钟后很快下降,剂量过大可引起呼吸抑制,特别是与苯巴比妥合用时可能发生呼吸暂停和血压下降,故应进行呼吸、血压监测。惊厥较轻者,可用地西泮灌肠,剂量0.5 mg/kg,一般不超过5 mg;惊厥较重者,可用地西泮静脉注射,剂量为每次0.3~0.5 mg/kg,速度每分钟1~2 mg,必要时可在15~20分钟重复静脉注射,最大剂量不超过10 mg。②苯巴比妥:止惊效果好,维持时间长,不良反应少,负荷剂量15~20 mg/kg,分次静脉注射(速度每分钟<50 mg),24小时后给维持剂量每天4~5 mg/kg。本药与地西泮重叠应用时应监测呼吸、血压、血气和脑电图,并准备气管插管。③苯妥英钠:一般在地西泮、苯巴比妥处理无效后使用,对惊厥持续状态时可用15~20 mg/kg,速度不超过每分钟0.5~1.0 mg/kg,12小时后给予5 mg/kg维持量。需要监测血压和心电图。

（3）病因治疗：①控制高热，物理降温可用冷湿毛巾较大面积敷于额头部，必要时用冰袋放于额部、枕部或颈侧。②降低颅内压，严重而反复惊厥者常有脑水肿存在，可静脉注射20％甘露醇、地塞米松和呋塞米，进行脱水治疗。③对于原因不明的新生儿惊厥，病因治疗比抗惊厥药物的使用更重要。低血糖引起的新生儿惊厥，应立即给10％葡萄糖2～4 mL/kg静脉滴注；低血钙引起的新生儿惊厥可给予10％葡萄糖酸钙1～2 mL/kg加入5％葡萄糖1～2倍稀释，缓慢静脉滴注，以纠正可能存在的低血糖、低血钙。新生儿惊厥频繁时也可能是由于维生素B_6缺乏或依赖症造成的，病因治疗采用静脉注射维生素B_6 50～100 mg，惊厥发作可立即停止。

3.中成药

（1）牛黄千金散：用于小儿惊风高热，手足抽搐。口服。每次0.6～0.9 g，每天2次。

（2）七珍丸：用于急惊风，身热，昏睡，气粗，烦躁。口服。小儿3～4个月，每次3丸；5～6个月，每次4～5丸；1岁，每次6～7丸，每天1～2次。1岁以上及体实者酌加用量。

（3）牛黄抱龙丸：用于急惊风的高热神昏抽搐。口服。每次1丸，每天1次。

4.针灸疗法

（1）体针：惊厥发作取人中、合谷、内关、太冲、涌泉、百会等穴止痉。高热取大椎、手十二井穴或十宣穴（点刺放血）。痰鸣取丰隆穴，牙关紧闭取下关、颊车穴。均采取提插捻转泻法，不留针。

（2）耳针：取穴神门、脑（皮质下）、心、脑点，交感。强刺激手法。

二、慢惊风

慢惊风来势缓慢，抽搐无力，时作时止，反复难愈，常伴昏迷、瘫痪等症。

该证常见于水电解质紊乱、代谢性疾病、中毒及各种原因引起的脑缺氧等疾病。凡上述疾病出现以惊厥为主症时，可参考本节内容进行辨证论治。

（一）病因病机

1.脾虚肝旺

由于暴吐暴泻，或他病过用峻利之品，导致脾胃虚弱，气血生化不足，肝失所养，脾虚肝旺，肝亢而化风，形成慢惊风。

2.脾肾阳虚

久吐久泻，或喂养不当，日久伤脾，脾阳虚日久，累及肾阳，导致脾肾阳虚，筋脉失于温煦，而致时时抽动之慢脾风。

3.阴虚风动

急惊风迁延失治，或温热病后期，热邪久羁，阴液亏耗，肝肾阴虚，筋脉失于濡养，以致虚风内动。

总之，小儿的慢惊风主要由素体虚弱或久病伤及脾胃，导致脾胃虚弱或脾肾阳虚，脾土既虚则土虚木亢，肝旺生风，脾肾阳虚则形成慢脾风；肝肾阴虚则阴虚风动。其病位在肝、脾、肾，疾病性质以虚为主。

（二）辨病思路

慢惊风应注意与癫痫相鉴别。癫痫由风、痰、惊恐和瘀血等原因所致的发作性神志异常疾病，具有醒后复如常人的特点。而慢惊风则由机体脏腑虚惫而致虚风内动，具有抽搐无力，反复难愈，常伴昏迷、瘫痪等特点。

慢惊风的病因分析十分重要，可见于西医多种疾病。首先仔细询问病史，即有无外伤史，既往有无类似发作,有无家族惊厥史;根据小儿年龄特点,新生儿期慢惊风首先考虑急性缺氧缺血性脑病、代谢紊乱(低血糖、低血钙、低血镁、维生素 B_6 缺乏症或依赖症等)。2 岁以上的小儿慢惊风多为代谢性疾病,还需进行血液生化检测、头颅 CT 及磁共振成像(MRI)等相关检测,以协助诊断。

1.水、电解质紊乱

水中毒、低钠血症。

2.代谢性疾病

低血糖症、半乳糖血症等。高钠血症、低镁血症及低钙血症等。苯丙酮尿症、维生素 B_6 依赖症和高氨基酸血症等。

3.中毒

儿童由于误服药物、毒物或药物过量,毒物直接作用中枢神经系统或毒物导致机体代谢紊乱引起惊厥。常见的中毒药物有阿托品、氨茶碱和马钱子等;植物性毒物有发芽马铃薯、霉变甘蔗和毒蕈等;其他毒物有有机磷、金属(铅、汞、铜)等。

4.其他

各种原因引起的脑缺氧、窒息、心源性急性脑缺氧等。

(三)治疗

1.辨证论治

慢惊风一般属于虚证,多起病缓慢,时抽时止,有时仅表现摇头或面部肌肉抽动,或某一肢体反复抽动,患儿面色苍白或萎黄,精神疲倦,嗜睡或昏迷。辨证时以脏腑辨证和八纲辨证相结合,既要辨清肝、脾、肾所在脏腑,又要辨明阴、阳的虚衰。慢惊风的治疗重在治本,其治疗原则以温中健脾、温阳逐寒、育阴潜阳和柔肝息风为主。

(1)脾虚肝旺:①证候,形神疲惫,神志不清,反复抽搐,时作时止,抽搐无力,面色萎黄,不欲饮食,大便稀溏,色带青绿,时有肠鸣,四肢欠温,舌质淡,苔白,脉沉弱。②证候分析,脾阳虚,中焦运化失司,气血生化乏源,不能温养肢体,故见面色萎黄,四肢不温;脾阳虚,不能温运水湿,水湿停滞于大肠,故见大便稀溏。脾虚肝旺,肝阳亢而生风,故见反复抽搐。临床以抽搐无力、神疲面萎、嗜睡露睛和纳呆便溏为辨证要点。③治法,温中健脾,柔肝息风。④方药,缓肝理脾汤加减。若四肢厥冷、大便澄澈清冷者,可加附子、肉桂、炮姜,温阳补虚;若抽搐频发者,可加钩藤,天麻,白芍,菊花等,柔肝息风。

(2)脾肾阳衰:①证候,精神萎顿,昏迷或嗜睡,面白或灰滞,口鼻气冷,额汗不温,四肢厥冷和大便澄澈清冷,手足蠕蠕震颤,舌质淡,苔薄白,脉沉细无力。②证候分析,本证为脾肾阳衰的危重阶段,即所谓"纯阴无阳"的慢脾风证。脾肾阳气衰微,阴寒内盛,故见精神萎顿,口鼻气冷,额汗不温,四肢厥冷。脾肾阳衰,肝经失于温煦,故见手足蠕蠕震颤。临床以神昏、面白、四肢厥冷和手足蠕蠕震颤为辨证要点。③治法,温补脾肾,回阳救逆。④方药,固真汤合逐寒荡惊汤加减。附子温中回阳,为治慢惊要药。气脱甚者,宜用炮附子,助温阳之力;慢惊但见阳虚阴盛、纯阴无阳时,即可投用附子,不必有所顾忌。

(3)阴虚风动:①证候,精神倦怠,面色潮红,身热消瘦,五心烦热,肢体拘挛或强直,抽搐时作,大便干结,舌质绛少津,少苔或无苔,脉细数。②证候分析,此由急惊或他病经久不愈而来,热久伤阴,肝肾阴虚,阴不潜阳所致。肝肾阴虚,无以濡养肝脉,则见肢体拘挛或强直,抽搐时作。阴虚内热,故见身热消瘦,五心烦热。临床以身热消瘦、手足心热、肢体拘挛或强直及时或抽搐为本证的辨证要点。③治法,滋补肝肾,育阴潜阳。④方药,选用大定风珠加减。若见阴虚潮热者,可加银柴胡、地骨皮、青蒿,清虚热;若见强直性瘫痪者,可选用虫类搜风药物,如全蝎、乌梢蛇、地龙、僵蚕等,搜风剔邪,但风药多燥,故宜佐当归、白芍等养血润燥之品。

2.针灸疗法

(1)体针:①脾虚肝旺证取脾俞、胃俞、中脘、天枢、气海、足三里、太冲穴,其中太冲采用泻法,其余穴位采用补法。②脾肾阳虚证取脾俞、肾俞、关元、气海、百会穴,诸穴采用补法。③阴虚风动证取关元、百会、肝俞、肾俞、三阴交、太溪穴,诸穴采用补法。

(2)灸法:取大椎、脾俞、命门、关元、气海、百会、足三里穴。用于脾虚肝亢证或脾肾阳虚证。

3.推拿疗法

补脾经,清肝经,补肾经,按揉百会,推三关,拿曲池,揉中脘,按揉足三里,捏脊。每天1次。

(张洪波)

第七节 泄 泻

泄泻是以大便次数增多,粪质稀薄或如水样为特征的一种小儿常见病。泄泻又称腹泻,其主要致病因素是湿邪,脾病湿盛是导致泄泻发病的关键。本病一年四季均可发生,以夏秋季节发病率最高。发病年龄多在3岁以下,1岁以内发病者占半数,因婴幼儿脾常不足,易于感受外邪、伤于乳食,或脾肾阳气亏虚,均可导致脾病湿盛而发生泄泻。轻者治疗得当,预后良好;重者下泄过度,易见气阴两伤,甚至阴竭阳脱;久泻迁延不愈者,则易转为疳证。

早在《黄帝内经》已有飧泄、濡泄等记载,宋以后著作多称为泄泻,《幼科金针·泄泻》说:"泄者,如水之泄也,势犹纷绪;泻者,如水之泻也,势惟直下。为病不一,总名泄泻。"因此,大便稀薄,时作时止叫"泄";大便直下,如水倾注,叫"泻"。

泄泻相当于西医学中所述婴幼儿腹泻,可分为感染性腹泻和非感染性腹泻两类。临床急性结肠炎、慢性结肠炎、肠结核、肠功能紊乱、过敏性结肠炎等疾病有腹泻症状时亦属于泄泻范畴。

一、病因病机

泄泻发生的原因,以感受外邪、伤于饮食、脾胃虚弱为多见。其主要病位在脾胃。因胃主受纳腐熟水谷,脾主运化水湿和水谷精微,若脾失运化、胃失腐熟,则饮食入胃后,水谷不化,精微不布,清浊不分,合污而下,致成泄泻。正如《幼幼集成·泄泻证治》云:"夫泄泻之本,无不由于脾胃。盖胃为水谷之海,而脾主运化,使脾健胃和,则水谷腐化而为气血以行荣卫。若饮食失节,寒温不调,以致脾胃受伤,则水反为湿,谷反为滞,精华之气不能输化,乃致合污下降,而泄泻作矣。"

(一)感受外邪

小儿脏腑柔嫩,藩篱不密,冷暖不知自调,易为外邪所侵。且因脾胃薄弱,不耐受邪,若外感风、寒、暑、湿,脾受邪困,运化失职,升降失调,水谷不分,合污而下,则为泄泻。

(二)内伤饮食

小儿脾常不足,运化力弱,饮食不知自节及自洁,若调护失宜,乳哺不当,饮食失节或不洁,过食肥甘黏腻、寒凉之品或饮食自倍必损伤脾胃。脾伤运化失职,胃伤水谷难以腐熟,造成宿食内停,清浊不分,并走大肠,发生泄泻。如《素问·痹论篇》所说:"饮食自倍,肠胃乃伤。"

(三)脾胃虚弱

先天禀赋不足,后天调护失宜,或久病迁延不愈,皆可导致脾胃虚弱。而小儿生长发育迅速,相对水谷精微需求迫切,若饮食稍有不调,就会出现胃弱难以腐熟水谷,脾虚运化失司,则水反为湿,谷反为滞,不能分清别浊,水湿水谷合污而下,而成脾虚泄泻。亦有暴泻实证,失治误治,迁延不愈,转成脾虚泄泻者。

(四)脾肾阳虚

脾胃赖肾中之阳、命门之火腐熟水谷。久病、大病之后脾虚必及肾,肾阳伤则命门火衰,火不暖土,不能温煦中州,腐熟水谷,水谷不化,并走肠间,而致澄澈清冷,洞泄而下的脾肾阳虚泻。如张景岳说:"肾为胃之关,开窍于二阴,所以二便之开闭,皆肾脏之所主。"

由于小儿具有"稚阴稚阳"的生理特点和"易虚易实、易寒易热"的病理特点,泄泻后较成人更易于损阴伤阳发生变证。其中暴泻者常伤阴,久泻者常伤阳,病情严重者亦可同时阴阳两伤。若久泻不止,脾气虚弱,肝旺而生内风,可成慢惊风;脾虚失运,生化乏源,气血不足以荣养脏腑肌肤,久则可致疳证。

二、诊断要点

(一)病史

患儿有乳食不节、饮食不洁或感受时邪的病史。

(二)症状

(1)大便次数较平时明显增多,每天3~5次或多达10次。粪呈淡黄色或清水样;或夹奶块、不消化物,如同蛋花汤;或黄绿稀溏,或色褐而臭,夹少量黏液。可伴有恶心、呕吐、腹痛、发热、纳减、口渴等症。

(2)腹泻及呕吐较严重者,可见小便短少,体温升高,烦渴神萎,皮肤干瘪,囟门凹陷,目珠下陷,啼哭无泪,口唇樱红,呼吸深长,腹胀等症。

(三)检查

(1)大便镜检可有脂肪球或少量白细胞、红细胞。

(2)大便病原体检查,可有轮状病毒等病毒检测阳性,或致病性大肠埃希菌等细菌培养阳性。

三、鉴别诊断

(一)细菌性痢疾

便次频多,大便亦稀,与泄泻相似,但多急性起病,大便有黏冻脓血,且腹痛、里急后重明显。大便常规检查脓细胞、红细胞多,可找到吞噬细胞;大便培养有痢疾杆菌生长,与泄泻不尽相同。

(二)霍乱

急性起病,多无发热,亦有腹泻,但呈米泔水样便,无粪臭,每天大便次数自数次至数十次;常伴呕吐、少尿或无尿,腓肠肌、腹直肌等肌肉痛性痉挛;粪便和呕吐物培养可检出霍乱弧菌。为甲类肠道传染病,死亡率较高,显然与泄泻不同。

四、辨证

泄泻的辨证,首先要分常证与变证。常证重在辨寒、热、虚、实;变证重在辨阴、阳虚损孰重。

常证按起病缓急、病程长短分为暴泻、久泻,暴泻多属实,久泻多属虚或虚中夹实。湿热泻便下急迫,色黄褐,气秽臭,或见少许黏液,舌苔黄腻;风寒泻大便清稀多泡沫,臭气轻,腹痛重,伴外感风寒证状;伤食泻纳呆腹胀,便稀夹不消化物,泻下后腹痛减;脾虚泻病程迁延,伴脾气虚弱证候;脾肾阳虚泻病程更长,大便澄澈清冷,完谷不化,阳虚内寒征象显著。若泻下不止,精神委顿,皮肤干燥,为气阴两伤证,属重证;精神萎靡,尿少或无尿,四肢厥冷,脉细欲绝,为阴竭阳脱证,属危症。

(一)常证

1.湿热泻

证候:泻下如注,一日数次或数十次,粪色深黄而臭,或便排不畅似痢非痢,或夹少许黏液,甚则肛门灼热而痛,食少纳呆,口渴喜饮,腹痛阵哭,或伴呕恶,小便短黄,舌质红,苔黄厚腻,脉滑数,指纹紫滞。

分析:本证多发生于夏秋或盛夏之际,在暴泻中占多数。暑多夹湿,湿热内扰,迫于肠胃,纳运无权,水谷不化,清浊交混下注大肠,传导失职而泻下如注;湿热内扰壅遏,水谷停聚,湿热交蒸,气机不调,故大便不爽,似痢非痢,便色深黄而臭,微见黏液伴腹痛阵哭;湿热之邪内蕴,邪热偏盛,口渴喜饮,小便短黄,肛门灼热而痛。舌质红,苔黄厚腻均为湿热之征象。

2.风寒泻

证候:大便清稀,夹有泡沫,臭气不甚,肠鸣腹痛,痛则喜按,或伴有鼻塞流清涕,打喷嚏,或兼恶寒发热,舌质淡,苔薄白,脉浮紧,指纹淡红。

分析:风寒之邪外袭,客于肠胃,寒凝气滞,中阳被困,运化失职,故见大便清稀,臭气不甚;便中夹有泡沫乃为风邪之象;寒邪阻于中焦,脾阳受困,而出现肠鸣腹痛,痛时喜按;鼻塞流清涕,打喷嚏,舌质淡,苔薄白,脉浮紧等,均为外感风寒的表现。

3.伤食泻

证候:脘腹胀满,腹痛即泻,泻后痛减,泻物酸臭,或如败卵,嗳气酸馊,或呕吐酸腐,不思乳食,夜卧不安,舌苔厚腻或微黄,脉滑实,指纹沉滞。

分析:喂养不当,食滞不化,壅积肠中,气机不畅,脘腹胀满;腑气不通,不通则痛,而见腹痛欲泻;泻后腐浊暂下,腑气暂行,气机得畅,腹痛亦暂缓;乳食内积腐败,秽气上冲,故嗳气酸馊,呕吐酸腐;乳食内腐,则泻物酸臭,或如败卵;脾为食困,故胃满拒纳,不思乳食;胃不和则夜卧不安;食滞中焦,湿滞之气上熏舌本而呈现舌苔厚腻,或微黄。

4.脾虚泻

证候:大便溏薄、完谷不化,色淡不臭,食后即泻,时轻时重,面色萎黄,形体消瘦,神疲倦怠,睡时露睛,舌淡苔白,脉弱无力,指纹淡红。

分析:脾胃气虚,运化失职,故食后即泻,完谷不化;脾虚气阳不振,不能分化水谷,则大便溏薄,色淡不臭;面色萎黄,形体消瘦,神疲倦怠,睡时露睛等,皆为脾虚不运,精微不能化生所致。

5.脾肾阳虚泻

证候:久泻不止,下利清谷,澄澈清冷,完谷不化,食入即泻,或见脱肛,精神萎靡,四肢不温,面色苍白,小便色清,舌淡苔白,脉细弱,指纹色淡。

分析:久泻不止,脾肾阳虚,命门火衰,土失火暖,水谷不得腐熟,故食入即泻,下利清谷;命门火衰,阳气不能温布,故四肢不温,形寒肢冷,面色苍白;脾虚气陷则见脱肛;精神萎靡,舌淡苔白,脉细弱,指纹色淡,均为脾肾阳虚之象。

301

(二)变证

1.气阴两伤

证候:泻下无度,质稀如水,精神萎靡或心烦不安,目眶及囟门凹陷,皮肤干燥或枯瘪,啼哭无泪,口渴引饮,小便短少,甚至无尿,唇红而干,舌红少津,苔少或无苔,脉细数。

分析:本证多起于湿热泄泻之后,由于泻下无度,津伤液脱,肌肤不得滋养,故皮肤干燥或枯瘪,啼哭无泪,精神萎靡,目眶及囟门凹陷,唇红而干;水液不足,故小便短少;胃阴伤,故口渴引饮;阴虚则火旺,故心烦不安,舌红少苔,脉细数。

2.阴竭阳脱

证候:泻下不止,次频量多,精神萎靡,表情淡漠,面色青灰或苍白,哭声微弱,啼哭无泪,尿少或无,四肢厥冷,舌淡无津,脉沉细欲绝。

分析:本证常因气阴两伤,或久泻不止阴阳俱耗而成,中阳虚极,命火衰微,故泻下不止;阳气将亡,故面色青灰或苍白,精神萎靡,哭声微弱,表情淡漠,四肢厥冷,脉沉微;阴液欲竭,故啼哭无泪,尿少或无,舌淡无津。本证为变证危症,不及时救治则迅即夭亡。

五、治疗

(一)中药治疗

1.湿热泻

治法:清肠解热,化湿止泻。

方药:葛根黄芩黄连汤。

方中葛根解表退热,生津升阳;黄芩、黄连清解胃肠湿热。若腹痛甚可加白芍、木香以理气止痛;若发热口渴加滑石、芦根清热生津;湿重于热者多用藿香、苍术、厚朴以化湿浊;呕吐加竹茹、半夏降逆止呕;不思乳食者可加陈皮、厚朴、神曲行气消积。

另外,可选中成药葛根芩连微丸,每次服 1～2 g,每天 3～4 次;或用肠胃康,每服 3～8 g,每天2～3次。

2.风寒泻

治法:疏风散寒,化湿和中。

方药:藿香正气散。

方中藿香、紫苏叶、白芷、生姜疏风散寒,理气化湿;茯苓、白术健脾化湿,和中止泻;半夏、陈皮温燥寒湿,和胃理气;大腹皮、厚朴顺气消胀,行气化湿;桔梗宣肺利膈,以利解表化湿;生姜、甘草、大枣调脾胃,和药性。诸药相合,散风寒,化湿浊,畅气机,诸症自愈。若大便质稀色淡,泡沫多,加防风炭祛风止泻;寒阻中焦,腹痛较剧者,加干姜、砂仁、木香温中散寒理气;夹有食滞者,去甘草、大枣,加焦山楂、鸡内金消食导滞;小便短少加车前子、泽泻渗湿利尿;恶寒鼻塞声重加荆芥、防风以加强解表散寒之力。

中成药可选服藿香正气水,每次服 5～10 mL,每天 3 次。

3.伤食泻

治法:消食导滞,运脾止泻。

方药:保和丸。

方中山楂、神曲、莱菔子消食化积导滞;连翘可清解郁热、散积滞;茯苓健脾渗湿;陈皮、半夏降逆止呕、理气消胀。若脘腹胀满痛甚者,加厚朴、木香、槟榔理气止痛;呕吐较甚者,加藿香、生姜以和中止呕。

中成药可选服枳实导滞丸,每次服 2～3 g,每天 2～3 次。

4.脾虚泻

治法:健脾益气,助运止泻。

方药:参苓白术散。

方中以人参、茯苓、白术为主药,益气健脾;辅以山药、莲肉、扁豆、薏苡仁健脾化湿;佐砂仁芳香化湿和胃理气,炙甘草益气和中;桔梗为使药,载药上行,理气和胃。若胃纳呆滞,舌苔腻者,加藿香、苍术、陈皮、焦山楂以芳香化湿,消食助运;脘腹胀痛者,加厚朴、香附理气止痛;腹冷舌淡,大便夹不消化物者,加炮姜以温中散寒,暖脾助运;久泻不止无滞者,加诃子、赤石脂涩肠止泻;久泻中气下陷脱肛者,加升麻、炙黄芪以益气升提;泻久,脾虚及肾者,加补骨脂、益智仁温扶肾阳。

另外,可选中成药健脾丸、启脾丸、健脾八珍糕等。

5.脾肾阳虚泻

治法:温补脾肾,固涩止泻。

方药:附子理中丸合四神丸。

方中附子、补骨脂温补肾阳;人参、白术、甘草、大枣健脾益气;吴茱萸、炮姜、肉豆蔻温散脾寒;五味子止泻。若久泻不止可加诃子、石榴皮、赤石脂、金樱子加强收敛固涩之力;甚者还可加罂粟壳、乌梅涩肠固便。

另外,可选服中成药附子理中丸,每次服 2～3 g,每天 3～4 次。

6.气阴两伤

治法:健脾益气,酸甘敛阴。

方药:人参乌梅汤。

方中人参、炙甘草补气健脾,乌梅涩肠止泻,木瓜祛湿和胃,四药合用且能酸甘化阴;莲子、山药健脾止泻。若泻下不止加山楂炭、诃子、赤石脂涩肠止泻;口渴引饮加石斛、玉竹、天花粉、芦根养阴生津止渴。

7.阴竭阳脱

治法:挽阴回阳,救逆固脱。

方药:生脉散合参附龙牡救逆汤加减。

方中人参大补元气;麦冬、五味子、白芍、炙甘草益气养阴,酸甘化阴;附子回阳固脱;龙骨、牡蛎潜阳救逆。

(二)针灸治疗

1.体针

基本处方:神阙、天枢、大肠俞、上巨虚、三阴交。

本病病位在肠,故取大肠募穴天枢、大肠背俞穴大肠俞而成俞募配穴,与大肠之下合穴上巨虚合用,调理肠腑而止泻;神阙穴居中腹,内连肠腑,无论急、慢性泄泻,灸之皆宜;三阴交健脾利湿,各种泄泻皆可用之。五穴合用,标本兼治,泄泻自止。

随症加减:湿热泻,加合谷、下巨虚清利湿热;风寒泻,加合谷疏风散寒,脾俞健脾化湿;伤食泻,加中脘、建里消食导滞;脾虚泻,加脾俞、足三里健脾益气;脾肾阳虚泻,加百会升阳举陷,肾俞、命门、关元温肾固本。诸穴均常规针刺;神阙穴用隔盐灸或隔姜灸。

2.其他

(1)耳针治疗:取大肠、小肠、腹、胃、脾、神门,每次选3～5穴,毫针浅刺,也可用王不留行籽贴压。

(2)脐疗:取五倍子适量研末,食醋调成膏状敷脐,用橡皮膏固定,2～3天一换,适用于久泻。

(3)穴位注射:取天枢、上巨虚,用小檗碱注射液或维生素 B_6、维生素 B_{12} 注射液,每穴0.1～0.3 mL。

(张洪波)

第八节 遗 尿

遗尿是指 3 周岁以上的小儿在睡眠中小便自遗,醒后方觉的一种病证,俗称"尿床"。多发生于3～12 岁的小儿。婴幼儿时期,形体发育未全,脏气未充,排尿自控能力尚未形成,因而排尿不能自控;随着年龄增长,经脉渐盛,气血渐充,脏腑渐实,排尿的自控力逐步完善,若 3 周岁以上小儿夜间仍不能自主控制排尿而经常尿床,即称为遗尿。倘若因白天嬉戏过度,夜晚熟睡不醒,偶有睡中遗尿者,非属病态。

遗尿早在《灵枢》就有记载,如《灵枢·九针论第七十八》指出:"膀胱不约为遗溺。"《诸病源候论·小儿杂病诸候》阐述了本病发生的机制,指出:"遗尿者,此由膀胱有冷,不能约于水故也……肾主水,肾气下通于阴,小便者,水液之余也,膀胱为津液之腑,既冷,气衰弱,不能约水,故遗尿也。"明清时期,《金匮翼·闭隆遗溺附》谓:"脾肺气虚,不能约束水道而病不禁。"《医学心悟·小便不禁》提出了"肝热""气虚""肾败"的病机特点,从而充实了小儿遗尿的发病机制。

现代医学的泌尿生殖器畸形、先天性脊椎裂、先天性大脑发育不全、泌尿系统感染及脊柱或颅脑外伤、营养不良等所致大脑功能紊乱或脊髓反射弧失常均可发生遗尿,在排除此类器质性疾病所见遗尿后,可参考本病辨证施治。

一、病因病机

遗尿的病变部位主要在膀胱和肾,故遗尿多与膀胱和肾的功能失调有关,其中尤以肾气不足、膀胱虚寒为多见。

(一)肾气不足

早产、双胎、胎怯、胎弱等,以致先天不足,脏腑发育未全,形气未充,肾失固摄,膀胱失约而成遗尿。

(二)肺脾气虚

后天失养,体质虚弱,或屡患咳喘泻利,或大病之后,肺脾俱虚,肺虚治节无权,脾虚中气下陷,以致三焦气化失司,膀胱失约,津液不藏,而成遗尿。

(三)心肾失交

小儿心常有余,而肾常不足,如感受外邪,易从阳化火,火盛阴伤,心肾失交,故患儿夜梦纷纭,梦中尿床,或欲醒而不能,小便自遗。

（四）肝经郁热

小儿肝常有余，肝脉环阴器，抵小腹，如感受外邪，热郁肝经，疏泄失调，气火下迫膀胱，而成遗尿。

由上可知，肺、脾、肾任何一脏失职，影响膀胱，使膀胱不约，均可形成遗尿。此外，心肾失交、肝经郁热，也可致此病。

二、诊断要点

（一）症状

发病年龄在3周岁以上，寐中小便自出，醒后方觉；或睡眠较深，不易唤醒，每夜或隔天发生尿床，甚则每夜遗尿1～2次。

（二）检查

尿常规及尿培养无异常发现。X线检查，部分患儿可显示隐性脊柱裂。

三、鉴别诊断

热淋（尿路感染）：也可出现尿床，但以尿频、尿急、尿痛为主，白天清醒时小便也急迫难耐而尿出，裤裆常湿，尿常规检查有白细胞、红细胞或脓细胞。

四、辨证

遗尿的辨证主要是辨别虚实寒热。一般而言，遗尿初始，形体尚盛，尿黄短涩，舌红苔黄，脉象有力者，属实证；遗尿日久，神疲气短，形体肢冷，尿色清长，面白唇淡，脉细无力者，属虚证；溺出不觉而量多，色清白，无热感，多为寒证；溺出频数而量少，色黄赤，有热感，多为热证。

（一）肾气不足

（1）证候：遗尿，小便清长，面白少华，神疲乏力，智力低下，肢冷畏寒，舌质淡，苔白滑，脉沉无力。

（2）分析：肾司二便，与膀胱互为表里，肾气不足，命门火衰，下元虚寒，不能温化膀胱、约束水道，故遗尿，小便清长；命火虚衰，阳气不能充身，则面白少华，肢冷畏寒，神疲乏力；肾虚脑髓不足，故智力低下。舌质淡，苔白滑，脉沉无力属虚寒之象。

（二）脾肺气虚

（1）证候：睡中遗尿，日间尿频而量少，常自汗出，易患感冒，面色萎黄，少气懒言，食欲缺乏，大便溏薄，舌淡苔薄白，脉沉无力。

（2）分析：后天不足，脾肺俱虚，肺气不足则膀胱不摄，脾气下陷，则膀胱失约，上虚不能治下，以致睡中遗尿，日间尿频而量少；气虚肌表不固，故常自汗出，易患感冒；气血生化不足，故面色萎黄；肺气不足则少气懒言；脾不健运，故食欲缺乏，大便溏薄。舌质淡，苔薄白，脉沉无力，皆为气虚之候。

（三）心肾失交

（1）证候：梦中遗尿，寐不安宁，烦躁叫扰，白天少静多动，难以自制，或五心烦热，形体消瘦，舌红，苔薄少津，脉细数。

（2）分析：心肾失交，膀胱失约，故梦中遗尿；肾阴不足，心火偏亢，故寐不安宁，烦躁叫扰，白天多动少静，难以自制；肾阴亏乏，虚火内生，故五心烦热，形体消瘦。舌红苔薄少津，脉细数，皆为阴虚火旺之候。

(四)肝经郁热

(1)证候:睡中遗尿,尿少色黄,气味腥臊,平时性情急躁,或夜寐梦语齘齿,面赤唇红,舌红,苔薄黄,脉弦数。

(2)分析:肝经郁热,蕴伏下焦,热迫膀胱,故睡中遗尿;湿热蕴结膀胱,热灼津液,则尿少色黄,气味腥臊;肝火扰心,故性情急躁;肝火内扰心神,故夜寐梦语断齿。面赤唇红,舌红,苔薄黄,脉弦数,为肝经郁热,肝火偏旺之象。

五、治疗

(一)中药治疗

1.肾气不足

治法:温补肾阳,固涩小便。

方药:菟丝子散去鸡内金,加益智仁、桑螵蛸、白术、茯苓。

方中菟丝子、附子、肉苁蓉、益智仁温补肾阳;牡蛎、桑螵蛸、五味子固肾缩尿;白术、茯苓补后天以资先天。诸药合用,温肾阳缩小便,则遗尿自除。若内有痰湿,困寐不醒者,加半夏、远志、石菖蒲以化痰浊,醒神开窍。

另外,可选中成药五子衍宗丸,大蜜丸每次服1丸,小蜜丸每次服9 g,每天2次。或用缩泉丸,每次6 g,每天2次。

2.脾肺气虚

治法:益气健脾,固涩膀胱。

方药:补中益气汤合缩泉丸。

方中黄芪、人参、白术、山药健脾益气;陈皮理气;当归补血;升麻、柴胡升提阳气;益智仁温肾暖脾,固脬缩尿;乌药温暖下元,助膀胱气化;生姜、大枣益气补中;甘草调和药性。诸药合用,补脾益肺,温肾缩泉。若困寐不醒者,加远志、石菖蒲清心醒神;大便溏薄者,去当归加炮姜温脾祛寒;食欲缺乏者,加砂仁、神曲醒脾助运。

另外,可选用经验方:桑螵蛸、金樱子、黄芪、益智仁、茯苓、泽泻、升麻、党参、覆盆子各10 g,每天1剂,水煎服,每天3~4次。

3.心肾失交

治法:清心滋肾,安神固脬。

方药:导赤散合交泰丸。

方中生地黄、竹叶、通草、甘草清心火;黄连、肉桂交泰心肾。诸药合用,使水火既济,阴平阳秘,而遗尿自愈。

若系阴阳失调而夜梦纷纭,梦中尿床者,可用桂枝加龙骨牡蛎汤,调和阴阳,潜阳摄阴。

4.肝经郁热

治法:清热疏肝,固涩小便。

方药:沈氏阕泉丸。

方中黑栀子清肝热;白芍养血柔肝;白术、茯苓调中健脾;白薇、益智仁固摄小便。诸药合用,肝郁得解,邪热得清,疏泄正常,遗尿自止。

若肝经湿热内蕴者,可选用龙胆泻肝汤去木通,以清利湿热;久病不愈,身体消瘦,虽有郁热但肾阴已伤者,加知柏地黄丸滋阴清火。

(二)针灸治疗

1.体针

基本处方:中极、膀胱俞、三阴交。

方中中极、膀胱俞为俞募配穴,促进膀胱气化,以约束尿液;三阴交为足三阴经交会穴,疏调脾、肝、肾而止遗尿。

随症加减:若肾气不足,加肾俞、关元,诸穴均用补法,加灸法,以益肾固本,培补元气;若脾肺气虚,加脾俞、肺俞、气海,诸穴均用补法,加灸法,以健脾益肺以资气血之源;若心肾失交,加内关、太溪,诸穴补泻兼施,以交通心肾;若肝经郁热,加太冲、阳陵泉,诸穴均用泻法,以疏肝解郁清热。

2.其他

(1)头针:取顶中线和额旁 3 线,毫针以 30° 刺入,不捻转,每天或隔天 1 次,10 次为 1 个疗程。

(2)耳针:选取肾、膀胱、皮质下、尿道,每次选用 2~3 穴,毫针刺,或用揿针埋藏,或用王不留行籽贴压,于睡前按压以加强刺激。

(3)皮肤针法:选夹脊穴、中极、气海、关元、肾俞、膀胱俞、八髎,用皮肤针轻叩,以皮肤微微潮红为度,也可叩刺后加拔火罐,隔天 1 次。

(4)捏脊疗法:在背部第一侧线膀胱经上(即督脉旁开 1.5 寸),由下至上进行捏脊疗法。

(张洪波)

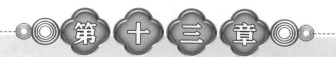

第十三章

儿科疾病的护理

第一节 早 产 儿

一、概述

早产儿是指胎龄为 28 周到未满 37 足周的新生儿,其中胎龄不足 32 周的早产儿称早早产儿;胎龄第 37 周的早产儿应成熟度接近足月儿,故称过渡足月儿。

(一)早产儿的外观特点

早产儿体重大多低于 2 500 g,身长不到 47 cm,哭声轻微,颈肌软弱,四肢肌张力低下,皮肤薄而红润,胎毛多,耳壳软,指甲未达指尖,乳晕不清,乳腺结节不能触到,足底纹较少,男婴睾丸未降或未全降,女婴大阴唇不能遮盖小阴唇。

(二)分类

根据新生儿体重分类。详见图 13-1。

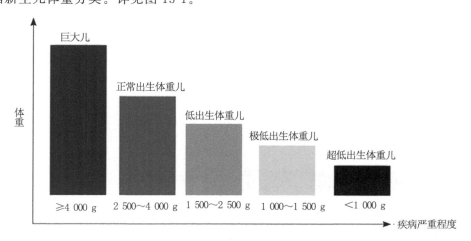

图 13-1 早产儿分类

(三)早产儿生理特点

早产儿提前从母体出生,其各脏器功能尚未成熟,易发生以下五方面的疾病,俗称"早产儿五关"，分别是体温关、呼吸关、感染关、喂养关、黄疸关。详见图 13-2。除了"早产儿五关"，早产儿由于其提前出生，还表现为肾功能、代谢功能、神经系统三方面发育不完善。详见表 13-1。

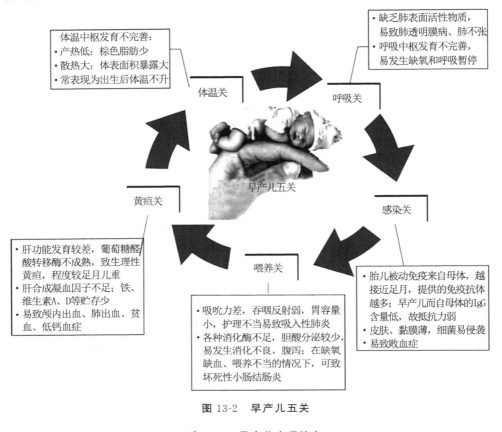

体温中枢发育不完善：
• 产热低：棕色脂肪少
• 散热大：体表面积暴露大
• 常表现为出生后体温不升

体温关

• 缺乏肺表面活性物质，易致肺透明膜病、肺不张
• 呼吸中枢发育不完善，易发生缺氧和呼吸暂停

呼吸关

早产儿五关

黄疸关

• 肝功能发育较差，葡萄糖醛酸转移酶不成熟，致生理性黄疸，程度较足月儿重
• 肝合成凝血因子不足；铁、维生素A、D等贮存少
• 易致颅内出血、肺出血、贫血、低钙血症

喂养关

感染关

• 吸吮力差，吞咽反射弱，胃容量小，护理不当易致吸入性肺炎
• 各种消化酶不足，胆酸分泌较少，易发生消化不良、腹泻；在缺氧缺血、喂养不当的情况下，可致坏死性小肠结肠炎

• 胎儿被动免疫来自母体，越接近足月，提供的免疫抗体越多；早产儿而自母体的IgG含量低，故抵抗力弱
• 皮肤、黏膜薄，细菌易侵袭
• 易致败血症

图 13-2　早产儿五关

表 13-1　早产儿生理特点

肾功能	代谢功能	神经系统
1.易发生水肿、钠潴留 肾小球滤过率低，对尿素、氯、钾、磷的清除率低；血管升压素抗利尿激素不足，肾小管浓缩功能差	1.低血糖糖储备不足，肝糖原转变成血糖的功能低；胰岛细胞不成熟，纠正低血糖时须防止高血糖	脑室管膜下出血和脑室内出血（IVH）。神经系统成熟度与胎龄密切相关，胎龄越小，各种反射越差
2.易发生低钠血症 肾小管对醛固酮反应低下	2.低蛋白血症 体内蛋白储存不足	
3.代谢性酸中毒 调节酸碱平衡能力差，肾脏处理酸负荷能力差	3.高磷低钙血症、低钙惊厥，甲状旁腺功能不成熟；肾脏排磷少	

（四）症状和体征

早产儿由于其自身各脏器功能发育的不完善，可致出生后逐步发生多种症状，且常常伴随同时或相继发生；须根据其生理特点，尤其是"早产儿五关"分别评估有无相关临床症状。

（五）相关检查指标

1.血气分析、电解质系列

判断有无酸中毒、低氧血症、低钙血症、内环境紊乱等。

2.血常规、CRP、血培养、胸部 X 摄片

须结合临床症状以判断有无感染。

3.胃液涂片及培养

需结合胃液的色、质以判断有无胃肠道出血表现。

4.头颅 B 超

初步判断有无脑室管膜下出血、脑室内出血；若出血严重者须进一步行 CT 或 MRI 检查。

二、治疗

产科以预防早产、保胎为原则；出生后须根据早产儿的临床症状（主要表现为早产儿五关）对症治疗。

三、护理评估、诊断和措施

（一）早产儿常见护理问题

1.症状相关

（1）体温过低：体温≤36 ℃，与患儿保暖不当、体温发育不全有关。

（2）不能维持自主呼吸：SpO_2≤80%，频繁屏气，与缺少 Ps 致肺泡萎缩、低血糖、低体温有关。

（3）营养失调：体重不增，喂养不耐受、与吸吮、吞咽、消化功能发育不完善有关。

（4）有感染的危险：与早产儿免疫力低下有关。

2.治疗相关

潜在并发症：视网膜病变，与早产儿过度吸氧有关。

3.并发症相关

潜在并发症：IVH 与早产儿神经系统发育不完善、出生后缺氧有关。

（二）家庭基本资料

个人病史：了解胎龄；出生时有无羊水、胎粪吸入史；Apgar 评分，有无窒息史。

（三）健康管理

1.有感染的风险

新生儿抵抗力弱、疾病、治疗均可导致感染的风险。脐部、口腔也是新生儿常见感染的途径。

（1）相关因素：气管插管、中心静脉置管、胃管、导尿管等治疗相关性因素；脐部、口腔、皮肤是新生儿感染的有效途径；医护人员的无效洗手。

（2）护理诊断：有感染的危险。

2.体温过低

低体温是早产儿，尤其是刚出生时的临床表现。

（1）相关因素：新生儿保暖不当，体温中枢发育不完善；某些疾病因素如败血症、低血糖等。

（2）护理诊断：体温过低。

3.营养失调的危险

早产儿出生后胃肠道功能发育不完善,易致喂养不耐受,肠外营养支持不足时有营养失调的风险。

(1)相关因素:早产儿胃肠功能发育不完善、肠外营养供给不足。

(2)护理诊断:①营养失调的危险,低于机体需要量。营养失调即低于机体需要量。

(孙恋冬)

第二节　先天性心脏病

先天性心脏病简称"先心病",是胎儿时期心脏血管发育异常而致的畸形,是小儿时期最常见的心脏病。根据左右心腔或大血管间有无直接分流和临床有无青紫,可将先心病分为三大类:①左向右分流型(潜伏青紫型),常见有室间隔缺损、房间隔缺损、动脉导管未闭。②右向左分流型(青紫型),常见有法洛四联症和大动脉错位。③无分流型(无青紫型),常见有主动脉缩窄和肺动脉狭窄。

小儿先天性心脏病中最常见的是室间隔缺损、房间隔缺损、动脉导管未闭、肺动脉狭窄、法洛四联症和大动脉错位。

一、临床特点

(一)室间隔缺损

室间隔缺损(ventricular septal defect,VSD)为小儿最常见的先天性心脏病,缺损可单独存在,亦可为其他畸形的一部分。按缺损部位可分为室上嵴上方、室上嵴下方、三尖瓣后方、室间隔肌部四种类型。临床症状与缺损大小及肺血管阻力有关。大型VSD(缺损1~3 cm者)可继发肺动脉高压,当肺动脉压超过主动脉压时,造成右向左分流而产生发绀,称为艾森曼格(Eisenmenger)综合征。

1.症状

小型室间隔缺损可无症状;中型室间隔缺损易患呼吸道感染,或在剧烈运动时发生呼吸急促,生长发育多为正常,偶有心力衰竭;大型室间隔缺损在婴幼儿时期由于缺损较大,左向右分流量多超过肺循环量的50%,使体循环内血量显著减少而肺循环内明显充血,可于出生后1~3个月即发生充血性心力衰竭,平时反复呼吸道感染、肺炎、哭声嘶哑、喂养困难、乏力、多汗等,并有生长发育迟缓。

2.体征

心前区隆起;胸骨左缘3~4肋间可闻及Ⅲ~Ⅳ/6级全收缩期杂音,在心前区广泛传导;肺动脉第二心音显著增强或亢进。

3.辅助检查

(1)X线检查:肺充血,心脏左心室或左右心室大;肺动脉段突出,主动脉结缩小。

(2)心电图:小型室间隔缺损,心电图多数正常;中等大小室间隔缺损示左心室增大或左右心室增大;大型室间隔缺损或有肺动脉高压时,心电图示左右心室增大。

(3)超声心动图:室间隔回声中断征象,左右心室增大。

(二)房间隔缺损

房间隔缺损(atrial septal defect,ASD)按病理解剖分为继发孔(第二孔)缺损和原发孔(第一孔)缺损,以继发孔缺损为多见。继发孔缺损为较常见的先天性心脏病之一,以女性较多见,缺损位于房间隔中部卵圆窝处,血流动力学特点为右心室舒张期负荷过重。原发孔缺损位于房间隔下端,是心内膜垫发育障碍未能与第一房间隔融合,常合并二尖瓣裂缺。

1.症状

在初生后及婴儿期大多无症状,偶有暂时性青紫。年龄稍大,症状渐渐明显,患儿发育迟缓,体格瘦小,易反复呼吸道感染,活动耐力减低,有劳累后气促、咳嗽等症状。左胸部常隆起,一般无青紫或杵状指(趾)。

2.体征

胸骨左缘第2～3肋间闻及柔和的喷射性收缩期杂音,肺动脉瓣区第二心音可增强或亢进、固定分裂。

3.辅助检查

(1)X线检查:右心房、右心室扩大,主动脉结缩小,肺动脉段突出,肺血管纹理增多,肺门舞蹈。

(2)心电图:电轴右偏,完全性或不完全性右束支传导阻滞,右心房、右心室增大;原发孔ASD常见电轴左偏及心室肥大。

(3)超声心动图:右心房右心室增大,右心室流出道增宽,室间隔与左心室后壁呈同向运动。二维切面可显示房间隔缺损的位置及大小。

(三)动脉导管未闭

动脉导管未闭(patent ductus arteriosus,PDA)是临床较常见的先天性心脏病,女性多于男性。开放的动脉导管位于肺总动脉分叉与主动脉之间,有管型、漏斗型和窗型,以漏斗型为多见。

1.症状

导管较细时,临床无症状。导管较粗时临床表现为反复呼吸道感染、肺炎,发育迟缓,早期即可发生心力衰竭。重症病例常有呼吸急促、心悸。临床无青紫,但若合并肺动脉高压即出现青紫。

2.体征

胸骨左缘第2肋间可闻及粗糙、响亮、机器样的连续性杂音,向心前区、颈部及左肩部传导,肺动脉第二音亢进。脉压增宽,出现股动脉枪击音、毛细血管搏动和水冲脉。

3.辅助检查

(1)X线检查:分流量小者,心影正常;分流量大者,多见左心房、左心室增大,主动脉结增宽,可有漏斗征,肺动脉段突出,肺血增多,重症病例左右心室均肥大。

(2)心电图:左心房、左心室增大或双心室肥大。

(3)超声心动图:左心房、左心室大,肺动脉与降主动脉之间有交通。

(四)法洛四联症

法洛四联症(tetralogy of Fallot,TOF)是临床上最常见的发绀型先天性心脏病,病变包括肺动脉狭窄、室间隔缺损、主动脉骑跨及右心室肥大,其中肺动脉狭窄程度是决定病情严重程度的主要因素。主动脉骑跨及室间隔缺损存在使体循环血液中混有静脉血,临床上出现发绀与缺氧,并代偿性引起红细胞增多现象。

1.症状

发绀是主要症状,它出现的时间早、晚和程度与肺动脉狭窄程度有关,多见于毛细血管丰富的浅表部位,如唇、指(趾)甲床、球结膜等。患儿活动后有气促、易疲劳、蹲踞等;并常有缺氧发作,表现为呼吸加快、加深,烦躁不安,发绀加重,持续数分钟至数小时,严重者可表现为神志不清,惊厥或偏瘫,死亡。发作多在清晨、哭闹、吸乳或用力后诱发,发绀严重者常有鼻出血和咯血。

2.体征

生长发育落后,全身发绀,眼结膜充血,杵状指(趾);多有行走不远自动蹲踞姿势或膝胸位。胸骨左缘第2~4肋间闻及粗糙收缩期杂音;肺动脉第二心音减弱。

3.辅助检查

(1)X线检查:心影呈靴形,上纵隔增宽,肺动脉段凹陷,心尖上翘,肺纹理减少,右心房、右心室肥厚。

(2)心电图:电轴右偏,右心房、右心室肥大。

(3)超声心动图:显示主动脉骑跨及室间隔缺损,右心室流出道、肺动脉狭窄,右心室内径增大,左心室内径缩小。

(4)血常规:血红细胞增多,一般在 $5.0\sim9.0\times10^{12}/L$,血红蛋白 $170\sim200$ g/L,血细胞比容 $60\%\sim80\%$。当有相对性贫血时,血红蛋白低于 150 g/L。

二、护理评估

(一)健康史

了解母亲妊娠史,在孕期最初 3 个月内有无病毒感染、放射线接触和服用过影响胎儿发育的药物,孕母是否有代谢性疾病。患儿出生有无缺氧、心脏杂音,出生后各阶段的生长发育状况。是否有下列常见表现:喂养困难,哭声嘶哑,易气促、咳嗽,青紫,蹲踞现象,突发性晕厥。

(二)症状、体征

评估患儿的一般情况,生长发育是否正常,皮肤发绀程度,有无气急、缺氧、杵状指(趾),有无哭声嘶哑,有无蹲踞现象,胸廓有无畸形。听诊心脏杂音位置、性质、程度,尤其要注意肺动脉第二心音的变化。评估有无肺部啰音及心力衰竭的表现。

(三)社会、心理

评估家长对疾病的认知程度和对治疗的信心。

(四)辅助检查

了解并分析 X 线、心电图、超声心动图、血液等检查结果。较复杂的畸形者还应了解心导管检查和心血管造影的结果。

三、常见护理问题

(一)活动无耐力

与氧的供需失调有关。

(二)有感染的危险

与机体免疫力低下有关。

（三）营养失调

低于机体需要量，与缺氧使胃肠功能障碍、喂养困难有关。

（四）焦虑

与疾病严重性，花费大，预后难以估计有关。

（五）合作性问题

脑血栓、脑脓肿、心力衰竭、感染性心内膜炎、晕厥。

四、护理措施

（1）休息：制定适合患儿活动的生活制度，轻症无症状者与正常儿童一样生活，但要避免剧烈活动；有症状患儿应限制活动，避免情绪激动和剧烈哭闹；重症患儿应卧床休息，给予妥善的生活照顾。

（2）饮食护理：给予高蛋白、高热量、高维生素饮食，适当限制食盐摄入，并给予适量的蔬菜类粗纤维食品，以保证大便通畅。重症患儿喂养困难，应有耐心，少量多餐，以免导致呛咳、气促、呼吸困难等，必要时从静脉补充营养。

（3）预防感染：病室空气清新，穿着衣服冷热要适中，防止受凉，应避免与感染性疾病患儿接触。

（4）注意心率、心律、呼吸、血压变化，必要时使用监护仪监测。

（5）防止法洛四联症患儿因哭闹、进食、活动、排便等引起缺氧发作，一旦发生可立即置于胸膝卧位，吸氧，遵医嘱应用普萘洛尔、吗啡和纠正酸中毒。

（6）发绀型先天性心脏病患儿由于血液黏稠度高，暑天、发热、吐泻时体液量减少，加重血液浓缩，易形成血栓，有造成重要器官栓塞的危险，因此应注意多饮水，必要时静脉输液。

（7）合并贫血者可加重缺氧，导致心力衰竭，须及时纠正。

（8）合并心力衰竭者按心力衰竭护理。

（9）做好心理护理关心患儿，建立良好护患关系，充分理解家长及患儿对检查、治疗、预后的期望心理，介绍疾病的有关知识、诊疗计划、检查过程、病室环境，消除恐惧心理。

（10）健康教育：①向家长讲述疾病的相关护理知识和各种检查的必要性，以取得配合。②指导患儿及家长掌握活动种类和强度。③告知家长如何观察病情变化，一旦发现异常（婴儿哭声无力，呕吐，不肯进食，手脚发软，皮肤出现花纹，较大患儿自诉头晕等），应立即呼叫。④向患儿及家长讲述重要药物如地高辛的作用及注意事项。

五、出院指导

（1）饮食宜高营养、易消化，少量多餐。人工喂养儿用柔软的奶头孔稍大的奶嘴，每次喂奶时间不宜过长。

（2）休息根据耐受力确立适宜的活动，以不出现乏力、气短为度，重者应卧床休息。

（3）避免感染居室空气新鲜，经常通风，不去公共场所、人群集中的地方。注意气候变化及时添减衣服，预防感冒。按时预防接种。

（4）发热、出汗时要给足水分，呕吐、腹泻时应到医院就诊补液，以免血液黏稠而发生脑血栓。

（5）保证休息，避免哭闹，减少外界刺激以预防晕厥的发生。当患儿在吃奶、哭闹或活动后出现气急、青紫加重或年长儿诉头痛、头晕时应立即将患儿取胸膝卧位并送医院。

（孙恋冬）

第三节 先天性马蹄内翻足

先天性马蹄内翻足是一种常见的先天性畸形,指婴儿出生后即出现一侧或双侧足呈马蹄内翻、内收。双侧多见,单侧较少。真正病因尚不清楚,很可能由遗传因素、机械压力、神经肌肉异常等多种因素所致。

一、临床特点

(1)出生后即发现一足或两足畸形。

(2)踝关节跖屈,跟腱紧张,足尖低于足跟(马蹄畸形)。

(3)足跟内翻,足内缘高于外侧缘(内翻畸形)。

(4)前足内收,胫骨呈内旋姿势。

(5)一般将畸形分为松软型与僵硬型两大类。①松软型:表现为畸形程度较轻,足小,皮肤及肌腱不紧,可用手法矫正。②僵硬型:表现为畸形严重,趾面可见一条深的横形皮肤皱褶,跟骨小,跟腱细而紧,呈现严重马蹄内翻,内收畸形,多为双侧,手法矫正困难。

(6)辅助检查:X线足正侧位片可确定内翻及马蹄畸形的程度。

二、护理评估

(一)健康史

了解有无家族史,询问母亲妊娠史,有无宫内胎位不正和压力过高;有无合并其他畸形;评估出生后畸形进展情况及有无治疗史。

(二)症状、体征

评估患儿足畸形的程度、分型,行走的步态。

(三)社会、心理

评估较大患儿是否因步行困难而情绪紧张或低落,是否有自卑心理。评估家长对疾病和治疗的认识程度,是否因多次更换石膏而有心理上的恐惧和经济上的负担。

(四)辅助检查

了解 X 线足正侧位片的结果。

三、常见护理问题

(一)疼痛

疼痛与手术创伤有关。

(二)有外周组织改变的危险

有外周组织改变的危险与石膏固定有关。

(三)有皮肤完整性受损的危险

有皮肤完整性受损的危险与石膏固定有关。

(四)知识缺乏

缺乏手术与家庭护理知识。

四、护理措施

(一)术前

(1)监测患儿体温,指导家长及时增减衣服,预防呼吸道感染,注意饮食卫生,合理喂养,防止腹泻。

(2)皮肤准备术前晚温水泡足20分钟。泡后洗净足部及小腿并修剪指趾甲。

(二)术后

1.体位

麻醉未清醒期间,平卧位,头侧向一边,保持呼吸道通畅。

2.病情观察

观察生命体征、伤口渗血情况,渗血多时开窗换药,并注意血压变化。

3.饮食

麻醉未清醒期间予禁食,醒后4～6小时予少量饮水后无不适,给正常饮食。

4.疼痛的护理

评估患儿哭闹的原因及疼痛的程度。指导家长多安抚患儿,给小婴儿予安抚奶嘴,幼儿期可讲故事、唱儿歌以分散患儿注意力。

5.石膏固定护理

(1)在石膏未干固前应避免搬动,尽量减少压迫石膏,如须搬动,应有1～2人协助,用手掌托起向同一方向用力,用力要均匀,忌手指用力形成一个压迫点。

(2)石膏未干前,可用电烤灯烤干,应距灯一尺(30～40 cm)距离,避免烫伤。

(3)清醒后抬高石膏固定的肢体,促进静脉回流,预防肿胀出血。下肢可用枕垫垫起,使患肢高于心脏位。

(4)严密观察足趾的血液循环、趾端的色泽、温度、痛觉、肿胀、活动度情况;如发现感觉减退、肤色苍白、皮温降低、趾端动脉搏动减弱、趾端活动伴有疼痛等应及时报告医师并配合处理。

(5)石膏边缘要用棉质软布保护,防止压迫性溃疡发生,要注意检查石膏边缘的皮肤及石膏破损情况,如有皮肤红肿、破损应及时诊治。

(6)注意保护石膏的清洁、干燥,避免大小便污染,不要在石膏空隙塞入玩具、食物等。以避免不必要的麻烦。

(7)如上石膏部位皮肤瘙痒,可以轻敲石膏外壳。

(三)健康教育

(1)入院时热情接待家长和患儿,耐心讲解疾病的治疗过程及术后三次更换石膏的意义。

(2)在术前准备阶段,认真向患儿及家长讲解术前准备的内容,备皮的重要性,禁食、禁水、术前用药的目的及注意事项,以取得家长、患儿的配合。

(3)向家长重点说明术后各项护理的目的、方法,共同实施护理措施,以取得满意的康复效果。

五、出院指导

(一)饮食

合理喂养,及时添加辅食,注意饮食卫生。

(二)活动

带石膏期间不能下地行走,可在床上活动。

(三)石膏的护理

(1)要观察肢体末端的颜色,经常抬高石膏固定的肢体,如发现局部肿胀、青紫、皮肤温度低、麻木、趾活动差或镇痛等需及时来医院就诊。要经常检查石膏边缘的皮肤及有无破损。

(2)注意保护石膏完整,发现主要关节部位的石膏断裂要及时就诊。

(3)注意保护石膏的清洁、干燥,避免大小便污染。

(四)功能锻炼

每次拆除石膏后可给予手法矫正:一手握住踝部,另一手推前半足外展以矫正内收,其次进行外翻,最后以手掌托住足底行背伸矫正马蹄,每天进行 2～3 次,每次 20 分钟。

(五)复查

六周后来院复诊,第三次拆石膏后应在半年后来院复查。

(孙恋冬)

第四节　先天性肥厚性幽门狭窄

先天性肥厚性幽门狭窄是由于幽门环肌增生肥厚使幽门管腔狭窄引起的不全梗阻,一般生后 2～4 周发病。

一、临床特点

(一)呕吐

呕吐是该病早期的主要症状,每次喂奶后数分钟即有喷射性呕吐,呈进行性加重。呕吐物常有奶凝块,不含有胆汁,少数患儿因呕吐频繁致胃黏膜渗血而使呕吐物呈咖啡色。呕吐后即有饥饿感。

(二)进行性消瘦

因呕吐、摄入量少和脱水,患儿消瘦,出现老人貌、皮肤松弛、体重下降。

(三)上腹部膨隆

偶可见上腹部膨隆,有自左向右移动的胃蠕动波,右上腹可触及橄榄样肿块,是幽门狭窄的特有体征。

(四)辅助检查

(1)X 线钡剂检查:透视下可见胃扩张,胃蠕动波亢进,钡剂经过幽门排出时间延长,胃排空时间也延长,幽门前区呈鸟嘴状。

(2)B 超:其典型声源图改变为幽门环肌增厚,大于 4 mm。

（3）血气分析及电解质测定：可表现为低氯、低钾性碱中毒。晚期脱水加重，可表现代谢性酸中毒。

二、护理评估

（一）健康史

了解患儿呕吐出现时间、呕吐的程度及进展情况。评估患儿的营养状况及生长发育情况，了解家族中有无类似疾病发生。

（二）症状、体征

了解呕吐的次数、性质、量，大小便次数、量。评估营养状况，有无脱水及其程度。

（三）社会、心理

了解家长对患儿手术的认识水平及对治疗护理的需求。

（四）辅助检查

了解 X 线钡剂检查及 B 超检查结果，了解血气分析及电解质测定结果。

三、常见的护理问题

（1）有窒息的危险：与呕吐有关。

（2）营养失调：低于机体需要量与频繁呕吐，摄入量少有关。

（3）体液不足：与呕吐、禁食、术中失血失液、胃肠减压有关。

（4）组织完整性受损：与手术切口、营养状态差有关。

（5）合作性问题：切口感染、裂开或延期愈合。

四、护理措施

（一）术前

（1）监测生命体征变化，观察呕吐的情况，了解呕吐方式、呕吐物性质和量，并及时清除呕吐物。

（2）喂奶应少量多餐，喂奶后应竖抱并轻拍婴儿背部，促使胃内的空气排出，待打嗝后再平抱，以预防和减少呕吐的发生。睡眠时应尽量右侧卧，防止呕吐物误吸引起窒息。

（3）做好禁食、备皮、皮试等术前准备。

（二）术后

（1）术后应去枕平卧位，头偏向一侧，保持呼吸道通畅，监测血氧饱和度，清醒后可取侧卧位。

（2）监测体温变化，如体温不升，需采取保暖措施。

（3）监测血压、心率、尿量，评估黏膜和皮肤弹性。

（4）术后大多数患儿呕吐还可持续数天才能逐渐好转，评估呕吐的量、性质、颜色，及时清除呕吐物，防止误吸。

（5）进腹的幽门环肌切开术一般需禁食 24～48 小时、胃肠减压、做好口腔护理，并保持胃管引流通畅，观察引流液的量、颜色及性质。腹腔镜下幽门环肌切开术 6 小时后即可进食。奶量应由少到多，耐心喂养。

（6）保持伤口敷料清洁干燥，观察伤口有无红肿、渗血、渗液，避免剧烈哭闹，防止切口裂开。

(三)健康教育

(1)应该热情接待,耐心向家长介绍疾病发生、发展过程和手术治疗的必要性等。讲解该疾病的近、远期治疗效果是良好的,不会影响孩子的生长发育。

(2)向患儿家长仔细讲解术前准备的主要内容、注意事项、用药目的,充分与其沟通,取得家长积极配合。

(3)对家长进行喂奶的技术指导,注意喂乳方法,预防和减少呕吐的发生,防止窒息。

五、出院指导

(1)饮食指导:少量多餐,合理喂养。介绍母乳喂养的优点,提倡母乳喂养。4个月后可逐渐添加辅食。

(2)伤口护理:保持伤口敷料清洁,切口未愈合时禁止浸水沐浴,小婴儿的双手要套上干净的手套,避免用手抓伤口导致发炎。如发现伤口红肿及时去医院诊治。

(3)按医嘱定期复查。

(孙恋冬)

第五节　颅内高压综合征

颅内压为颅腔内容物所产生的压力。颅腔内容物包括脑、脑膜、颅内血管(约占7%)、脑脊液(约占10%)以及病损物,如血肿、肿瘤等。当颅内容物任何一部分增加时,颅内压将会增高,若颅内压的增高超过颅腔代偿能力(全颅腔代偿空间仅8%～15%)时,即出现颅内压增高的临床表现,称为颅内高压综合征。颅内感染、严重全身感染、脑缺氧缺血、中毒、代谢紊乱等导致的急性脑水肿是小儿颅内高压综合征的常见病因。该综合征为小儿常见危重症之一,严重颅内高压常危及生命,在抢救治疗过程中需要严密监护与护理。

一、临床表现

小儿脑水肿的临床表现与病因、发展速度、有无占位性病变及其所在部位有密切关系。儿科最多见的是感染所致的急性脑水肿,临床主要表现为急性颅内高压综合征。归纳起来可有以下临床表现。

(一)剧烈头痛

头痛特点为弥漫性和持续性,清晨较重,用力、咳嗽、身体前屈或颠簸、大量输液可使之加剧。婴幼儿则表现为烦躁不安、尖声哭叫,有时拍打或撞击头部。

(二)喷射性呕吐

呕吐与饮食无关,不伴恶心,常频繁出现,有时可表现为非喷射性。婴幼儿出现无其他诱因的频繁呕吐,往往提示第四脑室或后颅凹占位性病变。

(三)精神症状及意识改变

一般情况下,细胞毒性脑水肿因神经元受累,较早出现神经精神症状,可有性格改变,如烦躁不安、不认识家人、哭闹、精神萎靡或嗜睡等;大脑皮质广泛损害及脑干上行网状结构受累时,患儿不能维持觉醒状态,出现程度不等的意识障碍,并有迅速加深倾向,可于短期内昏迷;而血管源性脑水肿累及神经元较晚,出现症状亦较晚,常在颅内高压明显时方出现症状。

(四)肌张力改变及惊厥

脑干、基底节、大脑皮质和小脑某些部位的锥体外系受压迫,表现为肌张力显著增高,可出现去大脑强直(伸性强直、伸性痉挛、角弓反张)和去皮层强直(病变在中脑以上,患儿一侧和双侧上肢痉挛,呈半屈曲状,伴下肢伸性痉挛)。新生儿常见肌张力减低。脑疝时肌张力减低。惊厥也是脑水肿常见症状,甚至可出现癫痫样发作或癫痫持续状态。

(五)眼部改变

眼部改变多提示中脑受压。可有眼球突出、球结膜充血、水肿、眼外肌麻痹、眼内斜(展神经麻痹)、眼睑下垂(提上睑肌麻痹)、落日眼(颅前凹压力增高)、视野缺损、瞳孔改变(双侧不等大、扩大、忽大忽小、形态不规则、对光反应迟钝或消失),其中瞳孔改变具有重要临床意义。眼底检查,视盘水肿在急性脑水肿时很少见,尤其在婴幼儿更为罕见,有时仅见视网膜反光增强,眼底小静脉淤张,小动脉变细。慢性颅内高压时易出现典型视盘水肿。

(六)呼吸不规则

严重颅内高压时,脑干受压可引起呼吸节律不规则,如呼吸暂停、潮式呼吸、下颌呼吸、抽泣样呼吸,多为脑疝前驱症状。新生儿常见呼吸减慢。

(七)血压升高

颅内高压时,交感神经兴奋性增强或脑干缺血、受压、移位,可使延髓血管运动中枢发生代偿性加压反应,引起血压升高,收缩压常升高 2.7 kPa(20 mmHg)以上,可有脉压增宽,血压音调增强,也可伴缓脉。

(八)头部体征

婴儿可出现前囟膨隆、张力增高,有明显脱水的婴儿前囟不凹陷,往往提示颅内高压的存在。在亚急性或慢性颅高压婴幼儿常出现颅缝裂开(<10 岁的儿童也可出现,常使早期颅内高压症状不典型)、头围增大、头面部浅表静脉怒张、破壶音等体征。

(九)体温调节障碍

下丘脑体温调节中枢受累,惊厥或肌张力增高致产热增加,交感神经麻痹致汗腺分泌减弱、散热减少等原因,可引起高热或超高热。

(十)脑疝

脑疝是因颅内压明显增高,迫使较易移位的脑组织在颅腔内的位置发生改变,导致一系列临床病理状态。若发生嵌顿,则压迫邻近脑组织及脑神经,引起相应症状和体征,属颅内高压危象。典型的先兆表现为意识障碍、瞳孔扩大及血压增高伴缓脉,称 Cushing 三联征。小脑幕切迹疝(又称沟回疝、天幕疝或颞叶疝)和枕骨大孔疝(又称小脑扁桃体疝)为常见的脑疝类型。前者临床主要表现为双侧瞳孔不等大,病侧瞳孔先缩小后扩大,对光反应迟钝或消失,伴昏迷加深或呼吸不规则等。后者主要表现为昏迷迅速加深,双侧瞳孔散大,对光反应消失,眼球固定,常伴呼吸心搏骤停。

与成人颅内高压综合征以头痛、呕吐、视神经盘水肿为三大主征不同,小儿急性颅内高压综合征以呼吸不规则、意识障碍、惊厥、瞳孔改变、血压升高、呕吐等临床表现更为常见。因小儿不能自述头痛,似乎出现较少。在婴幼儿急性颅内高压视神经盘水肿亦很少见。

二、诊断

(一)病因诊断

存在导致脑水肿或颅内高压的病因。

(二)有颅内高压的症状和体征

虞佩兰提出的小儿急性脑水肿诊断标准已在国内外推广,包括 5 项主要指标和 5 项次要指标,具备 1 项主要指标及 2 项次要指标,即可诊断。

1.主要指标

(1)呼吸不规则。

(2)瞳孔不等大或扩大。

(3)视盘水肿。

(4)前囟隆起或紧张。

(5)无其他原因的高血压(血压>年龄×2+100)。

2.次要指标

(1)昏睡或昏迷。

(2)惊厥和(或)四肢肌张力明显增高。

(3)呕吐。

(4)头痛。

(5)给予甘露醇 1 g/kg 静脉注射 4 小时后,血压明显下降,症状、体征随之好转。

(三)辅助检查

颅内压测定与头颅 CT 或 MRI 可提供颅内高压或脑水肿的证据。

1.颅内压测定

临床常用的颅内压测定方法为脑脊液压力直接测定法,可采用腰椎或脑室穿刺测压法。脑脊液循环正常情况下,侧卧位脑脊液与脊髓腔终池脑脊液压力相等,故可用腰穿所测脑脊液压力代表颅内压,因而腰椎穿刺测压在临床最常用。具有简便、易于操作之优点。但在脑脊液循环梗阻时,所测压力不能代表颅内压力。且颅内压增高时,引流脑脊液过快可导致脑疝。临床应用时应慎重掌握指征和方法,术前 30 分钟静脉推注甘露醇可防止脑疝的发生。脑室穿刺测压具有安全、准确,并可行控制性脑脊液引流,控制颅内压增高之优点。但弥漫性脑水肿时,脑室被挤压变窄,穿刺不易成功,临床应用受到一定限制。其他测颅内压方法还有在硬膜外植入传感器或前囟非损伤性测压方法。

直接测压法颅内压正常值:目前尚无统一标准,大致范围为新生儿低于 0.1 kPa(14 mmH$_2$O),婴儿低于 0.8 kPa(80 mmH$_2$O),儿童低于 1.0 kPa(100 mmH$_2$O)。颅内高压诊断标准:国内多采用虞佩兰制定的标准,即新生儿高于 0.8 kPa(80 mmH$_2$O)、婴幼儿高于 1.0 kPa(100 mmH$_2$O)、3 岁以上高于 2.0 kPa(200 mmH$_2$O),可诊断为颅内高压。

2.CT 与 MRI 检查

电子计算机断层扫描(CT)与磁共振(MRI)是目前临床早期诊断脑水肿最可靠的方法。

3.B 超检查

在前囟未闭的婴儿,经前囟行头颅 B 超检查,可诊断较重的脑水肿,并可测到侧脑室及第三脑室的大小。

4.TCD 检查

经颅多普勒超声(TCD)可床边、无创、连续观察患儿脑血流频谱变化,间接判断脑水肿的存在。

三、治疗

(1)治疗原发病。

(2)抗脑水肿:儿科常用抗脑水肿药物有甘露醇、呋塞米及地塞米松,也可根据病情选择甘油、清蛋白、高渗盐水或过度通气方法。目前对过度通气疗效的评价尚有争议,一般不主张过度通气。

(3)液体疗法:应边脱边补,使患儿处于轻度脱水状态,但需维持正常皮肤弹性、血压、尿量及血清电解质。应将平均动脉压维持在正常高限水平,以保证有效脑灌注压。

(4)对症支持治疗。

四、监护

(一)生命体征监护

在生命体征监护过程中,重点应明确:①生命体征的变化属于正常反应还是异常变化;②生命体征的变化与颅高压有无直接关系;③是否属于危重信号。

1.体温

高热可引起脑组织代谢增加,加重脑缺氧,使已损伤的脑组织损害进一步加重,需持续监护、及时处理。中枢性发热时体温升高幅度较大,常为高热或超高热,不易控制,处理以物理降温为主,必要时行冬眠疗法。周围性发热时体温升高幅度较小,多由于合并感染所致,有效控制感染则容易控制。降温措施多采取物理、药物相结合。

2.心率

心血管调节中枢受压,可引起心率波动,出现心动过速或过缓。严重颅内高压时,常出现心率缓慢。

3.呼吸

应注意呼吸幅度和节律改变,呼吸表浅、不规则,预示颅内高压严重。

4.血压

颅内高压时血压过高、过低均对病情不利,应使血压维持在保证有效脑血流灌注的最佳范围。对颅内高压引起的血压增高,不可盲目用降压药。应以降颅内压、利尿治疗为主。

(二)神经系统临床监护

1.意识监护

意识是指患儿对语言或疼痛刺激所产生的反应程度,意识状态和意识改变是判断病情轻重的重要标志之一。可直接反映中枢神经系统受损及颅内压增高的程度。可利用声、光、语言、疼痛刺激对小儿的意识状态进行判断。Glasgow 评分有利于对昏迷程度进行动态观察,总分数为15 分,分数越低意识障碍程度越重,8 分以下即为重度。但应用镇静剂、气管插管或气管切开等情况时,可使一些项目无法完成。临床上意识状态分类如下。

(1)清醒:意识存在,对外界刺激能作出正确的应答。

(2)嗜睡:意识存在,对刺激有反应,唤醒后可作出正确应答,但刺激停止很快入睡。

（3）昏睡：呈深度睡眠，难以唤醒，给予强刺激能唤醒，回答问题简单，常不正确，反应迟钝，维持时间短。

（4）浅昏迷：意识基本丧失，不能唤醒，对疼痛刺激有防御性运动，深浅反射存在。

（5）昏迷：意识丧失，对疼痛刺激反应迟钝，对强刺激可有反应。浅反射消失，深反射减弱或亢进，常有大小便失禁。

（6）深昏迷：对任何刺激无反应，各种反射完全消失。

在意识监护过程中应重点观察三方面的问题：①有无意识障碍？②意识障碍的程度如何？③意识障碍的变化趋势？意识障碍逐渐加重，Glasgow 评分逐渐下降，常提示病情加重或恶化。

2.瞳孔监护

对瞳孔进行动态观察，有助于判断病情、治疗效果和及早发现脑疝。在病情危重的患儿或瞳孔已出现异常时，应在短时间内反复观察瞳孔大小及对光反应。

3.症状、体征监护

观察有无头痛、呕吐、惊厥、肢体肌力、肌张力、病理征等与神经系统病变有关的症状和体征，并记录其形式、发作次数、持续时间以及程度等情况。

（三）颅内压监护

颅内压监护的方法主要有脑室内测压、硬膜外侧压及硬膜下侧压三种方法，其中硬膜外侧压法由于硬脑膜保持完整，感染机会较少，比较安全，监测时间可较长。但三种方法均为有创性，儿科应用受到一定限制。应根据患儿病情权衡利弊，而决定是否监护及采取的方法。近年来，对无创性颅内压监护仪的研究取得一定进展，对前囟未闭的婴幼儿，可进行无创性前囟测压。还有根据颅内压升高时视觉诱发电位的间接反映颅内压的方法，但其准确性尚待临床总结和验证。在颅内压监测过程中，如颅内压＞2.0 kPa（15 mmHg），持续 30 分钟以上时需作降颅内压处理。脑灌注压（CCP）＝平均动脉压（MAP）－颅内压（ICP），治疗过程中应需维持 CCP 5.3～6.7 kPa（40～50 mmHg）。

（四）脑血流监护

可利用经颅多普勒超声仪探测脑内动脉收缩、舒张及平均血流速度，间接推算出脑血流情况。脑血流持续处于低流速状态，提示颅内高压。当颅内压增高致脑灌注压为零时，TCD 可表现为 3 种形式：①收缩/舒张期的交替血流；②尖小收缩波；③信号消失。交替血流和尖小收缩波频谱为脑死亡患儿最常见 TCD 改变。

（五）脑电活动监护

1.床旁脑电图监护

利用便携式笔记本电脑脑电图，可进行床旁脑电监护。临床转归与脑电图变化的严重程度有密切关系，有文献报道，轻度脑电图异常者均可治愈，中度异常者多数可完全或基本恢复，后遗症和死亡率较低（10％左右），高度异常者，预后愈差，后遗症和死亡率均高（57％）。脑电图出现平坦波（高增益下＜2 μV）提示脑死亡。

2.录像脑电图监护

录像脑电图不仅能连续监测脑电活动变化，还可同时观察到患儿惊厥发作的形式，在排除非痉挛性发作，确定癫痫性发作类型，评价脑电与临床的关系方面，可提供准确而可靠的证据。

（六）局部脑氧监测

使用专门设备可经皮进行脑局部脑氧合监测，为无创监测手段，可评估监测局部脑灌注及氧储备,比全身参数或实验室检查更早提供脑缺氧预警,目前尚处于应用初始阶段。

五、护理措施

(1)患儿卧床时将床头抬高15°～30°,以利颅内血液回流。但当有脑疝前驱症状时,则以平卧位为宜。

(2)用冰枕或冰帽保持头部低温,对体温高者及时给予降温处理。

(3)维持液体匀速输入,避免快速大量输液。

(4)按时按要求应用脱水剂。发生脑疝时快速滴注或注射20%甘露醇2 g/kg,并做好气管插管、侧脑室穿刺减压引流的准备。

(5)防止颅内压骤然增高,如及时吸痰、注意舌后坠,保持呼吸道通畅。避免患儿用力、咳嗽,避免用力压迫患儿腹部等。当患儿有尿潴留时给予导尿,出现便秘时可行低压小量灌肠。

(6)对于昏迷患儿注意眼、口、鼻及皮肤护理,防止暴露性角膜炎、中耳炎、口腔炎、吸入性肺炎及压疮。

(7)及时止惊,在应用止惊药过程中,注意发生呼吸及心血管功能抑制。

(孙恋冬)

第六节　肾小球肾炎

一、急性肾小球肾炎

急性肾小球肾炎简称急性肾炎,指不同病原感染后引起的一组免疫反应性急性弥漫性肾小球炎性病变。临床特征为水肿、少尿、血尿和高血压。可分为急性链球菌感染后肾小球肾炎和非链球菌感染后肾小球肾炎。本节主要指急性链球菌感染后肾小球肾炎,本病多见于儿童和青少年,以5～14岁多见,<2岁少见。

绝大多数为A组β溶血性链球菌感染后所致,称为急性链球菌感染后肾炎;较少见的病原体有肺炎链球菌、支原体和腮腺炎病毒等,称为急性非链球菌感染后肾炎,本病病理属弥漫性毛细血管内增生性肾炎。急性期为渗出性、增生性肾炎,恢复期为系膜增生性肾炎。

(一)临床表现

急性肾炎临床表现轻重悬殊,轻者仅发现镜下血尿,无其他临床症状;重者可呈急进性过程,短期内出现肾功能不全。

1.前趋感染

发病前1～4周常有上呼吸道感染、扁桃体炎、脓疱疮或猩红热等链球菌前驱感染史。

2.典型表现

(1)水肿:初始于眼睑和颜面,逐渐下行至四肢及全身,多为轻度或中度水肿,合并浆膜腔积液者少见。水肿一般为非凹陷性,与肾病性水肿明显不同。

(2)血尿:50%～70%患儿有肉眼血尿。此时尿呈鲜红色或洗肉水样(中性或弱碱性尿者),也可呈浓茶色或烟灰样(酸性尿者)。持续1～2周即转镜下血尿。

（3）尿量减少，可有少尿或无尿。尿量越少则水肿越重。

（4）蛋白尿程度不等，约 20% 可达肾病水平。

（5）30%～80% 病例有高血压。不同年龄组其高血压诊断标准不同：学龄儿童≥17.3/12.0 kPa（130/90 mmHg），学龄前儿童≥16.0/10.7 kPa（120/80 mmHg），婴幼儿≥14.7/9.3 kPa（110/70 mmHg）。患儿可有头晕、头痛、恶心、呕吐和食欲缺乏等。

3.严重表现

除上述一般病例的表现外，少数患儿在疾病早期（2 周之内）可出现下列严重症状。

（1）严重循环充血：严重循环充血表现有尿少加剧、心悸、气促、频咳、烦躁、不能平卧、呼吸深大、发绀、两肺湿啰音、心率增快，可有奔马律和肝脏进行性增大。

（2）高血压脑病：高血压脑病表现有剧烈头痛、频繁呕吐、视物模糊、一过性失明、嗜睡、惊厥和昏迷。此时血压可为 21.3～26.7/14.7～18.7 kPa（160～200/110～140 mmHg）。

（3）急性肾功能不全：急性肾功能不全表现有少尿或无尿、水肿加剧、氮质血症、代谢性酸中毒和电解质紊乱。

少尿标准：每天尿量学龄儿童少于 400 mL；学龄前儿童少于 300 mL；婴幼儿少于 200 mL；或每天尿量少于 250 mL/m²。无尿标准为每天尿量少于 50 mL。

（二）实验室检查

1.尿液检查

红细胞增多，为肾小球性血尿，尿蛋白多为＋～＋＋＋，可见管型，在疾病早期可有较多的白细胞。

2.血液检查

患儿常见轻度贫血，多为血液稀释所致。白细胞计数多轻度升高或正常。血沉加快。

3.血清补体测定

80%～90% 的病例，血清 C_3 下降，多数于第 8 周恢复正常。若 8 周后，C_3 仍低则应考虑其他肾小球疾病可能。

（三）鉴别诊断

1.其他病原体感染的肾小球肾炎

多种病原体可以引起急性肾炎，可从原发感染灶及各自临床特点相区别。

2.IgA 肾病

IgA 肾病以血尿为主要症状，表现为反复发作肉眼血尿，多在上呼吸道感染后 24～48 小时出现血尿，多无水肿、高血压、血清 C_3 正常。确诊靠肾活检免疫病理诊断。

3.慢性肾炎急性发作

既往肾炎史不详，无明显前期感染，除有肾炎症状外，常有贫血、肾功能异常、低比重尿或固定低比重尿，尿改变以蛋白增多为主。

4.特发性肾病综合征

具有肾病综合征表现的急性肾炎需要与特发性肾病综合征鉴别。若患儿呈急性起病，有明确的链球菌感染的证据，血清 C_3 降低，肾活检病理为毛细血管内增生性肾炎者有助于急性肾炎的诊断。

5.其他

还应与急性肾炎或其他系统性疾病引起的肾炎，如紫癜性肾炎、狼疮性肾炎等相鉴别。

(四)治疗

1.一般治疗

(1)休息:病程前两周卧床休息,水肿消退、血压正常和肉眼血尿消失后可下床活动。血沉正常可上学。

(2)饮食:对有水肿及高血压者应限盐及水。食盐以 60 mg/(kg·d)为宜,水分一般以前一天尿量加不显性失水计算,有氮质血症者应限蛋白,可给优质动物蛋白 0.5 g/(kg·d)。

2.防治感染

为清除感染灶,可给予青霉素 10~14 天。对青霉素过敏者可改用大环内酯类抗生素。

3.对症治疗

(1)利尿:酌情选用下列一种或多种利尿药。①氢氯噻嗪:每天 1~2 mg/kg,分 2~3 次口服。②呋塞米:每次 0.5~1 mg/kg,口服、肌内注射或静脉注射。

(2)降压:酌情选用下列一种或多种药物。①硝苯地平:开始剂量为 0.25 mg/(kg·d),最大剂量为 1 mg/(kg·d)。②卡托普利:初始剂量为 0.3~0.5 mg/(kg·d),最大剂量为 5~6 mg/(kg·d),分 3 次口服。

4.严重循环充血的治疗

(1)矫正水钠潴留,恢复正常血容量,可使用呋塞米注射。表现有肺水肿者,除对症治疗外可加用硝普钠,5~20 mg 加入 5% 葡萄糖 100 mL 中,以 1 μg/(kg·min)静脉滴注,用药时严密监测血压,随时调整药液滴速,每分钟不宜超过 8 μg/kg,以防低血压,注意药物避光。

(2)难治病例可采用腹膜透析或血液滤过治疗。

(五)护理措施

1.病情观察

(1)观察尿量、尿色,准确记录 24 小时出入量,应用利尿药后每天应测体重,每周做尿常规检查 2 次。患儿尿量增加、肉眼血尿消失提示病情好转;尿量持续减少,出现头痛、恶心、呕吐等,要警惕急性肾功能不全的发生,除限制水、钠摄入外,限制蛋白质及含钾食物的摄入,以免发生氮质血症及高钾血症,绝对卧床休息,减轻心脏和肾脏负担。

(2)观察血压变化,若出现血压突然升高、剧烈头痛、呕吐、眼花等,提示高血压脑病,应配合医师积极救治。

(3)密切观察呼吸、心率、脉搏等变化,若患儿出现明显气急、端坐呼吸、频咳、心率增快、肝大等,应警惕严重循环充血。

(4)观察皮肤变化,应经常更换体位,防止压疮,做好生活护理,防止感染。

2.营养支持

(1)有水肿及高血压的患儿应限制钠盐摄入,每天食盐 1~2 g。

(2)有氮质血症时应限制蛋白质入量,每天 0.5 g/kg;供给高糖饮食满足小儿热量需要。

(3)除非严重少尿或循环充血,一般不必严格限制水的摄入。

(4)在尿量增加、氮质血症消除后尽早恢复蛋白质供应,保证小儿生长发育需要。

(5)水肿消退、血压正常后,恢复正常饮食。

3.用药护理

(1)应用降压药后定时测量血压,检查降压效果,观察有无不良反应。

(2)避免突然起立,以防直立性低血压的发生。

(3)应用利尿药尤其是静脉注射呋塞米后要注意有无大量利尿,有无脱水、电解质紊乱等。

4.活动与休息

(1)休息能减轻心脏负担,改善心功能,增加心排血量,使肾血流量增加,提高肾小球滤过率,减少水、钠潴留,减少潜在并发症的发生。

(2)向患儿及家长强调休息的重要性并取得合作,鼓励患儿及家属参与制定休息计划。一般起病2周内患儿应卧床休息。

(3)待水肿消退、血压降至正常、肉眼血尿消失时,可下床轻微活动或到户外散步。

(4)患病后2～3个月,若离心尿每高倍视野红细胞在10个以下、血沉正常时患儿可上学,但应避免体育活动。

(5)Addis计数恢复正常后可恢复正常活动。

(6)患儿卧床期间给予生活帮助,开始活动时注意观察患儿是否疲劳。

(7)创造良好的休息环境,尽量让患儿处于最佳状态,以促进患儿身心健康。

5.健康教育

(1)向患儿及家属宣传本病是一种自限性疾病,无特异疗法,主要是休息、对症处理和加强护理。

(2)患儿及家长应了解预防本病的根本方法是预防感染。因此,应锻炼身体,增强体质,避免或减少呼吸道、皮肤感染。

(3)出院后1～2个月适当限制活动,定期查尿常规,随访时间一般为半年。

二、急进性肾小球肾炎

急进性肾小球肾炎,简称急进性肾炎,系指一组病情发展急骤,凶险,由蛋白尿、血尿迅速发展为进行性急性肾衰竭,预后恶劣的肾炎。

本病可继发于全身性疾病,如系统性红斑狼疮,过敏性紫癜,也可为重症链球菌感染后肾炎所致,更多者病因不明即称为原发性急进性肾炎。

病理特征是在肾小球包曼囊内有广泛新月体形成,故又称为新月体性肾炎或毛细血管外增生性肾炎。一般将本病分为以下3种类型。①Ⅰ型:抗肾小球基膜抗体型;②Ⅱ型:免疫复合物型;③Ⅲ型:微量免疫球蛋白沉积型。

(一)临床表现

(1)病前2～3周可有疲乏、发热,30%～50%病例有上呼吸道感染。既往无肾脏病史。

(2)隐匿起病或急骤起病,初起与急性肾炎相似。2周后水肿、血尿、蛋白尿和高血压加剧,持续性少尿或无尿,肾功能急剧减退,出现尿毒症症状,如厌食、恶心、呕吐、面色苍白,可有鼻出血和紫癜等出血表现,呈中度或重度贫血貌,呼吸深大,表情淡漠,精神萎靡,病情危重。

(二)实验室检查

(1)尿液检查:持续性血尿,可有肉眼血尿和红细胞管型,大量蛋白尿,白细胞计数也常增多,大量管型尿,尿比重和尿渗透压降低且固定。

(2)血常规:常呈严重贫血,进行性加重,白细胞和血小板计数可增高。

(3)血清C_3多正常,免疫复合物型可降低。

(4)肾功能和血电解质:多有肾功能损害,且多呈进行性加重。

(5)与分型有关的血液检查。①抗基膜抗体:在Ⅰ型可阳性。②抗中性粒细胞胞质抗体:

3 型均可阳性,以Ⅲ型最敏感。③冷球蛋白试验:在Ⅱ型可阳性。

(6)肾脏 B 超:可发现肾脏增大或正常大小,皮髓质分界不清。

(三)诊断标准

(1)发病 3 个月内肾功能急剧恶化。

(2)进行性少尿或无尿。

(3)肾实质受累,表现为大量蛋白尿和血尿。

(4)既往无肾脏病史。

(5)肾脏正常大小或轻度肿大。

(6)病理变化为 50% 以上肾小球呈新月体病变。

(四)鉴别诊断

1.重症急性链球菌感染后肾炎

重症急性链球菌感染后肾炎病初与急进性肾炎相似,但少尿和肾功能不全持续时间较短,预后相对良好。本病急性期血清 C_3 明显降低,病理为毛细血管内增生性肾炎,均有助于与急进性肾小球肾炎相鉴别。

2.溶血尿毒综合征

溶血尿毒综合征因有急性肾衰竭,故需与急进性肾小球肾炎鉴别,但其贫血严重且为溶血性贫血,周围血红细胞呈现异形多彩性,可见较大量的破碎红细胞,血小板计数减少和明显的出血倾向有助于与之区别。

3.继发性急进性肾炎

继发性急进性肾炎如狼疮性肾炎、紫癜性肾炎和肺出血-肾炎综合征等。鉴别要点在于提高对上述原发病的认识,尽早做出诊断。

(五)治疗

本病无特异治疗,近年由于皮质激素及细胞毒药物的广泛应用,疗效已明显提高,加之早期透析治疗,预后已大为改善。

1.一般治疗

绝对卧床休息,无盐或低盐、低蛋白饮食。保护残存肾功能。注意维持和调节水与电解质紊乱,纠正代谢性酸中毒,积极防治感染。少尿早期可考虑使用利尿剂及血药扩张剂。高血压者积极控制高血压。

2.甲泼尼龙冲击疗法

对病情进展迅速或较重者,多采用此法。甲泼尼龙剂量为 $15\sim30$ mg/$(kg \cdot d)$(最大剂量不超过 1 g/d)溶于 5% 葡萄糖注射液 $100\sim200$ mL 内 $1\sim2$ 小时静脉滴注。连用 3 天为 1 个疗程,或隔天 1 次,3 次为 1 个疗程。最多可用 3 个疗程,以后改为口服尼泼松维持。部分病例取得较满意的效果。但在冲击治疗前,必须积极治疗感染及控制高血压。少数患儿冲击治疗后,可发生严重的感染或高血压脑病,应引起注意。

3.环磷酰胺冲击疗法

近年又提出在甲泼尼龙冲击基础上加大剂量的环磷酰胺冲击治疗。环磷酰胺剂量为 $0.5\sim1$ g/m^2,每月 1 次,连用 $3\sim6$ 次,以后每 3 个月 1 次静脉滴注。同时可加用雷公藤 25 mg/d 口服,继用泼尼松口服维持治疗,取得较好疗效。

4.肾上腺皮质激素

可在以上两种冲击治疗后,继续口服泼尼松 1～1.5 mg/(mg·d)维持,待病情稳定后再缓慢减量。

5.血浆置换疗法

血浆置换疗法主要用于本病Ⅰ型和Ⅱ型的治疗,可有效地清除血中抗肾抗体和抗原抗体复合物,减少和阻止免疫反应。

6.四联疗法

联合应用下列药物进行治疗。

(1)肝素:每次 100～150 U/kg,加入 100～200 mL 葡萄糖溶液中静脉滴注,4～6 小时 1 次静脉滴注,以维持延长凝血时间 2 倍。

(2)双嘧达莫:每天 5～10 mg/kg,分 2～3 次口服,疗程 5～10 天,病情好转后可改皮下注射或口服华法林,持续较长时间。

(3)环磷酰胺或硫唑嘌呤:前者每天 2～2.5 mg/kg,后者每天 2 mg/kg,均分 2～3 次口服。

(4)泼尼松:每天 2 mg/kg,分 3～4 次口服。

7.透析疗法和肾移植

主张早期进行透析治疗。疾病慢性化至终末期病例可行肾移植。

(六)护理措施

1.心理护理

由于急进型肾小球肾炎的疗程长,患儿常会在治疗过程中产生焦虑、紧张等情绪。因此,医护人员应经常与患儿交流,缓解患儿的不良情绪。

2.饮食护理

保证患儿每天的营养需求,适当补充蛋白质,提高患儿的免疫力,促进疾病的康复。

3.基础护理

鼓励患儿进行适当运动,保持病房空气流通,控制探视人数,避免外部感染。

4.不良反应护理

若患儿服药后出现恶心、呕吐等不良症状,应及时报告医师,并采取相应的护理措施。

三、慢性肾小球肾炎

慢性肾小球肾炎是指由多种病因和病理类型组成的、病情呈缓慢进展的一组疾病。凡病程超过一年伴有不同程度的肾功能不全和(或)持续性高血压的肾小球肾炎称为慢性肾炎。

(一)临床表现

(1)可以急性肾炎或肾病发病,亦可隐匿起病,易有急性发作倾向,不少病例无肾脏病过去史。

(2)水肿:多为凹陷性,重者可有肾病样水肿。

(3)高血压:见于多数患儿,持续性者多,也可为间歇性。

(4)乏力、头晕(痛)、食欲缺乏和中度以上的贫血,易并发感染,可有多尿和夜尿增多。

(5)随着病程迁延肾功能损害日渐加重,可有频繁呕吐和腹泻、鼻出血、消化道出血、尿量减少、精神萎靡或烦躁、呼吸急促且深大等尿毒症症状和体征。

(二)实验室检查

1.尿检查

尿蛋白＋～＋＋＋＋,多为镜下血尿,以颗粒和透明管型多见,尿比重可进行性减低且固定在 1.010 左右。

2.血检查

中或重度贫血,红细胞沉降率增快,血清 C_3 少数人可降低,血二氧化碳结合力降低,肾病型者血清蛋白降低,血胆固醇升高。

3.肾功能检查

血尿素氮和血肌酐增高,内生肌酐清除率降低。

4.肾脏 B 超检查

肾脏 B 超检查可见双肾缩小,其结构紊乱。

(三)治疗

治疗原则为去除已知病因,防止或延缓肾功能恶化,缓解临床症状,防治急性发作和严重并发症。

1.限制蛋白的摄入

小儿可依每天 1.25～1.6 g/0.42 kJ 计算,同时注意低磷和给予优质动物蛋白。

2.控制高血压

酌情选用硝苯地平、肼苯达嗪和哌唑嗪等药物。

3.血管紧张素转化酶抑制药

卡托普利或依那普利等。

4.抗凝血药和抗血小板聚集药物

对呈高凝状态和易引起高凝状态的病理类型,如膜性肾病和膜增生性肾炎,宜做该项治疗。

5.肾上腺皮质激素和细胞毒药物

一般不主张应用,若肾功能正常或仅轻度受损,肾脏体积正常,且尿蛋白≥2.0 g/24 h 时可试用本治疗。

(四)护理措施

1.休息与活动

(1)保证充分休息和睡眠,并应有适度的活动。

(2)对有明显水肿、大量蛋白尿、血尿、高血压或合并感染、心力衰竭、肾衰竭、急性发作期患儿,应限制活动,卧床休息,以利于增加肾血流量和尿量,减少尿蛋白,改善肾功能。病情减轻后可适当增加活动量,但应避免劳累。

2.饮食护理

(1)一般情况下不必限制饮食,若肾功能减退应给优质低蛋白低磷饮食,0.6～0.8 g/(kg·d),其中 50% 以上为优质蛋白。限盐 3～4 g/d。低蛋白饮食时,适当增加碳水化合物和脂肪饮食热量中的比例,以满足机体生理代谢所需的热量,避免发生负氮平衡。控制磷的摄入。

(2)同时注意补充多种维生素及锌,因锌有刺激食欲的作用。

3.皮肤护理

(1)水肿患儿长期卧床应防止压疮,每 2 小时翻身 1 次,避免局部长期受压。

(2)协助翻身时防止拖、拉、推等动作,避免造成皮肤破损。

（3）用 50％酒精按摩受压部位，或用温水毛巾湿敷体表水肿部位。

（4）尽量减少各种注射和穿刺。

4.心理护理

慢性肾炎病程较长，易反复发作，护士应关心体贴患儿，鼓励其树立与疾病作斗争的信心，密切配合治疗，战胜疾病。

5.病情观察

（1）密切观察血压的变化，因高血压可加剧肾功能的恶化。

（2）准确记录 24 小时出入液量，监测尿量、体重和腹围，观察水肿的消长情况。

（3）注意患儿有无胸闷、气急及腹胀等胸、腹水的征象。

（4）监测患儿尿量及肾功能变化，及时发现肾衰竭。

6.药物不良反应观察

（1）使用利尿剂应注意有无电解质、酸碱平衡紊乱、高凝状态的出现和加重高脂血症。

（2）服用降压药时应严格按规定剂量，并防止直立性低血压，尤以 α 受体阻滞剂哌拉唑嗪为著，应以小剂量逐步增加至治疗量。

（3）应用血管紧张素转换酶抑制剂，应防止高血钾，观察有无持续性干咳，如有应及时提醒医师换药。

（4）用血小板解聚药时，注意观察有无出血倾向，监测出凝血时间等。

（5）应用激素或免疫抑制剂，应注意观察有无继发感染、上消化道出血、水钠潴留、血压升高、肝功能损害、骨质疏松等。

（孙恋冬）

第七节　急性肾衰竭

急性肾衰竭（acute renal failure，ARF）是指由于肾脏自身和（或）肾外各种原因引起的肾功能在短期内（数小时或数天）急剧下降的一组临床综合征，患儿出现氮质血症、水及电解质紊乱和代谢性酸中毒。

一、分类

急性肾衰竭常见的病因可分为肾前性、肾实质性和肾后性 3 类。

（一）肾前性肾衰竭

肾前性肾衰竭系指任何原因引起的有效血液循环量急剧降低，致使肾血流量不足、肾小球滤过率显著降低所导致的急性肾衰竭。

（二）肾实质性肾衰竭

肾实质性肾衰竭亦称肾性肾衰竭，系指各种肾实质性病变所导致的肾衰竭，或由于肾前性肾衰竭未能及时去除病因、病情进一步发展所致。

（三）肾后性肾衰竭

各种原因所致的泌尿道梗阻引起的急性肾衰竭，称为肾后性肾衰竭。

二、临床表现

根据尿量减少与否,急性肾衰竭可分为少尿型和非少尿型。急性肾衰竭伴少尿或无尿表现者称为少尿型。非少尿者系指血尿素氮、血肌酐迅速升高,肌酐清除率迅速降低,而不伴有少尿表现。临床常见少尿型急性肾衰竭,临床过程分为三期。

(一)少尿期

少尿期一般持续 1～2 周,长者可为 4～6 周,持续时间越长,肾损害越重。少尿期的系统症状有以下几方面。

(1)水钠潴留,如全身水肿、高血压、肺水肿、脑水肿或心力衰竭等。

(2)电解质紊乱,常见高钾、低钠、低钙、高镁、高磷等。

(3)代谢性酸中毒,如恶心、呕吐、呼吸深快、嗜睡甚至昏迷。

(4)尿毒症,因肾排泄障碍使各种毒性物质在体内积聚所致,可出现全身各系统中毒症状,如消化系统表现为食欲缺乏、恶心、呕吐;心血管系统可表现为高血压和心力衰竭等;神经系统可有嗜睡、神志混乱、焦虑不安、抽搐、昏迷等;血液系统常伴有正细胞正色素性贫血、出血倾向等。

(二)利尿期

当 ARF 患儿尿量逐渐增多,全身水肿减轻。一般持续 1～2 周,此期由于大量排尿,可出现脱水、低钠和低钾血症。早期氮质血症持续甚至加重,后期肾功能逐渐恢复。

(三)恢复期

利尿期后,肾功能改善,尿量恢复正常,血尿素氮和肌酐逐渐恢复正常,而肾浓缩功能需数月才能恢复正常,少数患儿遗留不可逆的肾功能损害。此期患儿可表现为虚弱无力、消瘦、营养不良、贫血和免疫功能低下。

三、实验室检查

(一)尿液检查

尿液检查有助于鉴别肾前性 ARF 和肾实质性 ARF。

(二)血生化检查

血生化检查应注意监测电解质浓度变化及血肌酐和尿素氮。

(三)肾影像学检查

肾影像学检查多采用腹平片、超声波、CT、磁共振等检查有助于了解肾脏的大小、形态,血管及输尿管、膀胱有无梗阻,也可了解肾血流量、肾小球或肾小管功能,使用造影剂可能加重肾损害,需慎用。

(四)肾活检

对原因不明的 ARF,肾活检是可靠的诊断手段,可帮助诊断和评估预后。

四、诊断依据

(1)尿量显著减少、出现少尿(每天尿量<250 mL/m²)或无尿(每天尿量<50 mL/m²)。

(2)氮质血症、血清肌酐≥176 μmol/L,血尿素氮≥15 mmol/L,或每天血肌酐增加≥44 μmol/L,或血尿素氮增加≥3.57 mmol/L。

(3)有酸中毒、水电解质紊乱等表现。无尿量减少为非少尿型 ARF。

五、治疗

治疗原则是去除病因,积极治疗原发病,减轻症状,改善肾功能,防止并发症的发生。

(一)少尿期的治疗

1.去除病因和治疗原发病

肾前性 ARF 应注意及时纠正全身循环血流动力学障碍,包括补液、输注血浆和清蛋白、控制感染等。避免接触肾毒性物质,严格掌握肾毒性抗生素的用药指征,并根据肾功能调节用药剂量,密切监测尿量和肾功能的变化。

2.饮食和营养

应选择高糖、低蛋白、富含维生素的食物,尽可能供给足够的能量。供给热量 210~250 J/(kg·d),蛋白质 0.5 g/(kg·d),应选择优质动物蛋白,脂肪占总热量 30%~40%。

3.控制水和钠的摄入

坚持"量入为出"的原则,严格限制水、钠摄入,有透析支持则可适当放宽液体入量。每天液体量控制在:尿量＋显性失水(呕吐、大便、引流量)＋不显性失水－内生水。无发热患儿每天不显性失水为 300 mL/m²,体温每升高 1 ℃,不显性失水增加 75 mL/m²;内生水在非高分解代谢状态为 250~350 mL/m²。所用液体均为非电解质液。髓袢利尿剂(呋塞米)对少尿型 ARF 可短期试用。

4.纠正代谢性酸中毒

轻、中度代谢酸中毒一般无需处理。当血浆 HCO_3^- <12 mmol/L 或动脉 pH<7.2,可补充 5%碳酸氢钠 5 mL/kg,提高 CO_2 结合力 5 mmol/L。纠酸时宜注意防治低钙性抽搐。

5.纠正电解质紊乱

纠正电解质紊乱包括高钾血症、低钠血症、低钙血症和高磷血症的处理。

6.透析治疗

凡上述保守治疗无效者,均应尽早进行透析。透析的指征:①严重水潴留,有肺水肿、脑水肿的倾向。②血钾≥6.5 mmol/L。③血浆尿素氮＞28.6 mmol/L,或血浆肌酐＞707.2 μmol/L。④严重酸中毒,血浆 HCO_3^- <12 mmol/L 或动脉 pH<7.2。⑤药物或毒物中毒,该物质又能被透析去除。透析的方法包括腹膜透析、血液透析和连续动静脉血液滤过三种技术,儿童尤其是婴幼儿以腹膜透析为常用。

(二)利尿期的治疗

利尿期早期,肾小球功能和肾小球滤过率尚未恢复,血肌酐、尿素氮、血钾和酸中毒仍继续升高,伴随着多尿,还可出现低钾和低钠血症等电解质紊乱,故应注意监测尿量、电解质和血压变化,及时纠正水、电解质紊乱,当血浆肌酐接近正常水平时,应增加饮食中蛋白质摄入量。

(三)恢复期的治疗

此期肾功能日趋恢复正常,但可遗留营养不良、贫血和免疫力低下,少数患儿遗留不可逆性肾功能损害,应注意休息和加强营养,防治感染。

六、护理措施

(一)一般护理

1.少尿期

(1)绝对卧床休息,注意肢体功能锻炼。

(2)饮食给予高糖、高维生素半流饮食,严格控制含钾食物、水果摄入。

(3)有恐惧心理者,护士应以关心、安慰为主,多给予鼓励。

2.多尿期

(1)以安静卧床休息为主。

(2)供给足够热量和维生素,给予含钾多的食物。

3.恢复期

(1)鼓励患儿逐渐恢复活动,防止肌肉无力。

(2)给予高热量、高蛋白饮食。

(3)告知患儿和家属要有充分的思想准备,定期到医院复查。

(二)特殊护理

1.少尿期的护理

(1)严格限制液体入量。

(2)做好口腔及皮肤护理,严格执行无菌操作。

(3)遵医嘱监测电解质、酸碱平衡、肌酐、尿素氮等。

(4)做好血液透析、血液滤过、腹膜透析的准备工作。

2.多尿期的护理

(1)准确记录出入量,特别是尿量。

(2)做好保护性隔离。室内空气要新鲜,避免与易感人群接触,严格控制探视人员,各种介入性操作要严格执行无菌操作原则。

3.恢复期的护理

(1)避免劳累和一切加重肾脏负担的因素,如高血压等。

(2)遵医嘱给药,指导患儿勿乱用药物。

(三)病情观察

(1)少尿期:观察有无嗜睡、肌张力低下、心律不齐、恶心、呕吐等症状及血压变化、心功能不全、尿毒症脑病的先兆。

(2)多尿期:注意监测血钾、血钠及血压的变化。

(3)恢复期注意用药不良反应。

(四)健康指导

(1)指导患儿积极治疗原发病,增加抵抗力,减少感染的发生,避免使用损伤肾脏的食物、药物。

(2)指导患儿观察尿量,如果发现 24 小时尿量少于 400 mL,应到医院就诊。

(3)定期门诊复查肾功能。

(孙恋冬)

参 考 文 献

[1] 程佩萱.儿科疾病诊疗指南[M].北京:科学出版社,2023.

[2] 董幼祺.董氏儿科膏方治验[M].北京:中国中医药出版社,2023.

[3] 王献民,皮光环,雷勋明.儿科临床指导手册[M].成都:四川大学出版社,2023.

[4] 唐维兵.儿科疾病诊疗思维[M].南京:江苏科学技术出版社,2023.

[5] 罗玉龙.现代儿科疾病诊治精要[M].上海:上海交通大学出版社,2023.

[6] 盖壮健,鲍国玉,姚丽,等.精编儿科常见病诊疗[M].上海:上海交通大学出版社,2023.

[7] 周秀娥,王允庆,韩彦霞.儿科疾病治疗与儿童康复[M].上海:上海交通大学出版社,2023.

[8] 段娟.中医儿科医师处方手册[M].郑州:河南科学技术出版社,2023.

[9] 刘金权.新儿科诊疗技术及数据手册[M].北京:中国华侨出版社,2023.

[10] 邓继红,满晓洁,黄东梅.儿科常见病与儿童保健康复[M].上海:上海交通大学出版社,2023.

[11] 马铁.现代儿科疾病诊疗思维与实践[M].上海:上海交通大学出版社,2023.

[12] 张士香.儿科疾病治疗与儿童预防保健[M].上海:上海交通大学出版社,2023.

[13] 徐新维.临床儿科常见病诊断与治疗[M].上海:上海交通大学出版社,2023.

[14] 高鲁.临床儿科学理论与治疗实践[M].上海:上海交通大学出版社,2023.

[15] 田增春,陈铨涛,王焕焕,等.儿科诊治规范与病案分析[M].南昌:江西科学技术出版社,2022.

[16] 吴玉芹.儿科疾病临床诊疗思维及新进展[M].南昌:江西科学技术出版社,2022.

[17] 朱燕.儿科疾病护理与健康指导[M].成都:四川科学技术出版社,2022.

[18] 付仲霞,张新梅,白静.新编儿科护理理论与实务[M].兰州:兰州大学出版社,2022.

[19] 邹国涛.儿科常见疾病临床诊疗实践[M].北京:中国纺织出版社,2022.

[20] 袁淑华,仪凤菊,张伟丽,等.新编儿科诊疗进展[M].长春:吉林科学技术出版社,2022.

[21] 薛艳,时爱芹,孙秀红,等.现代儿科基础与临床[M].哈尔滨:黑龙江科学技术出版社,2022.

[22] 任献青,陆国平.儿科急症医学[M].北京:中国中医药出版社,2022.

[23] 马千里.临床儿科诊疗方略[M].武汉:湖北科学技术出版社,2022.

[24] 盖壮健.儿科常见疾病诊疗学[M].沈阳:辽宁科学技术出版社,2022.

[25] 王永清.儿科基本诊疗备要[M].苏州:苏州大学出版社,2022.

［26］郭勇,张守燕,郑馨茹,等.儿科疾病治疗与急救处理［M］.哈尔滨:黑龙江科学技术出版社,2022.

［27］刘瀚旻.基层儿科常见症状与疾病［M］.北京:人民卫生出版社,2022.

［28］郭善同.现代临床药学与儿科研究［M］.长春:吉林科学技术出版社,2022.

［29］陈莹,齐雪娇,李霞,等.儿科常见疾病预防与诊治［M］.哈尔滨:黑龙江科学技术出版社,2021.

［30］周琳,张晶,曹丽琼,等.临床妇产科与儿科疾病诊疗学［M］.青岛:中国海洋大学出版社,2022.

［31］马晓花.实用临床儿科疾病诊疗学［M］.长春:吉林科学技术出版社,2022.

［32］陈佳,李小玉,侯怡,等.儿科常见疾病健康教育手册［M］.成都:四川大学出版社,2022.

［33］张敏,耿爱霞,杨冬,等.妇产科与儿科常见疾病诊治［M］.北京:科学技术文献出版社,2022.

［34］王宁.现代儿科疾病分析与诊疗决策［M］.哈尔滨:黑龙江科学技术出版社,2022.

［35］陈萍,王亚男,赵淑燕.妇产科儿科临床常见病诊疗技术［M］.郑州:郑州大学出版社,2022.

［36］李丽丽,陈慧,郭素香.混合式教学模式在中医儿科学课程思政建设中的实践［J］.继续医学教育,2023,37(4):41-44.

［37］罗燕飞,朱洪涛,热衣兰木·包尔汉,等.儿科学课程教学的改革探索［J］.中国继续医学教育,2023,15(1):5-9.

［38］秦彤彤,于莲,王桂春.某院儿科门诊常用药品说明书分析［J］.中国卫生产业,2023,20(2):52-55.

［39］李吉,漆林艳,毛建华,等.儿科临床试验违背方案分析及应对措施［J］.中国医学伦理学,2023,36(8):847-852.

［40］王丛礼.从《黄帝内经》谈中医儿科特色疗法应用［J］.中国中医药现代远程教育,2023,21(6):97-100.